Tratado de Rinoplastia
Academia Brasileira de Cirurgia Plástica da Face da ABORL-CCF

Editores

Geraldo Augusto Gomes
Membro Titular da Academia Brasileira de Cirurgia Plástica da Face e da Associação Brasileira de Otorrinolaringologia e Cirurgia Cérvico-Facial (ABCPF – ABORL-CCF)
Mestre em Cirurgia pela Universidade Federal do Rio de Janeiro (UFRJ)
Presidente da Sociedade de Otorrinolaringologia do Estado do Rio de Janeiro (Sorl-RJ) – Gestão: 2013-2014

Rodolfo Borsaro Bueno Jorge
Preceptor Colaborador do Serviço de Otorrinolaringologia do Hospital Universitário Walter Cantídio da Universidade Federal do Ceará (HUWC-UFC)
Membro da Diretoria da Academia Brasileira de Cirurgia Plástica Facial
Doutorando em Otorrinolaringologia pela Faculdade de Medicina de Ribeirão Preto da Universidade de São Paulo (FMRP-USP)

Editor Adjunto

Antônio Carlos Cedin
Diretor do Serviço de Otorrinolaringologia do Hospital Beneficência Portuguesa de São Paulo
Doutor pela Escola Paulista de Medicina da Universidade Federal de São Paulo (EPM-Unifesp)
Ex-Presidente da Academia Brasileira de Cirurgia Plástica Facial da Associação Brasileira de Otorrinolaringologia e Cirurgia Cérvico-Facial (ABORL-CCF) e da Sociedade Brasileira de Rinologia

Thieme
Rio de Janeiro • Stuttgart • New York • Delhi

**Dados Internacionais de
Catalogação na Publicação (CIP)**

G633t

    Gomes, Geraldo Augusto
    Tratado de Rinoplastia: Academia Brasileira de Cirurgia Plástica da Face da ABORL-CCF/Geraldo Augusto Gomes & Rodolfo Borsaro Bueno Jorge. – 1. Ed. – Rio de Janeiro – RJ: Thieme Revinter Publicações, 2021.

    328 p.: il; 21 x 28 cm.
    Inclui Índice Remissivo e Bibliografia
    ISBN   978-65-5572-037-2
    eISBN 978-65-5572-038-9

    1. Rinoplastia. 2. Ponta Nasal. 3. Dorso Nasal. 4. Base Nasal. I. Jorge, Rodolfo Borsaro Bueno. II. Título.

                                     CDD: 617.5230592
                                     CDU: 617.5230592

Contato com os autores:
Geraldo Augusto
geraldootorrino@gmail.com

Rodolfo Borsaro
borsaro@hotmail.com

Nota: O conhecimento médico está em constante evolução. À medida que a pesquisa e a experiência clínica ampliam o nosso saber, pode ser necessário alterar os métodos de tratamento e medicação. Os autores e editores deste material consultaram fontes tidas como confiáveis, a fim de fornecer informações completas e de acordo com os padrões aceitos no momento da publicação. No entanto, em vista da possibilidade de erro humano por parte dos autores, dos editores ou da casa editorial que traz à luz este trabalho, ou ainda de alterações no conhecimento médico, nem os autores, nem os editores, nem a casa editorial, nem qualquer outra parte que se tenha envolvido na elaboração deste material garantem que as informações aqui contidas sejam totalmente precisas ou completas; tampouco se responsabilizam por quaisquer erros ou omissões ou pelos resultados obtidos em consequência do uso de tais informações. É aconselhável que os leitores confirmem em outras fontes as informações aqui contidas. Sugere-se, por exemplo, que verifiquem a bula de cada medicamento que pretendam administrar, a fim de certificar-se de que as informações contidas nesta publicação são precisas e de que não houve mudanças na dose recomendada ou nas contraindicações. Esta recomendação é especialmente importante no caso de medicamentos novos ou pouco utilizados. Alguns dos nomes de produtos, patentes e design a que nos referimos neste livro são, na verdade, marcas registradas ou nomes protegidos pela legislação referente à propriedade intelectual, ainda que nem sempre o texto faça menção específica a esse fato. Portanto, a ocorrência de um nome sem a designação de sua propriedade não deve ser interpretada como uma indicação, por parte da editora, de que ele se encontra em domínio público.

© 2021 Associação Brasileira de Otorrinolaringologia e Cirurgia Cérvico-Facial – ABORL-CCF.

Thieme Revinter Publicações Ltda.
Rua do Matoso, 170
Rio de Janeiro, RJ
CEP 20270-135, Brasil
http://www.ThiemeRevinter.com.br

Design de Capa: © Thieme
Créditos Imagem da Capa: MRS Editorial
Créditos de ilustrações: MRS Editorial

Impresso no Brasil por BMF Gráfica e Editora Ltda.
5 4 3 2 1
ISBN 978-65-5572-037-2

Também disponível como eBook:
eISBN 978-65-5572-038-9

Todos os direitos reservados. Nenhuma parte desta publicação poderá ser reproduzida ou transmitida por nenhum meio, impresso, eletrônico ou mecânico, incluindo fotocópia, gravação ou qualquer outro tipo de sistema de armazenamento e transmissão de informação, sem prévia autorização por escrito.

DEDICATÓRIA

A todos os colegas ABCPF da ABORL-CCF que praticam a rinoplastia com humildade e dedicação, e buscam aprimorar seus conhecimentos.

Geraldo Augusto

A todos os cirurgiões apaixonados pela arte da rinoplastia.

Rodolfo Borsaro

AGRADECIMENTOS

Agradeço aos professores pioneiros no Brasil, ao admirado amigo Dr. Washington Luiz C. de Almeida, que honrosamente me escalou para compor o time que gerenciou este projeto. Ao meu brilhante amigo Dr. Rodolfo Borsaro que sempre teve a fibra necessária para que o livro se concretizasse. Ao nosso experiente editor adjunto Dr. Antonio Carlos Cedin; ao meu amigo Dr. Mario B. Ferraz, que com enorme competência representa a nossa geração na atual Presidência da ABCPF da ABORL-CCF; aos amores da minha vida, Luiza, Giovana e Isabela, que sempre me apoiam em todos os meus projetos; e a todos os autores envolvidos.

Geraldo Augusto

Agradeço imensamente aos meus amores, Aline, Felipe e Laura, pela paciência, apoio e compreensão pelos momentos renunciados para que eu me dedicasse de corpo e alma a este projeto. Ao amigo e profissional humano, brilhante e competente, Dr. Washington Luiz C. de Almeida, que não mediu esforços para que o projeto saísse do papel quando Presidente da Academia Brasileira de Cirurgia Plástica da Face (2018 e 2019), por nos confiar o desenvolvimento do Tratado de Rinoplastia. Ao admirável e competente amigo, Dr. Mário B. Ferraz, atual Presidente da Academia Brasileira de Cirurgia Plástica da Face, pelo apoio e esforço para que este sonho se concretizasse. Ao meu eterno professor, Dr. José Victor Maniglia, fonte de inspiração profissional. Ao colega Dr. Antônio Carlos Cedin, editor adjunto, que plantou a semente deste livro durante o período que ocupou a presidência da Academia Brasileira de Cirurgia Plástica da Face. Ao meu grande amigo competente e determinado, Geraldo Augusto, por sua paciência e sabedoria na condução desta obra. A todos os otorrinos brasileiros que contribuíram e contribuem, direta ou indiretamente, para o crescimento da rinoplastia no Brasil e no mundo.

Rodolfo Borsaro

APRESENTAÇÃO

No início da gestão do Dr. Washington Almeida, recebemos a missão de organizarmos, como editores, o Tratado de Rinoplastia da ABCPF da ABORL-CCF. O nível de conhecimento científico e do desenvolvimento prático e acadêmico em rinoplastias dos nossos colegas, otorrinolaringologistas brasileiros, permitiu-nos tornar este projeto factível e exequível. O Tratado de Rinoplastia era uma necessidade e um anseio de todos que haviam se dedicado e, ainda, dedicam-se com excelência à rinoplastia em todo o território nacional nos últimos anos. O desafio viria de um intenso trabalho que a organização dos temas, capítulos, autores e editora demandariam. O método de escolha dos autores foi com base nos palestrantes presentes na grade científica dos grandes eventos, relacionados com a rinoplastia, em nosso país, entre os anos de 2013 e 2019. Organizamos os autores em grupos de trabalho para que o nosso projeto pudesse evoluir com fluidez e qualidade.

Os autores foram distribuídos considerando o conhecimento e a experiência relacionados com o tema. O índice de temas foi amplamente discutido. A complexidade, diversidade e abrangência do conteúdo em rinoplastia e suas diversas facetas técnicas e filosóficas foram determinantes para escolha dos assuntos de cada capítulo. O resultado está aqui! Fruto de muito trabalho e dedicação de todos! Finalmente temos o primeiro livro de nossa academia.

Para nós, é uma enorme honra e orgulho ter tido a oportunidade de ler e organizar os densos textos e imagens produzidos por todos os colegas do plantel de autores. Estamos certos de que esta edição ainda é a semente de uma grande obra e que sua plenitude certamente virá com o aperfeiçoamento que novas edições trarão: seu tronco, galhos, folhas, flores e frutos.

Esperamos que todos apreciem, aperfeiçoem-se e questionem a leitura que esta obra nos traz, para que possamos nos manter impulsionados na manutenção da maturidade e excelência com que realizamos esta cirurgia, certos de que hoje nosso nível está entre os dos países mais desenvolvidos do mundo.

PREFÁCIO

Foi com alegria que recebi o convite para escrever o prefácio do livro Tratado de Rinoplastia da Sociedade Brasileira de Cirurgia Plástica Facial e da ABORL-CCF.

A Rinoplastia é a rainha das cirurgias plásticas faciais. A mudança promovida por ela traz ao paciente o paradigma de antes e depois, onde o depois traz muito mais aceitação e satisfação pessoal. Essa mudança tão visível aos olhos de todos é o que move os cirurgiões na busca pelo melhor resultado possível, dentro da singularidade de cada indivíduo.

Pessoalmente me sinto um pouco responsável pelo desenvolvimento desta importante cirurgia no Brasil. O conhecimento deve ser compartilhado. Tenho grande gratidão aos meus professores, pois eles me ensinaram a 1ª lição, a generosidade. Temos de ser generosos com nossos estudantes e dar-lhes, além dos ensinamentos técnicos, nossas impressões pessoais e nosso modo ético de nos comportarmos e entendermos a medicina.

Como fruto do trabalho de uma vida inteira dedicada ao ensino da cirurgia plástica facial, fui agraciado, em 2014, sendo até então o único brasileiro, com o prêmio Davalos, da Academia Americana de Plástica Facial.

Este prêmio foi muito especial, pois veio na fase mais madura de minha vida. A cerimônia de premiação teve lugar na cidade de Nova York, justamente a cidade que me acolheu em meados dos anos 60, quando eu era apenas um jovem médico, que acabara de concluir a Faculdade de Medicina da Universidade de Ribeirão Preto.

Nos Estados Unidos, vivi enriquecedores 13 anos. Depois desse período de grande aprendizado profissional e pessoal, retornei ao Brasil com a missão de transmitir aos médicos brasileiros o que tive a oportunidade de aprender com grandes mestres. Cabe lembrar que, nos anos 1970, o conhecimento demorava a chegar aos lugares mais distantes dos grandes centros mundiais. Sua transmissão era muito mais artesanal e feita de pessoa a pessoa.

Não posso deixar de dizer que minha trajetória em terras americanas não foi singular. Segui os passos de meu irmão mais velho, Antonio Jaiter Maniglia, que já havia feito esta audaciosa mudança. Meu saudoso irmão, Jaiter, foi meu professor e grande incentivador, pessoa pela qual tenho eterna e devota gratidão. Foi ele, inclusive, quem introduziu a Rinoplastia entre os otorrinos brasileiros, tendo aprendido a técnica com Diamond e Converse nos idos de 1970 em Nova York. Esta técnica de Rinoplastia simplificada intranasal de redução era indicada para uso em narizes caucasianos, com excelentes resultados estético-funcionais.

Em um congresso médico realizado em Nova York, no ano de 1972, Padovan introduziu a técnica aberta por incisão columelar de Rethi, que facilitou a cirurgia de ponta nasal, com aumento de projeção e estrutura, usando enxertos. Esta técnica pavimentou o caminho do aprendizado de residentes nos Estados Unidos, inclusive o meu.

Em 1978, Jack Sheen escreveu um livro introduzindo a estruturação da cirurgia (*Spreader grafts* e enxertos columelares).

Em 2002, tive a satisfação, junto com meus irmãos, Antonio Jaiter Maniglia e José Victor Maniglia, irmão caçula, também otorrinolaringologista e grande professor, de escrever o livro Rinoplastia Estética, onde a técnica de Converse-Diamond foi aconselhada para narizes de menor complexidade.

A Rinoplastia está em constante atualização. Os avanços acima citados foram a base para a construção da técnica fechada com o *delivery* das cartilagens alares, bem como para levar ao uso da técnica aberta quando há necessidade de maior estruturação da ponta nasal.

O mérito desta importante obra é a qualidade de seus autores que são os melhores cirurgiões do país: Médicos dedicados ao estudo e aperfeiçoamento da Rinoplastia. Nesse livro serão encontrados preciosos ensinamentos que levarão seus leitores a um patamar superior em suas técnicas de Rinoplastia.

João Jarney Maniglia

EDITORES

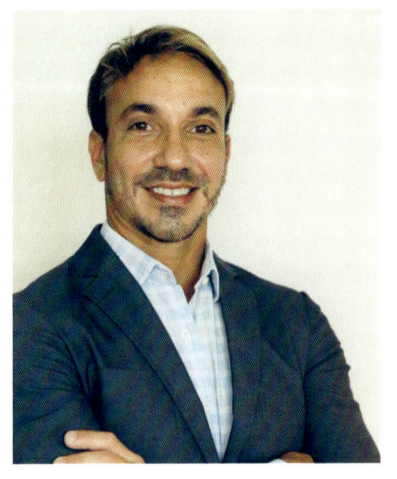

GERALDO AUGUSTO GOMES

Formado pela Universidade Federal do Rio de Janeiro, em 2001, continuou sua carreira dentro da instituição onde fez residência no Hospital Universitário Clementino Fraga Filho da UFRJ, aprovado como especialista da ABORL-CCF em 2004. Terminou a residência médica em 2005, decidido a fazer da rinoplastia sua especialidade cirúrgica. Seguiu, no mesmo ano, para um estágio de 1 mês no IPO em Curitiba – um dos maiores centros desta cirurgia no Brasil – onde consolidou seu desejo, motivado por diversos colegas, com destaque para os Drs. Rogerio Pasinato, Marcos Mocelin, Caio Márcio, João Maniglia, Ricardo Maniglia e João Luiz Faria. Também nesta época firmou amizade com os então *fellows* da instituição: Drs. Renato Alves de Souza, Gustavo Taleb, Gustavo Jorge e Juparetan Trento.

Retornou ao Rio de Janeiro e, em 2006, participou de *Observer Fellowships* na Universidade de Chicago, Illinois – supervisionado pelos Drs. Regan Thomas e Dean Toriumi – e, em San Diego, Califórnia, na UCSD, sob a supervisão da Dra. Deborah Watson.

Ao retornar ao Rio de Janeiro, foi motivado pelo chefe do Serviço de Otorrinolaringologia da UFRJ à época, Dr. Shiro Tomita, a assumir o cargo de coordenador da residência médica e tornou-se professor convidado da Disciplina de Otorrinolaringologia.

Neste mesmo ano, assumiu e fundou um setor destinado exclusivamente à rinoplastia, onde foi um dos primeiros a aplicar os conceitos de vanguarda da rinoplastia estruturada, naquela época, absorvidos durante os *fellowships*, em que o uso frequente de cartilagem costal e outras abordagens ainda pouco usuais no nosso meio eram colocados em prática.

Obteve título de mestre em cirurgia também na Universidade Federal do Rio de Janeiro, em 2009, com a abordagem do tema de simulação com *softwares* para o planejamento de rinoplastias, um dos trabalhos pioneiros no tema, ainda pouquíssimo utilizado no país. É Membro Titular da Academia Brasileira de Cirurgia Plástica da Face.

Atuou como coordenador da residência médica em otorrinolaringologia e coordenador do programa de iniciação científica em otorrinolaringologia na UFRJ. Também foi professor da disciplina de otorrinolaringologia da Universidade Souza Marques entre 2007 e 2010.

Participou da comissão de residência médica e treinamento da ABORL-CCF durante a gestão do Dr. Ricardo Ferreira Bento, de 2008 a 2010, onde tomou parte em visitas realizadas por todo o território nacional que ajudaram a mapear as necessidades e heterogeneidades da especialidade em nosso país, próximo do fim da década de 2010.

Foi presidente da Sociedade de Otorrinolaringologia do Estado do Rio de Janeiro no biênio 2013/2014, sucedendo ao Dr. Kleber Falcão Rebello. Hoje, dedica-se prioritariamente à prática e ao desenvolvimento da rinoplastia em sua clínica privada no Rio de Janeiro, é chefe do setor de otorrinolaringologia do Hospital Barra D'Or e diretor-tesoureiro da Academia Brasileira de Cirurgia Plástica da Face da ABORL-CCF.

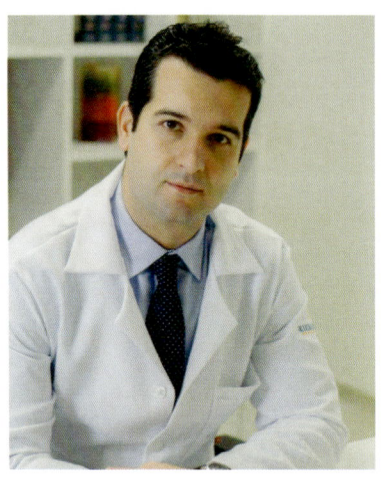

RODOLFO BORSARO

A paixão pela rinoplastia vem desde o primeiro ano da residência médica em otorrinolaringologia no Hospital de Base de São José do Rio Preto, SP. Graduado pela Faculdade de Medicina de São José do Rio Preto, em 2002, realizou residência na mesma instituição entre os anos 2003 e 2006. Durante a residência em otorrinolaringologia, foi influenciado por grandes mestres da rinoplastia, como Dr. José Victor Maniglia e Dr. José Antonio Patrocinio (ministrava vários cursos em São José do Rio Preto), e por vários competentes residentes.

Em maio de 2006, mudou-se para Fortaleza. Iniciou juntamente com a Dra. Aline Borsaro o primeiro ambulatório do SUS em cirurgia plástica facial (rinoplastia/otoplastia) dentro do serviço de otorrinolaringologia do Hospital Universitário Walter Cantídio, da Universidade Federal do Ceará. De 2006 a 2015, como preceptor colaborador e, depois, contratado, participou do serviço com discussões de casos no ambulatório, cirurgias estéticas e funcionais nasais, variadas técnicas para reconstruções nasais, e tratamento de traumas e deformidades congênitas do nariz, tornando o ambulatório de otorrinolaringologia da Universidade Federal do Ceará um importante centro de referência estadual para tratamento das patologias estético-funcionais nasais.

Realizou estágio observacional com Dr. Fernando Pedrosa, Bogotá-Colômbia, em agosto de 2011, com imersão em técnicas modernas da rinoplastia fechada. Participou de vários cursos e congressos nacionais e internacionais como palestrante, adquirindo conhecimento e experiência nas técnicas mais importantes para rinoplastia.

Foi diretor administrativo e financeiro por 5 anos (2010 a 2014) da Cooperativa de Otorrinolaringologia do Estado do Ceará (COORLECE), e coordenador da emergência de otorrinolaringologia do Hospital São Carlos (2006 a 2020). Atualmente, realiza doutorado na disciplina de Otorrinolaringologia da Faculdade de Medicina de Ribeirão Preto (USP-SP) e dedica-se exclusivamente às rinoplastias. Participa da administração de sua clínica privada e é diretor tesoureiro adjunto da Academia Brasileira de Cirurgia Plástica da Face da ABORL-CCF.

COLABORADORES

ALINE ALMEIDA FIGUEIREDO BORSARO
Mestre em Cirurgia pela Universidade Federal do Ceará (UFC)
Doutora em Cirurgia pela UFC
Médica Assistente e Preceptora da Residência de
Otorrinolaringologia do Hospital Universitário Walter Cantídio da UFC

ANDRÉ APENBURG
Preceptor da Residência Médica em Otorrinolaringologia da
Universidade Federal da Bahia (UFBA)

ANDRÉ BARALDO RODRIGUES
Otorrinolaringologista na Clínica Rhinocenter – São Paulo, SP
Chefe do Setor de Cirurgia Plástica Facial do Instituto Felippu de
Otorrinolaringologia – São Paulo, SP

ANTONIO CELSO NUNES NASSIF FILHO
Mestre e Doutor pela Universidade Federal do Paraná (UFPR)
Professor Titular da Pontifícia Universidade Católica do
Paraná (PUCPR)
Mestre pela Universidade de Porto, Portugal

ARTUR GRINFELD
Diretor do *Fellowship* em Otorrinolaringologia com Ênfase em
Plástica Facial
Preceptor da Residência do Hospital Otorrinos de Feira de Santana
Médico-Sócio da Otorrino Center em Salvador, Ba

BÁRBARA DAS NEVES LINHARES
Médica Otorrinolaringologista pelo Hospital Edmundo Vasconcelos
– Vila Clementino, SP
Título de Especialista em Otorrinolaringologia pela Associação
Brasileira de Otorrinolaringologia e Cirurgia Cérvico-Facial
(ABORL-CCF)
Fellowship em Rinoplastia e Cirurgia Plástica da Face pela Clínica
Mário Ferraz, SP

CARLOS ALBERTO CAROPRESO
Doutor em Otorrinolaringologia pela Faculdade de Medicina da
Universidade de São Paulo (FMUSP)
Chefe do Grupo de Cirurgia Plástica Funcional da Face da Disciplina
de Otorrinolaringologia da FMUSP
Presidente da Academia Brasileira de Cirurgia Plástica da Face da
Associação Brasileira de Otorrinolaringologia e Cirurgia Cérvico-
Facial (ABCPF – ABORL-CCF) – Gestão: 2014-2015

CARLOS HENRIQUE BALLIN
Otorrinolaringologista
Cirurgião Craniomaxilofacial
Membro do Centro da Face e Otorrino (CEFOR) – Curitiba, PR

CARLOS ROBERTO BALLIN
Otorrinolaringologista
Cirurgião Craniomaxilofacial
Mestre em Cirurgia pela Universidade Federal do Paraná (UFPR)
Professor Adjunto de Otorrinolaringologia da Pontifícia
Universidade Católica do Paraná (PUCPR)
Ex-Responsável pelo Setor de Cirurgia Craniomaxilofacial do
Serviço de Otorrinolaringologia do Hospital das Clínicas da UFPR
Diretor Clínico do Centro da Face e Otorrino (CEFOR) – Curitiba, PR

CARLUCIO MARTINS RAGOGNETE
Título de Especialista em Otorrinolaringologia e Residência pela
Otorhinus, São Paulo
Pós-Graduado em Dermatologia e Medicina Estética pelo Centro de
Medicina Especializada, Pesquisa e Ensino (CEMEPE), BH
Coordenador dos Cursos de Anatomia do IFACE Lisboa, na
Universidade de Lisboa e de Pós-Graduação do Instituto Medicina
Inteligente, São Paulo

CAROLINA PASSAMANI FAGUNDES
Otorrinolaringologista pela Universidade Estadual do
Rio de Janeiro (UERJ)
Fellow em Cirurgia Plástica da Face pela Universidade de
São Paulo (USP)
Pós-Graduada em Medicina Estética pelo IBGP
Diretora da Clínica Dra. Carolina Passamani, São Paulo

CEZAR BERGER
Mestre e Doutor pela Universidade Federal do Paraná (UFPR)
Membro do Corpo Docente do Hospital IPO – Curitiba, PR

CLÁUDIA CIUFFI
Residência Médica em Otorrinolaringologia no Hospital das
Clínicas da Universidade Federal do Paraná (HC-UFPR)
Fellow em Cirurgia Plástica da Face pelo Oregon Health Sciences
Institute University – Portland, Oregon
Pós-Graduada em Cirurgia Plástica da Face pelo Instituto Jurado de
Ensino e Pesquisa

CORINTHO VIANA PEREIRA
Otorrinolaringologista e Cirurgião Craniomaxilofacial
Mestre e Doutor em Cirurgia pela Universidade Federal de
Pernambuco (UFPE)

CYNTHIA CARLA SAMPAIO NICOLAU
Formação e Residência Médica em Otorrinolaringologia e Cirurgia
Cervicofacial pela Universidade Federal do Paraná (UFPR)
Fellowship em Cirurgia Plástica Facial no Maas. Eye and Ear da
Harvard University – Boston, EUA
Palestrante Nacional e Internacional na Área de Rinoplastia
Atua em Clínica Privada em Curitiba, PR

DIDEROT RODRIGUES PARREIRA
Otorrinolaringologista e Cirurgião Craniomaxilofacial
Mestre em Bioengenharia pela Universidade de São Paulo (USP)
Professor de Otorrinolaringologia na Universidade
Católica de Brasília

EDUARDO LANDINI LUTAIF DOLCI
Professor Instrutor de Ensino do Departamento de
Otorrinolaringologia da Santa Casa de São Paulo
Doutor pela Faculdade de Ciências Médicas da Santa Casa de
São Paulo
Membro da Diretoria da Associação Brasileira de Cirurgia Plástica
da Face (ABCPF)

ELEN CAROLINA DAVID JOÃO DE MASI
Mestre pela Pontifícia Universidade Católica do Paraná (PUCPR)
Doutorado pela Universidade Federal do Paraná (UFPR)
Professora e Preceptora do Hospital IPO, PR

ÊNIO MURILO DAL NEGRO JUNIOR
Médico Otorrinolaringologista
Fellowship em Plástica Facial pelo Hospital IPO, PR

FABIO DURO ZANINI
Mestre pela Santa Casa de São Paulo
Chefe do Programa de Residência em Otorrinolaringologia do
Hospital Celso Ramos – Florianópolis, SC
Professor da Unisul

FÁBIO FABRÍCIO MANIGLIA
Otorrinolaringologista
Mestre pela Universidade Federal do Paraná (UFPR)
Preceptor do *Fellowship* de Plástica Facial do Hospital IPO, PR

FERNANDO SASAKI
Residência Médica pelo Departamento de Otorrinolaringologia e
Oftalmologia do Hospital das Clínicas da Universidade de
São Paulo (USP)
Fellowship em Cirurgia Plástica e Funcional da Face pelo
Departamento de Otorrinolaringologia e Oftalmologia do Hospital
das Clínicas da USP
Médico Assistente Responsável pela Cirurgia Plástica da Face da
Disciplina de Otorrinolaringologia do Hospital Servidor Público
Estadual de São Paulo

FLAVIA LIRA DINIZ
Otorrinolaringologista pela Associação Brasileira de Cirurgia
Plástica da Face (ABCPF)
Pós-Graduada em Dermatologia pela Associação Brasileira de
Dermatologia Clínico Cirúrgica (SBDCC)
MBA em Gestão de Clínicas pela Fundação Getúlio Vargas (FGV)
Diretora da Clínica Facial e Instituto Flávia Diniz, SP

GUILHERME CONSTANTE PREIS SELLA
Doutor em Morfofisiologia de Estruturas Faciais pelo
Departamento de Otorrinolaringologia do Hospital das Clínicas da
Faculdade de Medicina de Ribeirão Preto da Universidade de São
Paulo (HCFMRP-USP)
Residência Médica em Otorrinolaringologia no HCFMRP-USP
Professor Titular do Curso de Medicina da UniCesumar na Cadeira
de Otorrinolaringologia

GUILHERME PILLA CAMINHA
Mestre e Doutor pela Universidade Federal do Rio Grande do
Sul (UFRGS)
Professor da Universidade do Sul de Santa Catarina (Unisul)

GUSTAVO COELHO DOS ANJOS
Título de Especialista em Otorrinolaringologia
Mestre em Ciências da Saúde pela Faculdade de Medicina da
Universidade Federal de Minas Gerais (UFMG)

ISADORA RAQUINO RAGOGNETE
Acadêmica de Medicina da Universidade Nove de Julho

ISMAEL FERNANDO DE OLIVEIRA DIAS
Título de Especialista em Otorrinolaringologia e
Cirurgia Cervicofacial

JOÃO JAIRNEY MANIGLIA
Doutor em Otorrinolaringologia pela Faculdade de Medicina da
Universidade Federal de São Paulo (Unifesp)
Receptor do Prêmio Davalus 2014 da Academia Americana de
Cirurgia Plástica Facial
Doutor *Honoris Causa* pela Universidad del Este, Paraguai

JOSÉ ANTONIO PATROCINIO
Professor Titular de Otorrinolaringologia da Universidade Federal de
Uberlândia (UFU)
Presidente da International Federation of Facial Plastic Surgery
Societies (IFFPSS)
Título de Especialista em Otorrinolaringologia e Cirurgia
Craniomaxilofacial
Professor Titular de Otorrinolaringologia da UFU
Título de Especialista em Otorrinolaringologia e Cirurgia
Craniomaxilofacial e Cabeça e Pescoço

JOSÉ EDUARDO LUTAIF DOLCI
Professor Titular de Otorrinolaringologia da Faculdade de Ciências
Médicas da Santa Casa de São Paulo
Reitor da Faculdade de Ciências Médicas da Santa Casa de
São Paulo

JOSÉ ROBERTO PARISI JURADO
Médico Otorrinolaringologista
Cirurgião Craniomaxilofacial
Coordenador da Pós-Graduação do Instituto Jurado de
Ensino e Pesquisa

JOSÉ VICTOR MANIGLIA
Mestre pela Universidade Federal de São Paulo (Unifesp)
Doutor pela Unifesp
Livre-Docente pela Faculdade de Medicina de São José do Rio
Preto (FAMERP)

JULIANO DE OLIVEIRA SALES
Título de Especialista em Otorrinolaringologia, Cirurgia
Craniomaxilofacial e Cirurgia de Cabeça e Pescoço
Professor de Otorrinolaringologia da Faculdade de Medicina da
Pontifícia Universidade Católica de Minas Gerais (PUC Minas)

KLÉBER SEABRA
Médico Otorrinolaringologista pela Universidade de Brasília (UnB)
Fellowship em Cirurgia Craniomaxilofacial pelo Hospital das
Clínicas da Faculdade de Medicina de Ribeirão Preto (HCFMRP)
Cirurgião Craniomaxilofacial da Fundação para Reabilitação das
Deformidades Craniofaciais

LEILA FREIRE REGO LIMA
PhD pela Faculdade de Medicina de São José do Rio Preto (FAMERP)
Otorrinolaringologista, *Fellowship* em Cirurgia Plástica da Face pela
Universidade de São Paulo (USP)
Fonoaudióloga pela Universidade Católica de Pernambuco (Unicap)
Professora e Preceptora Chefe do Instituto Jurado de
Ensino e Pesquisa

LEONARDO BALSALOBRE
Mestre e Doutor pela Universidade Federal de São Paulo (Unifesp)
Centro de ORL de SP/Hospital Edmundo Vasconcelos
Disciplina de ORL-Pediátrica da Unifesp

LEONARDO FONTES SILVA
Membro Titular da Academia Brasileira de Cirurgia Plástica da Face e da Associação Brasileira de Otorrinolaringologia e Cirurgia Cérvico-Facial (ABCPF – ABORL-CCF)
Doutor pela Universidade Autônoma de Madrid, ES
Professor do Departamento de Otorrinolaringologia da Universidade Federal da Paraíba (UFPB)

LESSANDRO PAIVA MARTINS
Especialista em Otorrinolaringologia pela Universidade Federal de Uberlândia (UFU)
Conselheiro Científico da Academia Brasileira de Plástica Facial
Delegado Brasileiro da Sociedade Latino-Americana de Rinoplastia e Plástica Facial

LETÍCIA CHUEIRI
Médica Otorrinolaringologista
Fellowship em Plástica Facial, Hospital IPO, PR

LUCAS GOMES PATROCINIO
Título de Especialista em Otorrinolaringologia, Cirurgia Craniomaxilofacial e Cirurgia de Cabeça e Pescoço
Doutor em Ciências da Saúde pela Faculdade de Medicina de São José do Rio Preto (FAMERP)
Professor de Otorrinolaringologia da Faculdade de Medicina da Universidade Federal de Uberlândia (UFU)

LUIZ CARLOS DE MELO BARBOZA JUNIOR
Médico Assistente do Grupo de Plástica Facial do Departamento de Otorrinolaringologia do Hospital das Clínicas da Faculdade de Medicina da Universidade de São Paulo (HCFMUSP)
Doutor pela Disciplina de Otorrinolaringologia da FMUSP

MARCELO ZANINI
Otorrinolaringologista pela Pontifícia Universidade Católica do Rio Grande do Sul (PUCRS)
Internship no Eye, Ear, Nose and Throat Infirmary no Department of the University of Illinois – Chicago, EUA

MARCO ANTONIO TUZINO SIGNORINI
Otorrinolaringologista pela Associação Brasileira de Otorrinolaringologia e Cirurgia Cérvico-Facial (ABORL-CCF)
Fellowship em Cirurgia Plástica Facial pela Disciplina de Otorrinolaringologia da Faculdade de Medicina da Universidade de São Paulo (FMUSP)
Responsável pelo Ambulatório de Cirurgia Plástica Facial do Hospital da Pontifícia Universidade Católica de Campinas (PUC-Campinas)

MARCOS MOCELIN
Professor Titular da Universidade Federal do Paraná (UFPR)
Médico do Hospital IPO, PR

MÁRIO BAZANELLI JUNQUEIRA FERRAZ
Otorrinolaringologista e Cirurgião Craniomaxilofacial
Presidente da Academia Brasileira de Cirurgia Plástica da Face
Board Certified Facial Plastic Surgeon/IBCFPRS
Representante Brasileiro na International Federation of Facial Plastic Surgery Societies (IFFPSS)
Fellowship em Cirurgia Plástica e Reconstrutora da pela OHSU - Portland, USA

MAURICIO PEREIRA MANIGLIA
Otorrinolaringologista
Cirurgião Craniomaxilofacial com Mestrado pela Universidade Federal do Paraná (UFPR)
Doutor pela Faculdade de Medicina de São José do Rio Preto (FAMERP)

MICHELLE LAVINSKY WOLFF
Professora Adjunta do Departamento de Otorrinolaringologia da Faculdade de Medicina da Universidade Federal do Rio Grande do Sul (UFRGS)
Mestre e Doutora pela UFRGS
Coordenadora do Setor de Rinoplastia e Cirurgia da Face do Serviço de Otorrinolaringologia do Hospital de Clínicas de Porto Alegre

OSWALDO LUIZ FONTOURA CARPES
Mestre pela Universidade Federal de Santa Maria (UFSM)
Doutor pela Pontifícia Universidade Católica do Rio Grande do Sul (PUCRS)

PERBOYRE LACERDA SAMPAIO
Médico formado pela Faculdade de Medicina da Universidade Federal de Pernambuco (UFPE)
Residência e Doutorado pela Faculdade de Medicina da Universidade de São Paulo (FMUSP)
Ex-Chefe do Grupo de Cirurgia Plástica Funcional da Face da Disciplina de Otorrinolaringologia da FMUSP

RENATO ROITHMANN
Professor de Otorrinolaringologia da Faculdade de Medicina da ULBRA, RS
Associate Scientific Staff, Department of Otolaryngology Mount Sinai Hospital - Toronto, Canadá
Doutor pela Universidade Federal do Rio Grande do Sul (UFRGS) e University of Toronto, Canadá

RENATO ALVES DE SOUSA
Residência de Otorrinolaringologia pela Santa Casa de Belo Horizonte
Fellow de Cirurgia Plástica Facial no Ipo e Clínica Lafont (Dr. Fernando Pedrosa)
Fundador e Coordenador do Ambulatório de Rinoplastia da Santa Casa de Belo Horizonte entre 2006-2018

RICARDO FABRICIO MANIGLIA
Mestre pela Santa Casa de São Paulo
Preceptor do *Fellowship* de Plástica Facial do Hospital IPO, PR
Board Certified pela International Federation of the Facial Plastic Societies (IFFPSS) – IBCFPRS

RODRIGO LACERDA NOGUEIRA
Doutor pela Faculdade de Medicina de Ribeirão Preto da Universidade de São Paulo (FMRP-USP)
Médico Assistente do Departamento de Otorrinolaringologia FMRP-USP

ROGERIO PASINATO
Médico do Corpo Clínico do Instituto Paranaense de Otorrinolaringologia
Professor do Departamento de Oftalmo-Otorrinolaringologia da Universidade Federal do Paraná (UFPR)
Preceptor e Responsável pelo Setor de Rinologia e Plástica Facial do HC da UFPR no período de 1993 a 2018

RUBENS SABÓIA DA SILVA
Título de Especialista em Otorrinolaringologia pela Associação Brasileira de Otorrinolaringologia e Cirurgia Cérvico-Facial (ABORL-CCF)
Membro Titular da Academia Brasileira de Cirurgia Plástica da Face (ABCPF)

SERGIO TASSO MARQUES
Médico Otorrinolaringologista formado pela Universidade Gama Filho, RJ
Residência Médica no Hospital Universitário Gama Filho (HUGF)
Médico Corresponsável pelo Serviço de Otorrinolaringologia da Casa de Saúde São José, RJ

SUSAN BALACIANO TABASNIK
Fellowship de Cirurgia Plástica Facial
Staff da Residência Médica de Otorrinolaringologia da Policlínica de Botafogo, RJ

THIAGO BITTENCOURT OTTONI DE CARVALHO
Otorrinolaringologista e Cirurgião Craniomaxilofacial pela Faculdade de Medicina de São José do Rio Preto - FAMERP
Mestre e Doutor pela Faculdade de Medicina de São José do Rio Preto - FAMERP
Preceptor da Residência Médica em Otorrinolaringologia e Cirurgia Cervicofacial do Hospital de Base do Distrito Federal (HBDF)

TOMAS GOMES PATROCINIO
Título de Especialista em Otorrinolaringologia e Cirurgia Craniomaxilofacial
Título em Cirurgia Plástica da Face pelo Board Internacional (IBCFPRS)
Doutor em Ciências da Saúde pela Faculdade de Medicina de São José do Rio Preto

VINÍCIUS SUGURI
Coordenador no Setor de Rinosseptoplastia da Escola Paulista de Medicina da Universidade Federal de São Paulo (EPM-USP)
Mestre e Doutor pela EPM-USP

VIRGILIO SILVEIRA CARNEIRO LEÃO FILHO
Fellowship pelo Hospital IPO, PR
Chefe da Cirurgia Facial do Hospital de Clínicas da Universidade Federal de Pernambuco (UFPE)

WASHINGTON LUIZ DE CERQUEIRA ALMEIDA
Coordenador da Residência Médica do Hospital Otorrinos de Feira de Santana
Ex-Presidente da Academia Brasileira de Cirurgia Plástica da Face
Doutor em Otorrinolaringología pela Faculdade Medicina da Universidade de São Paulo (FMUSP)

WILSON JOSÉ DEWES
Especialista em Otorrinolaringologia
Qualificado em Cirurgia Craniofacial pela Sociedade Brasileira de Cirurgia Plástica, Associação Brasileira de Otorrinolaringologia e Cirurgia Cervicofacial, e Sociedade Brasileira de Cirurgia de Cabeça e Pescoço

PRESIDENTES DA ABCPF DA ABORL-CCF QUE DERAM SUPORTE AO PROJETO

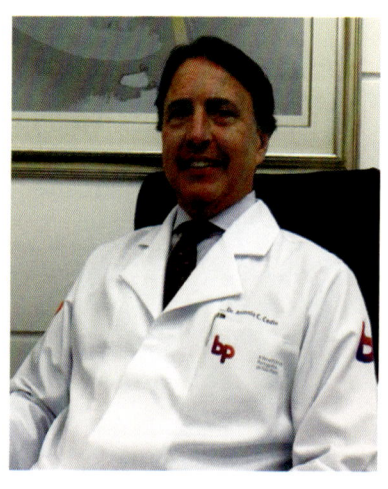

ANTÔNIO CARLOS CEDIN (2016-2017)
Histórico Profissional

Graduado em medicina, no ano de 1978, pela Faculdade de Medicina da Universidade de São Paulo. No ano de 1979, cumpriu o serviço militar como tenente médico na clínica de otorrinolaringologia do Hospital Geral do Segundo Exército em São Paulo. Entre 1980 e 1982, especializou-se em otorrinolaringologia no Hospital das Clínicas (USP-SP).

Após o término de residência, ingressou no serviço de otorrinolaringologia do Hospital do Servidor Público Municipal de São Paulo onde a demanda por cirurgias estéticas funcionais do nariz o obrigou a retornar ao Hospital das Clínicas para treinamento em rinoplastia. Na época, o Dr. Perboyre Sampaio era o responsável pelo ambulatório de nariz da disciplina de otorrinolaringologia, que era compartilhado com o da cirurgia plástica nasal e chefiado pelo cirurgião plástico prof. Dr. Jorge Ishida. Foi uma fase de rico aprendizado, pois os cursos realizados juntamente com a disciplina de cirurgia plástica, além do acompanhamento das cirurgias dos colegas mais experientes, garantiram o aprendizado e a segurança necessária para as cirurgias estéticas e funcionais dos narizes durante os dez anos de atuação no Hospital do Servidor Municipal. Fernando Pedroza da Colômbia, Armando Gonzales do México e Rubens de Luca da Argentina, entre outros, despontavam na América Latina como cirurgiões plásticos de nariz. Dada a excepcional e gentil receptividade deles, proximidade geográfica e familiaridade cultural, foram frequentemente visitados e requisitados para cursos de rinoplastia no Brasil, que enriqueceram e nortearam a boa prática da estética nasal. Nacionalmente, destacavam-se o prof. Dr. João Maniglia e Dr. Wilson Dewes com cursos práticos e extremamente ilustrativos que também motivaram inúmeros colegas a se dedicarem à rinoplastia. Paralelamente, Eugene Tardy de Chicago com a publicação de seu livro em 1979, *Rhinoplasty, The art and the science*, era nossa referência entre os americanos e que, em seus cursos, sempre nos surpreendia com seu brilhantismo, sabedoria e postura ética profissional. O acompanhamento de vários colegas, referências em seus países, das inovações de procedimentos, do refinamento de técnicas já consagradas e da evolução dos instrumentais proporcionou contínuo aprimoramento que, associado a autodidatismo e criatividade, tem balizado nossa prática. Em 1993, já no serviço de otorrinolaringologia do Hospital da Beneficência Portuguesa de São Paulo, chefiado na ocasião pelo Dr. Ivan F. Barbosa, organizou e coordenou o programa de residência em otorrinolaringologia desta instituição. Atualmente, coordena e chefia este serviço. Obteve mestrado e doutorado pela Escola Paulista de Medicina da Universidade Federal de São Paulo. Inovou a técnica para o tratamento da atresia coanal congênita na cirurgia videoendoscópica de coanoplastia com estudos publicados nos periódicos *Laringoscope, American Journal of Head and Neck Surgery e Cochrane Library Database*. Foi presidente da Sociedade Brasileira de Rinologia em 1992 e 1993, presidente da Sociedade Paulista de Otorrinolaringologia nos anos de 2014 e 2015 e presidente da Academia Brasileira de Cirurgia Plástica Facial da ABORL-CCF no biênio de 2016 a 2017. Sempre atuando em prol do crescimento e qualificação dos otorrinos na área da plástica facial, promoveu e apoiou várias ações, como congressos, criação dos cursos de *fellows*, avaliação dos egressos e combate aos profissionais não médicos que realizavam procedimentos estéticos. Segue, no momento, dedicado a formação de novos especialistas no serviço do Hospital da Beneficência Portuguesa de São Paulo, transmitindo-lhes os conhecimentos adquiridos e refinados ao longo destes 40 anos de prática, assim como também absorvendo muito do conhecimento e experiência de toda esta nova geração de colegas que se dedicam à cirurgia plástica facial.

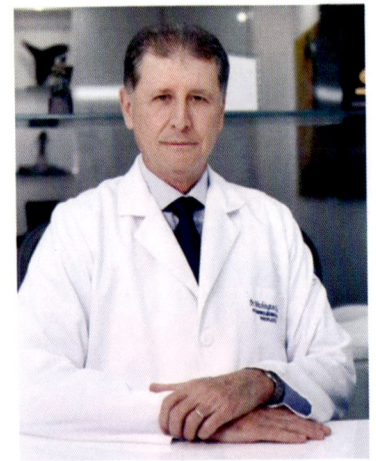

WASHINGTON LUIZ C. DE ALMEIDA

Formado pela Escola Baiana de Medicina e Saúde Pública em 1977, optou pela Otorrinolaringologia e fez Residência em Otorrinolaringologia e Cirurgia de Cabeça e Pescoço no Hospital Ibirapuera, São Paulo – SP, tornado-se especialista otorrinolaringologista pela Associação Brasileira de Otorrinolaringologia e Cirurgia Cérvico-Facial em 1979. Logo após o término da residência médica, estagiou no Hospital Prof. Dr. G. Araoz Alfaro (Buenos Aires - Argentina), no setor de cirurgia plástica da face, acompanhando os Doutores Rubén Deluca e Flávio Sturla, este último, também, com dissecção de cadáveres. Após este estágio, retornou para Feira de Santana onde começou a desenvolver seus trabalhos em Otorrinolaringologia com dedicação a cirurgia microscópica endonasal e Rinoplastia. Em 1983, buscando aprimorar conhecimentos, viajou para uma sequência de estágios nos Estados Unidos: 6 meses acompanhando os doutores Howard J. Greenfield no Cedars Sinai Medical Center – Califórnia, na cirurgia microscópica endonasal, e o Prof. Dr. Walter Berman em Beverly Hills, na Rinoplastia.

Em seguida foi estagiar no departamento de ORL e Cirurgia Plástica da Face na Universidade de Davis – Califórnia, chefiada pelo Dr. Leslie Bernstein. Retornou ao Brasil e, em 1988, fundou a Clínica Otorrinos – com Residência Médica em Otorrinolaringologia e Cirurgia de Cabeça e Pescoço. Seguiu sua vida profissional participando de vários cursos e congressos onde ministrou aulas no Brasil e no exterior. No final de 1996 e início de 1997, estagiou por 3 meses na Universidade de Miami – Flórida, no serviço de cirurgia endoscópica endonasal, com o Prof. Roi Cassiano. Concluiu o doutorado em 2005, tornando-se doutor em Ciências na área de concentração em Otorrinolaringologia pela Faculdade de Medicina da Universidade de São Paulo (USP-SP). É um dos fundadores da Academia de Medicina de Feira de Santana, a qual já presidiu. Também foi presidente da Sociedade de Otorrinolaringologia e Cirurgia de Cabeça e Pescoço do Estado da Bahia, Sociedade Norte-Nordeste de Otorrinolaringologia, Sociedade Brasileira de Rinologia e Cirurgia Plástica da Face, e a Academia Brasileira de Cirurgia Plástica da Face. Foi o Presidente do 3º Congresso de Otorrinolaringologia e Cirurgia de Cabeça e Pescoço do Estado da Bahia, Presidente do 6º Congresso Brasileiro de Rinologia e Cirurgia Estética da Face e Presidente do 38º Congresso Brasileiro de Otorrinolaringologia e Cirurgia Cérvico-Facial. É membro da Associação Brasileira de Otorrinolaringologia e Cirurgia Cérvico-Facial, Academia Brasileira de Rinologia, Academia Brasileira de Cirurgia Plástica da Face, Federação Internacional de Cirurgia Plástica da Face, Sociedade Norte-Nordeste de Otorrinolaringologia, Sociedade Pan-Americana de Otorrinolaringologia e Cirurgia de Cabeça e Pescoço, Academia Americana de Otorrinolaringologia, Sociedade Europeia de Rinologia, Academia Europeia de Cirurgia Plástica da Face e da Sociedade Brasileira de Rinoplastia.

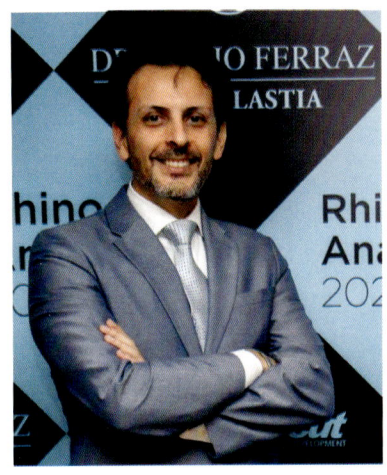

MÁRIO B. FERRAZ

Formado em 2001 pela Faculdade de Ciências Médicas da Universidade Estadual de Campinas (Unicamp). Durante o sexto ano da faculdade, foi aprovado pela Harvard Medical School ao fazer um *clerkship* em Otorrinolaringologia no Massachussets Eye and Ear sob a orientação do Dr. Steven D. Raunch. Nesta oportunidade, conheceu o setor de Cirurgia Plástica da Face, coordenado pelo Dr. Mack L. Cheney, e voltou ao Brasil decidido a fazer não apenas Otorrinolaringologia, mas prosseguir com a Cirurgia Plástica da Face.

Em 2002, iniciou o programa em Otorrinolaringologia da Unicamp e completou a Residência Médica em 2005, sendo aprovado na Prova de Título da ABORL-CCF. Seguiu para um estágio de 3 meses em Cirurgia Plástica da Face na Clínica Dr. Wilson Dewes e conheceu aquele que seria seu grande mentor. Neste mesmo ano, foi o criador do nome S.P.A.R. dado à técnica de preservação de dorso nasal utilizada, aperfeiçoada e difundida pelo Dr. Dewes. De Lajeado partiu para Portland para um *Fellowship* em Cirurgia Plástica da Face na Oregon Health and Science University (OHSU), em 2005 e 2006, com os Drs. Ted Cook e Tom Wang. Após completar o *fellowship*, prestou o exame do Board Internacional de Cirurgia Plástica da Face IBFPRS e foi o terceiro brasileiro a ser aprovado.

Passou por serviços na Europa com o Dr. Pietro Palma, Dr. Ignazio Tasca e Dr. Yves Saban com quem divide até hoje a paixão pela *Preservation Rhinoplasty* na época conhecida como *Conservative Surgery* e nos Estados Unidos como *visiting fellow* nos serviços do Dr. Steven Perkins.

Em 2007, retorna ao Brasil diretamente para Lajeado onde passou a atuar como assistente do Dr. Wilson Dewes, aprofundando-se em cirurgia de fissura labiopalatal na FUNDEF (Fundação para Reabilitação das Deformidades Craniofaciais) aonde se tornou *staff* por vários anos.

Em 2009, retorna a Campinas juntando-se ao Departamento de Otorrinolaringologia da Unicamp onde cria o Serviço de Cirurgia Plástica da Face com o apoio do Dr. Agrício Crespo (Chefe da Disciplina) e da Dra. Eulália Sakano (Chefe da Rinologia). No ano seguinte, inicia o primeiro serviço de *Fellowship* em Cirurgia Plástica da Face e Trauma da Face com o apoio do Dr. Leopoldo Pfeilsticker tendo como primeiro *fellow* oficial o Dr. Fabrício Pandini: durante anos um serviço completo de Cirurgia Plástica da Face com áreas como Rinoplastia, Rejuvenescimento Facial, Reconstrução Nasal e Facial, Microtia e Reabilitação em Paralisia Facial. Neste período, visitou grandes nomes da área de reconstrução como Dr. Burt Brent (Califórnia); Dr. Daniel Labbé, referência em Paralisia Facial (França) e Dra. Maria Fernanda Valotta, especialista em Microtia em Buenos Aires (Argentina).

Desde seu retorno ao Brasil, tem atuação ativa na Rinoplastia e Cirurgia Plástica da Face em Cursos e Congressos Nacionais e Internacionais, tendo sido um dos grandes divulgadores da Preservation Rhinoplasty com o SPAR (oficialmente publicado em 2013). Também com atuação destacada na Academia Brasileira de Cirurgia Plástica Facial, tornou-se o presidente mais jovem, assumindo a presidência da Academia nos anos 2020/21. Atualmente é também representante brasileiro na IFFPSS (International Federation of Facial Plastic Surgery Societies) e idealizador do Curso RhinoAnatomy. Aceita *Fellows* e visitantes em suas Clínicas em Campinas e Americana.

SUMÁRIO

MENU DE VÍDEOS xxv

HISTÓRIA DA RINOPLASTIA xxvii
José Antonio Patrocinio

PARTE I
CONCEITOS BÁSICOS

1 ANÁLISES FACIAL E NASAL 3
Rodolfo Borsaro Bueno Jorge ▪ Aline Almeida Figueiredo Borsaro
Diderot Rodrigues Parreira ▪ Geraldo Augusto Gomes

2 ANATOMIA APLICADA À RINOPLASTIA 17
Geraldo Augusto Gomes ▪ Rodolfo Borsaro ▪ Guilherme Pilla Caminha
Rodrigo Lacerda Nogueira ▪ Sergio Tasso Marques
Susan Balaciano Tabasnik

3 DOCUMENTAÇÃO FOTOGRÁFICA PARA RINOPLASTIA .. 43
Geraldo Augusto Gomes ▪ Ismael Fernando de Oliveira Dias
Tomas Gomes Patrocinio

4 ABORDAGENS E INCISÕES PARA RINOPLASTIA 53
João Jairney Maniglia ▪ Marcos Mocelin
Ricardo Fabricio Maniglia ▪ Fábio Fabrício Maniglia
Letícia Chueiri ▪ Ênio Murilo Dal Negro Junior

5 SEPTOPLASTIA 61
Antonio Celso Nunes Nassif Filho ▪ Cezar Berger
Guilherme Pilla Caminha ▪ João Jairney Maniglia ▪ Rogerio Pasinato

PARTE II
DORSO NASAL

6 ENXERTO DE *RADIX* 75
Antonio Carlos Cedin ▪ Elen Carolina David João de Masi
Leonardo Fontes Silva ▪ Lessandro Paiva Martins

7 TÉCNICAS PARA AUMENTO DO DORSO 85
Lucas Gomes Patrocinio ▪ Tomas Gomes Patrocinio
José Antonio Patrocinio

8 REDUÇÃO DO DORSO NASAL 91
Mário Bazanelli Junqueira Ferraz ▪ Wilson José Dewes
Kléber Seabra ▪ Bárbara das Neves Linhares

9 MANEJO DO NARIZ EM SELA 105
Artur Grinfeld ▪ Lucas Gomes Patrocinio
Renato Alves de Sousa ▪ Washington Luiz de Cerqueira Almeida

10 ALINHANDO A PIRÂMIDE NASAL 115
Juliano de Oliveira Sales ▪ Ismael Fernando de Oliveira Dias
Lucas Gomes Patrocinio ▪ José Antonio Patrocinio

PARTE III
PONTA NASAL

11 DINÂMICA CIRÚRGICA DA PONTA NASAL 129
Fábio Duro Zanini ▪ Marcelo Zanini
Michelle Lavinsky Wolff ▪ Oswaldo Luiz Fontoura Carpes

12 TÉCNICAS PARA ESTRUTURAÇÃO E POSICIONAMENTO DA PONTA NASAL 135
Eduardo Landini Lutaif Dolci ▪ Antonio Carlos Cedin
José Eduardo Lutaif Dolci ▪ Vinícius Suguri

13 TÉCNICAS DE SUTURA 151
Renato Alves de Sousa ▪ Rubens Sabóia da Silva
Thiago Bittencourt Ottoni de Carvalho ▪ Tomas Gomes Patrocinio
Virgilio Silveira Carneiro Leão Filho ▪ Cláudia Ciuff

14 ENXERTOS DE DEFINIÇÃO DA PONTA NASAL 171
Carlos Alberto Caropreso ▪ André Baraldo Rodrigues
Fernando Sasaki ▪ Luiz Carlos de Melo Barboza Junior
Marco Antonio Tuzino Signorini ▪ Perboyre Lacerda Sampaio

15 PREVENÇÃO E TRATAMENTO DA INSUFICIÊNCIA DA VÁLVULA NASAL EXTERNA 185
Lucas Gomes Patrocinio ▪ Lessandro Paiva Martins
José Antonio Patrocinio

16 CAMUFLAGEM DE PONTA NASAL 197
José Victor Maniglia ▪ Mauricio Pereira Maniglia
Tomas Gomes Patrocinio

17 CORREÇÃO DA DEFORMIDADE EM PARÊNTESES 203
Gustavo Coelho dos Anjos ▪ Lucas Gomes Patrocinio
Renato Alves de Sousa

PARTE IV
BASE NASAL

18 DIMINUIÇÃO DO TAMANHO DAS NARINAS 217
Cynthia Carla Sampaio Nicolau ▪ Artur Grinfeld
Washington Luiz de Cerqueira Almeida ▪ André Apenburg

19 DIMINUIÇÃO DA DISTÂNCIA INTERALAR 221
Cynthia Carla Sampaio Nicolau ▪ Artur Grinfeld
Washington Luiz de Cerqueira Almeida ▪ André Apenburg

20 CORREÇÃO DOS LÓBULOS ALARES 225
André Apenburg ▪ Artur Grinfeld
Cynthia Carla Sampaio Nicolau ▪ Washington Luiz de Cerqueira Almeida

21 COLUMELOPLASTIA 227
Bárbara das Neves Linhares ▪ Mário Bazanelli Junqueira Ferraz
Kléber Seabra ▪ Wilson José Dewes

PARTE V
PROCEDIMENTOS ADJUVANTES À RINOPLASTIA

22 CIRURGIA DAS CONCHAS NASAIS 239
Renato Roithmann ▪ Leonardo Balsalobre

23 MENTOPLASTIA 247
Carlos Roberto Ballin ▪ Carlos Henrique Ballin
Corintho Viana Pereira ▪ Diderot Rodrigues Parreira

24 USO DE PREENCHEDORES 261
Carolina Passamani Fagundes ▪ Elen Carolina David João de Masi
Flavia Lira Diniz

**25 COMPLICAÇÕES DO USO DE PREENCHEDORES
NA REGIÃO DO NARIZ** 265
Carlucio Martins Ragognete ▪ Guilherme Constante Preis Sella
Isadora Raquino Ragognete

26 MEDIÇÕES PARA OTIMIZAR A RINOPLASTIA 275
José Roberto Parisi Jurado ▪ Leila Freire Rego Lima

ÍNDICE REMISSIVO 281

MENU DE VÍDEOS

Vídeo	QR Code	Vídeo URL
VIDEO 1 – Gel de Cartilagem Para Aumento do Radix Neste vídeo o Dr. Antonio Carlos Cedin demonstra o uso do gel de cartilagem para aumento do radix nasal		https://www.thieme.de/de/q.htm?p=opn/cs/21/4/14838987-cbeb3e91
VIDEO 2 – Aumento do Dorso Nasal com Uso de *Free Diced Cartilage* Neste vídeo o Dr. Leonardo Fontes demonstra o aumento do dorso nasal com o uso de cartilagem picada livre (*Free Diced Cartilage*)		https://www.thieme.de/de/q.htm?p=opn/cs/21/4/14838974-be4e5916
VIDEO 3 – Posicionamento do Enxerto de Radix Esta animação ilustra as principais etapas do posicionamento de um enxerto no radix (Dr. Antonio Cedin)		https://www.thieme.de/de/q.htm?p=opn/cs/21/4/14838975-cab50c60
VIDEO 4 – Reconstrução do 1/3 médio nasal utilizando o *Spreader Flap* Neste Vídeo o Dr. Eduardo Dolci demonstra a reconstrução do dorso nasal com o uso do *Spreader Flap*		https://www.thieme.de/de/q.htm?p=opn/cs/21/4/14838976-467f1a25
VIDEO 5 – Posicionamento e Fixação do Enxerto de Extensão Septal Neste vídeo o Dr. Eduardo Dolci detalha a técnica de inserção e fixação de um enxerto de extensão septal		https://www.thieme.de/de/q.htm?p=opn/cs/21/4/14838977-748c4d51
VIDEO 6 – Reposicionamento Das Crura Laterais com Pontos Transdomais Neste vídeo o Dr. Leonardo Fontes demonstra através da abordagem fechada, modificações no posicionamento e contorno da ponta através de realização de suturas Transdomais e colocação de um strut columelar		https://www.thieme.de/de/q.htm?p=opn/cs/21/4/14838978-e57f4d61
VIDEO 7 – Estruturação Estética e Funcional Pela Técnica Fechada Neste vídeo o Dr. Washington Almeida demonstra a estruturação do nariz através da implantação de *Batten Grafts* e *Spreader Grafts*		https://www.thieme.de/de/q.htm?p=opn/cs/21/4/14838979-97b8ea63
VIDEO 8 – Cartilagem Septal Amassada Para Camuflagem de Defeitos da Ponta Nasal Neste vídeo o Dr. Tomas Patrocínio demonstra o uso de cartilagem septal amassada para camuflagem de defeitos da ponta nasal		https://www.thieme.de/de/q.htm?p=opn/cs/21/4/14838980-c1ed09cf

VIDEO 9 – Uso de cartilagem Septal em Pasta para dar Volume e Camuflar Irregularidades Neste vídeo o Dr. Tomas Patrocínio demonstra o efeito da cartilagem septal em pasta (gel) para adicionar volume e camuflar imperfeições do dorso e lóbulo nasal	*QR code*	https://www.thieme.de/de/q.htm?p=opn/cs/21/4/14838981-3eedee12
VIDEO 10 – Enxerto Pediculado de Tecido Mole Para Camuflagem e Prevenção de Irregularidades da Ponta Nasal – *PAT Flap* Neste vídeo o Dr. Tomas Patrocínio demonstra do enxerto pediculado de tecidos moles para a prevenção de irregularidades e da ponta nasal	*QR code*	https://www.thieme.de/de/q.htm?p=opn/cs/21/4/14838982-7908d7b6
VIDEO 11 – Aumento do Radix com Cartilagem Íntegra Modelada Neste vídeo o Dr. Antonio C. Cedin demonstra a técnica de aumento do radix com cartilagem septal íntegra modelada	*QR code*	https://www.thieme.de/de/q.htm?p=opn/cs/21/4/14838983-4d85b6cf
VIDEO 12 – Aumento do Radix com Enxerto de Fáscia Temporal Neste vídeo o Dr. Antonio C. Cedin demonstra o aumento do radix com uso de fáscia temporal	*QR code*	https://www.thieme.de/de/q.htm?p=opn/cs/21/4/14838984-088946e0
VIDEO 13 – Técnica *Inverted Axe* **para a sustentação da ponta nasal** Neste vídeo o Dr. Washington Almeida demonstra a técnica de inserção do enxerto de cartilagem septal para sustentação da ponta nasal, através da abordagem fechada, com a composição em *Inverted Axe*	*QR code*	https://www.thieme.de/de/q.htm?p=opn/cs/21/4/14838985-a173392a
VIDEO 14 – Reestruturação da Ponta e Válvula Externa Neste vídeo o Dr. Artur Grinfeld demonstra a estruturação ponta nasal e válvula nasal externa com extensor septal, *alar rim* articulado. Também demonstra o controle e prevenção de controle de pequenas imperfeições ao fim do procedimento	*QR code*	https://www.thieme.de/de/q.htm?p=opn/cs/21/4/14838986-05b3b3ac

HISTÓRIA DA RINOPLASTIA

José Antonio Patrocinio

Por que mais um livro de Rinoplastia em meio a tantos outros? Embora os recursos educacionais para o ensino da especialidade tenham se expandido imensamente de uns tempos para cá, nunca tivemos um livro nacional, coletivo, que representasse o resultado do esforço conjunto da comunidade brasileira de Cirurgia Plástica Facial. Além disso, ele é a consequência de horas de trabalho de expoentes especialistas, que se dedicaram ao extremo para colocar nestas páginas as suas experiências relacionadas com a plástica de nariz. Nos capítulos encontram-se casos fáceis, casos difíceis, variações anatômicas, complicações, instrumental específico, manobras interessantes, dicas, soluções, que certamente irão ajudar os leitores a melhorarem seus resultados. O livro significa um divisor de águas, confirmando inequivocamente a maturidade na especialidade, e demonstrando a dedicação e a perseverança de um pequeno grupo de Otorrinos interessados em plástica facial, que começou essa história há mais de quarenta anos. O Tratado de Rinoplastia da Academia Brasileira de Cirurgia Plástica de Face (ABCPF) e da Associação Brasileira de Otorrinolaringologia e Cirurgia Cérvico-Facial (ABORL-CCF) orgulhosamente demonstra para o mundo a nossa força, deixando claro que estamos no mesmo nível dos demais países que lideram a Plástica Facial. Será, sem dúvida, o livro de cabeceira dos jovens cirurgiões.

Quando me concederam a oportunidade e a honra de escrever a respeito do Tratado de Rinoplastia da ABCPF, é lógico que fiquei extremamente lisonjeado com o convite. O que este texto deveria conter, eu me perguntei? Pouca gente sabe, mas tem muita história que antecede esta publicação e ela merece ser contada. Há mais de 40 anos, éramos um pequeno grupo tentando introduzir a Rinoplastia no meio otorrinolaringológico, enfrentando muito mais dificuldades do que se possa imaginar. Apesar de a plástica de nariz ter sido criada e popularizada dentro da Otorrinolaringologia, poucos especialistas nacionais se interessavam por esta área. Todos sabem que a primeira Rinoplastia foi realizada por um Otorrinolaringologista, mas ficou deixada de lado pelos Otorrinos brasileiros durante muitos anos. Na década de 1970, houve uma mudança e a Plástica Facial voltou a ganhar espaço na Otorrinolaringologia em países como Estados Unidos, Canadá e Inglaterra, enquanto por aqui nossos colegas não queriam saber do assunto. Na opinião deles, a Plástica Facial não deveria fazer parte da especialidade. Ainda mais grave: trabalhavam contra, criticando, desmerecendo e não dando espaço a quem se interessava pela plástica de nariz. Tínhamos consciência de que a alteração do paradigma seria traumática, e a luta, duríssima.

Foi uma batalha ferrenha criar esse nicho dentro do nosso próprio meio, porque os Otorrinos formadores de opinião da época, assim como os chefes de serviço, eram insensíveis, não concordavam e negavam-se a falar sobre o tema. Na verdade, não queriam sair da zona de conforto, criando arestas com a outra especialidade, que supostamente detinha a exclusividade do procedimento.

Sem espaço para avançar e vencer a resistência, o grupo decidiu unir-se, ensinar mais colegas e, assim, adicionar mais gente, ganhar força e tentar virar o jogo. Começamos a oferecer cursos teórico-práticos, aos poucos o número de adeptos foi crescendo e, graças às grandes lideranças surgidas internamente, a estratégia deu certo. Por exemplo, ao longo do tempo presidiram a ABORL-CCF o Dr. Marcos Mocellin, o Dr. José Victor Maniglia e o Dr. José Eduardo L. Dolci. Além deles, vários do grupo ocuparam cargos importantes na Diretoria e também na Sociedade de Rinologia. Assim foi o começo do convencimento de que a Plástica Facial deveria fazer parte da Otorrinolaringologia.

Daí eu pensei comigo, este livro será um marco na Plástica Facial nacional, portanto merece que nele esteja a história da Rinoplastia brasileira. Sendo testemunha ocular de como ela surgiu e evoluiu entre nós, decidi contar aqui como foi. Eu estava lá, desde o começo. Acompanhem-me na narrativa.

Na década de 1970, os três únicos Otorrinos brasileiros conhecidos como Rinoplastas, que se apresentavam nos congressos e publicavam sobre Rinoplastia na Revista Brasileira de Otorrinolaringologia, eram o Dr. Jaime Nogueira, o Dr. Olath Brasil, de Ribeirão Preto, e o famoso e envolvente Dr. Roberto Neves Pinto, do Rio de Janeiro, uma das pessoas mais brilhantes que conheci pelo seu conhecimento geral. Parecia que sabia tudo sobre tudo. Eu ficava impressionado. Você poderia passar horas e horas ao seu lado, ele falando o tempo todo, discursando sobre vários e diferentes assuntos, com segurança e conhecimento de causa. A ele credita-se o mérito de iniciar os cursos de Rinosseptoplastia, a partir dos anos 1970, reintroduzindo no meio dos Otorrinolaringologistas a cirurgia nasal funcional e estética. Entre suas atividades consta também a liderança para a criação, em 1974, da **Sociedade Brasileira de Rinologia**, tendo sido seu presidente por duas gestões. Em 1977, realizou-se no Rio de Janeiro o primeiro Congresso de Rinologia, e ele estava lá comandando tudo. Além dos três, o Dr. Reinaldo Coser, no Rio Grande do Sul, também navegava nesta área. Segundo depoimento do Dr. Wilson Dewes, o **Dr. Reinaldo Coser**, Otorrinolaringologista gaúcho, realizava toda a cirurgia plástica e reconstrutora facial desde os anos 1950, e pode ter sido um dos primeiros otorrinolaringologistas brasileiros, se não o pioneiro, a atuar com desenvoltura nesta área.

Esta geração dos anos de 1960 pensava diferente. Ela não era a favor da disseminação fácil do conhecimento, por isso não se sentia confortável em passar adiante a sua experiência. Suas técnicas eram mantidas mais ou menos secretas. Talvez, por isso, esses professores acima citados não tiveram muito seguidores. Não conseguiram efetivamente criar uma escola. Algo que mudou muito nos dias de hoje, principalmente com a ajuda da internet. Bem diferente daquele tempo, agora existem vários centros de excelência em Rinoplastia, com serviços de residência e professores ensinando o tempo todo, além dos atuais *Fellowships*, que comentaremos mais adiante. Segundo relato de um médico equatoriano que esteve estagiando na década de 1970 com um desses Otorrinos, o cirurgião, durante a operação, explicava a ele em espanhol porque não queria que os outros observadores brasileiros entendessem o que estava fazendo. Vejam a seguir que, a partir do começo dos anos 1980, a plástica de nariz tomou um rumo diferente.

No ano de 1977, há mais de 40 anos, em Curitiba, como R1 da recém-criada residência de Otorrinolaringologia, deparei-me pela primeira vez frente a frente com uma Rinoplastia. O Professor Leônidas Mocellin era o Chefe do Departamento de Otorrinolaringologia do Hospital de Clínicas da Universidade Federal do Paraná (UFPR) e pai do meu colega de residência, Marcos Mocellin. Indubitavelmente ele era uma pessoa além do seu tempo e, por enxergar mais longe, previu os futuros caminhos da especialidade. Visualizou que a Rinoplastia seria, dentro de pouco tempo, a coqueluche da Otorrinolaringologia. Aconselhou-nos que deveríamos nos dedicar menos à Otologia, que era a moda, e focarmos mais na plástica de nariz. Obedecemos. Como não existia no Departamento um professor que realizasse a cirurgia estética do nariz, nós dois íamos ao Centro Cirúrgico e ficávamos horas batalhando, tentando fazer uma Rinosseptoplastia. Até que, um dia, foi como se tivéssemos ganhado sozinhos na loteria. Acompanhem a história.

Na década de 1960, Nova York era um dos centros do conhecimento mundial de medicina. Um brasileiro, formado em Ribeirão Preto, foi levado pelo irmão e mentor, também Otorrino, para os Estados Unidos. Lá fez a residência e tornou-se preceptor de residentes. Apesar da carreira promissora no estrangeiro, seu coração continuava no Brasil, e depois de 13 anos vivendo em Nova York, casado com uma brasileira, gostando de jogar futebol e tomar caipirinha, bateu a saudade e ele resolveu voltar para sua antiga casa. Veio ao país com a família escolher a cidade em que iria trabalhar. De comum acordo com o irmão e a esposa, e para minha sorte (sem que eu ainda soubesse de nada), decide viver em Curitiba. Olhem o destino aí. O ano era 1976. Em 1977, ele chega ao Paraná.

O Professor Leônidas Mocellin, tomando conhecimento da sua chegada a Curitiba e sabendo do seu currículo, imediatamente o contrata como Professor Convidado do Departamento de Otorrinolaringologia da UFPR. Era uma oportunidade única para o Serviço ter em seu quadro alguém de tamanho gabarito, com todas as inovações da especialidade na ponta da língua. Esse médico tinha acompanhado e visto em ação os mais famosos otorrinolaringologistas americanos, o que era algo fantástico para a época. Nesse tempo, poucos Otorrinos estagiavam no exterior, e, quando saíam, especializavam-se em Otologia, principalmente na França, em Bordeaux, com o Professor Portman.

Este médico, imagino que vocês já adivinharam, é o Dr. João J. Maniglia. Seu irmão e mentor, o Dr. Anthony Maniglia, foi o único brasileiro Otorrinolaringologista a ser Chefe de Serviço nos Estados Unidos, mais precisamente na Universidade de Cleveland. Em maio de 1977, ele começa a trabalhar na Otorrino da Universidade Federal do Paraná. Na mesma semana, o Prof. Leônidas Mocellin chama à sua sala o Marcos e eu, os dois R1 e únicos residentes do Departamento de Otorrinolaringologia e diz: "A partir de agora colem neste homem vinte e quatro horas por dia! Quero vocês sendo a sombra dele!" E assim fizemos durante os dois anos seguintes.

A importância do Dr. João Maniglia para a Plástica Facial nacional foi reconhecida inclusive internacionalmente. Em 2014, durante o Congresso da Academia Americana, em Nova York, ele recebeu o Prêmio Efrain Davalos. Este prêmio é concedido por ela, de quatro em quatro anos, ao Cirurgião Plástico de Face não americano que exerceu liderança indiscutível no ensino e na expansão da especialidade no seu país de origem.

Neste ínterim, o Dr. José Victor Maniglia, irmão mais novo do Dr. João Maniglia, vivendo também nos Estados Unidos, termina a residência em Miami. No começo da década de 1980, volta para Franca, sua cidade natal, no interior de São Paulo, e cria o Serviço de Otorrinolaringologia com residência, na Santa Casa da cidade. Alguns anos depois, muda-se para São José do Rio Preto (SP) e torna-se o Chefe da Otorrinolaringologia da Faculdade. Em pouco tempo, inicia a Residência de Otorrino da Faculdade de Medicina de São José do Rio Preto (FAMERP) e começa com os cursos teórico-práticos de Rinoplastia.

Terminada a especialização, fui trabalhar na Universidade Federal de Uberlândia (UFU). Em 1982, fundei a Residência de Otorrino do Hospital de Clínicas da UFU. Enquanto isso, o Dr. Marcos Mocellin inicia sua carreira em Curitiba, e, alguns anos mais tarde, com a aposentadoria do Prof. Leônidas Mocellin, torna-se o Chefe do Serviço de Otorrino da UFPR.

Na década de 1980, que foi muito prolífica, nós quatro - o Dr. João Maniglia, o Marcos, o José Victor e eu - tomamos conjuntamente a iniciativa de promover cursos de Rinoplastia em nossas cidades. Um sempre ia ajudar o outro. Eram cursos com teoria, dissecção cadavérica e cirurgia ao vivo. A procura foi tamanha que chegamos a fazer 12 cursos em um ano, todos lotados. A técnica ensinada consistia em uma incisão intercartilaginosa que se unia com uma incisão columelar transfixante, realizar ressecção retrograda de porção cefálica de cartilagem lateral inferior, encurtar o septo nasal, abaixar do dorso osteocartilaginoso e fazer a osteotomia lateral bilateral. Cirurgia de 30-40 minutos. Até essa época, nunca tínhamos visto e nem ouvido falar de Rinoplastia externa.

Paralelamente, na década de 1970, no Sul do país, mais precisamente em Lajeado (RS), um anestesista trabalhava com um cirurgião plástico, fazendo as anestesias para as correções de fissuras labiopalatais. Pela grande quantidade de casos, passou a ajudá-lo também no fechamento e depois na cirurgia completa. Nascia aí o cirurgião plástico de face Dr. Wilson Dewes. Apaixonou-se pela Plástica e abandonou, para nossa sorte, a Anestesiologia. Depois de girar o mundo especializando-se na área, volta e ingressa na Sociedade de Otorrinolaringologia. Na década de 1990, começa a fazer seus cursos, que persistem até hoje, e é responsável pela formação de inúmeros cirurgiões plásticos de face. Sua liderança foi muito importante para o desenvolvimento da Plástica Facial na Otorrinolaringologia. Tive o prazer de ser o Professor Convidado de Honra do seu primeiro *Workshop* em Rinoplastia, em 1998. Cabe a ele ainda a criação, em sua cidade, da **Fundação para Reabilitação de Deformidades Craniofaciais (FUNDEF)**.

O grande impacto que tivemos na nossa Rinoplastia ocorreu em 1988 com a vinda ao Brasil do Dr. Fernando Pedroza, de Bogotá, Colômbia. Ele nos surpreendeu com a sua maneira diferente de operar o nariz. Pela primeira vez nos deparamos com o poste, o escudo, a incisão marginal (*delivery*) expondo as cartilagens laterais inferiores e a sutura dos domos. O seu Curso Pré-Congresso de seis horas, no Congresso Brasileiro de Rinologia em Curitiba, que tinha o Dr. Marcos Mocellin como Presidente, foi de sala repleta, com gente de pé. Ficamos todos impressionados e boquiabertos com suas apresentações e resultados. O sucesso foi estrondoso, tamanha a quantidade de inovações de que tomamos conhecimento. A partir daí, o Dr. Fernando Pedroza tornou-se a referência principal para os plásticos faciais brasileiros. Todo mundo foi a Bogotá ver precisamente, com detalhes, como a cirurgia era feita, e, a partir daí, ele voltou inúmeras vezes ao Brasil. Esse Congresso em 1988, assim como a vinda do Dr. João Maniglia de volta ao Brasil em 1977, foi um fator marcante na história da nossa Rinoplastia.

A adesão de um crescente número de Otorrinolaringologistas à Cirurgia Plástica Facial induziu naturalmente à mudança do nome da **Sociedade Brasileira de Rinologia**. Por decisão da Assembleia durante o **II Simpósio Brasileiro de Rinologia**, realizado em São Paulo no ano de 1989, sob a presidência do **Dr. Alexandre Felippu Neto, foi acrescentado o nome "Estética Facial"**. O Professor Ermiro de Lima foi homenageado nesse congresso, que contou com vários convidados estrangeiros, além de uma Palestra Magna com o Dr. Ivo Pitanguy. Posteriormente, em 1991, durante o **IV Congresso Brasileiro de Rinologia** sediado em Belo Horizonte, sob a Presidência do **Dr. Manoel Cataldo,** nós modificamos a designação para **Sociedade Brasileira de Rinologia e Cirurgia Plástica da Face**. No âmbito da **Sociedade de Rinologia**, pouco a pouco os temas de Cirurgia Plástica Facial começaram a ser abordados, chegando ao ponto em que o evento de Salvador, em 1995, foi denominado de **VI Congresso de Rinologia e Cirurgia Estética da Face**. Os presidentes nas respectivas áreas foram o **Dr. Aldo Eden Cassol Stamm** e o **Dr. Washington Luiz de Cerqueira Almeida**. Já começávamos a dividir a grade do programa com os Rinologistas.

Em 1997, assumiu a presidência dessa Sociedade o **Dr. Perboyre Lacerda Sampaio**, pioneiro no desenvolvimento da especialidade dentro do **Departamento de Otorrinolaringologia do Hospital das Clínicas da Faculdade de Medicina da Universidade de São Paulo (USP)**. Marcou sua presidência com a instituição de "bolsas de auxílio" aos colegas interessados em desenvolver a Cirurgia Plástica Facial, por meio de estágios em locais credenciados. Devemos a ele os inúmeros cursos teórico-práticos que até hoje são oferecidos pela Otorrinolaringologia da USP de São Paulo.

As décadas de 1980 e 1990 foram muito importantes, e evoluímos muito, porque, além dos já mencionados, outros Serviços começaram a ensinar Rinoplastia. Podemos citar, como exemplo, a Santa Casa com o Dr. José E. Dolci; a USP com o Dr. Perboyre Sampaio e o Dr. Carlos Caropreso; a Feira de Santana com o Dr. Washington Almeida; a Escola Paulista com o Dr. Anibal Arrais, e a Beneficência Portuguesa com o Dr. Antonio Carlos Cedin. A especialidade caminhava a passos largos. O número de Otorrinos com *expertise* na área aumentava a olhos vistos.

No mesmo período, por iniciativa do **Dr. José Eduardo Lutaif Dolci**, Diretor Administrativo da então SBORL na gestão do Dr. **Luc Louis Maurice Weckx**, fundou-se o **Departamento de Cirurgia Plástica da Face**, sendo indicado como seu diretor o **Dr. Wilson Dewes**, cujo trabalho de base culminou com a decisão da criação de uma entidade dedicada à Cirurgia Plástica Facial no âmbito da **Associação Brasileira de Otorrinolaringologia**.

Nesta época, a Sociedade Brasileira de Rinologia e Plástica Facial passou a estimular cursos itinerantes. A Sociedade pagava hotel e passagens aéreas para dois professores se deslocarem nos fins de semana a todas as grandes cidades brasileiras que tinham serviço de residência médica em Otorrinolaringologia. Um dos professores era da área de Rinologia e o outro, de Rinoplastia. Todos os residentes da cidade tinham presença obrigatória nos cursos. A alimentação, espaço para as aulas e hospital para cirurgias era por conta de algum serviço da cidade escolhida. O curso constava de aulas teóricas e cirurgia ao vivo. Acrescia-se a dissecção cadavérica, caso houvesse a possibilidade de cadáveres. Foi um sucesso. Realizamos, por exemplo, na minha gestão como Presidente, 18 cursos. Os médicos tiveram sua iniciação na área, mas muito mais importante foi instigar os residentes a se interessarem pela Rinoplastia.

Com o crescente número de Otorrinos se capacitando na especialidade, o grupo da Plástica Facial sentiu a necessidade de se organizar melhor. Começou a se reunir para discutir e avaliar soluções. Após apurados estudos, decidiu-se pela instituição de uma Academia voltada exclusivamente para o desenvolvimento desta área de atuação. O objetivo era separá-la da Rinologia e criar uma sociedade exclusiva de Plástica Facial. Uma associação similar à Academia Americana. Para isso, dependíamos da aprovação da ABORL-CCF. O disparo de partida ocorreu no **III Congresso Triológico,** realizado em Outubro de 2003 no Rio de Janeiro, sob a presidência do **Dr. José Victor Maniglia**. Cabe ressaltar aqui o destemido apoio dele, que endossou o projeto com todo vigor: fruto indiscutível da nossa decisão, lá atrás, de que se quiséssemos conseguir mudanças deveríamos nos unir, perseverar, trabalhar, ensinar e formar mais pessoas, criando um grupo maior, mais forte. Estávamos pouco a pouco desatando as amarras. Foi indicado como Coordenador e Presidente Interino da Academia o **Dr. Wilson José Dewes, com a incumbência de criar as bases e protocolos para a tão sonhada Sociedade.** Dado significativo foi a adesão, durante o ano de 2004, de mais de 350 colegas, o que aumentou a força ao grupo.

Dois anos mais tarde, durante o **37º Congresso Brasileiro de Otorrinolaringologia**, realizado em Fortaleza, a futura Academia teve seus fundamentos discutidos exaustivamente. Finalmente, após intenso e árduo trabalho, sucessivas avaliações e discussões, conseguimos, em Assembleia histórica, a efetiva fundação da **ACADEMIA BRASILEIRA DE CIRURGIA PLÁSTICA DA FACE**, ocorrida em 3 de agosto de 2006 em São Paulo. Foi a glória! Participaram desta efeméride os colegas **João Jairney Maniglia, José Roberto Parisi Jurado, Wilson**

José Dewes, Marcos Mocellin, Perboyre Lacerda Sampaio, Carlos Alberto Caropreso, José Antonio Patrocinio, Rubens Sabóia da Silva, Hégena Líbia Costa, Lessandro Paiva Martins, Janaina de Rossi, Ângela Suemi Shimuta, Marcelo Zanini Correa e Nelson Eduardo Paris Colombini.

Na ocasião, foi eleita e empossada, sob o Regime Estatutário devidamente registrado, a primeira diretoria efetiva com um mandato de dois anos, tendo nos seus cargos os membros seguintes:

- Presidente
  - João Jairney Maniglia
- Vice-presidente
  - José Antonio Patrocinio
- Secretário
  - José Roberto Parisi Jurado
- Secretário adjunto
  - Sidney Magaldi
- Tesoureiro
  - Antônio Carlos Cedin
- Tesoureiro adjunto
  - Marcelo Zanini Correa
- Conselho científico
  - Ivo Bussoloti Filho
  - Jair Montovani
  - José Antonio Patrocinio
  - José Victor Maniglia
  - Rogerio Pasinatto
  - Wilson José Dewes

Na sequência para os mandatos seguintes, assumiram nos respectivos cargos:

- 2008-2009
  - Presidente: Dr. José Antonio Patrocinio.
  - Vice-presidente: Dr. Wilson José Dewes.
- 2010-2011
  - Presidente: Dr. Wilson José Dewes.
  - Vice-presidente: Dr. José Roberto Parisi Jurado.
- 2012-2013
  - Presidente: Dr. José Roberto Parisi Jurado.
  - Vice-presidente: Dr. Carlos Alberto Caropreso.
- 2014-2015
  - Presidente: Dr. Carlos Alberto Caropreso.
  - Vice-presidente: Dr. Antonio Carlos Cedin.
- 2016-2017
  - Presidente: Dr. Antonio Carlos Cedin
  - Vice-presidente: Dr. Washington Almeida
- 2018- 2019
  - Presidente: Dr. Washington Almeida
  - Vice-presidente: Dr. Mário Ferraz
- 2020-2021
  - Presidente: Dr. Mário Ferraz
  - Vice-presidente: Lucas G. Patrocinio

Cada vez mais, a ABCPF ocupava espaço no Congresso Brasileiro de Otorrinolaringologia. Começamos no Curso Pré-Congresso e paulatinamente avançamos no programa até termos uma sala exclusiva, todos os dias do evento, sempre com bom público.

Internacionalmente, a Cirurgia Plástica Facial brasileira também teve sua história. **O Brasil estava presente em 1997, na primeira reunião, quando foi criada a Federação Internacional das Sociedades de Cirurgia Plástica de Face (IFFPSS), em São Francisco, durante o Congresso da Academia Americana. Na época, o Dr. Marcos Mocellin era o Presidente da ABORL-CCF. Nós dois e o Dr. Alexandre Felippu fomos à reunião, e acabamos como fundadores. Ajustamos os estatutos da nossa ainda Sociedade Brasileira de Rinologia e Plástica Facial e entramos para a Federação. Começamos a participar ativamente, primeiramente com dois representantes brasileiros e depois como membros da Diretoria. Esta presença constante na Federação garantiu à Academia Brasileira de Cirurgia Plástica de Face, em votação, o direito de realizar o Congresso Mundial da IFFPSS aqui no Brasil, no Rio de Janeiro, em 2016.** Foi outro fato importante e marcante na nossa história. A ABORL-CCF concedeu o suporte financeiro e a infraestrutura necessária, sem a qual não conseguiríamos realizar o congresso. Havíamos dado mais um passo com este importante evento, que foi mais uma vitória da ABCPF. Foram seiscentas inscrições, o que é considerado um número significativo para um congresso de Plástica Facial, semelhante ao número de participantes do congresso americano. Entremeados por brasileiros, ministraram aulas professores de 37 países. Nossos membros tiveram chance de mostrar seu trabalho e, consequentemente, tornarem-se conhecidos internacionalmente. Serviu de vitrine para a ABCPF. A partir desse Congresso, o Brasil entrou no circuito mundial da Cirurgia Plástica de Face. Hoje, em parte graças a esse evento, vários brasileiros são convidados a dar aulas em congressos no exterior, algo que raramente acontecia antes. Tudo isso culminou com a minha nomeação como Presidente da IFFPSS para o biênio 2019-2020. O primeiro brasileiro a chegar a este posto.

Com o avanço da Cirurgia Plástica de Face surgiram os Cursos de Especialização (os *Fellowships*), com duração de um ano. À semelhança dos americanos, eles são oferecidos para quem termina a residência de Otorrino. Tornaram-se necessários porque os ensinamentos recebidos durante a residência já não eram mais suficientes. Paulatinamente os serviços foram criados e, hoje, contamos com mais de 20 locais em funcionamento. É uma demonstração evidente e indiscutível da maturidade que alcançamos depois de 40 anos de persistente e brava luta pela Plástica Facial. Faltava apenas o impacto de um livro para coroar esta bela história. E ele chegou.

É pertinente constar nesta narrativa que todos os trabalhos que culminaram com a criação da Academia Brasileira de Cirurgia Plástica da Face originaram-se e desenvolveram-se no seio da ABORL-CCF, desta recebendo todo apoio e suporte, inclusive abrigando no seu seio nossa sede administrativa.

Não existe outra cirurgia tão desafiadora quanto a Rinoplastia. Ao perguntar a um Cirurgião Plástico de Face qual cirurgia ele considera a mais difícil, ele responderá que é a Rinoplastia. E, se perguntarmos a este mesmo cirurgião qual a cirurgia que ele mais gosta de fazer, ele responderá que é a Rinoplastia. Não há outra operação que integre balanço, harmonia, conhecimento, capacidade, habilidade, improviso e inteligência do cirurgião. Tudo isso para se chegar a um resultado que satisfaça ao paciente. Nada é mais prazeroso e nada eleva mais a nossa autoestima do que o momento em que retiramos o curativo do nariz e vemos o paciente olhar-se no espelho, sorrir e, às vezes, até chorar de alegria com o novo visual. Essa é a força que nos leva a prosseguir, evoluir e melhorar dia a dia. Assim somos nós os Cirurgiões Plásticos de Face!

Concluindo, este livro tem a finalidade de oferecer benefícios para se entender melhor a cirurgia plástica de nariz. Chegar à Rinoplastia perfeita não é fácil, não, mas a intenção é ajudá-lo a tentar chegar lá. Esperamos que seja proveitoso a todos.

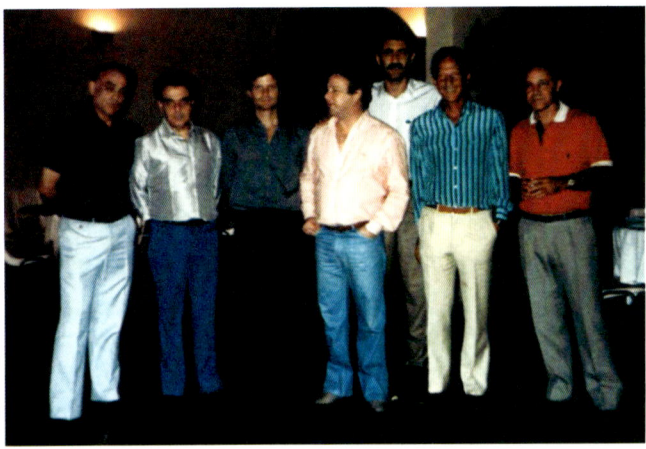

Dr. Mauricio Holtz, Dr. João Candido, residente Marcos Mocellin, Carlos Barrionuevo, residente José Antonio Patrocinio, Prof. Leonidas Mocellin, Dr. João Maniglia. Foto de 1977, durante a chegada do Dr. João Maniglia ao Departamento de Otorrinolaringologia da Universidade Federal do Paraná. Foi o começo do estabelecimento da Cirurgia Plástica de Face no Brasil.

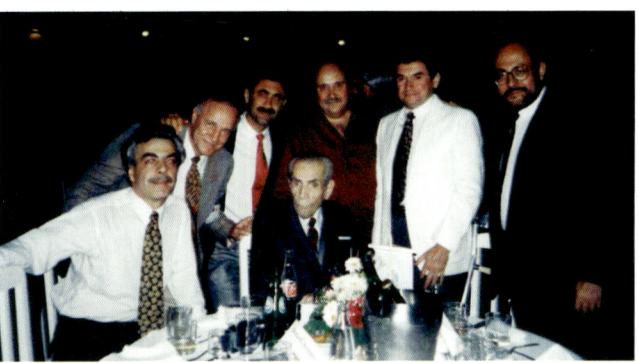

Da esquerda para a direita, Dr. Alexandre Felippu Neto, Dr. João Maniglia, Dr. José Antonio Patrocinio, Dr. Ermiro de Lima, Dr. Ivan Fairbanks Barbosa, Dr. Juan Trinidad (Porto Rico), Dr. Primitivo Ortega (Espanha). Foto do Congresso de Rinologia em São Paulo, em 1989, presidido pelo Dr. Alexandre Felippu, em que o Dr. Ermiro de Lima foi homenageado. Neste Congresso, foi adicionado o nome Estética Facial ao da Sociedade Brasileira de Rinologia.

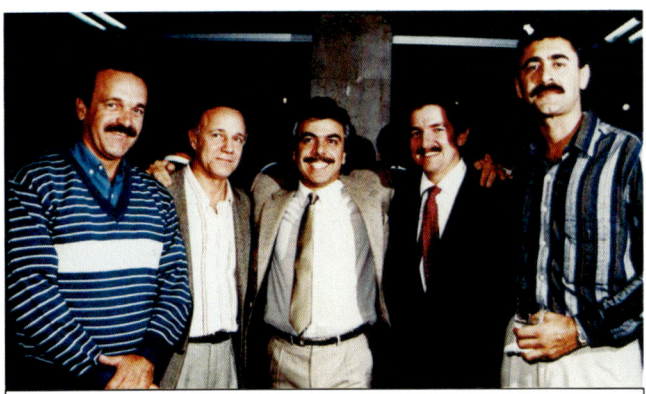

Dr. José Victor Maniglia, Dr. João Maniglia, Dr. Alexandre Felippu Neto, Dr. Fernando Pedroza, Dr. José Antonio Patrocinio. Foto do Curso de Rinoplastia, em Curitiba, 1989, quando pela primeira vez o Dr. Fernando Pedroza veio ao Brasil. Um dos marcos mais importantes da história da Rinoplastia brasileira.

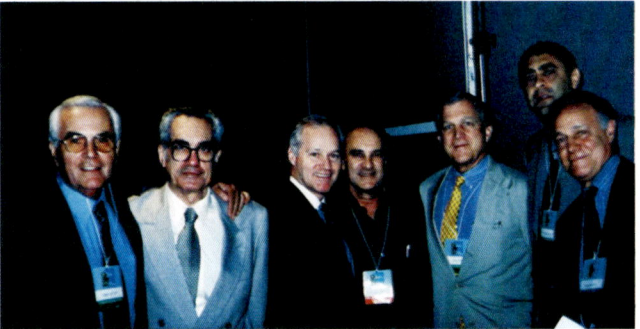

Dr. Ruben de Luca (Argentina), Dr. Roberto Neves Pinto, Dr. Peter Adamson (Canadá), Dr. Wilson Dewes, Dr. Ted Cook (USA), Dr. José Antonio Patrocinio, Dr. João Maniglia. Foto de 1998, durante o Congresso Brasileiro de Otorrinolaringologia, em Porto Alegre. Ano em que a Plástica Facial conseguiu, pela primeira vez, que a ABORL-CCF apoiasse a vinda de dois Cirurgiões Plásticos de Face estrangeiros (Dr. Ted Cook e Dr. Peter Adamson) ao Congresso de Otorrinolaringologia.

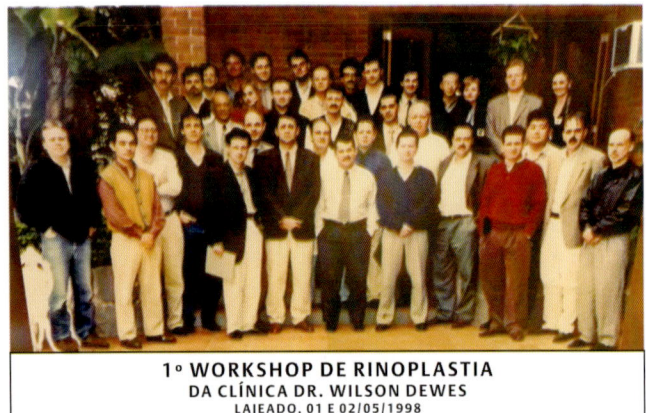

Primeiro Curso de Rinoplastia promovido pelo Dr. Wilson Dewes, em Lajeado, 1998, com o convidado de Honra, Dr. José Antonio Patrocinio. Foi o início de vários cursos subsequentes realizados com sucesso pelo Dr. Dewes. Ele foi o responsável pela iniciação de um grande número de Otorrinos na Plástica Facial.

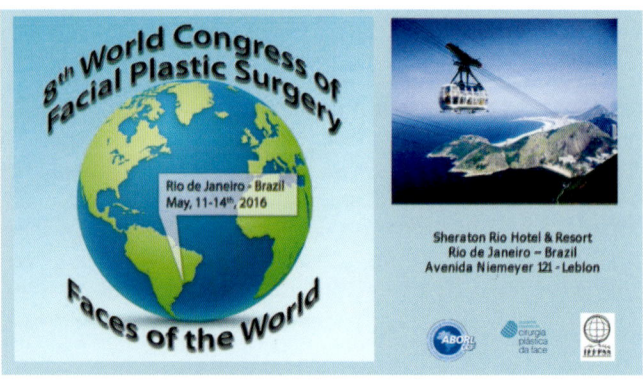

Fôlder do Congresso Mundial de Cirurgia Plástica de Face realizado pela ABCPF e ABORL-CCF, no Rio de Janeiro – Hotel Sheraton, em 2016. Marco importante na evolução da ABCPF.

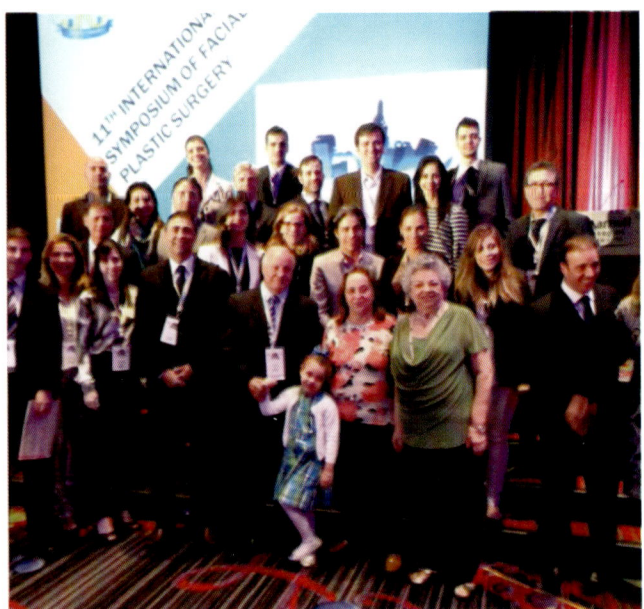

Foto do evento de 2014 em que a Academia Americana de Cirurgia Plástica de Face concedeu o Prêmio Efrain Davalos ao Dr. João Maniglia, durante o Congresso em Nova York. Esse prêmio é concedido, a cada quatro anos, ao estrangeiro que reconhecidamente foi a principal liderança pela disseminação da Cirurgia Plástica de Face no seu país de origem.

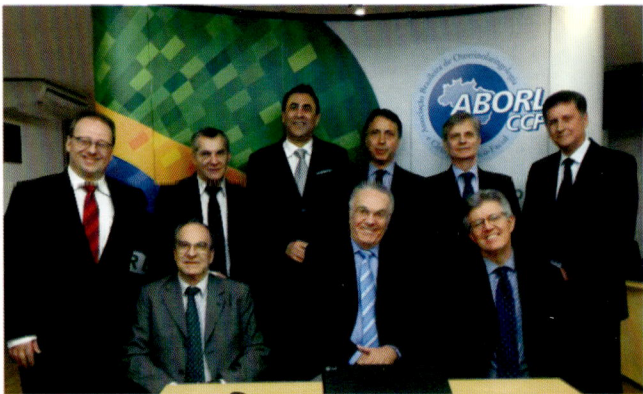

Alguns dos principais Otorrinos que lideraram o ensino e a expansão da Cirurgia Plástica de Face no Brasil. De pé: Dr. Carlos Caropreso, Dr. Perboyre Sampaio, Dr. José Antonio Patrocinio, Dr. Antonio Carlos Cedin, Dr. Marcos Mocellin, Dr. Washington Almeida. Sentados: Dr. Wilson Dewes, Dr. José Victor Maniglia, Dr. José Eduardo L. Dolci.

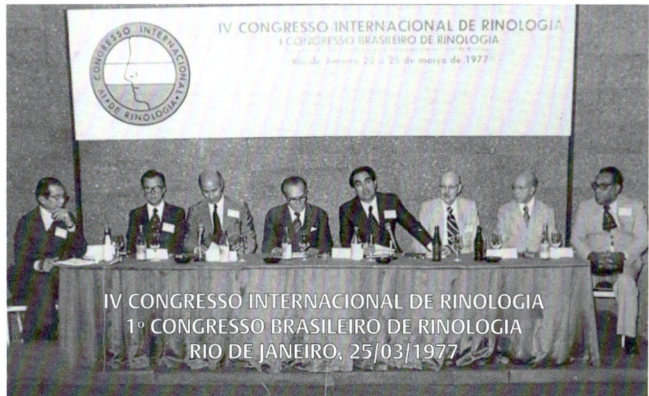

Foto do I Congresso Brasileiro de Rinologia, em 1977, no Rio de Janeiro. Da esquerda para a direita vemos: Dr Soriano, Dr. Ocelo Pinheiro, Dr. Capistrano de Abreu, Dr. Roberto Martinho da Rocha, Dr. Roberto Neves Pinto, Dr. Hinderer (EUA), Dr. Montserrat Viladiu (Espanha), Dr. Cyrillo.

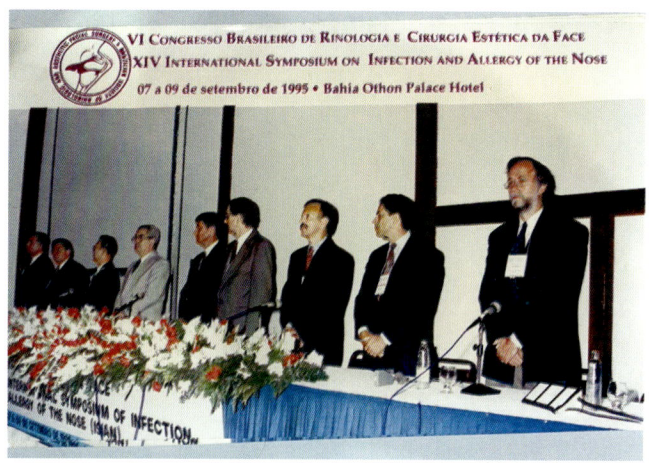

VI Congresso Brasileiro de Rinologia, 1995, em Salvador. Pela primeira vez, foi acrescentado o nome Estética da Face ao da Sociedade de Rinologia. Eram Presidentes o Dr. Aldo Stamm pela Rinologia e o Dr. Washington pela Estética da Face. Na foto, identificam-se o Dr. Rui Lobo (segundo da direita para a esquerda), Dr. Aldo Stamm, Dr. Paulo Pontes, Dr. Washington Almeida, Dr. Roberto Neves Pinto, o convidado estrangeiro, Dr. Nelson Caldas, e Dr. Angelo Mario Silva.

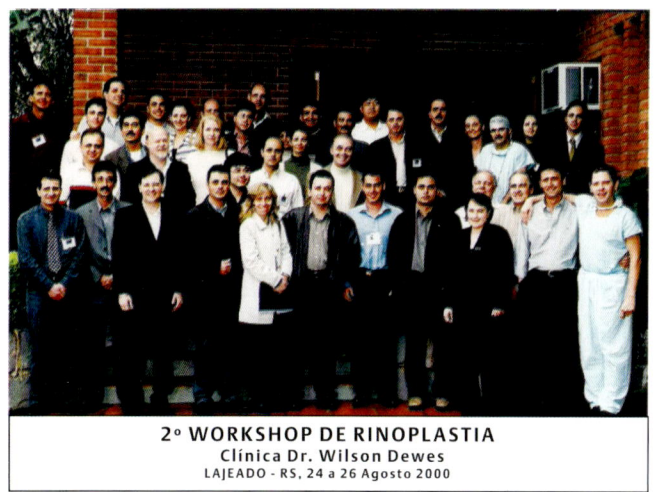

Foto do II *Workshop* de Rinoplastia, coordenado pelo Dr. Wilson Dewes, no ano de 2000, em Lajeado.

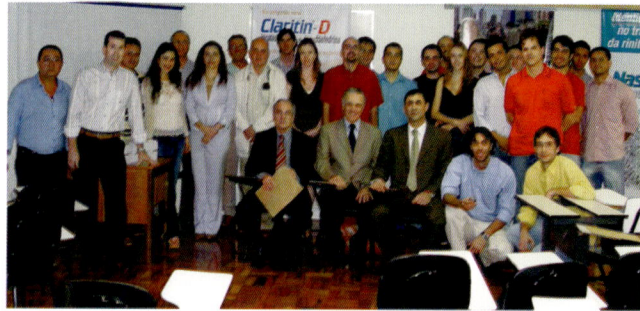

Curso Itinerante da Sociedade Brasileira de Rinologia e Plástica Facial realizado em Uberlandia (2006), tendo como professores convidados o Dr. Wilson Dewes e o Dr. José Victor Maniglia, sob coordenação do Dr. José Antonio Patrocinio.

Tratado de Rinoplastia
Academia Brasileira de Cirurgia Plástica da Face da ABORL-CCF

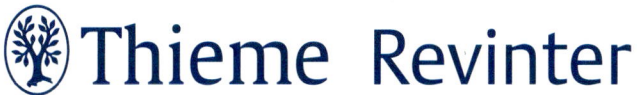

Parte I Conceitos Básicos

ANÁLISES FACIAL E NASAL

Rodolfo Borsaro Bueno Jorge ▪ Aline Almeida Figueiredo Borsaro
Diderot Rodrigues Parreira ▪ Geraldo Augusto Gomes

ANÁLISE FACIAL

A análise da face do paciente deve ser criteriosa no planejamento da cirurgia. Neste sentido, considera-se uma face atrativa aquela que apresenta certas proporções e relações com estruturas anatômicas adjacentes entre si. O nariz, apesar de estar no centro da face e apresentar importante função na harmonia facial, não deve ser analisado isoladamente.[1] A desproporção pode ser consequente não somente de uma alteração nasal, mas, sim, de desbalanço entre outras regiões da face. Isto deve ser exposto e discutido com o paciente, para que então seja apresentado o procedimento cirúrgico mais adequado para seu caso. O cirurgião, no entanto, deve ter em mente que as relações e proporções não são absolutas, existindo muitas faces com relação nasofacial harmoniosa apesar de não ter as proporções ideais. O objetivo deste capítulo é auxiliar no planejamento cirúrgico individualizado, tendo como arsenal os pontos de referência anatômica, ângulos, proporções e relações nasofaciais.

Os resultados da rinoplastia baseiam-se em análises nasais abrangentes, no domínio da anatomia nasal e no entendimento das consequências de cada manobra cirúrgica. Uma abordagem sistemática para avaliar as estruturas nasais e sua relação entre si ajudará a alcançar o equilíbrio facial após a rinoplastia.[2]

A análise facial deve ser iniciada pelo todo. Na maioria dos pacientes, a face não é simétrica. Isto deve ser discutido com paciente no pré-operatório,[1] no intuito, entre outros, de prevenir que assimetrias preexistentes sejam atribuídas à cirurgia realizada.

Os pontos de referência anatômica facial merecem destaque pois auxiliarão e determinarão ângulos, medidas e proporções. A avaliação e planejamento na rinoplastia dependem deste conhecimento. As Figuras 1-1 e 1-2 ilustram as principais referências anatômicas com suas definições.[3]

Na visão frontal, a face harmônica pode ser dividida em três terços horizontais e cinco quintos verticais e, dentro de cada uma dessas regiões, podem ser encontradas outras relações de proporção estética, que também auxiliam na análise facial.

O terço superior engloba a distância entre o *trichion* e a glabela, o terço médio facial estende-se da glabela ao ponto

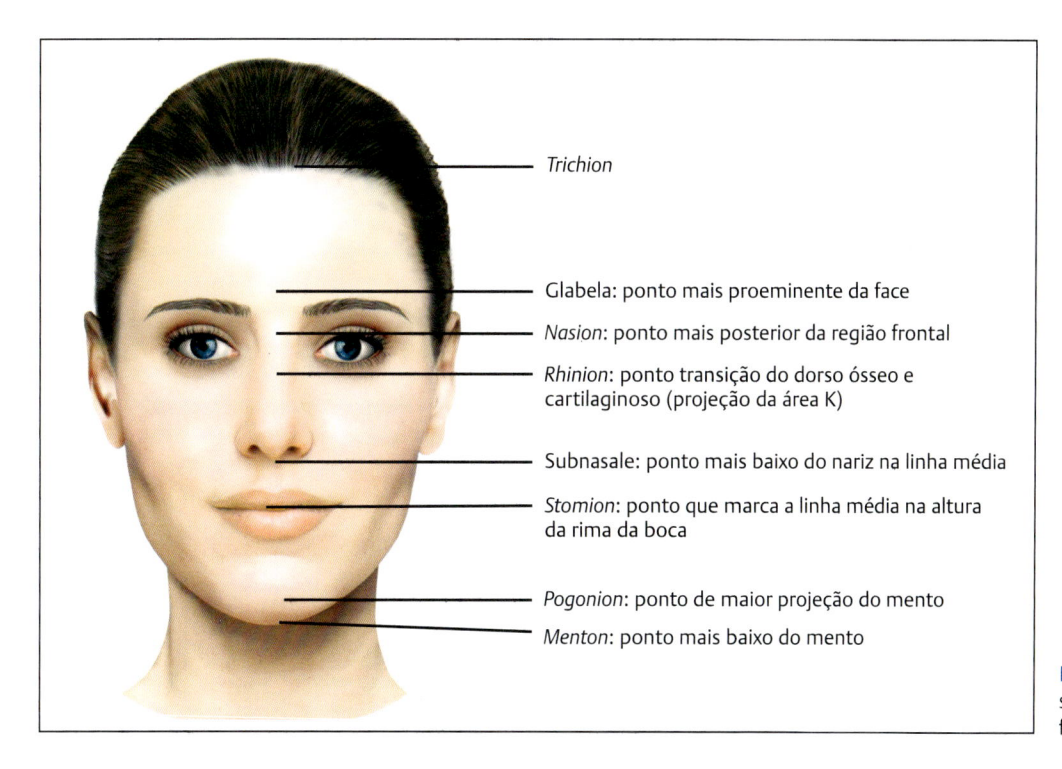

Fig. 1-1. Pontos anatômicos de superfícies nasal e facial (visão frontal).

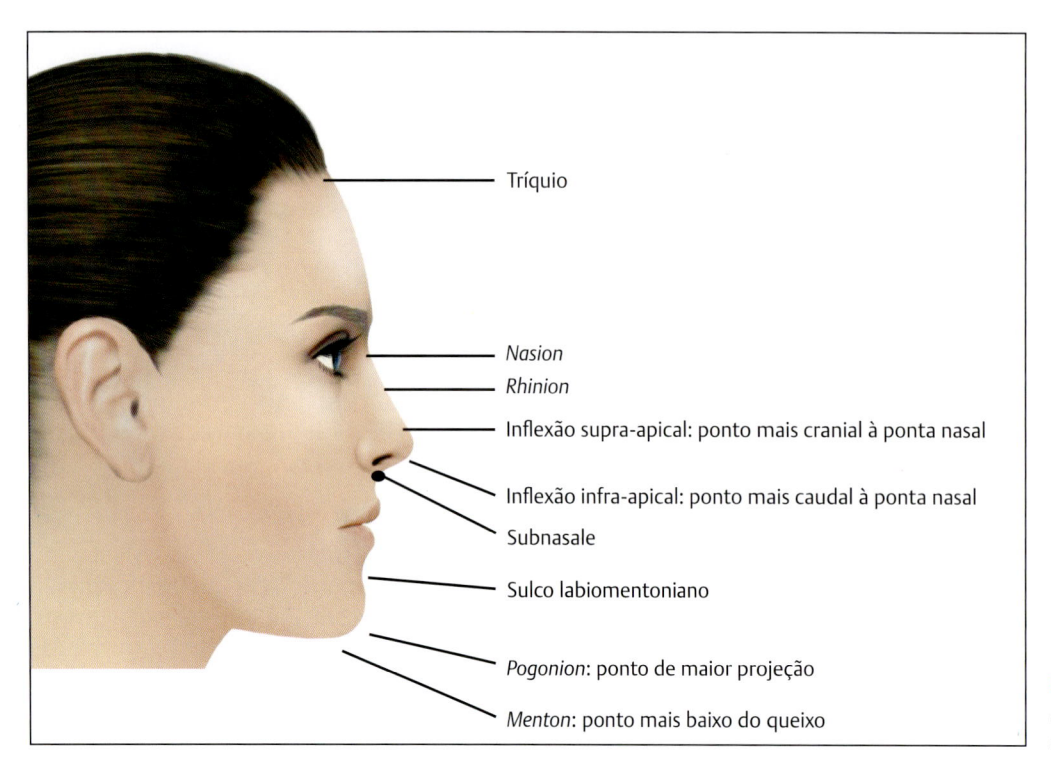

Fig. 1-2. Pontos de superfícies anatômicas facial e nasal (visão em perfil).

Labels: Tríquio; Nasion; Rhinion; Inflexão supra-apical: ponto mais cranial à ponta nasal; Inflexão infra-apical: ponto mais caudal à ponta nasal; Subnasale; Sulco labiomentoniano; Pogonion: ponto de maior projeção; Menton: ponto mais baixo do queixo

subnasal e o terço inferior abrange o ponto subnasal até o mento (Fig. 1-3). A exceção desta regra se faz quando o paciente é calvo ou quando o *trichion* é alto ou muito baixo.

A divisão vertical da face em quintos, ainda em vista frontal, é feita por linhas paralelas que passam adjacente à borda lateral das orelhas, aos cantos laterais e mediais dos olhos (Fig. 1-4). A linha de referência horizontal na visão frontal é a linha interpupilar.

A análise de perfil deve ser feita com a cabeça na posição horizontal natural determinada pelos olhos focados em um ponto distante no nível do olhar. O plano horizontal de Frankfurt (PHF) é traçado do ponto mais alto do conduto au-

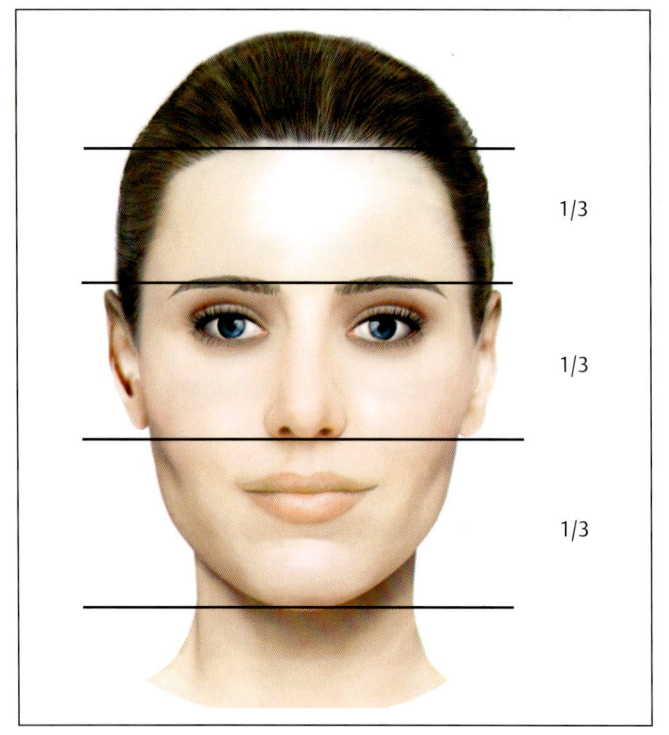

Fig. 1-3. A face harmônica é dividida em 3 terços faciais de mesma altura, por linhas horizontais que passam pelo ponto mais alto das órbitas (L1), pelo subnasal (L2) e pelo mento (L3), todas paralelas ao solo.

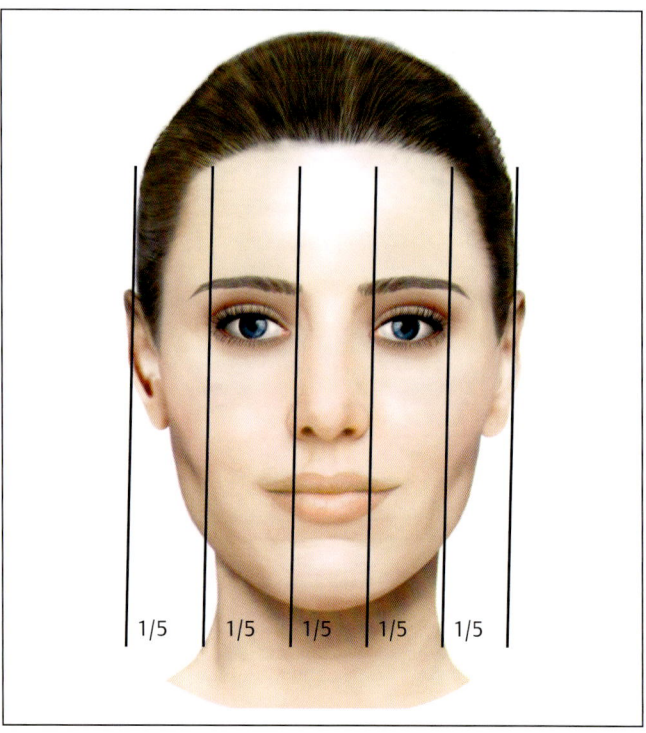

Fig. 1-4. Quintos faciais. A face harmônica é dividida em 5 partes iguais por linhas que passam pelo canto lateral da orelha e pelos cantos lateral e medial dos olhos; dos dois lados respectivamente.

ditivo externo ao rebordo orbitário inferior, sendo paralelo à linha do horizonte (Fig. 1-5).

Depois de visualizar e analisar a face como um todo, prossegue-se a avaliação de cada região separadamente.

A região frontal mantém uma relação de interdependência estética com o nariz. Assim, contornos diferentes da testa influenciam diretamente a aparência nasal em dois aspectos: acentuando o perfil nasal, nos casos de testa retroposicionada, ou diminuindo o mesmo, naqueles casos de região frontal protuberante.

A metade da altura do terço médio da face, que vai da margem infraorbitária ao ponto subnasal, é igual à largura da base nasal. A distância entre os cantos medial e lateral do olho representa um quinto da largura da face, assim como a distância intercantal. A base nasal deve ser proporcional à distância intercantal. Esta distância deve corresponder à metade da distância interpupilar (Fig. 1-6). A distância entre os supercílios e o mento deve ser igual à largura da face, determinada pela distância entre as projeções mais laterais da face na projeção do malar (Fig. 1-7).[1]

Quanto à boca, esta tem a largura aproximadamente igual à distância entre os limbos mediais das córneas (Fig. 1-8). O terço inferior da face pode ainda ser dividido ao meio por uma linha horizontal tangente ao ponto mais inferior do vermelhão do lábio inferior (Fig. 1-9). Uma outra linha horizontal, traçada no sulco entre o lábio inferior e o mento, divide a distância entre *stomion* e mento na proporção 1:2; a largura da boca é igual à distância entre o *stomion* e o mento (Fig. 1-10). Na visão de perfil, o lábio superior projeta-se cerca de 2 mm em relação ao lábio, e o ponto mais anterior do mento mole deve estar um pouco posterior ao de maior projeção do lábio inferior em mulheres. Nos homens, o mento mole está levemente projetado (Fig. 1-11).[1]

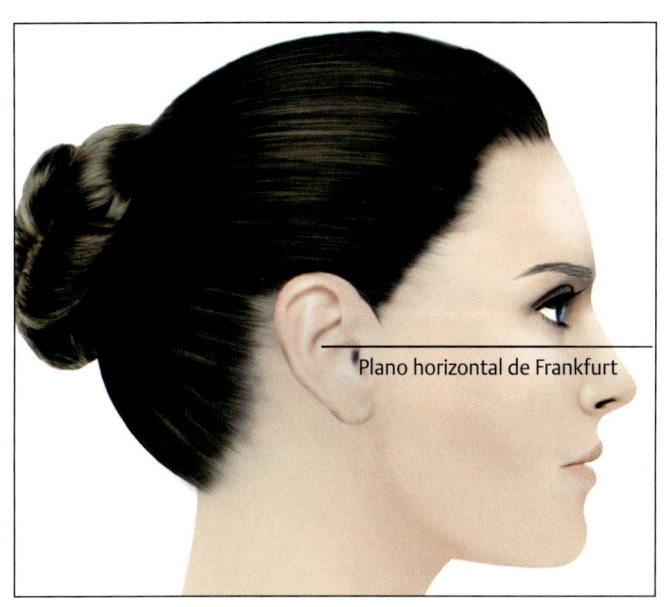

Fig. 1-5. Plano horizontal de Frankfurt vai da parte superior do conduto auditivo externo (CAE) à parte mais inferior da órbita, paralelo à linha do horizonte.

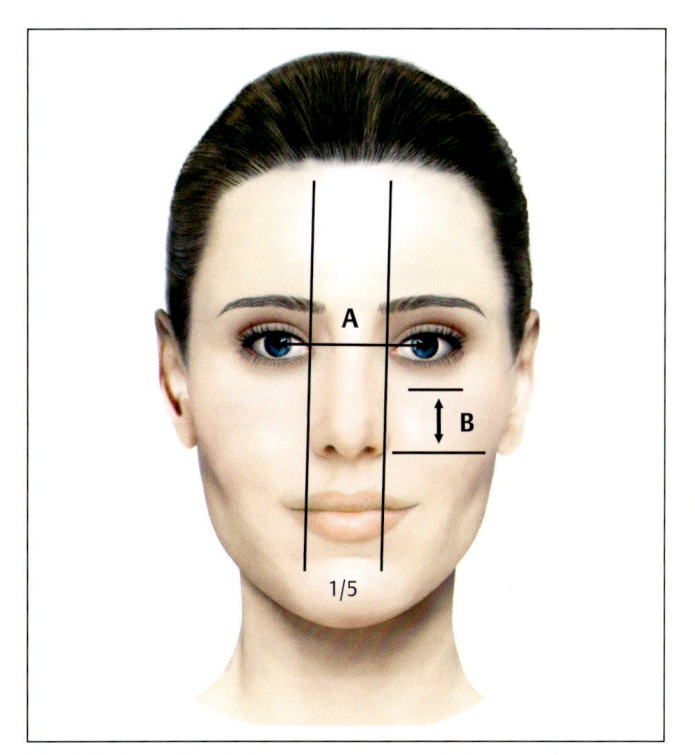

Fig. 1-6. A base do nariz deve estar compreendida entre as linhas cantais dos olhos, correspondendo a 1/5 da proporção facial e metade da altura do terço médio da face que vai do ponto subnasal à margem inferior da região orbitária (B) e à metade da distância interpupilar (A).

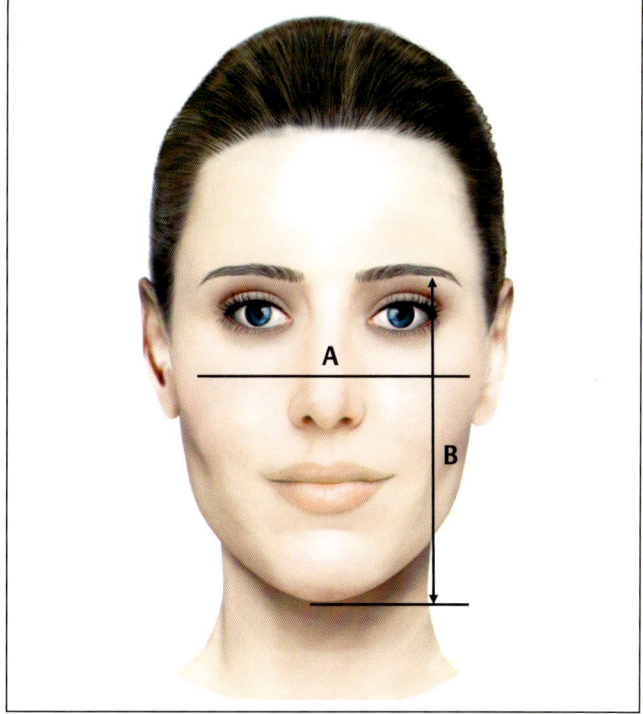

Fig. 1-7. A distância entre o supercílio e o mento (B) deve ser igual à largura da face (A) − (distância entre as projeções mais laterais da face na projeção do malar).

O mento ou queixo é uma importante unidade estética que se relaciona diretamente com o nariz. Suas deformidades são várias, mas, de forma geral, relacionadas com o tamanho, a posição e simetria. É uma estrutura tridimensional, e sua adequada posição deve-se relacionar de maneira balanceada com todo terço inferior da face (Figs. 1-9 a 1-11).

Saber analisar a face é de suma importância para ser bem-sucedido nas cirurgias faciais. Há várias vantagens de se dominar tais procedimentos: 1. ajuda a definir padrões de qualidade ligados à beleza da face; 2. é importante banco

Fig. 1-8. A largura da boca é, aproximadamente, igual à distância entre os limbos mediais das córneas.

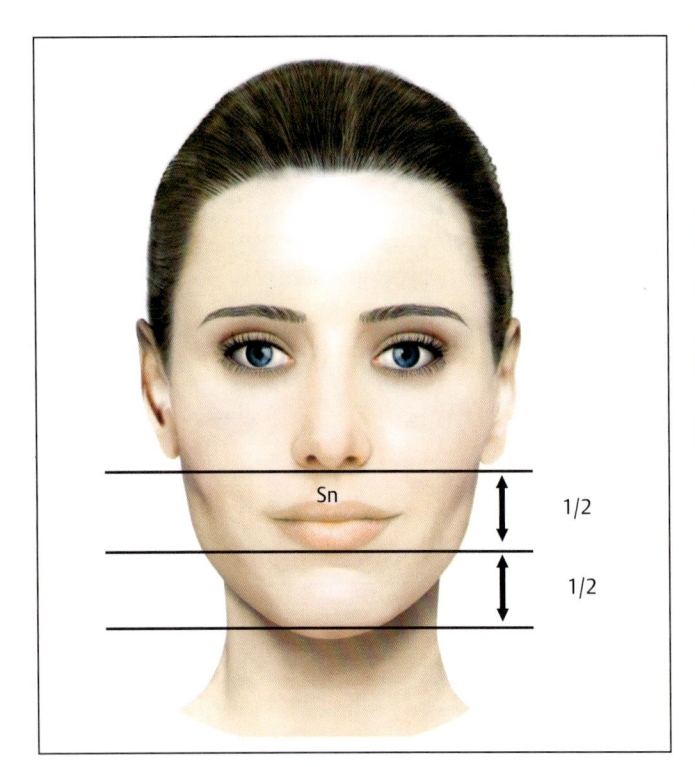

Fig. 1-9. A distância entre Sn e uma linha que passe pelo ponto mais inferior do lábio inferior deve ser igual à distância desta linha ao ponto mais baixo do mento dividindo o terço inferior da face em duas metades.

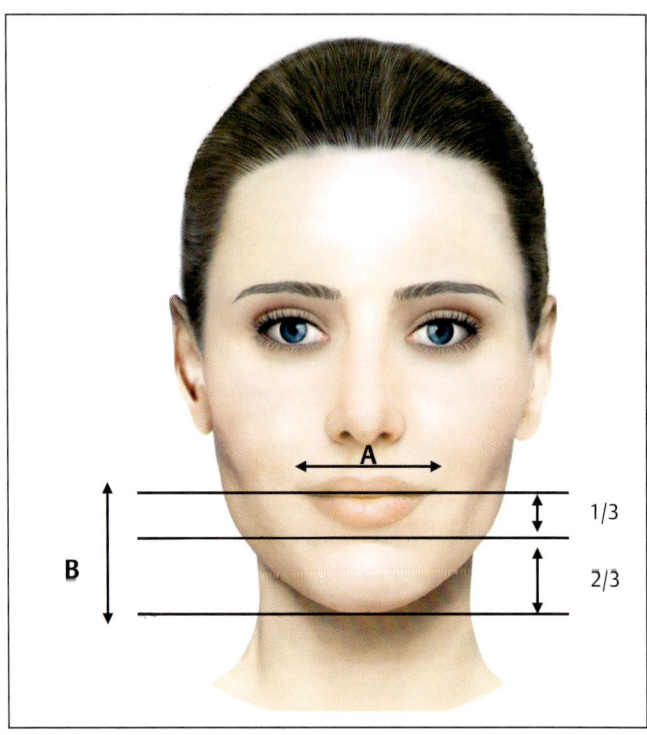

Fig. 1-10. Uma outra linha horizontal, traçada no sulco entre o lábio inferior e o mento, divide a distância entre estômio e mento na proporção 1:2; a largura da boca (A) é igual à distância entre o estômio e o mento (B).

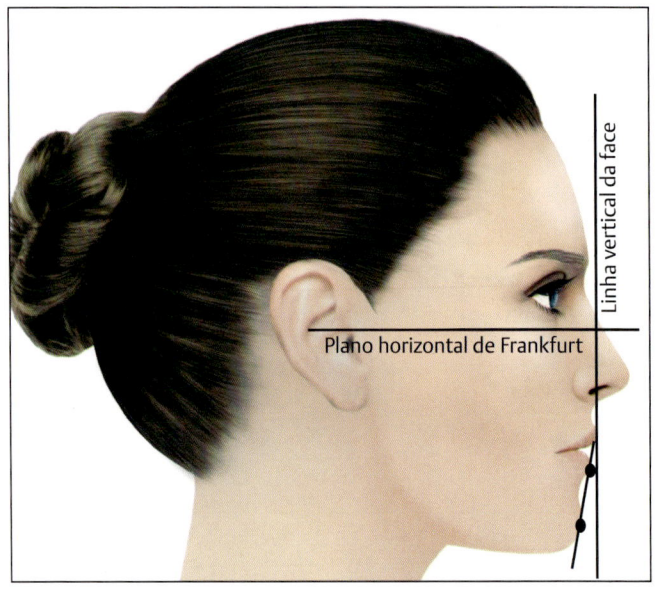

Fig. 1-11. O lábio superior projeta-se cerca de 2 mm em relação ao lábio inferior, e o ponto mais anterior do queixo deve estar um pouco posterior ao de maior projeção do lábio inferior.

de dados para estudos do próprio cirurgião; 3. é um elo de comunicação entre cirurgião e paciente mostrando o entendimento de resultados realísticos entre as partes.

ANÁLISE NASAL

Uma cuidadosa avaliação dos pontos de referência anatômica (ilustrados no início do capítulo), dos ângulos e proporções da face e do nariz é necessária para alinhar o planejamento com os pacientes, otimizar resultados e prevenir distorções.

Pontos de Referências Anatômicas

Os pontos de referências anatômicas facial e nasal já citados no início do capítulo merecem destaque, pois auxiliarão e determinarão ângulos, medidas e proporções. A avaliação e o planejamento na rinoplastia dependem deste conhecimento.

Ângulos Nasais

A aferição dos ângulos nasais ajuda a identificar e quantificar as correções na rinoplastia e, ao mesmo tempo, associados a outras medidas do nariz e face, direciona as soluções. A visão lateral ou de perfil é a melhor para a aferição e análise dos ângulos nasais (Fig. 1-12). A cabeça deve estar em posição natural, com o plano horizontal de Frankfurt paralelo ao solo (Fig. 1-5).

O ângulo nasolabial é formado pela intersecção da linha que passa pelas margens mais anterior e posterior das narinas (longo eixo da elipse narinária em perfil) e lábio superior. Em homens, espera-se um ângulo entre 90 a 95° e em mulheres, 95 a 100° (Fig. 1-13). Outra medida angular identificada na visão de perfil facial é o ângulo lábio-columelar, formado pelo lábio superior e pela columela (Fig. 1-14). Um aumento de

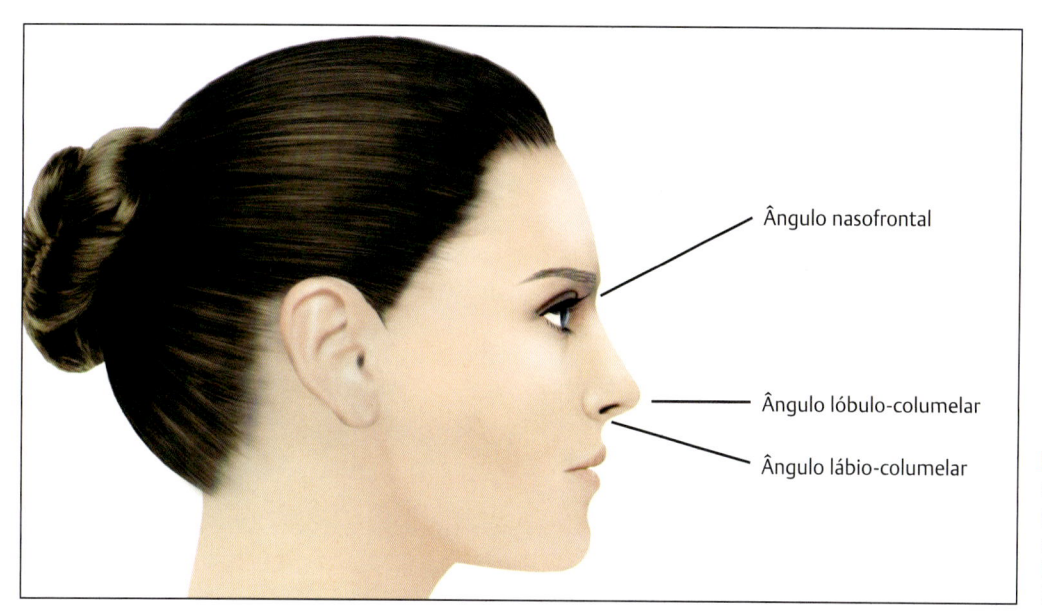

Fig. 1-12. Na visão lateral, temos os seguintes ângulos nasais destacados: ângulo nasofrontal, ângulo lábio-columelar e ângulo lóbulo-columelar.

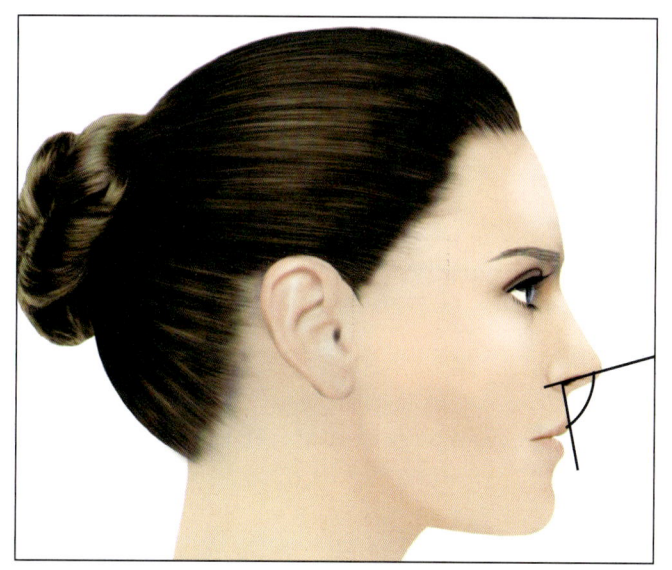

Fig. 1-13. Ângulo nasolabial é formado pela intersecção da linha que passa pelas margens mais anterior e posterior das narinas e da linha do lábio superior.

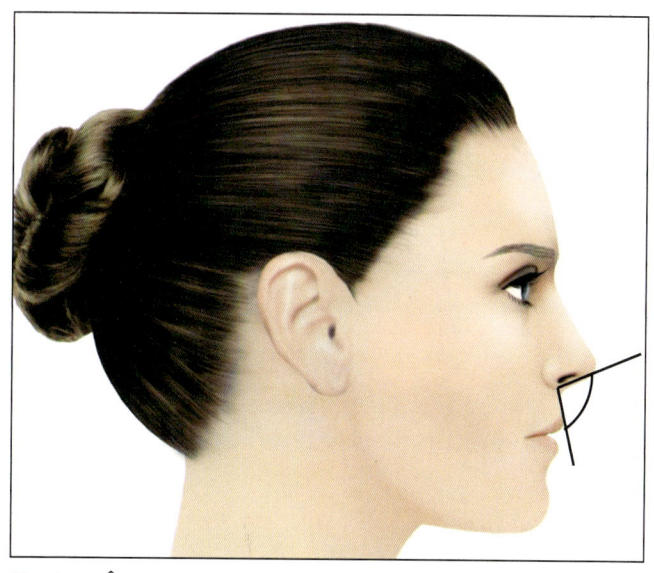

Fig. 1-14. Ângulo lábio-columelar formado pelo lábio superior e pela columela.

volume nesta área é, geralmente, causado pelo septo caudal proeminente e dá ilusão de uma rotação aumentada para a ponta, mesmo que o ângulo nasolabial esteja dentro de limites considerados como normais. O ângulo lóbulo-columelar, considerado normal, é de 45°, podendo variar de 30 a 45° (Fig. 1-15). A porção mais profunda do ângulo nasofrontal deve estar situada entre a linha dos cílios superiores e a dobra supratarsal, e a intersecção das linhas *nasion-glabella* e *nasion*-ponta deve ter de 115° a 130° (Fig. 1-16).

Proporções Nasais
Dorso
A presença de assimetrias do dorso nasal pode ser verificada por uma linha traçada desde a área médio-glabelar até o mento e deve seguir trajeto de uma bissetriz pelo dorso nasal, ponta nasal e arco do cupido (Fig. 1-17).

As linhas dorsais estéticas têm início na porção medial da sobrancelha de cada lado e devem ter curvatura sutil em direção ao dorso nasal, aproximando-se até o início do terço inferior do nariz e divergindo levemente até encontrarem os pontos de definição da ponta. Na presença de giba e laterorrínias, as linhas perdem harmonia (Fig. 1-18).

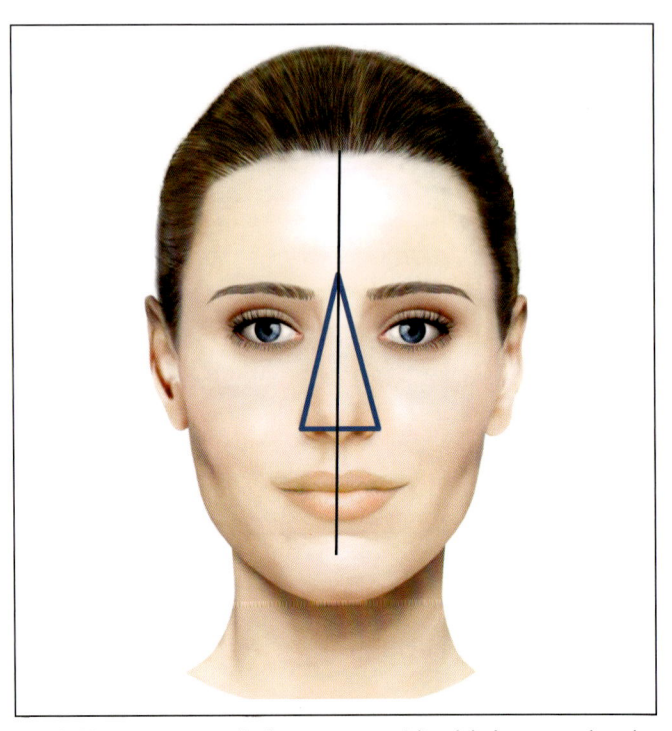

Fig. 1-17. Bissetriz traçada de um ponto médio glabelar passando pela ponta nasal; e o arco do cupido auxilia na identificação de assimetrias nasais.

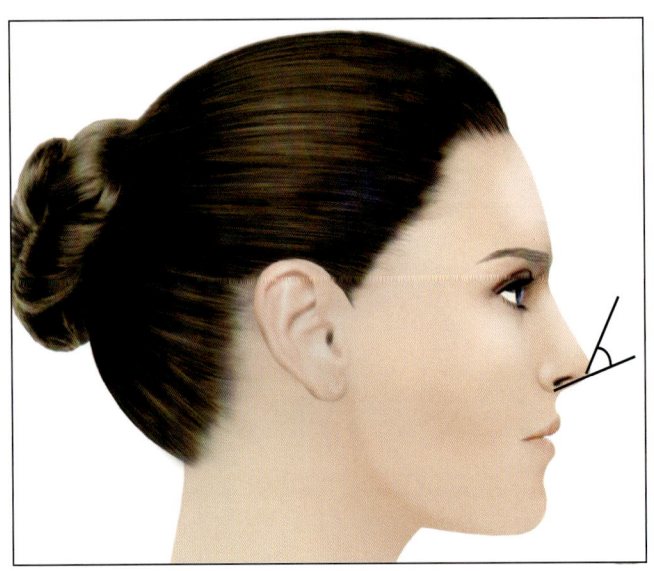

Fig. 1-15. Ângulo lóbulo-columelar tem cerca de 30° a 45°.

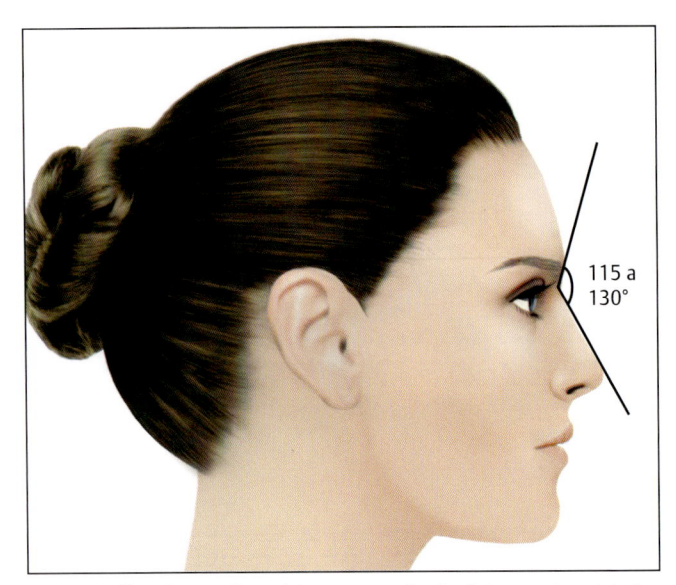

Fig. 1-16. Ângulo nasofrontal é a intersecção das linhas *nasion-glabella* e *nasion*-ponta.

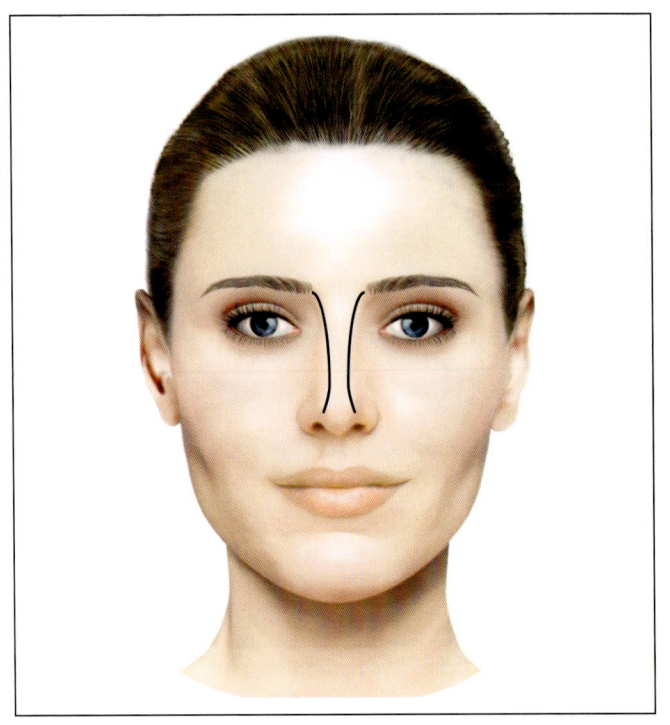

Fig. 1-18. As linhas dorsais estéticas.

A largura da base (pirâmide) óssea do dorso nasal não deve exceder em 80% da distância interalar, caso contrário, avalia-se a necessidade de osteotomias para correção desta desproporção (Fig. 1-19).[1] Na maioria das rinoplastias primárias, deve-se ter cuidado para não ampliar a base óssea do dorso nasal.

O dorso nasal está, aproximadamente, 2 mm posterior a uma linha que vai do vértice do ângulo nasofrontal ao ponto de maior projeção da ponta (Fig. 1-20). Em mulheres, esta distância é adequada, e em homens, o dorso é levemente mais anterior.[1] Em dorsos hiperprojetados que ultrapassem este limite, deve-se ressecar e, em casos mais posteriorizados, programa-se o aumento. Uma leve inflexão supra-apical pode dar mais definição ao nariz e distinguir melhor o dorso e as ponta nasais.

O *radix* não é um ponto anatômico e sim uma área ou região. Esta é definida no plano vertical, que se estende inferiormente do *nasion* até uma linha horizontal à altura do canto lateral e sua correspondente distância superiormente a ele (Fig. 1-21).[4] O *nasion* projeta-se cerca de 11 mm adiante do plano corneal. A correta posição dele é essencial, e sua posição corresponde anatomicamente à sutura nasofrontal. Ele é o ponto mais posterior da área do *radix* verticalmente situado entre a dobra da pálpebra superior e seus cílios (Fig. 1-22).[5,6]

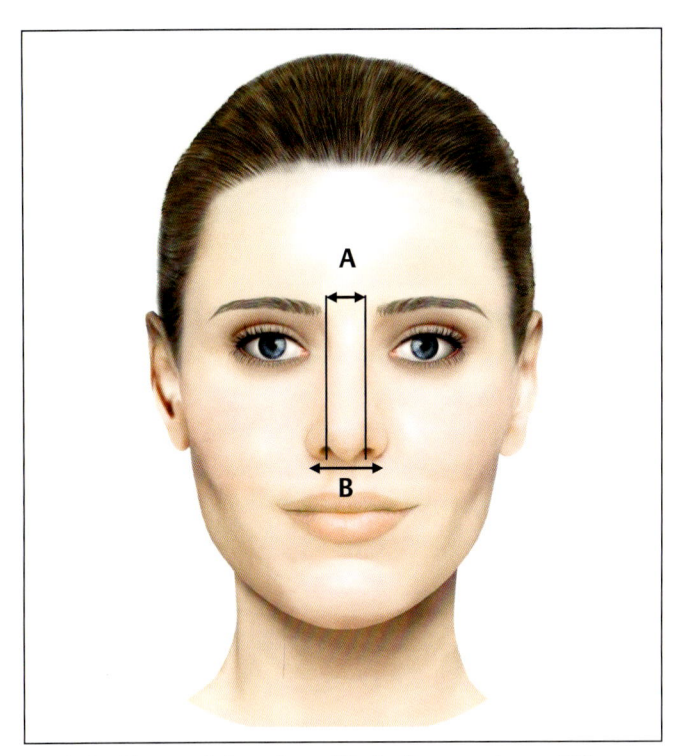

Fig. 1-19. A largura da base óssea (A) não deve exceder em 80% a largura da base alar (B).

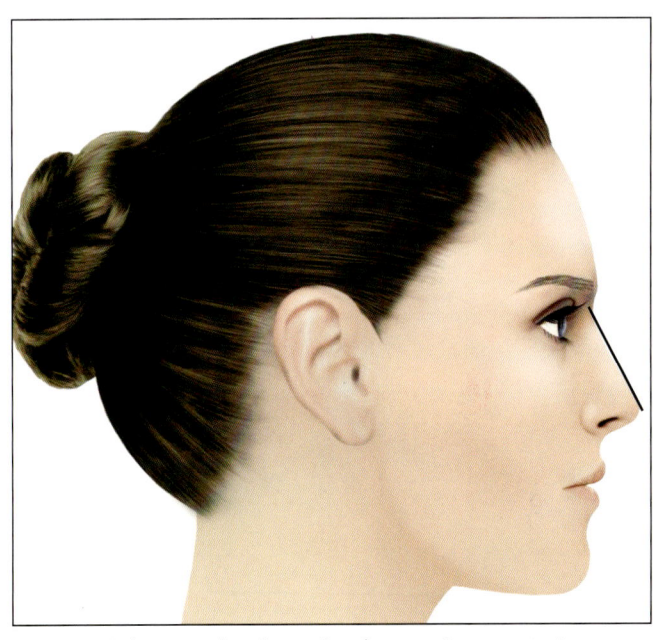

Fig. 1-20. O dorso nasal está aproximadamente 2 mm posterior a uma linha que vai do vértice do ângulo nasofrontal ao ponto de maior projeção da ponta.

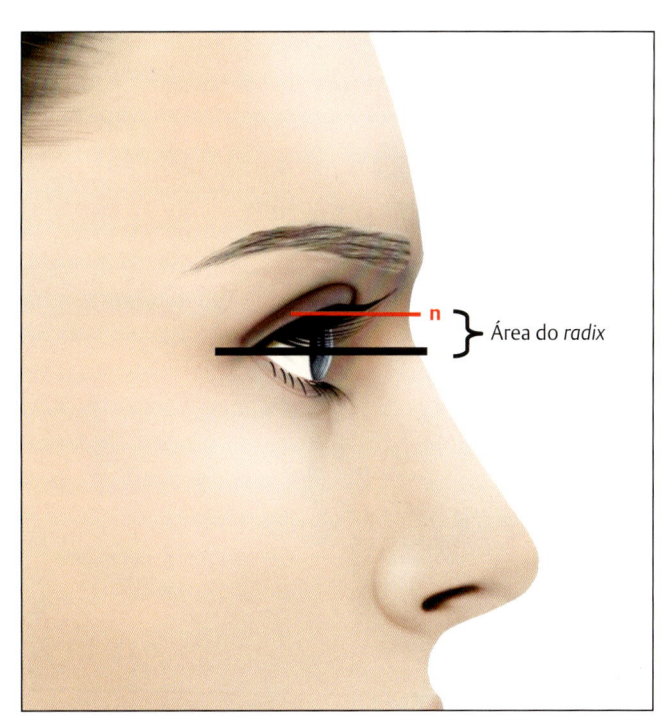

Fig. 1-21. *Nasion* (n) e área do *radix*.

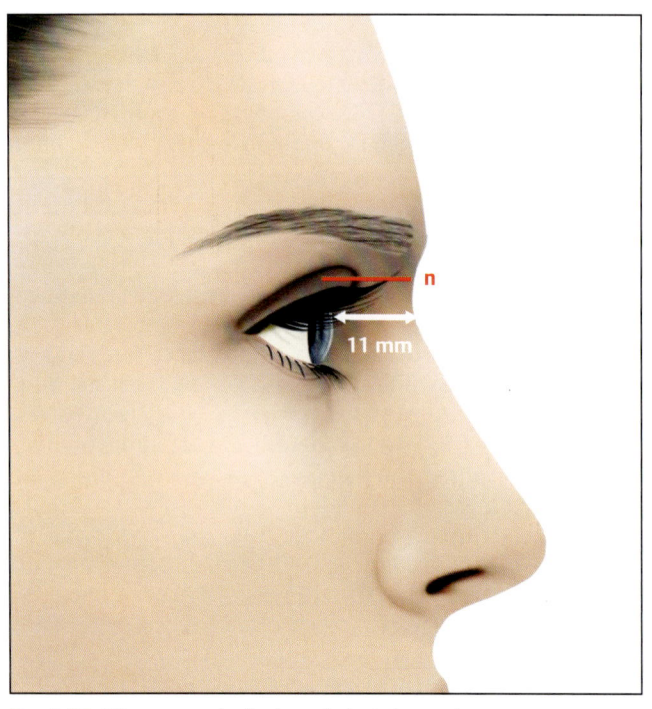

Fig. 1-22. Altura ou projeção do *radix* (seta branca).

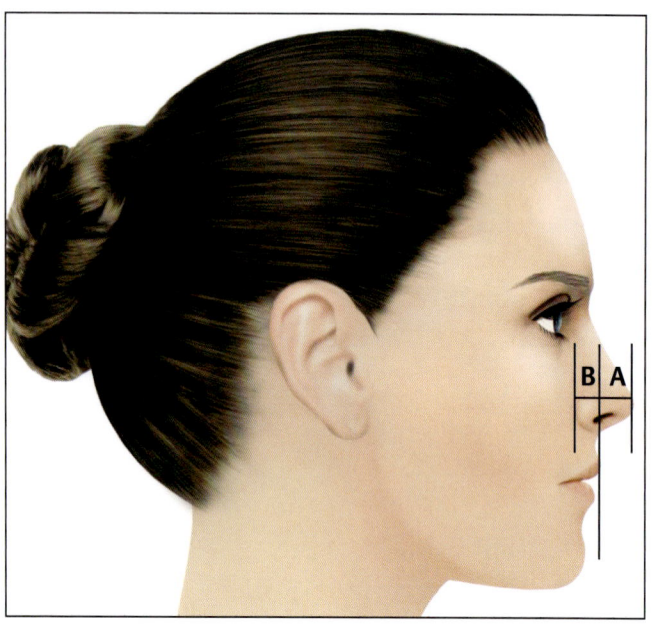

Fig. 1-23. Quanto à projeção da ponta nasal, o segmento A deve ter 50 a 60% da medida A + B.

Ponta Nasal

São descritos vários métodos para auxiliar na avaliação da projeção da ponta nasal. Em uma delas, desenha-se uma linha vertical adjacente à porção mais projetada do lábio superior, se sua projeção estiver adequada. Uma linha horizontal é traçada paralela ao plano de Frankfurt passando pelo ponto de maior projeção da ponta nasal. Para se ter uma adequada projeção apical, um trecho de no mínimo 50% desta linha horizontal deverá estar situado em posição anterior à linha vertical. Por outro lado, se um trecho maior que 60% desta linha horizontal estiver anterior à linha vertical, a ponta é considerada hiperprojetada e, portanto, sua projeção deverá ser reduzida. Entretanto, se um trecho menor do que 50% desta linha horizontal estiver anterior à linha vertical, considera-se um nariz hipoprojetado com uma inadequada projeção apical (Fig. 1-23).

Podemos determinar a projeção da ponta nasal por outros métodos. A projeção apical é igual à largura da base alar ou se a extensão do nariz estiver correta (Fig. 1-24), a razão entre a extensão nasal e projeção da ponta deverá ser de aproximadamente 1,0:0,67 (Fig. 1-25).

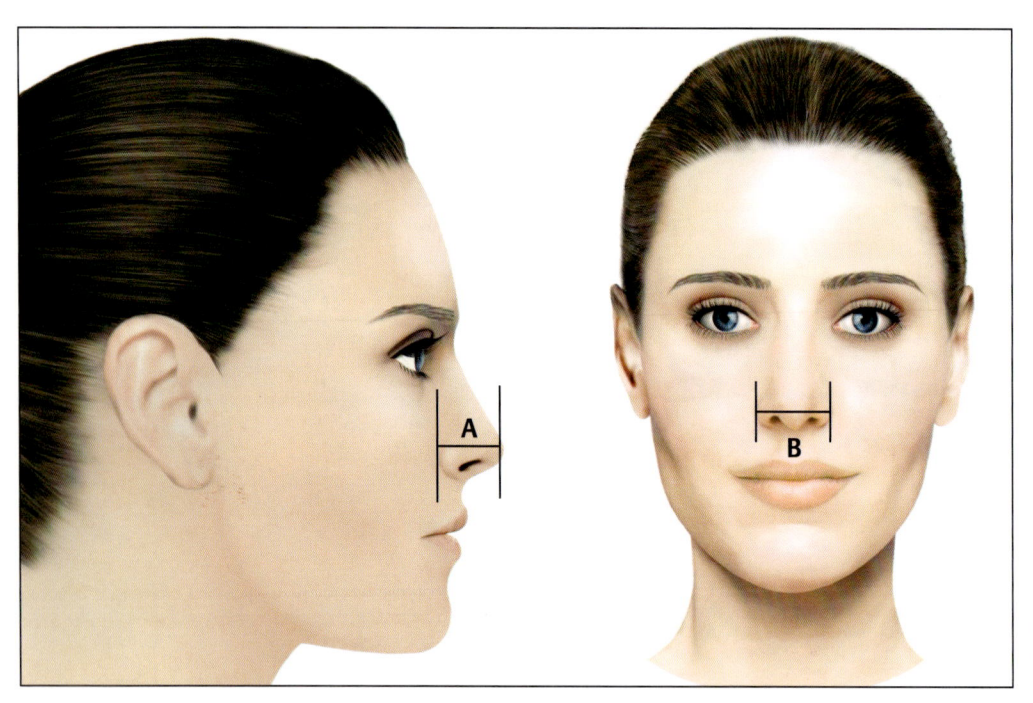

Fig. 1-24. Na projeção da ponta nasal, a medida A deve ser igual à B.

Em uma vista frontal, a ponta deverá apresentar quatro referenciais de definição: um dos pontos de definição em cada um dos lados, outro na inflexão supra-apical e outro no ângulo lóbulo-columelar (ou no ponto de inflexão infra-apical). A conexão das linhas deverá formar dois triângulos equiláteros. Se quaisquer destes quatro referenciais não estiverem na posição correta, devem ser identificados o ponto e a causa para correta abordagem (Fig. 1-26).[1]

Base Nasal

A base nasal é provavelmente a área mais complexa do nariz. A análise pode não ser simples, e a etiologia do problema pode ser multifatorial.[3] A correta abordagem da base nasal ainda é temida por alguns cirurgiões talvez por aspectos controversos.[7] Diante do exposto, destacam-se a importância do estudo e o conhecimento aprofundado das análises estética e anatômica.

Os padrões de medidas da base nasal são geralmente definidos pelas medidas antropométricas da face caucasiana feminina. Ao avaliarmos um paciente, temos que levar em conta as diferenças étnicas e a harmonia facial.

A base nasal é subdividida em 7 diferentes componentes. Cada um requer uma análise criteriosa e podem ser modificados cirurgicamente (Fig. 1-27).[3] A base do nariz deve estar compreendida entre as linhas cantais dos olhos, correspondendo a 1/5 da proporção facial, metade da altura do terço médio da face (do ponto subnasal ao rebordo orbitário inferior) e metade da distância interpupilar (Fig. 1-28).

A junção entre a asa do nariz e a face se dá na crista alar ou sulco alar-facial. A quantidade de tecido que se estende lateralmente ao sulco se chama *flare* alar.[8] O lóbulo da ponta nasal deve corresponder de um terço até metade da altura da base nasal (Fig. 1-29).

A largura nasal é determinada pela distância interalar, que é a distância entre os pontos mais laterais de cada asa nasal. A largura da base nasal é o segmento do nariz compreendido entre as bases alares e determinada pela distância entre pontos de inserção mais laterais das asas nasais na face. O alargamento (*flare*) está presente quando a borda alar se projeta mais lateralmente que a base alar, fazendo com que a distância interalar seja maior que a base nasal. Neste caso, a projeção da borda alar determina a largura do terço inferior do nariz. Quando não

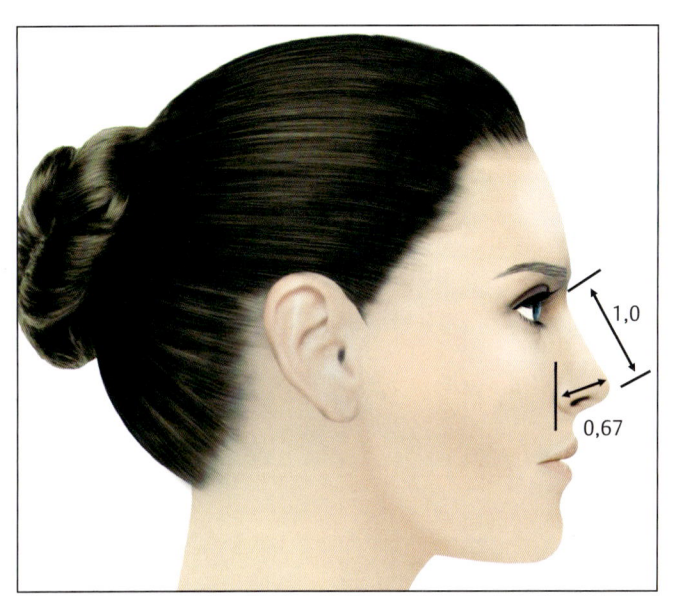

Fig. 1-25. A projeção da ponta nasal pode ser também determinada em relação à extensão nasal ideal; a projeção apical ideal deveria ser igual a 0,67 × a extensão nasal ideal.

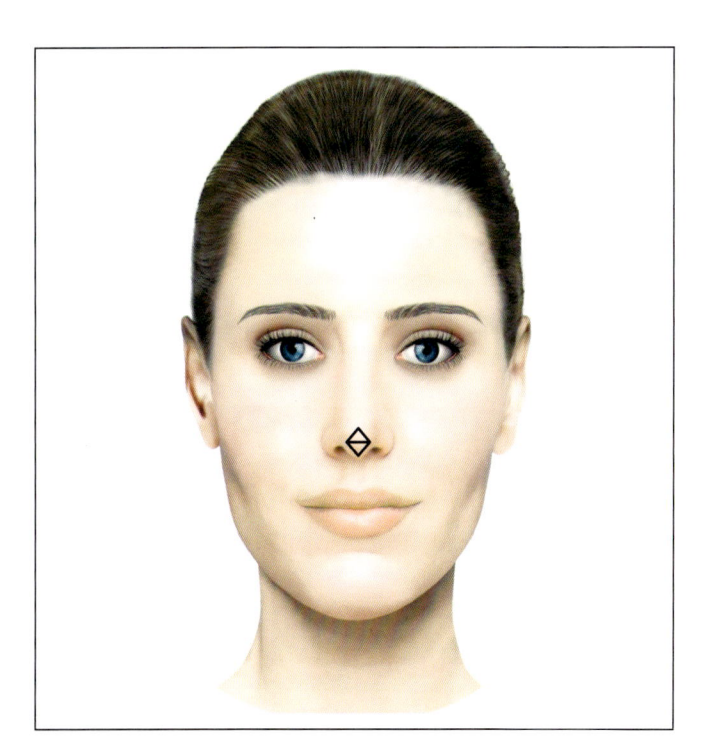

Fig. 1-26. Pontos de definição da ponta nasal, inflexão supra-apical e outro no ângulo lóbulo-columelar formam dois triângulos equiláteros.

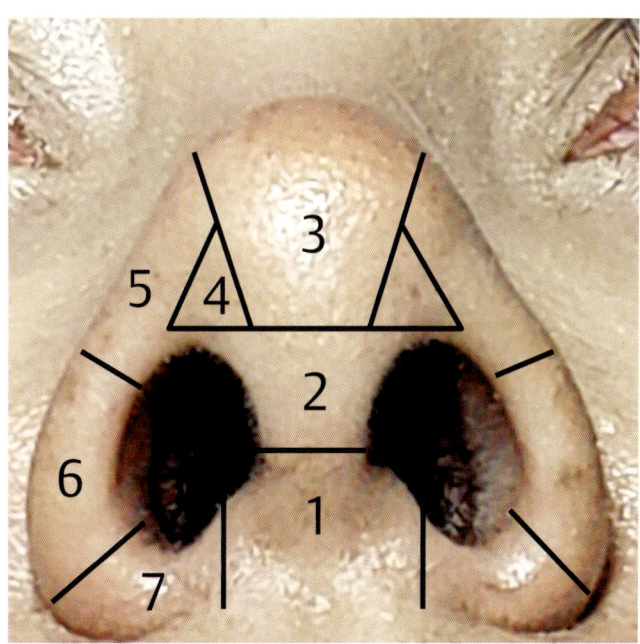

Fig. 1-27. Base nasal subdividida em 7 unidades segundo Daniel, 1993. *1.* base da columela; *2.* pilar central da columela; *3.* triângulo infralobular; *4.* triângulo mole; *5.* parede lateral; *6.* base ou lóbulo alar; *7.* assoalho narinário.

há *flare*, a distância interalar é igual à largura da base nasal. Um pequeno *flare* (p. ex., 2 mm em uma mulher caucasiana) é aceitável e muitas vezes desejado (Fig. 1-30).[9]

O assoalho narinário (ou base narinária) encontra-se entre o lóbulo alar e a base da columela (Fig. 1-30). A base nasal forma um triângulo equilátero, onde as narinas se apresentam com eixo maior cerca de 45 graus em relação à columela e ocupam dois terços do comprimento da base (Fig. 1-31). A columela separa as narinas medialmente, e sua largura é afetada por divergência das duas *crura* mediais e quantidade de tecido intercrural, podendo assim afetar a largura das narinas diretamente.[10,11] O ideal é que haja proporção entre a largura da columela e narinas e que a seja columela ligeiramente mais larga que a largura narinária (Fig. 1-32).

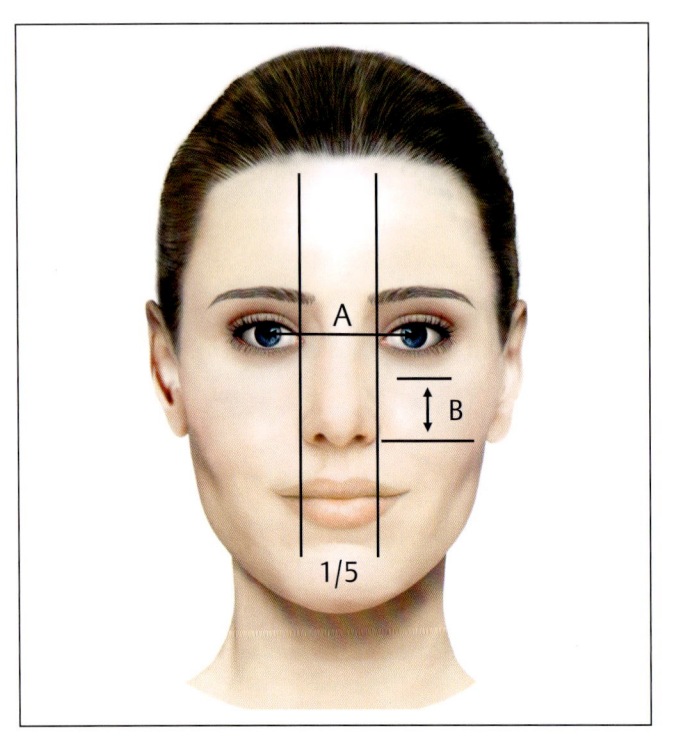

Fig. 1-28. A base do nariz deve estar compreendida entre as linhas cantais dos olhos correspondendo a 1/5 da proporção facial ou à metade da distância interpupilar (A) ou à metade da altura do terço médio da face que vai do ponto subnasal ao rebordo inferior (B).

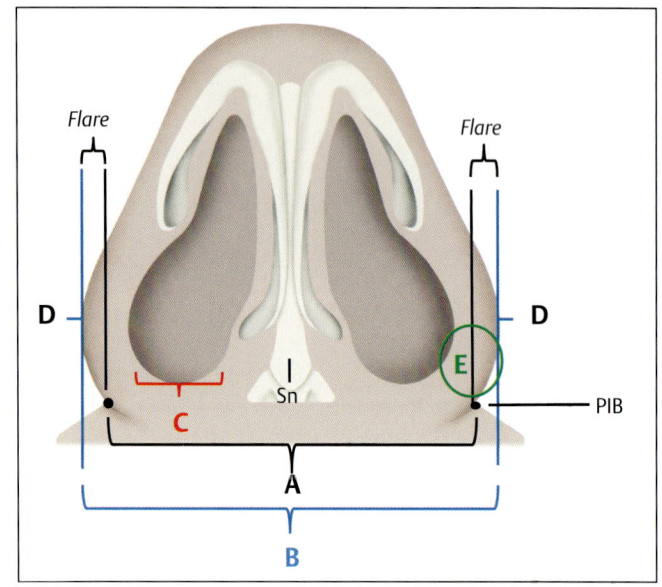

Fig. 1-30. Pontos importantes da referência anatômica da base nasal. A: Largura da base nasal; B: distância interalar; C: assoalho ou base narinária; D: ponta mais lateral da asa nasal; E: base alar esquerda; Sn: subnasal; PIB: ponta de inserção da base nasal.

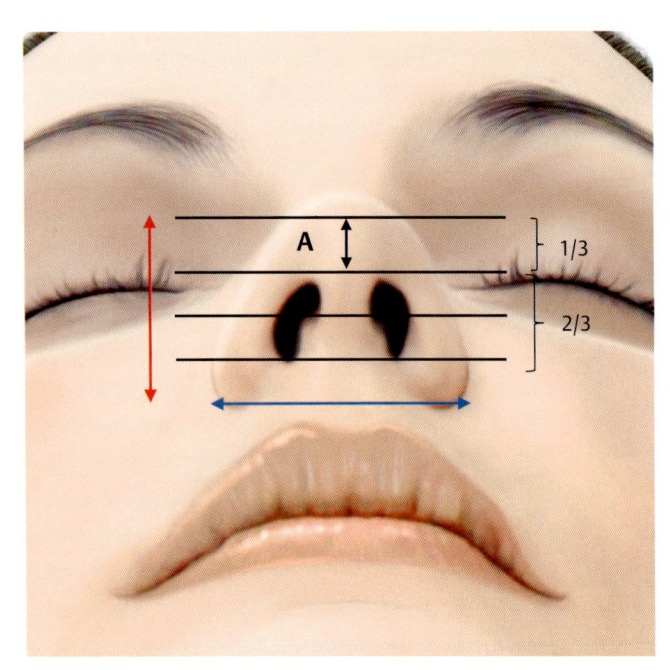

Fig. 1-29. A altura da base nasal (seta vermelha) e largura da base nasal (seta azul) estão destacadas na ilustração que também mostra a relação da altura do lóbulo (A) e a columela.

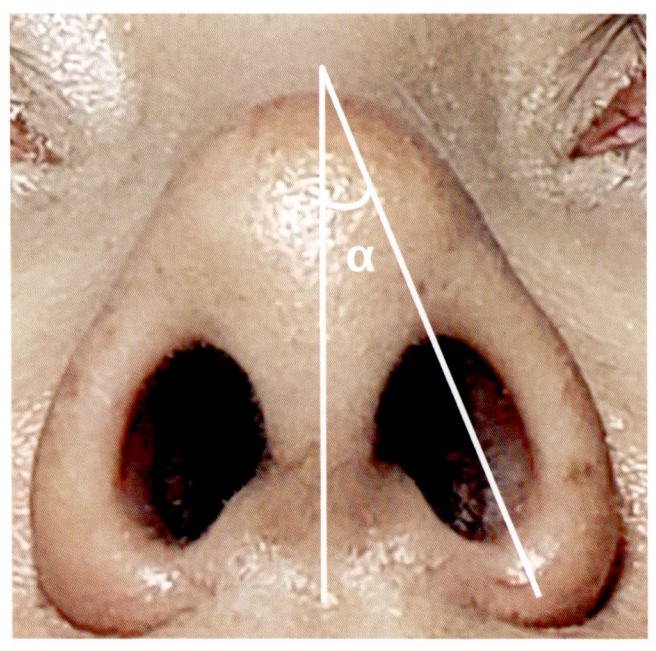

Fig. 1-31. O longo eixo da narina deve fazer um ângulo de 45° com a columela.

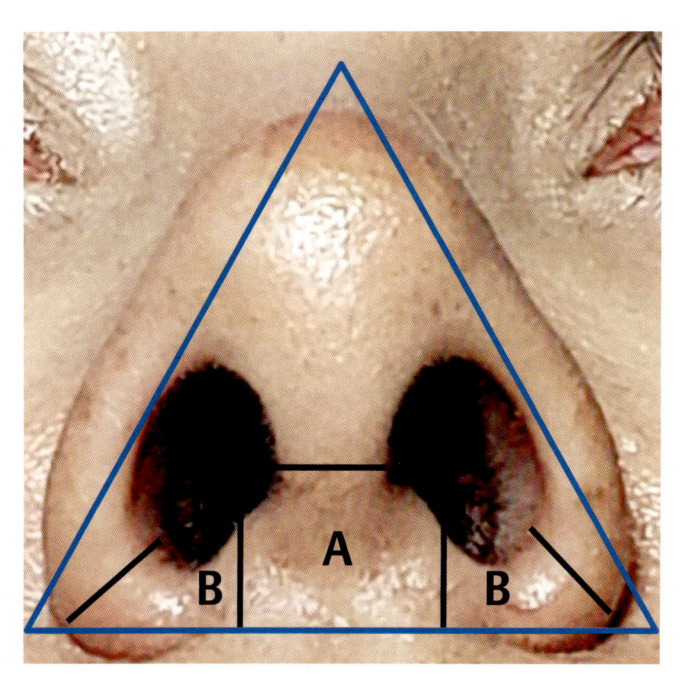

Fig. 1-32. Base columelar (A) deve ser ligeiramente mais larga que assoalho narinário, (B) e base nasal deveria formar um triângulo equilátero (azul).

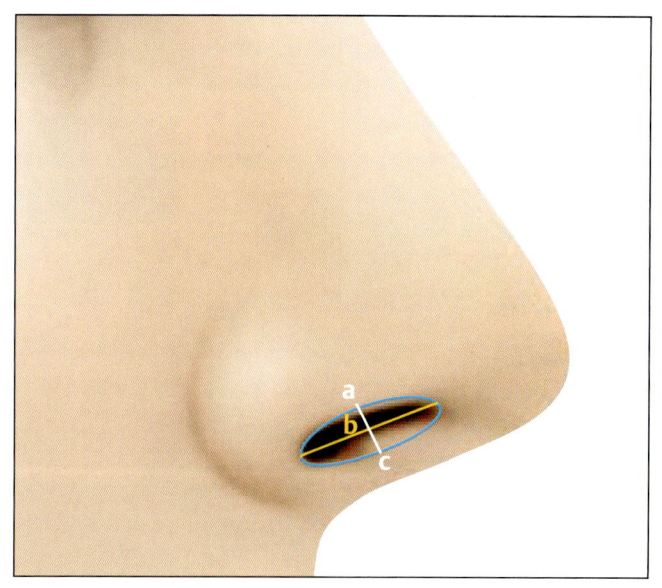

Fig. 1-33. O ponto b é a intersecção das linhas branca e amarela. A distância entre os pontos ab ou bc não deve exceder 2 a 3 mm. Assim teremos retração alar (ab > 2 a 3 mm, bc normal), columela pendente (ab normal e bc > 2 a 3 mm), alar pendente (ab < 2 a 3 mm e bc normal) e retração columelar (ab normal e bc < 2 a 3 mm).

Outra importante referência no estudo da base nasal é a relação columela-alar. A borda alar ideal tem forma ovalada com contorno suave tendo como limites, superiormente, a borda narinária e, inferiormente, a porção central da columela. A maior distância do eixo mais longo da narina para borda alar ou para columela não deve exceder 2 a 3 milímetros (Fig. 1-33).[12]

Novos Conceitos de Contorno da Ponta Nasal

Toriumi estudou numerosas pontas nasais de modelos em revistas de moda para estabelecer uma referência natural, atrativa e valorizada pela sociedade contemporânea. As pontas nasais mais atraentes nem sempre são mais estreitas, mas têm um posicionamento favorável para reflexão da luz e da sombra, criando uma transição mais agradável entre lóbulo da ponta e o lóbulo alar.[13]

O contorno da ponta nasal adequado tem uma orientação horizontal, com uma sombra na área supraponta (*supratip*) que continua nas regiões supra-alares (Fig. 1-34a). A transição do lóbulo da ponta para o lóbulo alar é suave, sem uma linha de demarcação. Os pontos de definição de ponta são vistos como um destaque orientado horizontalmente com sombras acima e abaixo. Duas linhas curvas orientadas horizontalmente e opostas destacam a ponta. A extensão lateral do realce deve continuar em uma crista elevada que passa em continuidade com o contorno curvilíneo do lóbulo alar (Fig. 1-34b).[14,15]

A vista da base mostra uma forma triangular sem entalhe/pinçamento entre o lóbulo da ponta e o lóbulo alar. Observe o componente horizontal da ponta nasal, com uma largura definida pela posição das cúpulas (Fig. 1-35).

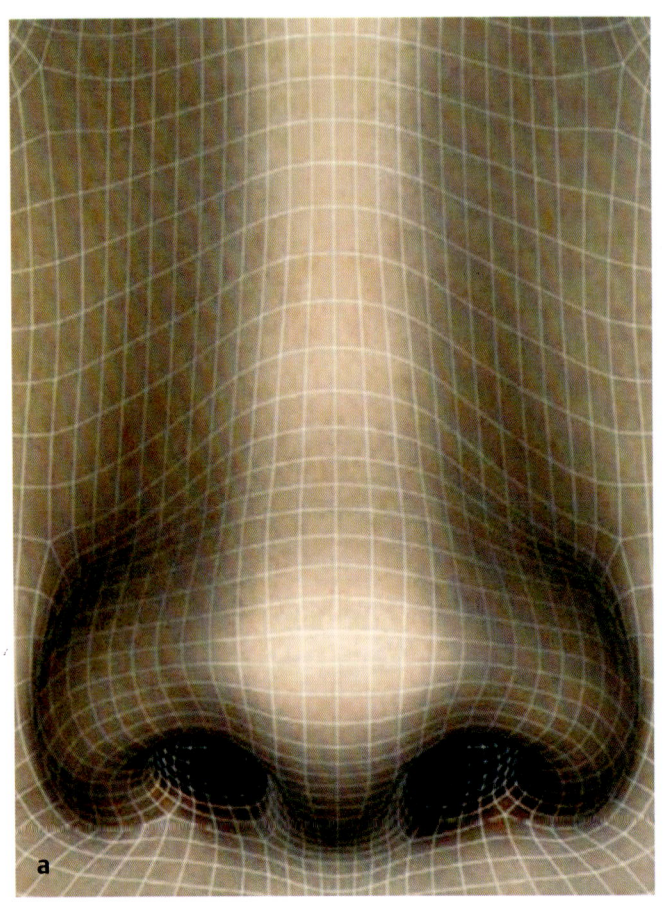

Fig. 1-34. Superfícies estéticas de luz e sombras de acordo com Toriumi, 2006: (**a**) Transição suave do lóbulo da ponta para o lóbulo alar, sem uma linha de interrupção. Os pontos de definição de ponta são vistos com destaque orientado horizontalmente com sombras acima e abaixo. (**b**) Realce da ponta continuando lateralmente em uma crista elevada até o contorno curvilíneo do lóbulo alar. (Fonte: Toriumi, 2006.)[14]

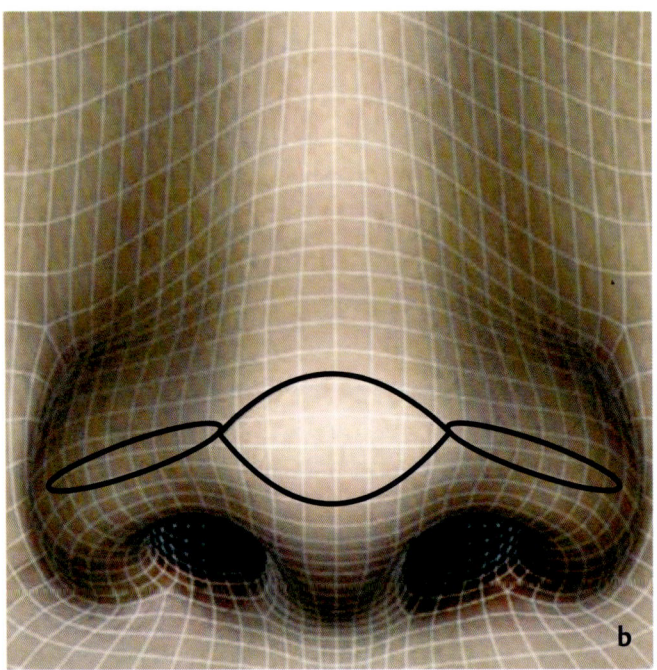

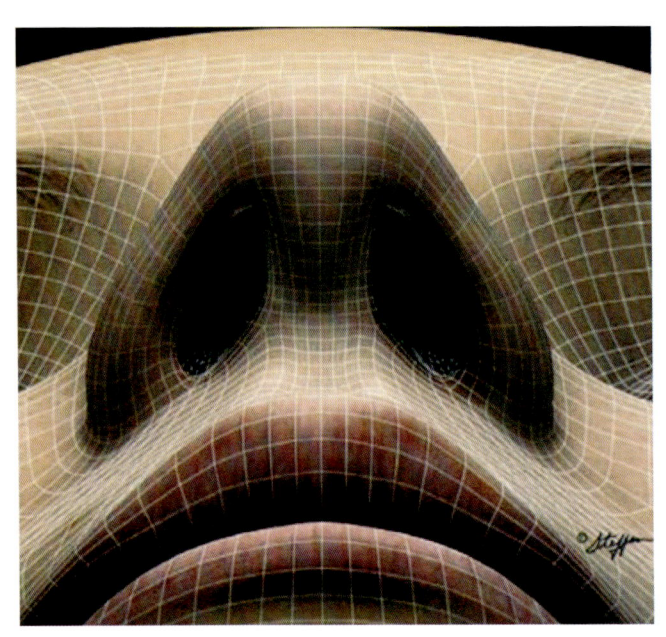

Fig. 1-35. Forma triangular da base nasal sem pinçamento entre o lóbulo da ponta e o lóbulo alar segundo as unidades de luz e sombra de Toriumi. (Fonte: Toriumi, 2006.)[14]

Polígonos Nasais

O nariz pode ser analisado como unidades estéticas usando o conceito de polígonos geométricos. Um polígono é definido como uma figura plana com pelo menos três lados retos e ângulos. A avaliação da superfície nasal utilizando polígonos permite a identificação de sombras e realces, que estão ligados às estruturas anatômicas subjacentes que podem ser modificadas cirurgicamente. Assim, o objetivo da cirurgia é modificar, reorganizar e/ou reconstruir a infraestrutura nasal, criando polígonos nasais simétricos e esteticamente agradáveis (Fig. 1-36).[16]

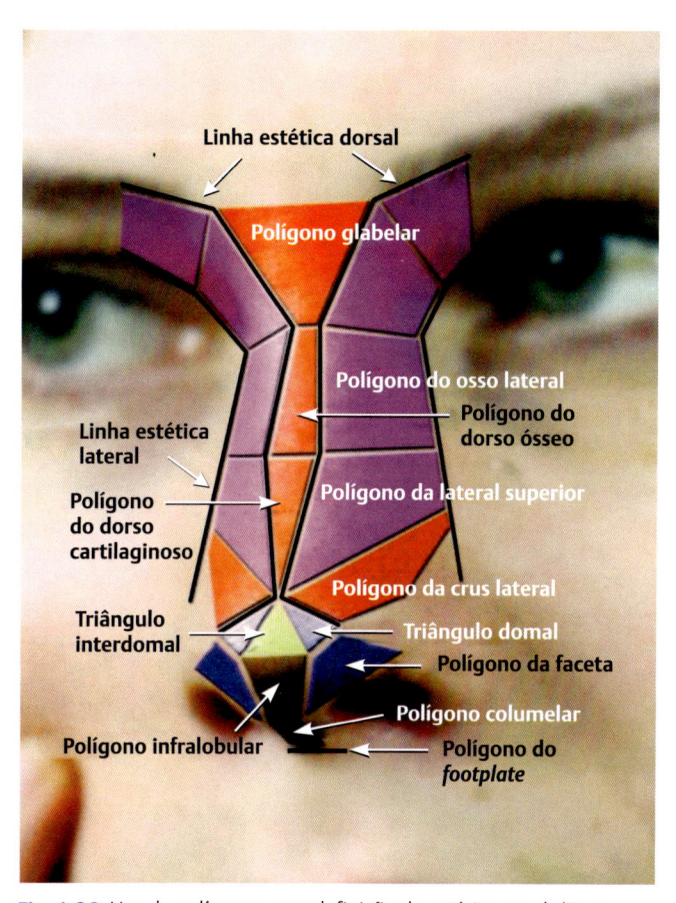

Fig. 1-36. Uso de polígonos para definição da estética nasal. (Fonte: Baris Çakir, 2013.)[16]

REFERÊNCIAS BIBLIOGRÁFICAS

1. Rohrich, RJ, Junior WPA, Ahmad J, Gunter JP. Dallas Rhinoplasty: Nasal Surgery by the Master. 3. ed. Florida: QMP/CRC, 2014.
2. Brito IM, Avashia Y, Rohrich RJ. Evidence-based Nasal Analysis for Rhinoplasty: The 10-7-5 Method. Plast Reconstr Surg Glob Open. 2020;8:e2632.
3. Daniel RK, Pálházi P. Rhinoplasty: An anatomical and clinical Atlas. Cham: Springer; 2018. p. 1-48.
4. McKinney P, Sweis I. A clinical definition of an ideal nasal radix. Plast Reconstr Surg. 2002;109(4):1416-8.
5. Sheen JH, Sheen AP. Aesthetic rhinoplasty. 2nd ed. St. Louis: Mosby; 1987.
6. Gunter JP, Landecker A, Cochran CS. Frequently used grafts in rhinoplasty: nomenclature and analysis. Plast Reconstr Surg. 2006;118(1):14e-29e.
7. Lima LFR, Arroyo HH, Jurado JRP. Update in alar reduction in rhinoplasty. Current Opinion Otolaryngol Head Neck Surg. 2016;24:316-321.
8. Becker DG, Weinberger MS, Greene BA, Tardy ME Jr. Clinical study of alar base. Arch Otolaryngol Head Neck Surg. 1997:123(8);789-795.
9. Rohrich RJ, Malafa MM, Ahmad J, Basci DS. Managing Alar Flare in Rhinoplasty. Plast Reconstr Surg. 2017;140(5):910-919.
10. Adamson PA, Van Duyne JM. Alar base refinement. Aesthetic Plast Surg. 2002;26(Suppl 1):S20.
11. Adamson PA. Alar base reduction. Arch Facial Plast Surg. 2005;7.
12. Gunter JP, Rohrich RJ, Friedman RM. Classification and correction of alar-columellar discrepancies in rhinoplasty. Plast Reconstr Surg. 1996;97:643-648.
13. Toriumi DM, Checcone MA. New concepts in Nasal Tip Contouring. Facial Plast Surg Clin N Am 17 (2009) 55-90. Facial Plast Surg Clin N Am. 2009;17:55-90.
14. Toriumi DM. New concepts in nasal tip contouring. Arch Facial Plast Surg. 2006;8:156-185.
15. Toriumi DM. Structure Rhinoplasty: Lessons Learned in 30 years. Chicago: DMT Solutions; 2019.
16. Çakır B, Dogan T, Öreroğlu AR, Daniel RK. Rhinoplasty: surface aesthetics and surgical techniques. Aesthet Surg J. 2013;33(3):363-756.

ANATOMIA APLICADA À RINOPLASTIA

CAPÍTULO 2

Geraldo Augusto Gomes ▪ Rodolfo Borsaro ▪ Guilherme Pilla Caminha
Rodrigo Lacerda Nogueira ▪ Sergio Tasso Marques ▪ Susan Balaciano Tabasnik

INTRODUÇÃO

O conhecimento de anatomia é fundamental para o cirurgião. Neste capítulo procuramos destacar aspectos da anatomia nasal que têm relevância para a prática da rinoplastia dentro de seus conceitos atuais.

ENVELOPE NASAL DE TECIDOS MOLES

O envelope nasal de tecidos moles (ENTM) é composto por todos os tecidos que compõem a pirâmide nasal à exceção do arcabouço osteocartilaginoso.[1] Sua espessura, textura, elasticidade e quantidade de glândulas sebáceas devem sempre ser consideradas durante o planejamento, execução e crítica de resultados.

O envelope de tecidos moles que reveste o nariz é formado por 5 camadas (Fig. 2-1):[1-3]

1. Pele.*
2. Tecido adiposo superficial (subcutâneo) (TAS).
3. O sistema músculo aponeurótico superficial (SMAS).
4. Camada adiposa profunda.
5. Pericôndrio ou periósteo.

Variações discretas, porém, muito relevantes ao cirurgião, ocorrem no ENTM nas diversas sub-regiões do revestimento da pirâmide nasal. Logo é importantíssima a compreensão detalhada dos elementos do ENTM, uma vez que podem influenciar o resultado do procedimento.

Pele

A pele possui aspectos diferentes nas diversas partes do corpo.[4] Para exemplificar, nos remetemos às diferenças existentes entre a sola dos pés e palmas das mãos em comparação à pele da face ventral do antebraço. Nas solas e palmas o *stratum corneum* é muito espesso, enquanto no antebraço essa camada é bem mais fina.

É a camada mais superficial do ENTM e apesar de sua pequena área, as características da pele também variam nas diferentes sub-regiões do nariz.

---

*Note que: não se usa nesta classificação o conceito histológico (epiderme, derme e subcutâneo). Este conceito cirúrgico associa a gordura subcutânea à camada do SMAS, como será descrito à frente.

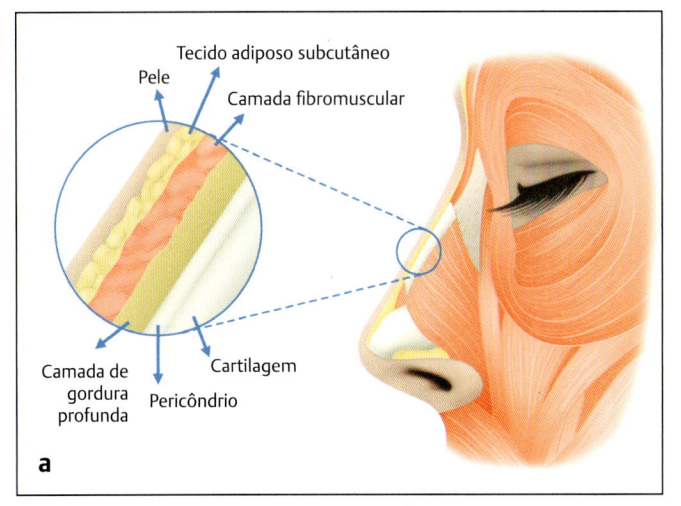

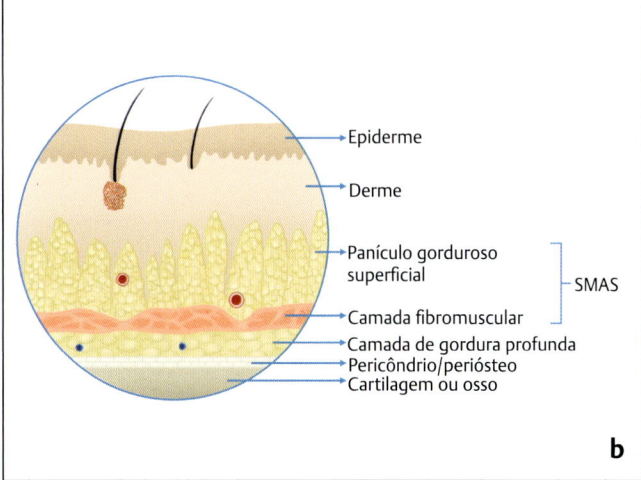

Fig. 2-1. (**a**) Visão macroscópica do ENTM. (**b**) Organização histológica do ENTM. (Adaptado de Jeong JY, Kim TK. Rebuilding nose: rhinoplasty for Asians. Ui-jeongbu: Medic Medicine; 2018.)

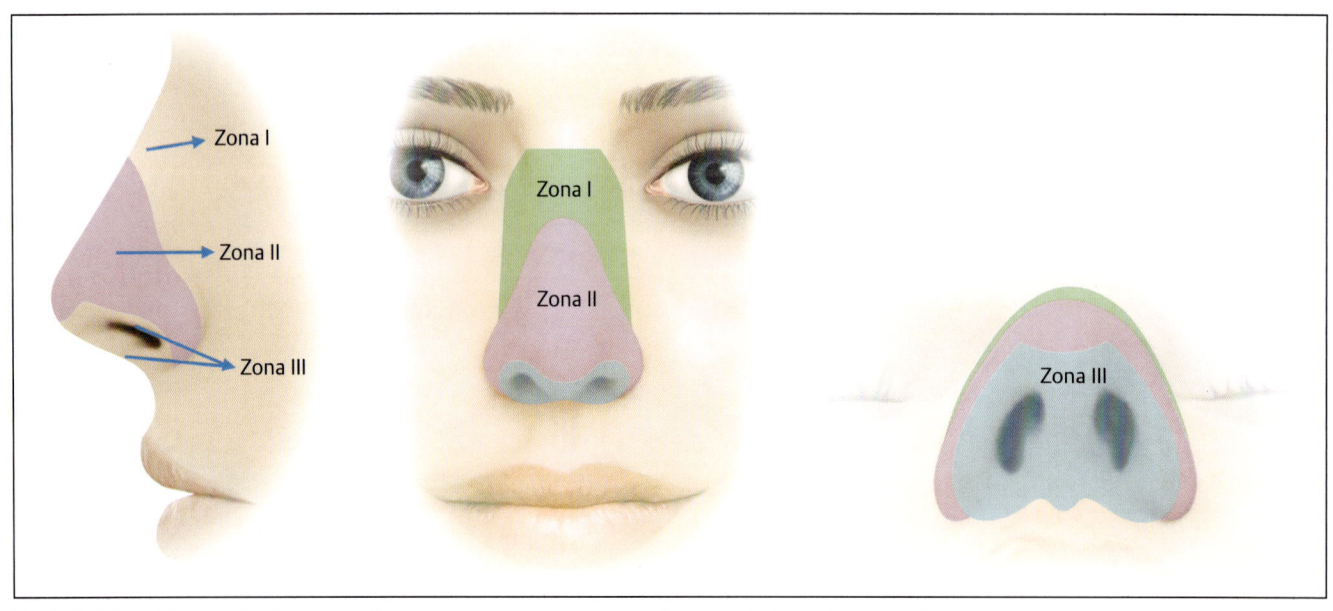

Fig. 2-2. Subdivisão da pele do nariz conforme espessura em zonas I, II e III. A zona II é a mais espessa.[5]

Quadro 2-1. Sumário das Características da Pele do Nariz

Zona	Definição	Características
I	Porção alta do dorso e lateral do nariz	Pele fina, macia e com poucas gls. sebáceas, pouco aderida aos ossos e cartilagens subjacentes
II	Inicia-se cerca de 1,5 cm acima do *supratip* estende-se sobre a ponta nasal, lóbulos alares e avança mediamente cerca de 4 mm além da margem alar	Pele rígida, espessa e repleta de gls. sebáceas. Recobre uma camada densa de gordura com cerca de 6 a 10 mm de espessura no *supratip*
III	Faixa de cerca de 4 mm ao longo da margem alar, trígonos moles, a metade inferior do lóbulo da ponta e a columela	Pele macia, fina e pobre em gls. sebáceas. Pouca quantidade de gordura subcutânea. Ao contrário da pele macia da zona I, a pele da zona III é aderida fixamente às cartilagens e à gordura subjacente. Não desliza/flutua com facilidade. As *crura* mediais, intermédias e a fenda intercrural podem ser visíveis pela pele da zona III

Fig. 2-3. Esquema que demonstra a variação da espessura do envelope nasal de tecidos moles no plano sagital.

De uma forma geral podemos considerar que quanto mais espessa a pele:[1]

- Menor a elasticidade.
- Menor capacidade de estiramento.
- Maior a proporção de tecido fibroso.
- Maior a quantidade de glândulas sebáceas.

As principais características da pele do nariz estão descritas na Figura 2-2 e no Quadro 2-1.[5,6]

O ENTM é espesso na região do *nasion*, afina progressivamente na direção do *rhinion* e se espessa novamente em sua progressão inferior para a região do *supratip* (Fig. 2-3).

> O reconhecimento desta variação de espessura do ENTM é de fundamental importância para a realização de modificações do dorso nasal.

Tecido Adiposo Superficial (TAS)

O tecido adiposo superficial (TAS) é uma camada de gordura que se apresenta firmemente aderida à derme com projeções fibrosas verticais (Fig. 2-1b). Vasos são encontrados nesta

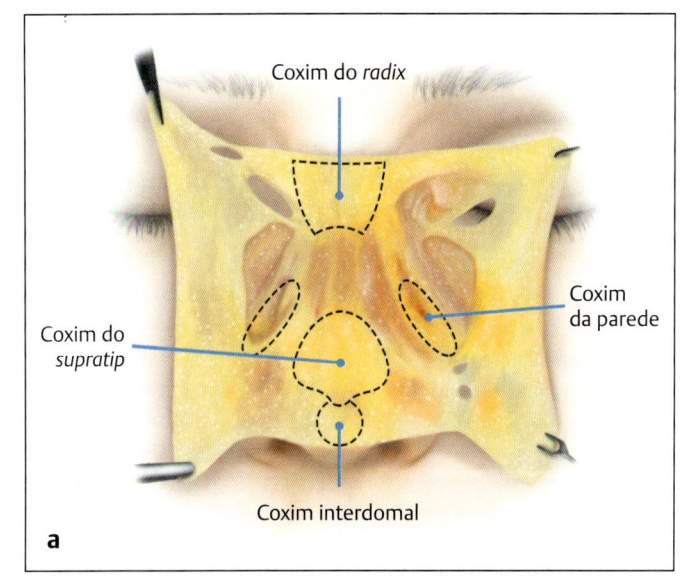

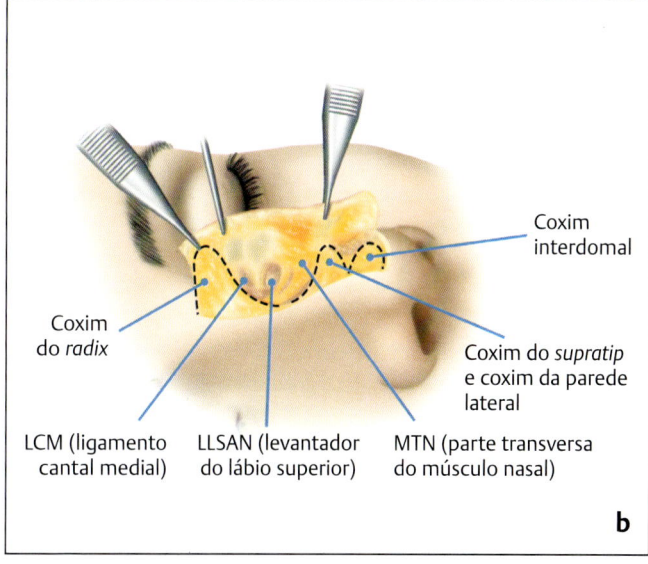

Fig. 2-4. (**a**) Visão esquemática de uma dissecção de cadáver mostrando a distribuição do tecido adiposo superficial, destacando (pontilhado) as regiões com maior quantidade (coxins) e a relação com a musculatura adjacente. (**b**) Visão a partir do lado direito, com o *flap* esquerdo elevado pelas pinças.

camada e no **sistema músculo aponeurótico superficial** (ver adiante), que é a camada adjacente profunda.

A distribuição do TAS no nariz foi descrita por Coskun e por Daniel e Palhazi, no sentido craniocaudal da seguinte maneira (Fig. 2-4):[1,7,8]

- Coxim do *radix*: é o mais espesso, está posicionado sobre o músculo *Procerus*. Estende-se lateralmente à porção medial da testa e depressor do supercílio. Afina progressivamente em direção ao *rhinion*.
- Coxim do *supratip* e parede lateral.
- Coxim interdomal: localizado caudalmente ao *supratip* e entre as *crura* intermédias e mediais.

Camada Fibromuscular

Sistema Músculo Aponeurótico Superficial (SMAS)

Em 1988, Latourneau e Daniel descreveram o SMAS no nariz, que agrupava 4 camadas:[9]

A) Superficial de gordura.
B) Fibromuscular.
C) Gordura profunda.
D) Fibrosa longitudinal e a região do ligamento intercrural.

Na visão mais atual, o SMAS é uma camada fibromuscular contínua que, juntamente ao TAS, estende-se do músculo frontal até a borda das narinas.[1] Participam da sua composição: (a) Parte transversa dos músculos *nasalis*, (b) *Procerus* e (c) os compressores nasais menores e maiores (Fig. 2-5).

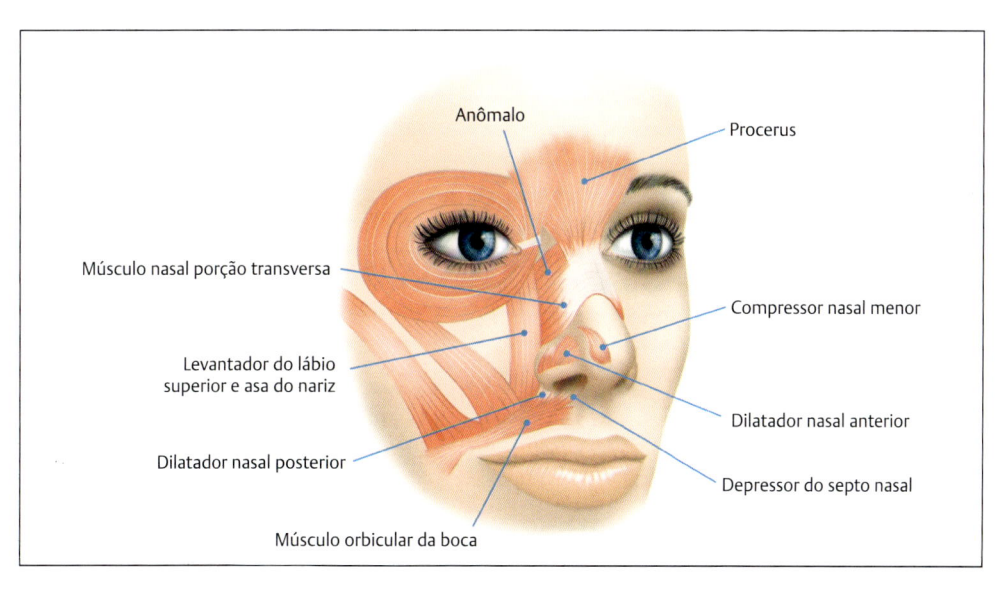

Fig. 2-5. Esquema mostrando a musculatura nasal conforme descrito por Letourneau e Daniel.[9]

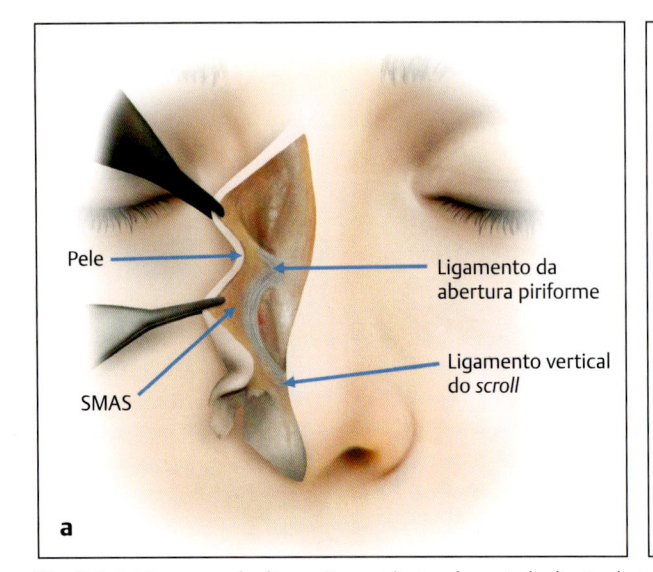

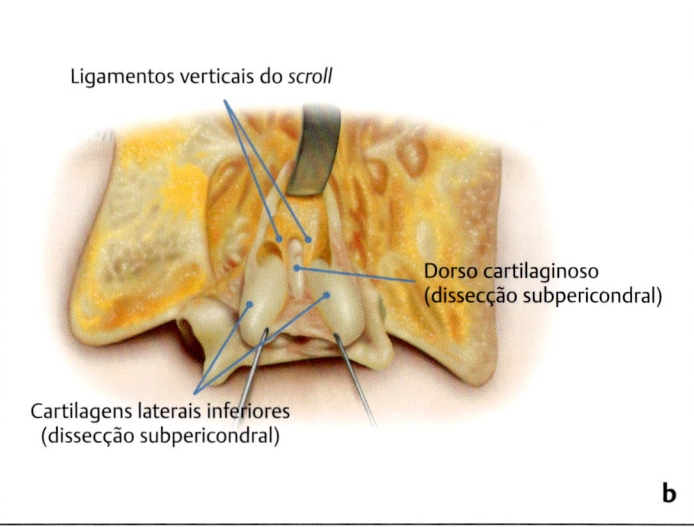

Fig. 2-6. (a) Esquema de dissecção anatômica da metade direita destacando o ligamento vertical do *scroll* e o ligamento da abertura piriforme. (b) Esquema mostrando peça anatômica onde o SMAS foi elevado no plano subpericondral, preservando ambos ligamentos verticais do *scroll*.

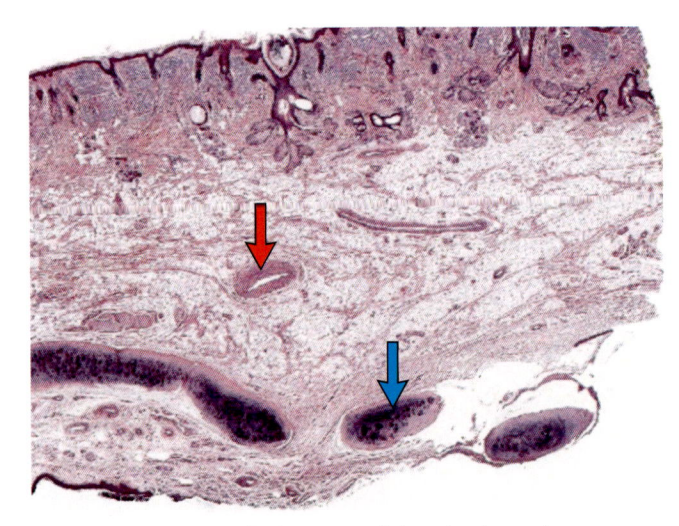

Fig. 2-7. O sistema circulatório principal da pirâmide nasal situa-se no interior ou acima do SMAS. Seta vermelha: artéria nasal lateral. Seta azul: cartilagem sesamoide.[12]

O SMAS juntamente com o TAS exercem as seguintes funções (Figs. 2-1 e 2-5 a 2-7):[10]

A) Permitir movimento do ENTM.
B) Oferecer suprimento vascular.
C) Manter a espessura da pele.
D) Transmitir a força contrátil da musculatura nasal.

A lesão inadvertida do SMAS e/ou da derme profunda, que ocorre nos casos de dissecção no plano incorreto, pode ocasionar formação de tecido cicatricial irregular e forma irreversível.[1]

O SMAS é substancialmente mais espesso acima da válvula nasal interna (VNI). Torna-se muito mais fino caudalmente, a partir das VNIs, em sua porção que avança caudalmente sobre as cartilagens laterais inferiores (CCLLII), no seu trajeto até a borda das narinas.[2]

Também na altura das VNIs o SMAS se divide em uma camada mais superficial, e outra mais profunda. Esta por sua vez tem uma porção lateral e uma medial, cada, com os seguintes trajetos (Fig. 2-8a, b):[2]

A) Camada superficial: estende-se caudalmente sobre as cartilagens laterais inferiores (CLI).
  - Lateralmente (CSL): insere-se na pele das margens das narinas.
  - Medialmente (CSM): avança por cima do ligamento interdomal na direção da columela para se unir ao músculo orbicular superficial *oris nasalis*.
B) Camada profunda:
  - Lateralmente (CPL): insere-se na válvula nasal interna, com um componente de gordura – ligamento vertical do *scroll*.
  - Medialmente (CPM): tem trajeto na direção caudal passando por baixo do ligamento interdomal, acima do ângulo septal anterior, avança para o interior do septo membranoso, funde-se com o músculo depressor do septo nasal em seu trajeto na direção da espinha nasal anterior (ANA).

Daniel e Palhazi, em 2018, reviram o conceito do **ligamento dermocartilaginoso de Pitanguy** com a ressalva de que anatomicamente não se trata de um ligamento dermocartilaginoso, como na descrição clássica e descreveu:[11]

O SMAS medial se divide, abaixo do *Scroll*, em:

- Uma camada superficial que é a CMS que passa por sobre o ligamento domal e irá se inserir no músculo orbicular superficial *oris nasalis*.
- Uma porção profunda, que passa abaixo do ligamento domal e acima do ângulo septal anterior e irá se inserir no músculo depressor do septo nasal.

Com isso criou-se uma nova nomenclatura: ligamento da linha média de Pitanguy (*Pitanguy's midline ligament*).*

---

*Em 2008, Saban já havia descrito a transição do termo Ligamento Dermocartilaginoso de Pitanguy, para o Termo Ligamento da Linha Média de Pitanguy (LLMP), com base em achados anatômicos, como os de Daniel e Palhazi, em 2018.[2,11] Entretanto, no artigo de 2008, Saban considerou, como o LLMP, apenas a porção profunda do SMAS superficial. Esta visão tem mais caráter prático, uma vez que a porção profunda seja passível de reconstrução cirúrgica, enquanto a superficial não.[11]

A região do *scroll* une a borda caudal da cartilagem lateral superior (CLS) e a borda cefálica da cartilagem lateral inferior (ver descrição à frente). As estruturas ligamentares desta região estão envolvidas no conceito atual do SMAS e têm ganhado interesse por conta da crescente percepção de sua importância cirúrgica. Daniel e Palhazi, em 2018,[11] descreveram o complexo ligamentar do *scroll*, que é constituído por 2 ligamentos:

A) *Ligamento longitudinal do Scroll (Fig. 2-6a):* o ligamento longitudinal do *scroll* liga a borda cefálica da cartilagem lateral inferior em sua porção *crus* lateral à borda caudal da cartilagem lateral superior ipsolateral. Eventualmente podem ser encontradas cartilagens sesamoides em seu interior. Não tem correlação com o SMAS.

B) *Ligamento vertical do Scroll:* Saban e Polselli, em 2009, descreveram a conexão anatômica entre a camada profunda lateral do SMAS e a válvula nasal interna e postularam que os músculos estabilizam e ajudam a abrir a válvula nasal interna.[12] Esta porção da camada profunda lateral do SMAS foi denominada **ligamento vertical do *scroll*. Os mecanismos postulados por Saban têm** ganhado credibilidade prática por causa de percepções positivas dos cirurgiões a respeito de se preservar, reinserir ou refazer esta parte do complexo ligamentar (Fig. 2-8c-e).[11]

Também é descrita uma conexão entre a abertura piriforme e o ENTM. Este ligamento foi designado como **ligamento da abertura piriforme**.

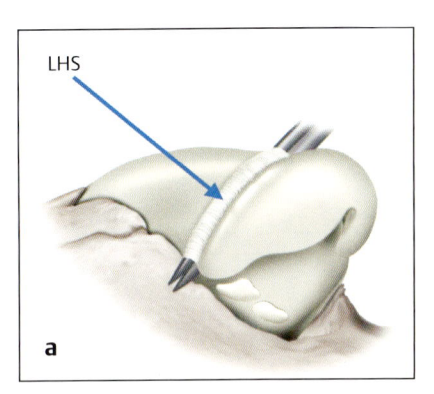

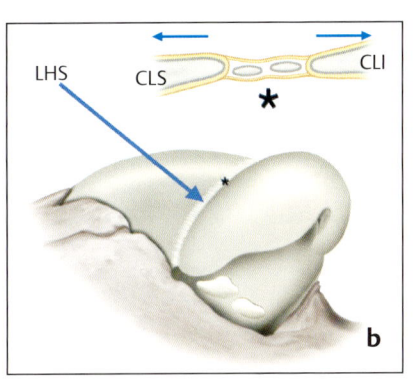

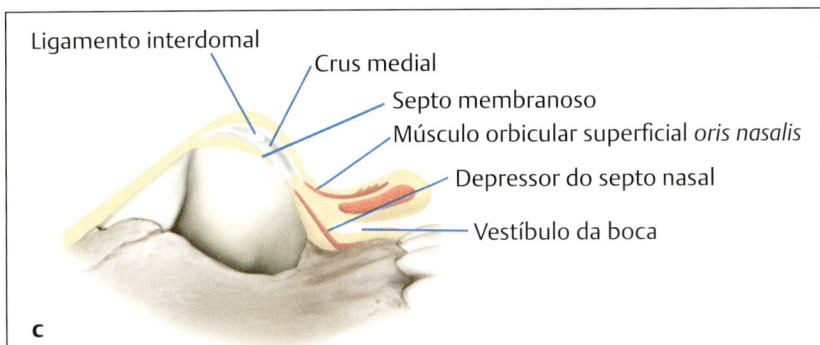

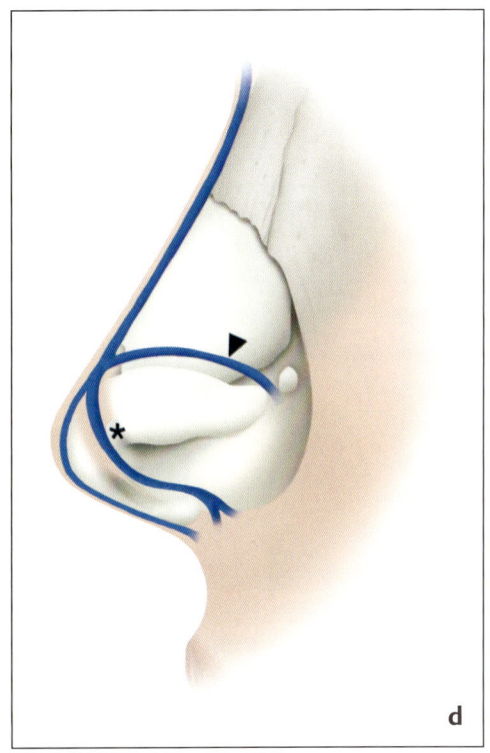

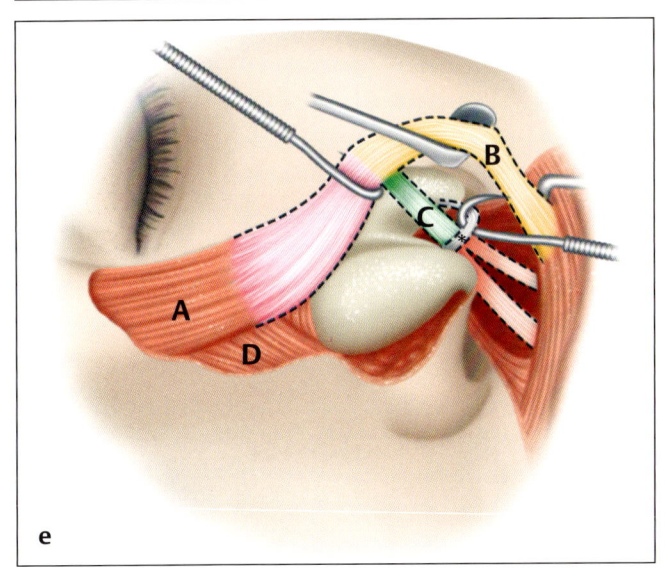

Fig. 2-8. Ligamento horizontal (longitudinal) do *Scroll*. Esquemas mostrando o ligamento horizontal do *Scroll* (LHS). (**a**) Figura representando dissecção anatômica da hemipirâmide nasal direita, após a remoção do ENTM. (**b**) No detalhe (*), a secção transversal do ligamento demonstrando a presença de cartilagens sesamoides. (**c**) Visão esquemática mostrando a distribuição do SMAS medial (ligamento medial de Pitanguy). Medial superficial passando acima do ligamento domal; medial profundo, passando abaixo do ligamento domal e sobre o ângulo septal anterior.[10] (**d**) A ponta de seta preta mostra o SMAS lateral na região da VNI. Notem que no esquema parte da CLI foi removida (*) para dar visão ao ângulo septal anterior.[2] (**e**) Esquema mostrando a distribuição do SMAS medial. Mais espesso acima da junção entre a CLI e CLS (A). E a divisão do SMAS medial em: (B) superficial passando acima do ligamento domal; (C) medial Profundo, passando abaixo do ligamento domal (*) e sobre o ângulo septal anterior.[10]

Quadro 2-2. Músculos do Nariz, Segundo Letourneau e Daniel[9]

Grupo	Função	Músculo	Inserções
Elevadores	Diminuem o comprimento nasal e dilatam as narinas	Procerus	Periósteo dos ossos nasais, aponeurose do transverso nasal, pele da glabela
		Levantador do lábio superior e asa do nariz	Periósteo do processo frontal do maxilar, mediamente ao orbicular da boca, músculos e pele da prega nasolabial, asas nasais e lábio superior
		Anômalo	Processo frontal da maxila, mediamente à parte central do elevador do lábio superior e asa nasal. Se estende superomedialmente para se unir ao procerus, abaixo do nível do ligamento palpebral medial
Depressores	Aumentam o comprimento nasal e dilatam as narinas	Dilatador nasal posterior (porção alar do *nasalis*)	Em sua maioria, origina-se no periósteo da maxila, acima dos dentes caninos e insere-se na base nasal
		Depressor do septo nasal	Periósteo da maxila, acima dos caninos, pés das *crura* mediais, espinha nasal anterior, septo membranoso
Compressores	Aumentam o comprimento nasal e contraem as narinas	Nasal (porção transversa)	Periósteo da maxila superior e lateralmente à fossa do incisivo, interdigita-se com o do lado oposto, sobre o dorso nasal e com o procerus, superiormente
		Compressor *narium minor*	Cauda da *crus* lateral e cartilagens acessórias porção profunda da fenda alar
Dilatador menor*	Aumenta a circunferência da narina	Dilatador nasal anterior	Superfície da *crus* lateral e borda da narina

*Mais bem visto por microscopia.

SISTEMA MUSCULAR

Segundo Letourneau e Daniel, os músculos nasais são classificados em 4 grupos (Quadro 2-2 e Fig. 2-5).[9]

Todos são inervados pelos ramos temporal, zigomático e bucal do nervo facial (NCVII).

Guyuron, em 2006,[13] destacou a evidente significância dos músculos nasais na estabilização do arcabouço nasal. Para exemplificar, utilizou-se da observação clínica de que: em pacientes com paralisia facial em estágio inicial, mesmo sem evidente desvio da pirâmide nasal, é muito frequente a queixa de bloqueio nasal ipsilateral à paralisia, o que seria atribuível à falha aguda do suporte oferecido ao arcabouço pela musculatura, no lado acometido.

No dia a dia é amplamente aceita, do ponto de vista da comunicação, a terminologia "pele fina/pele espessa" para descrever as características do ENTM. Isto pode levar os cirurgiões a uma confusão conceitual. Devemos sempre ter em mente que: a despeito de quão fina ou grossa é a pele em si, será sempre o conceito de ENTM que guiará o julgamento do cirurgião para o bom planejamento, execução e crítica dos seus casos.

A dissecção abaixo do SMAS é mais segura já que os vasos passam superficialmente a ele.

PIRÂMIDE NASAL

O termo pirâmide nasal é definido como a porção do esqueleto facial que se projeta medial e anteriormente, a partir das linhas basais do nariz (LBN) (Fig. 2-9). As LBN são duas linhas discretamente oblíquas projetadas sobre a pele, que se estendem dos cantos mediais dos olhos ao sulco da asa nasal com a face.[14]

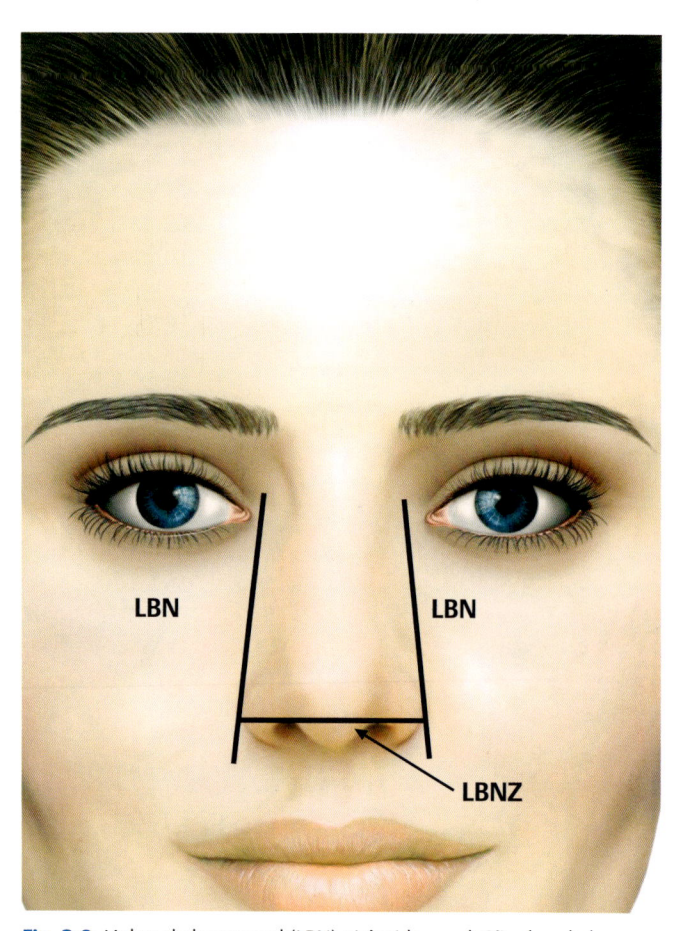

Fig. 2-9. Linhas da base nasal (LBN) pirâmide nasal. São duas linhas discretamente oblíquas, sobre a pele, que se estendem dos cantos mediais dos olhos aos sulcos alar-faciais. Elas limitam a largura da pirâmide nasal e a largura da base do nariz (maior distância entre as LBNs). LBNZ: largura da base do nariz

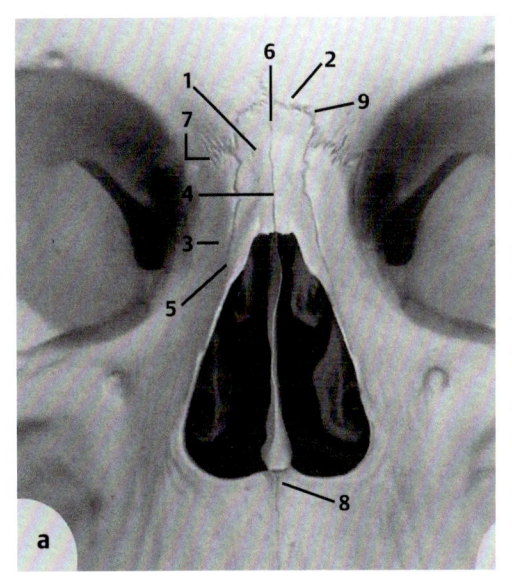

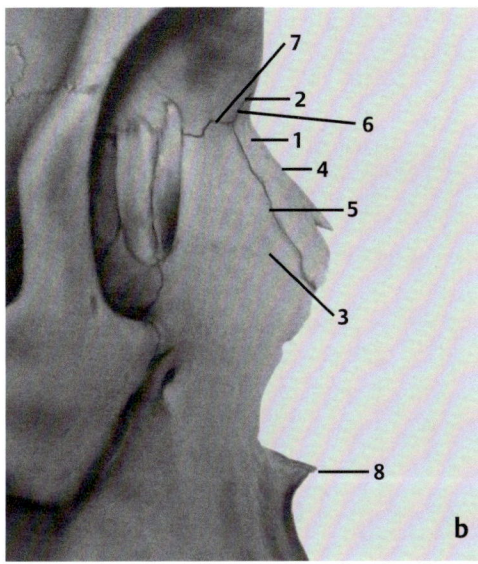

Fig. 2-10. (a) *1.* Osso nasal; *2.* osso frontal (parte nasal); *3.* processo frontal da maxila; *4.* sutura internasal; *5.* sutura nasomaxilar; *6.* sutura frontonasal; *7.* sutura frontomaxilar; *8.* espinha nasal anterior; *9.* sutura nasofrontal. (b) *1.* Osso nasal; *2.* osso frontal (parte nasal); *3.* processo frontal da maxila; *4.* sutura internasal; *5.* sutura nasomaxilar; *6.* sutura frontonasal; *7.* sutura frontomaxilar; *8.* espinha nasal anterior.

A pirâmide nasal (PN) pode ser dividida em:

- Pirâmide nasal óssea.
- Pirâmide nasal cartilaginosa.
- Lóbulo.

Pirâmide Nasal Óssea (PNO)

É a parte óssea do esqueleto nasal que se projeta acima das linhas da base nasal (Fig. 2-10).

Seus componentes são:

- Ossos nasais e a espinha nasal do osso frontal.
- Processos frontais da maxila (direito e esquerdo).

Na linha média seus limites são:[15]

- *Cranial: nasion* que é a junção dos ossos nasais com o frontal.
- *Caudal: rhinion,* ponto mais caudal da junção entre os ossos nasais. Este ponto também marca a transição da pirâmide óssea (cranial) para a cartilaginosa (caudal), na linha média *área "K"*.[14]

Também na linha média merecem destaque:

- *Sellion*:* é a parte mais profunda (posterior) do osso nasal.
- *Kyphion:* ponto mais proeminente (anterior) do dorso nasal.

Ossos Nasais

São ossos pequenos, com formato que se assemelha ao de um retângulo. São mais estreitos e espessos central e cranialmente, tornando-se mais finos e largos caudalmente. A articulação entre eles chama-se internasal e descreve um trajeto com linha de aspecto serrilhado (Fig. 2-11).[16] Cranialmente se unem ao osso frontal pela sutura nasofrontal, com destaque para a espinha nasal do osso frontal (Figs. 2-10 e 2-12). Articulam-se lateralmente com os processos frontais dos maxilares, por meio das suturas nasomaxilares.[14]

---

*Nota: No dia a dia os cirurgiões muito frequentemente chamam o *sellion* de *nasion*. Apesar de não estar conceitualmente correto, uma vez que o *sellion* seja um ponto de referência do crânio seco, é reconhecido que o *sellion* corresponde ao *nasion* da superfície (*soft tissue nasion*).[15]

Lazovic *et al.* criaram uma classificação da configuração dos ossos nasais com base nos pontos: **sellion** (S); **kyphion** (K), **rhinion** (R) e **ângulos**.[15]

- *Ossos nasais em "V":* são retos de S a R com um único local de angulação localizado no ângulo do dorso nasal (ADN). Este ângulo (ADN) definido por: uma linha tangente ao *sellion* e outra tangente ao topo da "giba óssea" (Fig. 2-13).

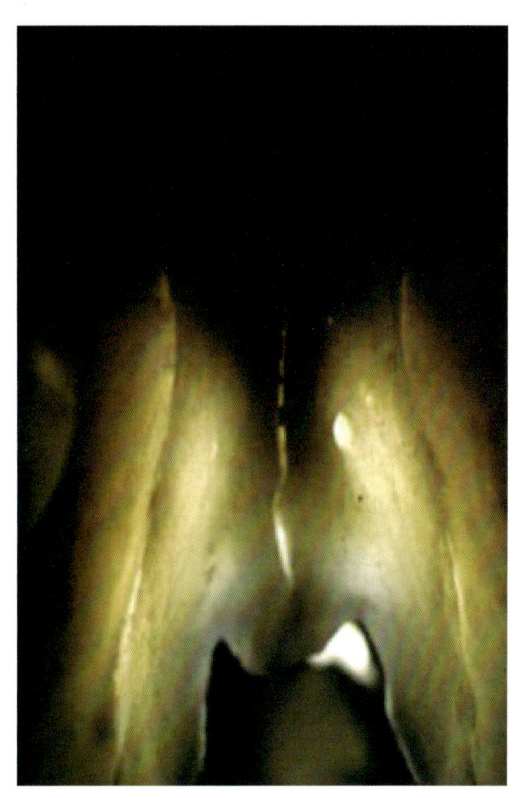

Fig. 2-11. Transiluminação de dentro para fora de um crânio seco, mostrando os ossos nasais. Nota-se que as regiões central e cranial são mais espessas (menos translucentes), enquanto a lateral e inferior são mais finas (mais translucentes). Também é possível ver o trajeto tortuoso da sutura internasal.[16]

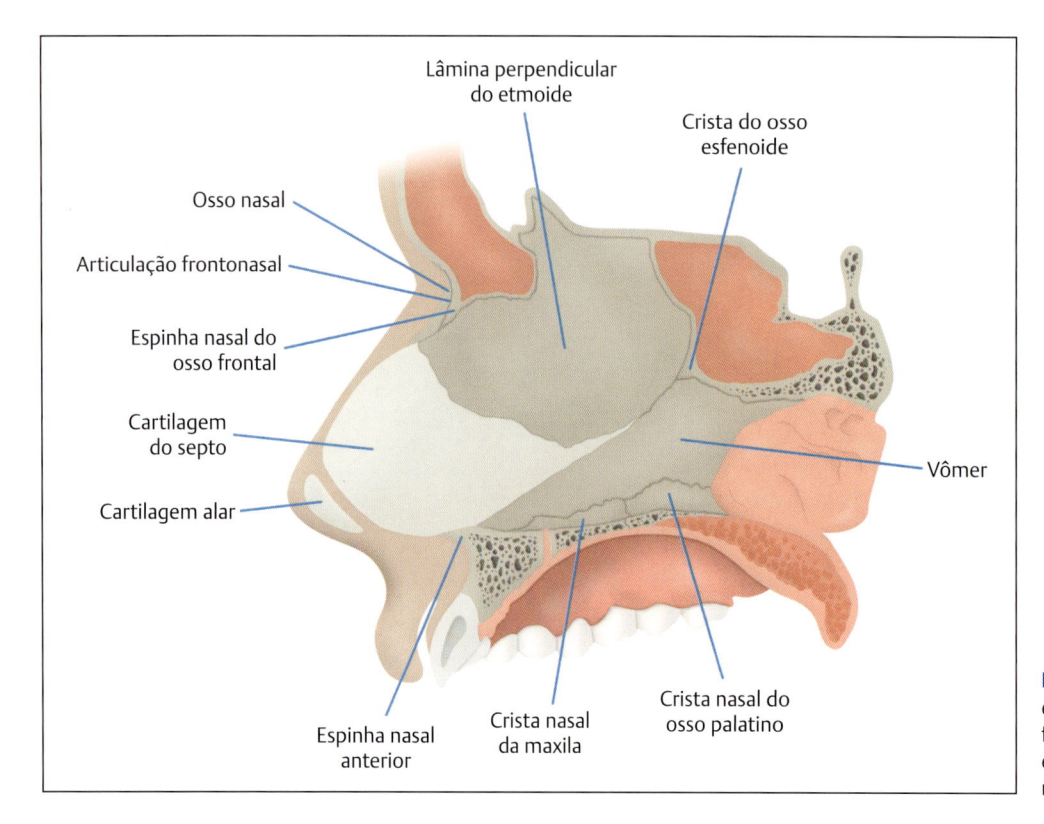

Fig. 2-12. Esquema mostrando em detalhe a articulação frontonasal e outras estruturas do esqueleto ósseo da região da linha média.

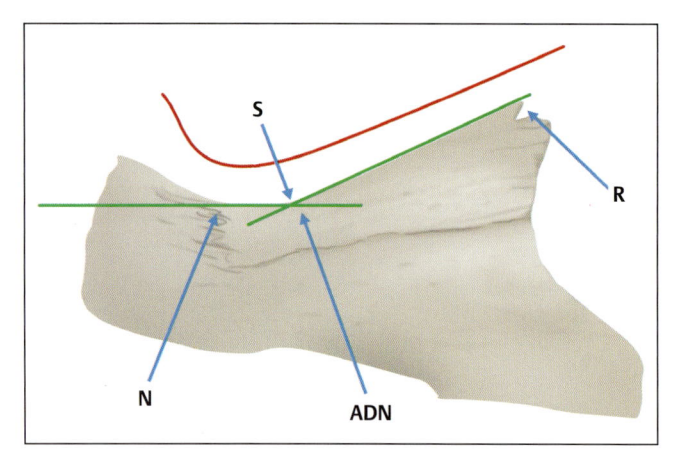

Fig. 2-13. Esquema mostrando ossos nasais em "V". R: *rhinion*; N: *nasion*. S: *sellion*; ADN: ângulo do dorso nasal.

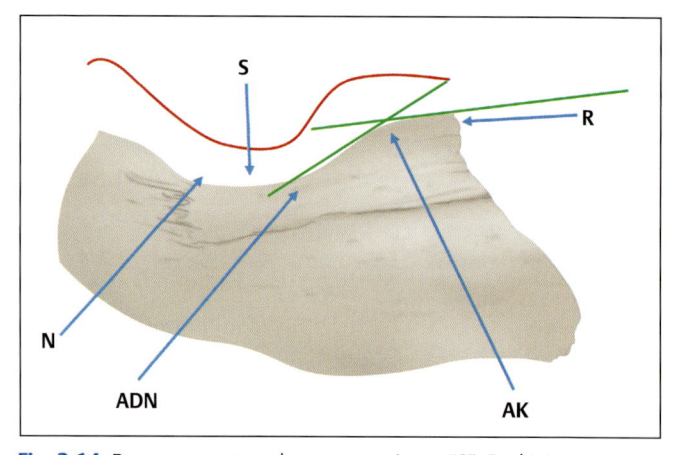

Fig. 2-14. Esquema mostrando ossos nasais em "S". R: *rhinion*; N: *nasion*. S: *sellion*; ADN: ângulo do dorso nasal; AK: ângulo do *kyphion*.

- *Ossos nasais em "S"*: descrevem um trajeto curvo, que se inicia no *sellion;* passa pelo *kyphion* e descreve um *plateau* entre o *kyphion* e o *rhinion*. Têm 2 pontos de inflexão: Um no ADN e outro no ângulo do *kyphion* (AK), formado pelo cruzamento de: uma linha que tangencia o *rhinion* e outra que tangencia o ponto mais proeminente da giba óssea (Fig. 2-14).

Processos Frontais dos Ossos Maxilares

Os processos frontais dos ossos maxilares compõem o restante das 2 paredes laterais da pirâmide nasal óssea em seu trajeto inclinado para a lateral, a partir da linha média (Figs. 2-10, 2-11, 2-13 e 2-14).

Pirâmide Nasal Cartilaginosa (PNC)

A pirâmide nasal cartilaginosa é formada por:

- Cartilagens laterais superiores (CCLLSS) ou **cartilagens triangulares**.
- Cartilagem do septo nasal (CSN) ou **cartilagem quadrangular**.
- Junções membranosas laterais.

Cartilagens Laterais Superiores

São duas cartilagens triangulares, que formam a maior parte da estrutura da pirâmide cartilaginosa (Figs. 2-15 a 2-17). Ventralmente seus 2/3 superiores são contínuos com a porção

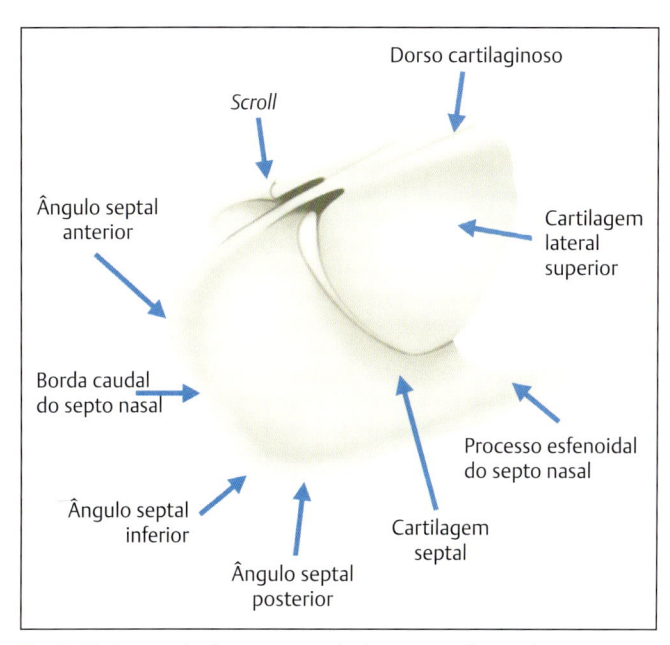

Fig. 2-15. Pontos de destaque anatômico nas cartilagens laterais superiores e cartilagem septal.

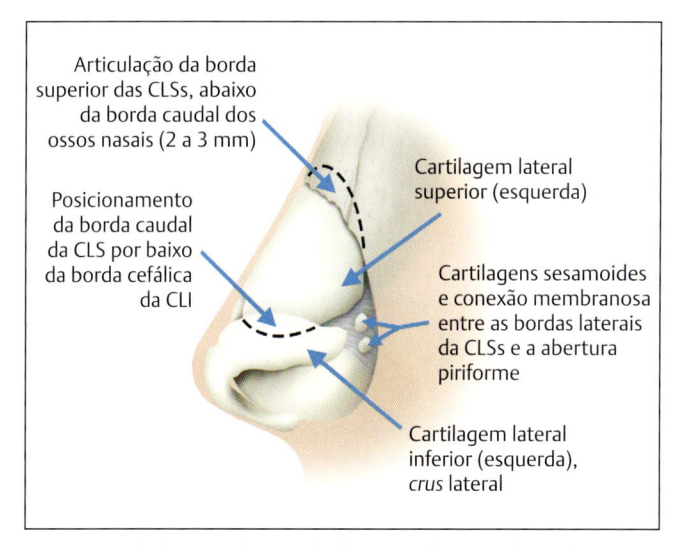

Fig. 2-16. Relações anatômicas de destaque da pirâmide cartilaginosa.

alta da CSN, já no 1/3 inferior encontramos uma pequena fenda preenchida por tecido conectivo entre as CCLLSS e a cartilagem septal. Merece destaque na borda caudal de cada uma das CCLLSS a presença de uma alça que retorna superiormente com ângulo de 160° a 180° nos seus terços mediais, chamada de *scroll* (Figs. 2-15 a 2-18).

Cartilagem do Septo Nasal (CSN) ou Cartilagem Quadrangular

A cartilagem do septo nasal (CSN) compõe a porção anterior do septo do nariz e divide o nariz em duas cavidades, juntamente com outras estruturas ósseas (ver adiante). Embora seja descrita como uma estrutura individual, a CSN une-se às cartilagens laterais superiores em suas porções 2/3 superiores e mediais de "forma contínua", ou seja, não há ligamentos ou tecido conectivo conectando as CLS e a cartilagem septal. É, portanto, também aceito o conceito de **cartilagem septolateral** (Fig. 2-15).[14]

Junções Membranosas Laterais

Formada pelo **ligamento piriforme** (LP)*,[17] onde geralmente são encontradas de 1 a 3 cartilagens sesamoides.[14] Trata-se provavelmente de um folheto ligamentar vestigial, remanescente da absorção da cápsula cartilaginosa entre o periósteo e a abertura piriforme associada ao pericôndrio das cartilagens adjacentes.[11] Com o aumento do uso dos equipamentos piezoelétricos para osteotomias, e a consequente exposição total da pirâmide nasal (*full open rhinoplasty*), tem-se tornado necessário cortar parte deste ligamento.[11]

O LP é um sistema facial amplo, que se estende do osso nasal ao longo da abertura piriforme, até a espinha nasal anterior (Fig. 2-17).

Estas junções prendem a pirâmide cartilaginosa à pirâmide óssea, lateralmente. Medialmente, a junção com a abertura piriforme ocorre entre a parte inferior da CSN e a espinha nasal anterior.

A pirâmide cartilaginosa é flexível e pode modificar sua forma de acordo com circunstâncias do fluxo de ar. Sendo assim é fundamental o entendimento de sua anatomia e suas conexões com as demais áreas do nariz para propósitos estéticos e respiratórios.

---

*Note que apesar da semelhança dos nomes, o ligamento piriforme, descrito por Rorich,[17] é uma estrutura diferente do ligamento da abertura piriforme, descrito por Daniel e Palhazi.[11] Este último conecta o ENTM à abertura piriforme, conforme descrito no item (2), camada fibromuscular.

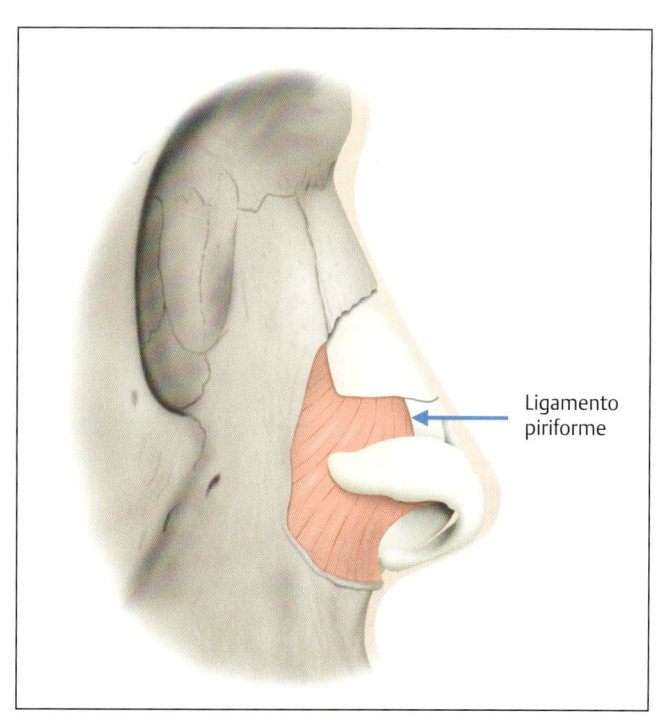

Fig. 2-17. Esquema mostrando o ligamento piriforme. (Adaptado de Jeong JY, Kim TK. Rebuilding nose: rhinoplasty for Asians. Ui-jeongbu: Medic Medicine; 2018.)

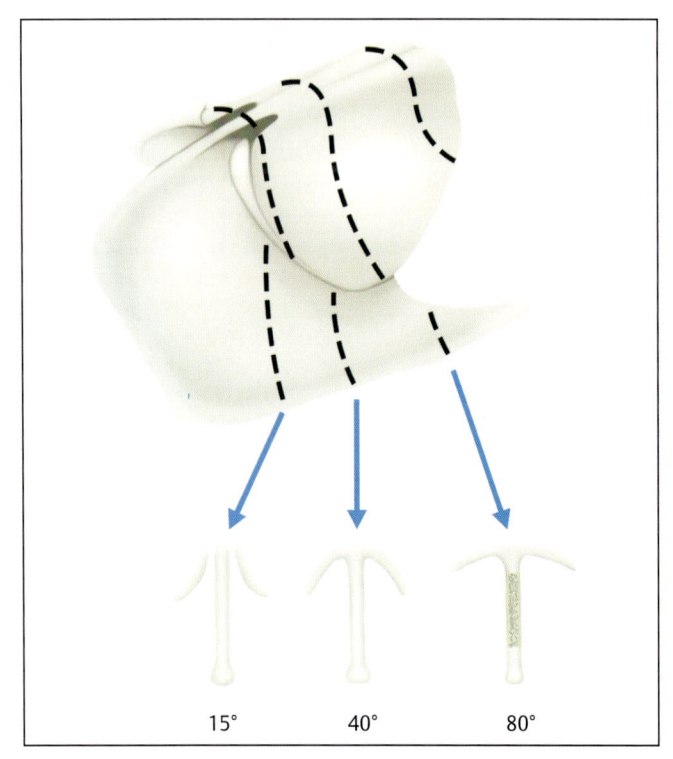

Fig. 2-18. Esquema mostrando o aumento progressivo do ângulo das CLSs em relação à cartilagem septal à medida que se progride da direção caudal para a cranial.

O ângulo entre as CCLLSS e a cartilagem septal aumenta à medida que caminhamos no sentido de caudal para cranial sendo em torno de 15° na região mais inferior e em torno de 80°, na região próxima da zona 'K' (Fig. 2-18).

Lóbulo

O lóbulo forma o 1/3 inferior da pirâmide nasal. É móvel. Seus componentes estruturais são:

- As duas cartilagens laterais inferiores (CCLLII).
- Componentes do ENTM e ligamentos.

É dividido em:

- Ponta.
- Asas nasais.
- Columela.
- Narinas.
- Vestíbulo.

Ponta

Consiste nos 2 *domus,* a região interdomal e o ENTM sobrejacente.

- Os *tip defining points* são sua região principal.
- É limitada superiormente pela área do *supratip break – the dip before the tip* (inflexão supra-apical).
- Inferiormente temos área do *infratip-lobule* (lóbulo subapical), que se estende do vértice do ângulo columelo-lobular aos *tip-defining points*.

Apesar de os termos *tip defining points*, *supratip break* e *infratip lobule* não pertencerem à língua portuguesa, são frequentemente preferidos pelos cirurgiões brasileiros.

Asas

São paredes laterais flexíveis do lóbulo. Suas estruturas consistem nas *crura* laterais das CCLLII e do ENTM sobrejacente (Figs. 2-19 e 2-20). Suas subdivisões são:

- *Alar Rim* (borda das asas/narinas):* são as margens caudais das asas.
- *Base alar:* área de inserção da asa na face.

---

*Embora o termo, *alar rim*, não pertença à língua portuguesa seguiremos com preferência por ele em relação ao termo em português, em função da consagração de seu uso.

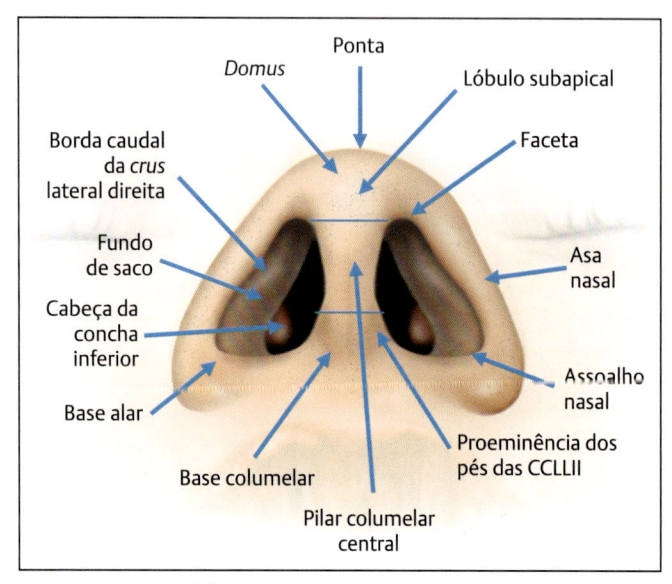

Fig. 2-19. Visão do lóbulo a partir da base.

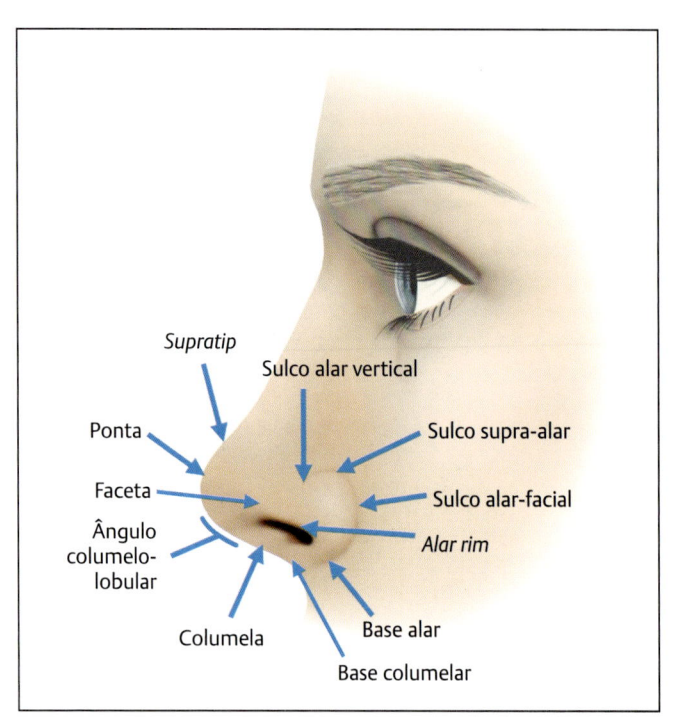

Fig. 2-20. Visão lateral do lóbulo nasal.

- *Faceta:* também conhecida como **trígono mole de Converse**.
- *Sulco alar vertical:* depressão da asa lateral aos *domus* (*alar facial groove*).
- *Sulco supra-alar:* depressão em sentido horizontal logo acima da margem cranial da *crus* lateral (*supra-alar groove*).
- *Sulco alar-facial:* sulco entre a base alar e a face (*alar facial groove*).

Columela
É a estrutura central inferior, que conecta o *infratip lobule* (lóbulo subapical) ao lábio superior. Sua estrutura é formada pelas *crura* mediais e pés das CCLLII e componentes do ENTM.

Narinas
São os orifícios do lóbulo. Seus limites são: *alar rim*, assoalho das narinas *(nostril sill)* e a columela.[14]

Vestíbulo
É a cavidade do lóbulo. É revestida por pele. Sua porção superior, lateral à protrusão das CCLLSS, chama-se fundo de saco (*cul de Sac*). A parte caudal tem pelos (vibrissas) (Fig. 2-19). Também é importante para o cirurgião a visão do vestíbulo evertido onde podemos identificar: a borda caudal das crura laterais da CLI; o ângulo da válvula nasal interna, o septo membranoso, a profusão da borda caudal da CLS em sua porção medial (*scroll*); a borda caudal da cartilagem septal (Fig. 2-21).

Cartilagens Laterais Inferiores
As cartilagens laterais inferiores são estruturas esqueléticas ao lóbulo nasal. São determinantes para a posição e formato da ponta, da asa nasal, columela e o formato das narinas e vestíbulos.[14] Cada CLI é uma fita cartilaginosa com curvatura em forma de arco semi-helicoidal, que apresenta diversas larguras e pontos de inflexão. Relevos e formas sutis cujas modificações mesmo que discretas podem influenciar intensamente as formas interna e externa do lóbulo, e, portanto, formato do nariz e função respiratória.

As cartilagens laterais inferiores apresentam 5 subdivisões (Fig. 2-22):

- Pés.
- *Crus* medial.
- *Crus* intermédia.
- *Domus*.
- *Crus* lateral.

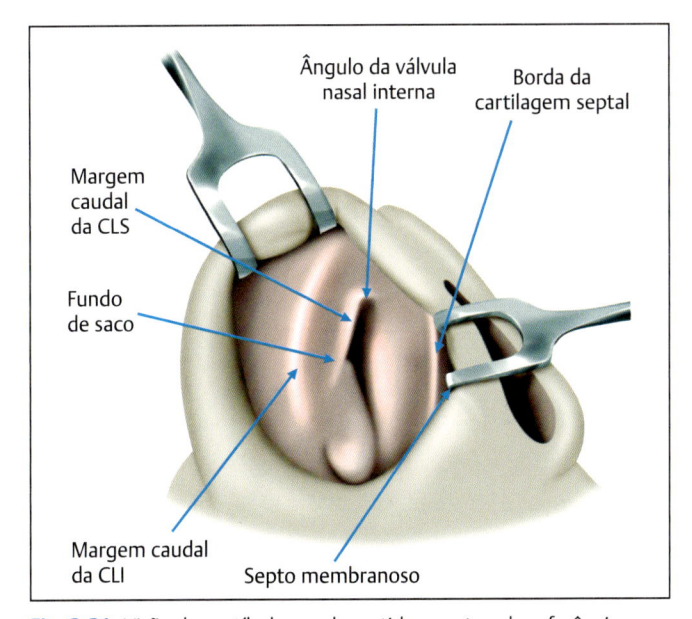

Fig. 2-21. Visão do vestíbulo nasal evertido, mostrando referências anatômicas importantes.

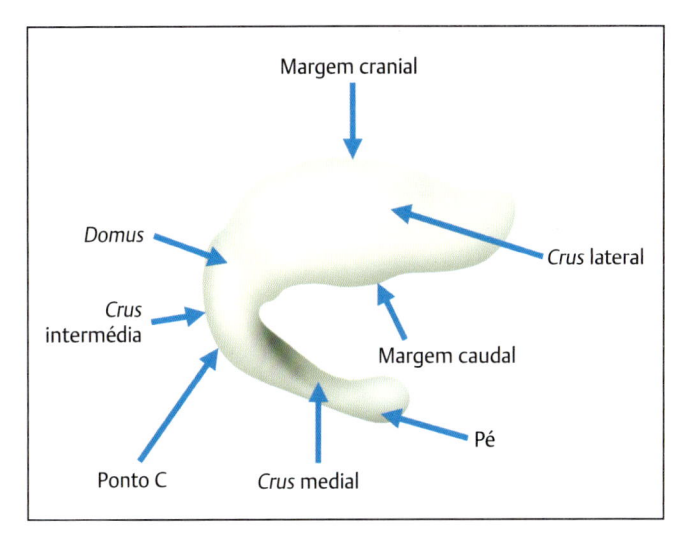

Fig. 2-22. Subdivisões da cartilagem lateral inferior.

Pés das CCLLII
São protrusões em curva, que se insinuam a partir da porção mais inferior da *crus* medial, do centro para a lateral. Quanto mais fortes e desenvolvidas determinarão um maior alargamento da base da columela (Fig. 2-19).

Crura *Mediais*
São as porções mediais das CCLLII. Iniciam-se a partir da porção mais alta dos pés das CCLLII e terminam no ponto de inflexão a partir do qual começam as *crura* intermédias, o "ponto C".

São levemente arqueadas com concavidade voltada para o vestíbulo. Sua espessura, largura e resiliência variam amplamente entre os indivíduos.[14]

Crura *Intermédias*
As CCLLII descrevem trajetos próximos e paralelos na sua porção das *crura* mediais. A partir do ponto "C" inicia-se a transição da *crus* medial para a *crus* intermédia. Nesta região a fita de cartilagem sofre intenso giro helicoidal nos sentidos cranial e lateral, tornando as CCLLII divergentes. A intensidade desta divergência, juntamente com o ângulo domal, será importante determinante da largura da ponta (Fig. 2-23).

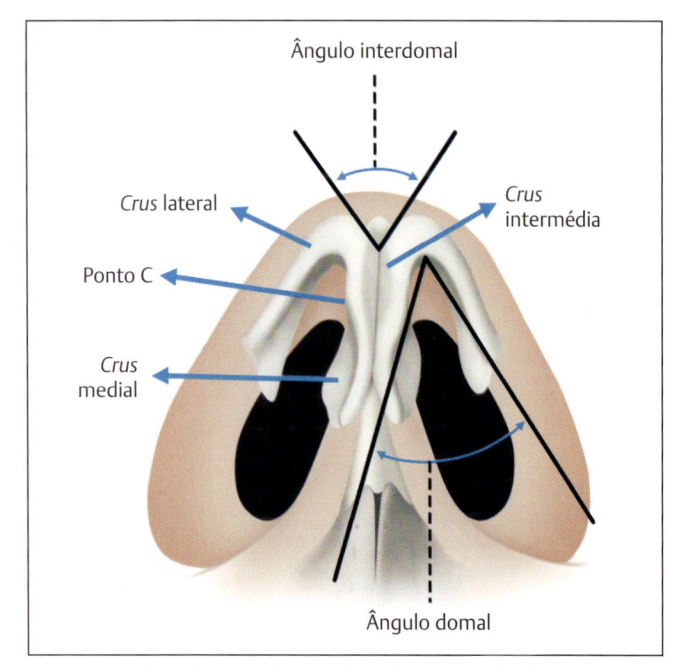

Fig. 2-23. Os ângulos domal e interdomal. O AD é definido como o ângulo formado pela intersecção entre a linha que passa pela *crus* intermédia e outra pela *crus* lateral. Já o ângulo interdomal é o ângulo de divergência entre as *crura* intermédias.

Domus

Os *domi*, como o nome sugere, são as "cúpulas" das CCLLII. Ou seja, é a região onde a divergência nos sentidos superior e lateral que se iniciou na *crus* intermédia se torna mais intensa, e a fita de cartilagem helicoidal passa a descrever trajeto nos sentidos dorsal e cranial, rumo à abertura piriforme. O ângulo domal (AD) é definido como o ângulo formado pela intersecção entre a linha que passa pela *crus* intermédia e outra pela *crus* lateral. O AD pode variar de 10° a 80°.[14] A distância entre os pontos mais anteriores dos *domi* serão os determinantes esqueléticos da largura da ponta nasal.

Largura/Definição da Ponta

O conceito de definição da ponta é mais amplo do que apenas o do quão larga ou estreita ela é. Uma ponta bem definida depende de um destaque de luz e sombra sutil desta região em relação às regiões do entorno (*supratip*, lóbulo do *infratip*, faceta, asas).[18]

Apesar de a largura esquelética da ponta (distância de um domus ao outro) não ser suficiente isoladamente para determinar que a ponta será bem definida, esta largura esquelética é relevante para se atingir com maestria uma ponta elegantemente definida. O AD juntamente com a divergência entre as *crura* intermediárias das CCLLII (ângulo interdomal) são os **componentes esqueléticos** da largura/definição da ponta esquelética. De tal forma que: quão mais divergente as *crura* intermédias, maior a largura da ponta; quão maior o ângulo domal, maior a largura da ponta. O ENTM desta região também influencia a definição: quanto mais espesso o ENTM, menor a definição (Figs. 2-23 e 2-24).

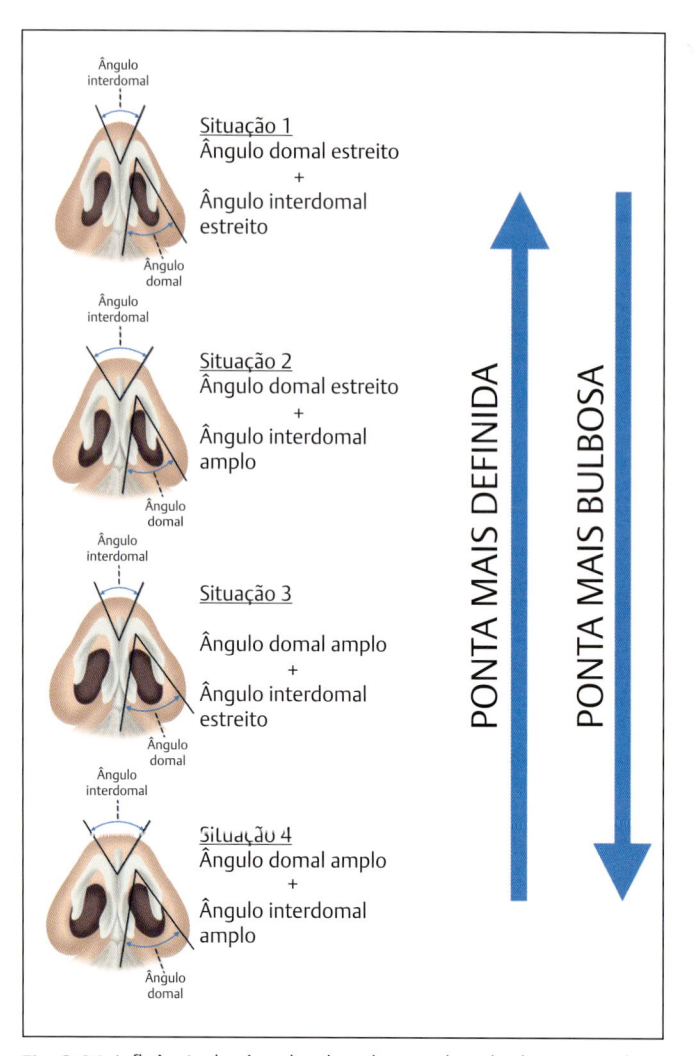

Fig. 2-24. Influência dos ângulos domal e interdomal sobre o grau de definição da ponta. Neste diagrama demonstra-se que quão maior o ângulo domal e quão maior a divergência entre as *crura* intermédias, menos definida será a ponta. A espessura do ENTM sobre a ponta também influencia a definição da ponta.

Crus *Lateral*

A *crus* lateral é o segmento da fita da CLI que vai do fim do arco domal em sua porção lateral, até a inserção posterior da CLI à pirâmide óssea (abertura piriforme). É o suporte esquelético à parede lateral do lóbulo e asa. O poder de suporte desta cartilagem tem a ver com a sua estrutura física (espessura, largura), mas também é em larga escala determinado pelo grau de tensionamento que esta porção da CLI tem. Esta força de tensionamento é gerada pela torção helicoidal a que a fita é submetida no seu trajeto da columela à abertura piriforme. A capacidade de fortalecer o suporte que as *crura* laterais oferecem à parede lateral pelo tensionamento (*tensioning*) é hoje em dia amplamente utilizada pelos cirurgiões com excelentes resultados.[19]

A *crus* lateral pode apresentar muitas variações em seu formato. Aqui destacaremos 4 (Fig. 2-25):

- Convexo (é o mais comum).[14]
- Convexo – Côncavo.
- Côncavo-Convexo.
- Côncavo.

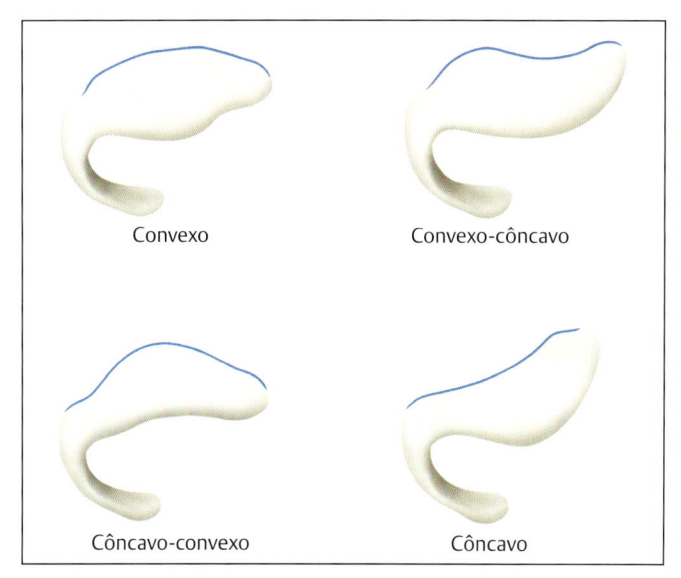

Fig. 2-25. Formatos comuns da *crus* lateral.

Convexo
Convexo-côncavo
Côncavo-convexo
Côncavo

Elementos Determinantes para o Suporte do Lóbulo

O estudo do suporte da ponta do nariz foi inicialmente iniciado por Janeke e Wright, em 1971.[20] Tardy e Brown[21] dividiram o suporte da ponta em menores e maiores. Estes conceitos têm sido aperfeiçoados por estudos anatômicos e são de entendimento crucial para os cirurgiões.

Mecanismos de Suporte Segundo Tardy

Tardy estabeleceu conceitos de mecanismos maiores e menores de suporte e as consequências de suas alterações na estabilidade da ponta nasal que são mais utilizadas na literatura.[11,21] Apesar disso, estes mecanismos são reconhecidos fundamentalmente por intuição cirúrgica e estudos anedóticos (Quadro 2-3).[22]

Importância dos Ligamentos

Recentemente, tem-se dado ênfase clínica ao papel dos ligamentos, sobretudo porque os cirurgiões têm a opção de tentar mimetizar suas funções através de suturas que os reconstroem e reposicionam ao fim dos procedimentos. A definição de ligamento pela **Terminologia Anatômica é: "Uma faixa ou folheto de tecido, conectando 2 ou mais ossos, cartilagens ou outras estruturas."**

Entre os envolvidos nos mecanismos de sustentação daremos destaque a:

- *Ligamentos interdomais:* conectam as duas *crura* mediais em sua porção cefálica do segmento infralobular destas cartilagens. Ou seja, apesar do nome, não se posiciona entre os *domus*, mas sim entre as *crura* mediais de uma maneira mais cefálica e posterior (Fig. 2-26). Quando desfeito durante a cirurgia, pode ser reconstruído com uma sutura para diminuir/reestabelecer o ângulo interdomal.[23]
- *Ligamento Intercrural:* conecta a borda cefálica das *crura* lateral, intermédia e medial da CLI e mantém as cartilagens alares inferiores unidas. Na sua porção entre as *crura* laterais passa sobre o ângulo septal anterior e atua como o ligamento suspensório de Converse (*suspensory sling*).[24] Sua porção caudal retém as *crura* mediais e os pés das CCLLII presas ao septo*.
- *Ligamento horizontal do Scroll:* faz parte do complexo ligamentar do *Scroll* (ver na parte sobre ENTM). Liga a borda caudal da CLS à borda cefálica da CLI ipsilateral. Pode ter cartilagens sesamoides entremeadas**.

---

*Esta porção é destruída na incisão transfixante do septo, por exemplo. É recomendado realizar esta incisão mais alta, quando possível, para preservar a estrutura.[25]
**São destruídos pela incisão intercartilaginosa.

Em estudos recentes foi esclarecido que não há conexão fibrosa física do tipo "ligamento" entre as CCLLII e a cartilagem septal. Segundo estas conclusões, a porção distal da fita de cartilagem (pés das CCLLII) envolve o septo caudal, mas apenas apoiam-se nos tecidos moles da columela e não se ligam como no modelo clássico de Tardy.[11]

Quadro 2-3. Mecanismos de Sustentação Segundo Tardy

Mecanismos maiores de suporte da ponta	Mecanismos menores de suporte da ponta
	Dorso septal cartilaginoso
Tamanho, formato e resiliência das *crura* mediais e laterais	Faixa de tecido fibroso entre os dois *domus*, conectando-os ao ângulo septal anterior (ligamento interdomal)
	Espinha nasal anterior
Conexões fibrosas entre as *crura* mediais/pés das CCLLII e a borda caudal da cartilagem quadrangular (septo nasal)*	Complexo sesamoide ou cartilagens alares menores das cartilagens laterais inferiores
Conexão fibrosa entre as cartilagens laterais superiores (borda caudal) e as cartilagens laterais inferiores (borda cefálica)**	Adesão das cartilagens laterais inferiores à pele e ao envelope de tecidos moles que envolvem a ponta nasal

*parte caudal do ligamento intercrural.
**ligamento longitudinal de *Scroll*.

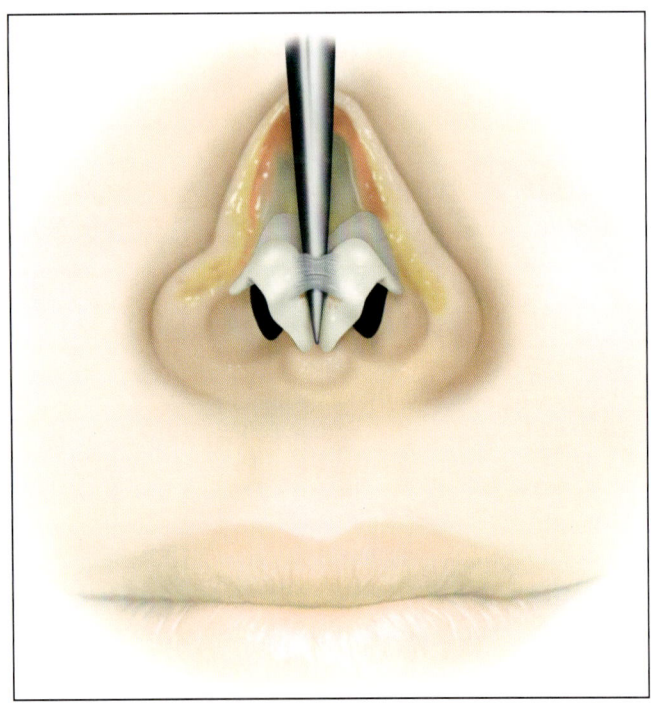

Fig. 2-26. Ligamento interdomal. Esquema representando peça anatômica, demonstrando a posição do ligamento interdomal fixado em posição mais posterior e cefálica.

Aspectos Práticos da Anatomia das Pirâmides Nasais Óssea e Cartilaginosa e o Lóbulo

Junção entre a PNO e PNC

A junção entre a PNO e PNC é rígida cranialmente. Nesta região a borda cefálica das CCLLSS entra por baixo da borda caudal dos ossos nasais por 1 a 2 mm.[14] Lateralmente é flexível e se dá pelo **ligamento piriforme**.

Área Keystone ou Área "K"

O local onde a cartilagem septal, a borda caudal dos ossos nasais e a borda cefálica das CCLLSS se articulam chama-se de área *keystone* ou área "k" (Fig. 2-27). O termo foi criado por Cottle em analogia a um arco gótico (Fig. 2-28), mostrando a percepção de Cottle de que esta região era fundamental para a estabilidade de toda a estrutura. Ao longo dos anos este conceito se consolidou tornando-se muito relevante na remodelagem do dorso nasal e correção de deformidades pós-traumáticas ou secundárias a procedimentos malsucedidos.

A relação anatômica entre as CCLLSS, CSN são imprevisíveis na área k.[26] O mesmo autor destaca que o envelope de tecidos moles tende a ser o mais fino nesta área, uma vez que praticamente não há subcutâneo e que os músculos se fundem em tecido aponeurótico nesta área. Em 2015, foi descrita a influência da extensão lateral da área k, sobre

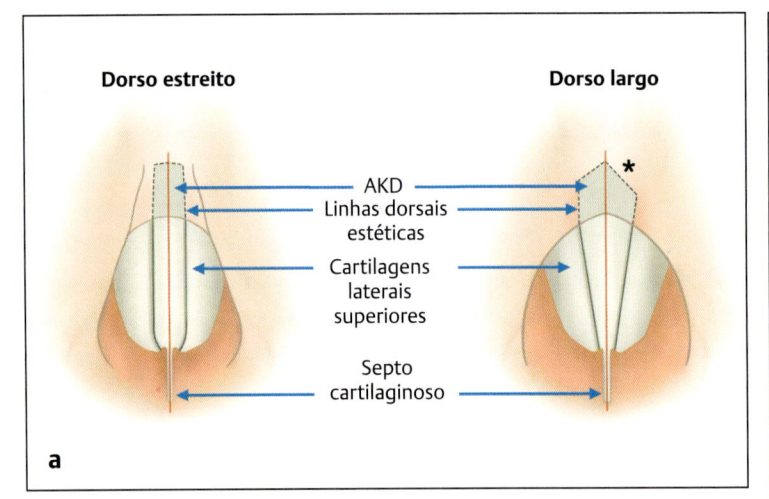

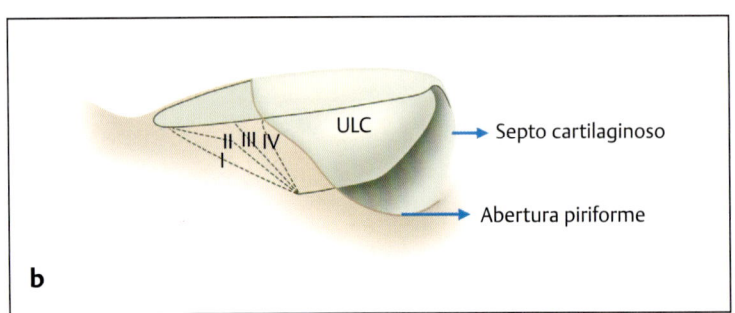

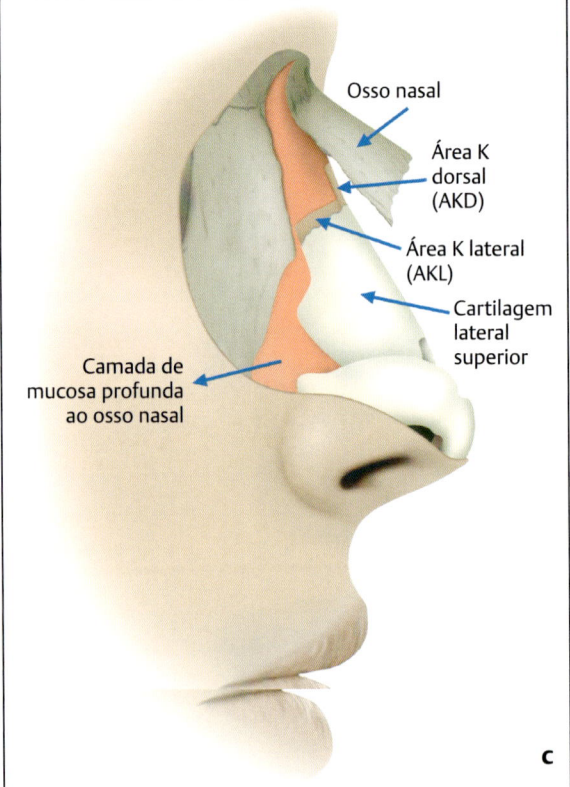

Fig. 2-27. (a) A área "k", segundo a visão de Palhazi *et al*. (a) Mostra como o traçado das linhas dorsais estéticas é influenciado pela área "k", após a remoção da capa óssea. Notar que o esquema do dorso largo mostra assimetrias que podem ocorrer nesta região*. (b) Esquema ilustrando a configuração dos 4 tipos da área AKL abaixo do osso nasal. (c) Dissecção de cadáver, após a elevação em bloco dos ossos nasais. AKD área k dorsal; AKL área k lateral.[26]

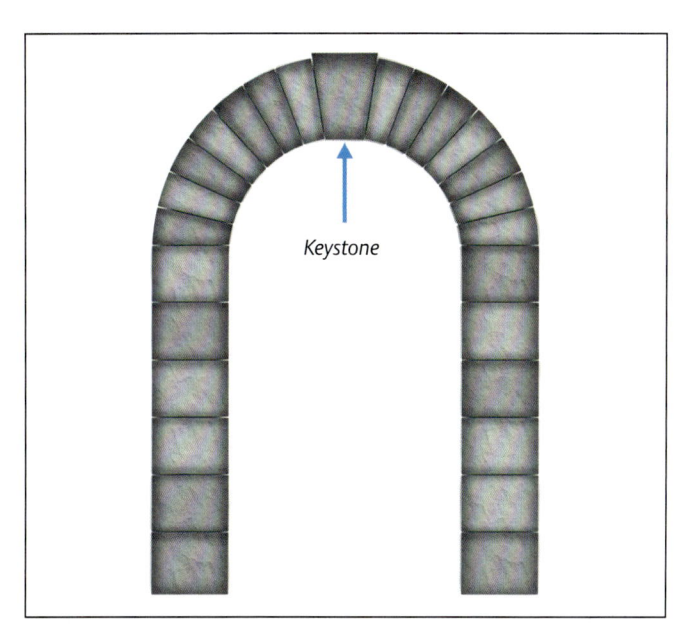

Fig. 2-28. Analogia de Cottle com a *keystone* do arco gótico.

as linhas dorsais estéticas.[26] Estas extensões laterais são as principais determinantes das linhas dorsais estéticas e da giba, uma vez que a camada óssea sobre elas seja extremamente fina. A área k lateral pode-se apresentar de 4 maneiras (Fig. 2-27a).

Relação entre as CCLLSS e as CCLLII

As bordas caudais das CCLLSS se posicionam abaixo das bordas cefálicas das *crura* laterais das CCLLII. Estas bordas caudais das CCLLII se protruem para dentro do vestíbulo. A relação anatômica entre as CCLLSS e as CCLLII pode-se dar de 4 formas (Fig. 2-29):

- Sobreposta.
- Término-terminal.
- *Scroll*.
- *Scroll* reverso.

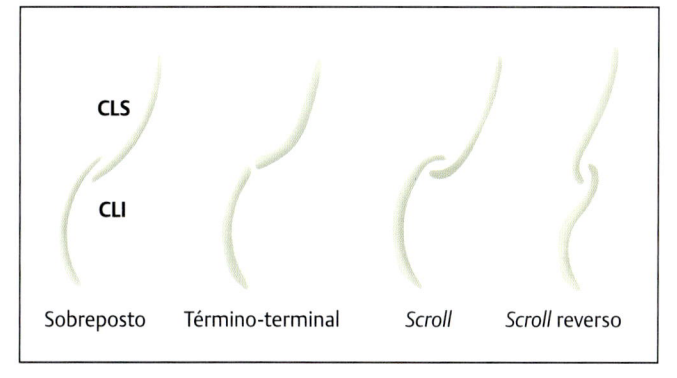

Fig. 2-29. Apresentações do *Scroll*. Quatro possíveis relações entre as bordas cefálica da CLI e caudal da CLS.

Áreas de Tecido Mole (Zonas Vulneráveis)

A discussão a respeito da preservação da estrutura e da necessidade de reestruturação do nariz em busca de melhores resultados estéticos e respiratórios sempre esteve no núcleo dos questionamentos a respeito de técnicas e críticas de resultados. Isto porque zonas mal estruturadas, com pouco suporte ou indevidamente ressecadas ou manipuladas, podem levar a distorções indesejadas nos períodos pós-operatório precoce ou tardio e aumentar a morbidade e desconforto no período pós-operatório. Neste sentido é importante que o cirurgião reconheça as áreas de tecidos moles da pirâmide nasal, que são (Fig. 2-30):

- Fenda parasseptal ou área de tecido mole parasseptal.
- Área lateral de tecidos moles.
- Trígono mole de *converse*.
- Área de tecidos moles da asa.

Fenda Parasseptal
É a estreita fenda entre o 1/3 caudal das CCLLII e a CNS.

Área de Tecidos Moles da Parede Lateral
Constituída pelo ligamento piriforme. Esta região, por ter menos suporte cartilaginoso, é mais flexível e, portanto, mais vulnerável às pressões nasais negativas à inspiração. Portanto desestruturações ou retrações cicatriciais decorrentes de manipulação indevida nesta região podem gerar problemas respiratórios e resultados estéticos desfavoráveis.

Faceta (Trígono Mole de Converse)
Encontra-se abaixo da borda das CLLIS de cada lado. Como é uma zona de tecido mole sem estrutura esquelética, a manipulação inadequada pode estimular tecido cicatricial e retração da borda da narina, que são deformidades indesejadas e estigmatizantes. Há diversas técnicas para prevenir e tratar a retração desta área atualmente.

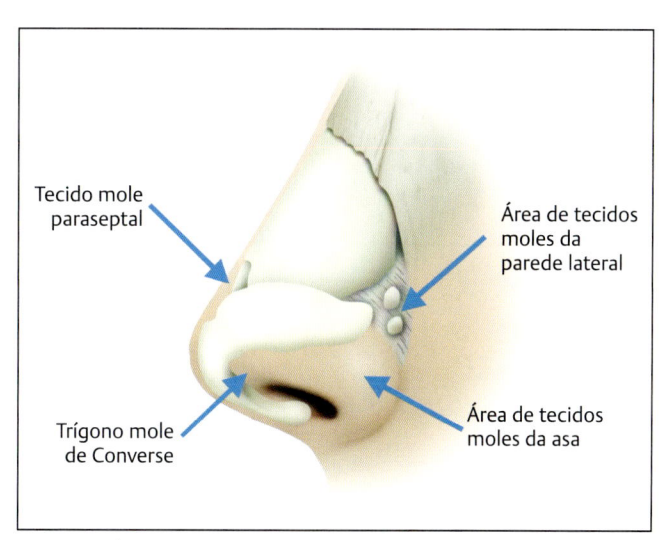

Fig. 2-30. Áreas de tecidos moles vulneráveis.

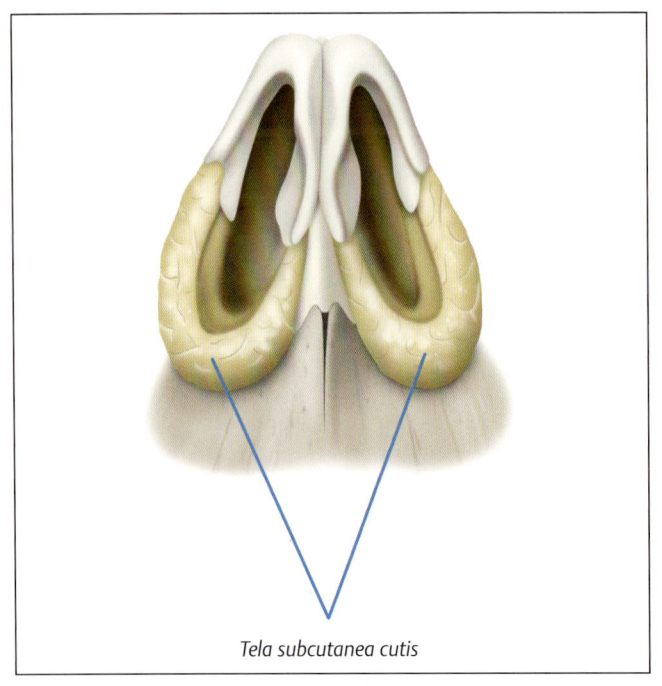

Fig. 2-31. Esquema mostrando a *tela subcutanea cutis*. (Adaptado de Jeong JY, Kim TK. Rebuilding nose: rhinoplasty for Asians. Ui- jeongbu: Medic Medicine; 2018.)

Área de Tecidos Moles das Asas

Igualmente desprovida de esqueleto, onde temos pele sobre pele, é uma região vulnerável a cicatrizações inadequadas, quando manipulada inadequadamente.[14] Daniel *et al.*, em 2013, destacaram a **tela subcutanea cutis** (Fig. 2-31), que é uma estrutura subcutânea distinta, que forma as paredes laterais das asas e o assoalho das narinas (*sill*).[14] É independente de cartilagens e músculos. Segundo os autores, esta estrutura, à medida que se trata de um tecido mole diferenciado, fibroso, é responsável pela manutenção da estrutura da parede lateral da asa sem suporte cartilaginoso ou ósseo.

SEPTO NASAL

O septo nasal é uma estrutura de fundamental importância tanto para a forma, como para a função nasal. Está no plano sagital, estendendo-se da crista maxilar inferiormente até a base do crânio superiormente e do lóbulo do nariz anteriormente até a nasofaringe, posteriormente. Divide o nariz em duas cavidades.

Sua estrutura é composta por osso e cartilagem, recoberta por muco pericôndrio e muco periósteo, que consistem em (Fig. 2-32):

- Membrana mucosa com células ciliadas e não ciliadas, células caliciformes e basais.
- Membrana basal.
- Lâmina própria com glândulas seromucosas.
- Pericôndrio e periósteo.

A cartilagem quadrangular ou cartilagem septal é responsável pelo componente cartilaginoso. A cartilagem septal tem

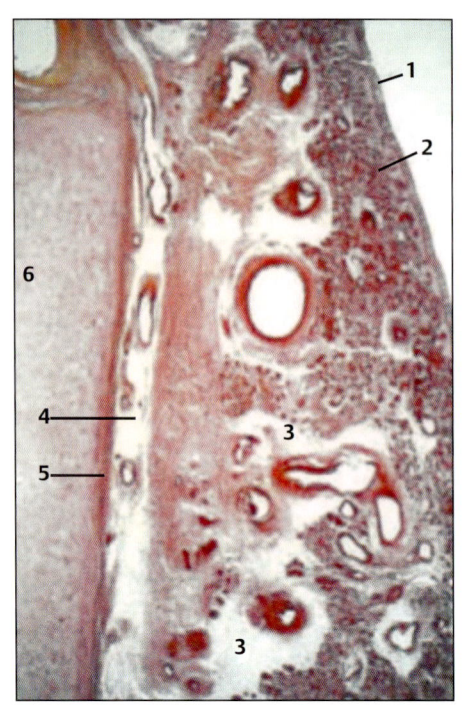

Fig. 2-32. Esquema mostrando corte histológico do revestimento do septo nasal. *1.* Epitélio pseudoestratificado; *2.* lâmina propria com células mucosas e glândulas serosas; *3.* parênquima; *4*, camada externa do pericôndrio; *5.* camada interna do pericôndrio; *6.* cartilagem septal com poucos condrócitos envolta por tecido com alta densidade de células e fibras elásticas na periferia. [14]

tamanho variável e formato quadrangular irregular. Constitui a extensão mais anterior e caudal do septo (Fig. 2-33).

São pontos de interesse clínico cirúrgico:

- A borda caudal livre.
- O *processus lateralis ventralis* que é um espessamento da borda caudal da placa de cartilagem onde ela se conecta com osso inferior.
- Ângulo septal anterior.
- Ângulo septal posterior.
- Processo esfenoidal: que é a porção da cartilagem septal que se estende posteriormente, na direção do osso esfenoide, entre a lâmina perpendicular do etmoide e a borda cranial do vômer.
- O corpo septal.

Na região da espinha nasal anterior, a cartilagem quadrangular é aderida por tecido conectivo fibroso. Conforme descrito anteriormente, a cartilagem septal está em continuidade com as CCLLSS (**ver item pirâmide nasal cartilaginosa**).

A forma externa do nariz é determinada em parte pela cartilagem do septo nasal, pois – dependendo de seu tamanho, forma e posição – tanto o dorso, como a ponta nasal sofrerão influência. Compõe as paredes mediais da válvula nasal interna e das narinas (válvula nasal externa), consequentemente, distorções de sua forma e posição podem distorcer a anatomia destas regiões e serem determinantes ou agravantes de obstrução nasal. Em sua porção caudal, a cartilagem sep-

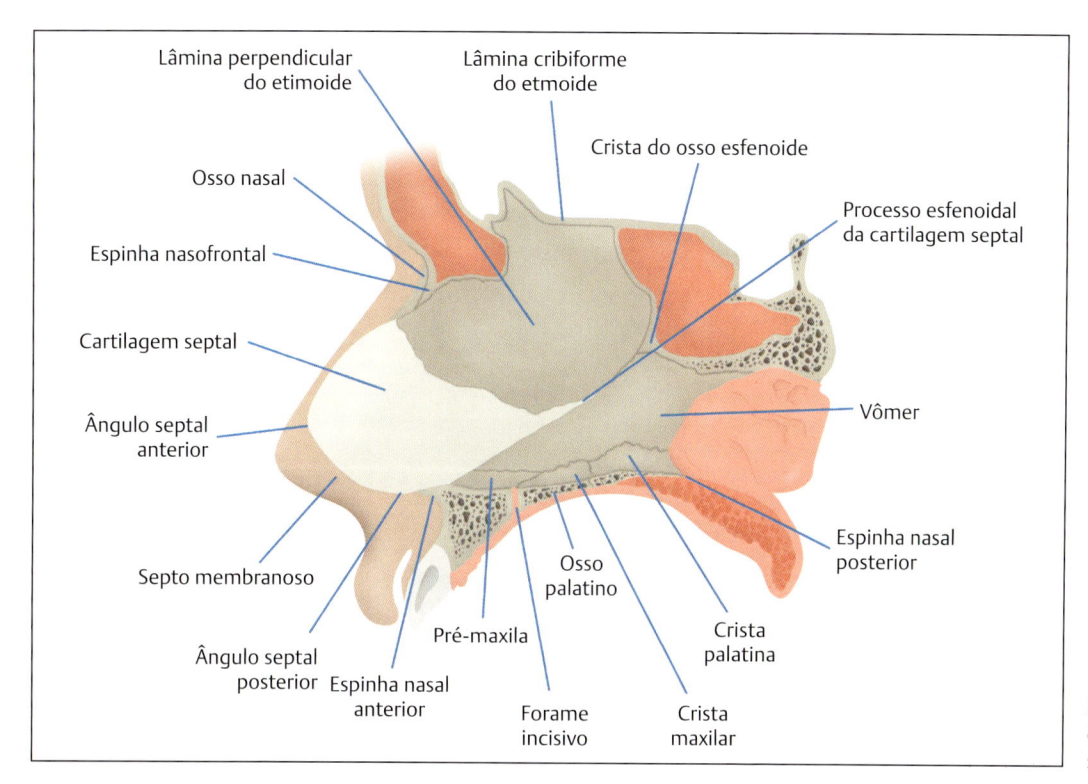

Fig. 2-33. Principais estruturas do septo nasal e suas relações anatômicas.

tal relaciona-se com as *crura* mediais das CCLLII, pelo septo membranoso. O formato da sua borda anterior e/ou superior também pode determinar distorções do arcabouço externo de repercussão estética e/ou funcional.

O septo ósseo é composto inferiormente por 3 cristas ósseas, o osso vômer e a lâmina perpendicular do etmoide.

As cristas são (de anterior para posterior) (Fig. 2-33):

- Pré-maxila* (cuja extensão anterior forma a espinha nasal anterior que pertence ao osso maxilar). Sua borda cranial é contínua com a borda cranial do vômer e apoia a borda inferior da cartilagem septal (Figs. 2-33 e 2-34).
- Crista maxilar: projeção superior da maxila na linha média, posterior ao forame incisivo. Sua articulação superior é com a borda inferior do vômer.
- Crista palatina: projeção superior do osso palatino, na linha média. Sua borda anterior se articula com a crista maxilar, a superior com a borda inferior do vômer e a posterior formará a parte inferior da parede que divide as coanas, junto com a borda posterior do vômer.

Lâmina Perpendicular do Etmoide

É muito fina como o nome "lâmina" sugere. É a estrutura posterossuperior do septo ósseo e em seu limite cranial encontra-se a lâmina cribriforme. Sua extremidade anterossuperior

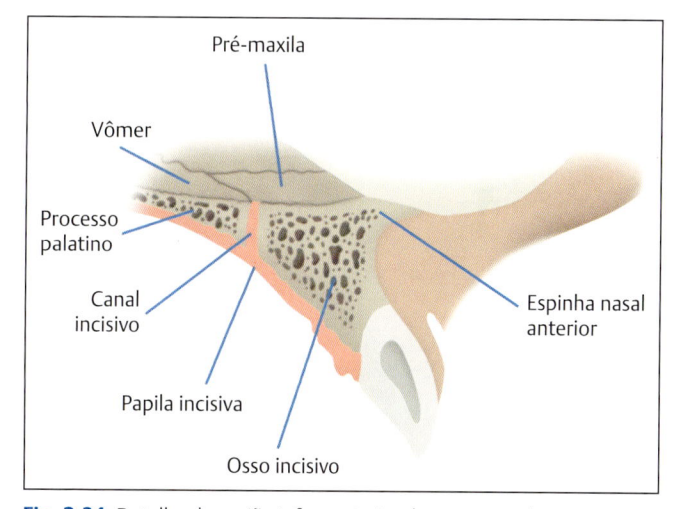

Fig. 2-34. Detalhe da região inferoanterior do septo nasal. Note que a espinha nasal anterior é parte do osso maxilar. A crista óssea anterior ao forame incisivo é a pré-maxila.

se articula com espinha nasal do osso frontal. A extensão do contato entre a lâmina perpendicular do etmoide e o vômer é variável e depende da extensão do processo esfenoidal da cartilagem septal. A porção posterior se articula com a crista esfenoidal na região da sutura esfenoidal. A borda caudal é articulada com borda anterior do vômer e com parte do processo esfenoidal da cartilagem quadrangular. Sua porção ventral se articula com a cartilagem quadrangular, região onde eventualmente é mais espessa e onde podemos reconhecer duas corticais com osso esponjoso entremeado.

---

*Alguns autores consideram a região do osso maxilar à frente do forame incisivo, como o osso incisivo (Fig. 2-34). Isto é com base no fato de que seus centros de ossificação são distintos do restante dos maxilares na vida intrauterina. No lado palatino, é possível ver a linha de sutura óssea entre estes dois ossos, mas somente nas primeiras décadas.[14]

Osso Vômer

O vômer se estende do seio esfenoidal superiormente, e sua borda inferior é conectada às cristas maxilar e palatina. Tem forma de uma quilha. Sua borda posterior forma a parede medial entre as coanas. Frequentemente, sua borda anterior tem uma canaleta onde repousa a cartilagem septal anteriormente à lâmina perpendicular do etmoide.

Fibras Decussantes

Na junção dos componentes ósseo e cartilaginoso, encontram-se as fibras decussantes – durante a cirurgia elas devem ser reconhecidas e adequadamente manipuladas para manter o plano subperiosteal e subpericondral adequado e prevenir a perfuração dos retalhos mucosos (Fig. 2-35).

Corpo Septal

Esta região de espessamento de mucosa septal fica localizada aproximadamente 2,2 cm atrás da borda caudal do septo e 1,1 cm acima do assoalho nasal, com diâmetro horizontal e vertical de aproximadamente 2 cm e 1,5 cm, respectivamente.[30,31] Sua mucosa tem características semelhantes às das conchas inferiores, portanto, responsiva aos tônus simpático e parassimpático, tendo papel na regulagem da resistência ao fluxo aéreo nasal (Fig. 2-36).

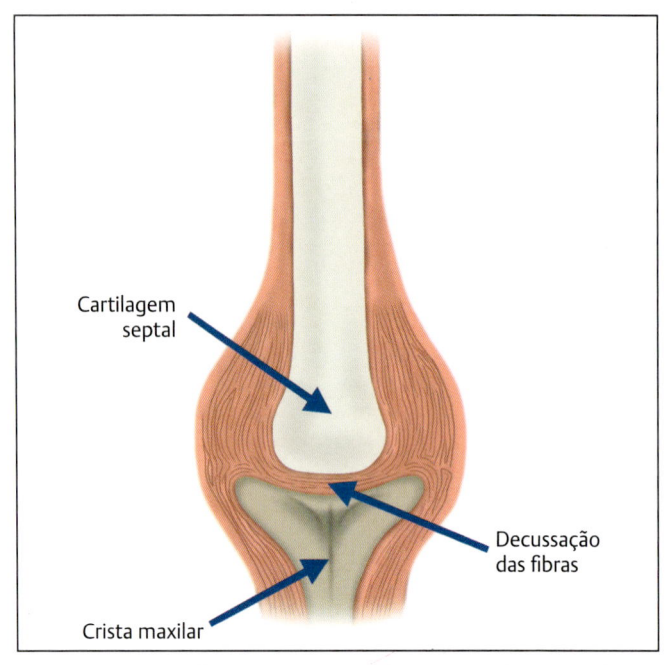

Fig. 2-35. Esquema de um corte coronal do septo nasal, mostrando a decussação das fibras de tecido conectivo na região da articulação da cartilagem quadrangular com a crista maxilar.

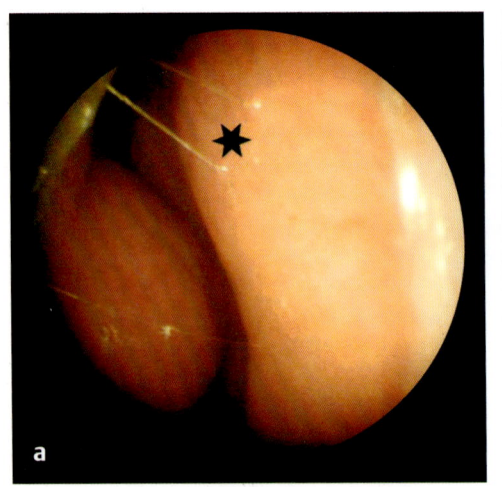

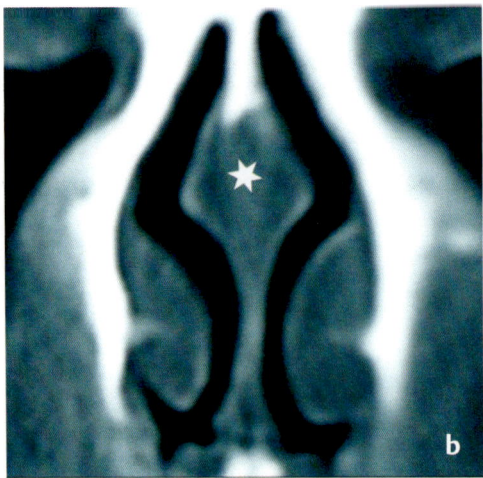

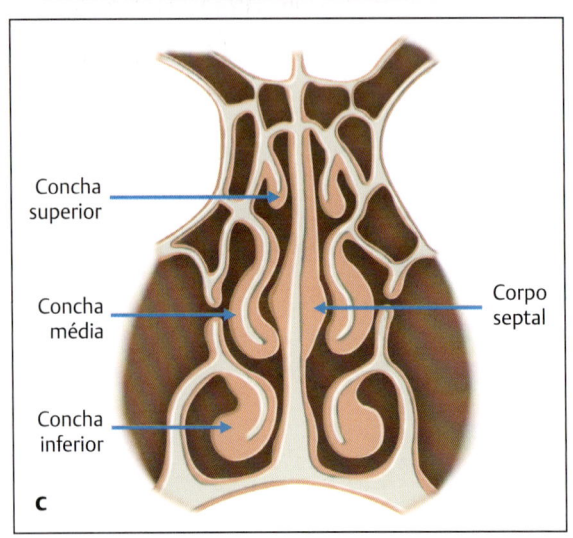

Fig. 2-36. Corpo septal (*): imagem endoscópica (**a**); tomografia (**b**); esquema em corte coronal das fossas nasais (**c**).

Órgão Vomeronasal (Órgão de Jacobson)

O órgão vomeronasal (OVN) é uma pequena depressão, revestida com células quimiossensoriais, localizado nas camadas profundas do pericôndrio septal, na base do septo anterior. É considerado um vestígio filogenético de um órgão olfatório acessório. Sua função seria a de detectar sinais químicos, especialmente os de significado sexual e territorial (ferormônios) (Fig. 2-37).[14]

Desvios e projeções do septo nasal, lateralmente, para fora do plano sagital, portanto, poderão reduzir o espaço da cavidade nasal e, consequentemente, modificar a aerodinâmica do fluxo negativamente, prejudicando a respiração. Estas alterações poderão ser uni ou bilaterais.

A válvula nasal é o principal estreitamento de toda via aérea e responde sozinha por 50% de toda resistência oferecida ao fluxo na sua nasal.[28] Portanto, desvios localizados nesta região têm grande potencial de serem sintomáticos, e mínimos desvios residuais na área da válvula podem ser responsáveis por insucessos cirúrgicos.

Após transpor a área da válvula em fluxo laminar, o ar entra em turbilhonamento e se divide pela cavidade nasal em correntes distintas, sendo a principal e de maior pressão a corrente de ar que passa próxima à cabeça do corneto médio, tornando esta região do septo outro local relevante para o diagnóstico de obstrução nasal e planejamento cirúrgico. Assim, a correção de desvios nesta região é de suma importância para a fisiologia nasal.

A região septal posterior não impõe grande resistência ao ar durante a inspiração; portanto, desvios localizados nesta região devem ser observados criteriosamente na indicação da septoplastia, pois geralmente são assintomáticos.

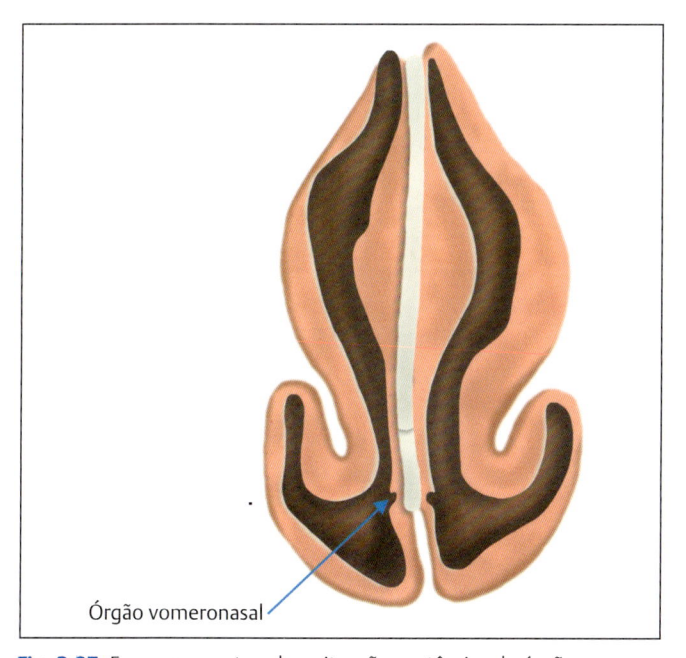

Fig. 2-37. Esquema mostrando a situação anatômica do órgão vomeronasal (órgão de Jacobson), pequenas depressões bilaterais, próximas do assoalho nasal na região anterior do septo.

Recentemente, vários estudos utilizando modelos matemáticos aplicados em programas de computadores têm sido utilizados para determinar o fluxo aéreo nasal. Estes estudos sugerem que, em alguns anos, será possível, por meio destes programas, localizar com exatidão o ponto de obstrução nasal, permitindo uma cirurgia ainda mais conservadora.[29]

ANATOMIA DA PAREDE NASAL LATERAL

A superfície da parede nasal lateral é a região anatômica mais complexa da cavidade nasal. Estende-se da abertura piriforme anteriormente até as coanas, sendo formada por vários ossos, a maioria de origem facial (maxilar, etmoide, lacrimal e palatino). Com exceção da concha inferior, que é um osso individual, as demais estruturas, que se saliertam dessa parede, são projeções do etmoide. Os diversos relevos e recessos desta parede têm importância maior em aspectos fisiológicos para a homeostase dos seios paranasais. Destacaremos neste capítulo os que têm maior relevância na função respiratória, que é o aspecto fisiológico fundamental para o cirurgião que pratica a rinoplastia.

As conchas nasais inferiores têm um importante papel na regulação do fluxo aéreo nasal fazendo parte da válvula nasal interna, região responsável por 50% da resistência das vias aéreas superiores.[28] Forrada por epitélio respiratório, possui mucosa erétil rica em vasos que respondem a vários estímulos, inclusive em decorrência do "ciclo nasal ". Seu 1/3 anterior é mais espesso e articulado à maxila e torna-se mais delgado posteriormente onde se articula com o osso palatino. Sua face lateral se relaciona com a parede nasal lateral, região denominada meato inferior, onde na junção do 1/3 anterior com o 1/3 médio pode ser encontrado o óstio do ducto lacrimal em uma abertura óssea. Superiormente é convexa e forma a margem anatômica inferior da região mais complexa dessa parede, o meato médio.

As conchas médias apresentam a parte óssea mais delicada que as inferiores, mas têm formação anatômica similar. Possuem 3 porções, sua cabeça, porção vertical está próxima ao teto do nariz e a lâmina crivosa, não raro podem-se apresentar pneumatizadas (Fig. 2-38), com volume aumentado, podendo prejudicar a fisiologia respiratória. A porção horizontal se insere na lâmina papirácea e a porção diagonal (lamela basal) que também se insere na lâmina papirácea, divide o etmoide anterior do posterior. Sua cauda tangencia a borda inferior do forame ou forames esfenopalatinos. Na sua face lateral encontra-se o meato médio, onde na união da sua cabeça com a parede lateral do nariz uma acentuada concavidade oblíqua para cima e anteriormente, forma o infundíbulo etmoidal, que é limitado lateralmente pelo processo uncinado, posteriormente pela bula etmoidal e anterossuperiormente quando presente pela célula *Agger Nasi*, formando o recesso frontal onde normalmente encontramos o óstio do frontal. Esse infundíbulo continua para baixo e para trás com uma concavidade superior, formando o hiato semilunar cuja borda saliente é o processo uncinado (1° lamela). Acima do hiato encontra-se a bula etmoidal (2° lamela), que pode ter volume e morfologia variados. Entre

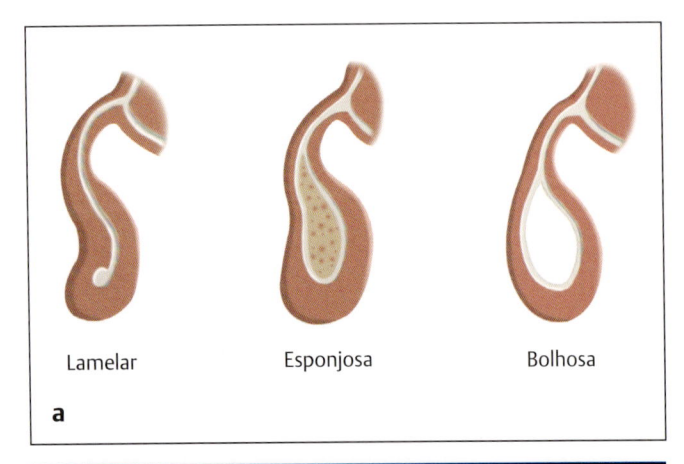

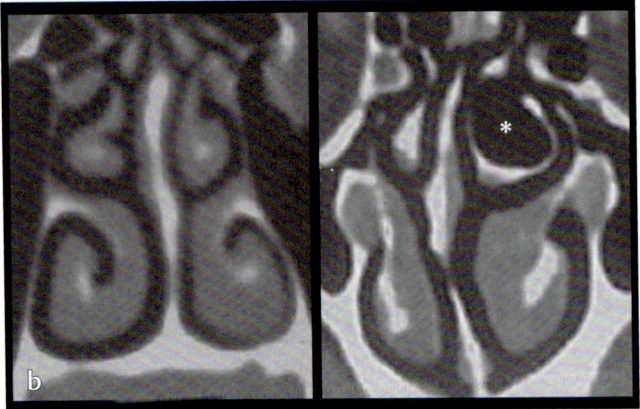

Fig. 2-38. Variações anatômicas da concha média. (**a**) Esquema mostrando as variantes de acordo com o esqueleto: lamelar, esponjosa; bolhosa. (**b**) Imagem de tomografia destacando a diferença entre as conchas médias lamelares e a concha nasal do tipo "bolhosa" *.

o processo uncinado e a bula etmoidal encontra-se o óstio principal do seio maxilar. Atenção deve ser dada às aberturas acessórias do seio maxilar (forames de Giraldes) (Fig. 2-39a, b).[31-33]

ANATOMOFISIOLOGIA DAS VÁLVULAS NASAIS

Primeiramente descrita por Mink, em 1903, e mais detalhadamente por Bridger, em 1970,[34,35] a região das válvulas nasais tem despertado muito interesse dos rinologistas em um correto diagnóstico de quadros de obstrução nasal e para que sejam prevenidas obstruções iatrogênicas nas rinoplastias.[36]

É composta de duas regiões anatomicamente próximas, a válvula interna e a válvula externa, que podem ser responsáveis isoladamente ou em conjunto pela obstrução do fluxo aéreo nasal.

Válvula Nasal Externa

A válvula nasal externa é uma estrutura dinâmica, limitada lateralmente pela borda caudal da *crus* lateral da cartilagem lateral inferior, medialmente pelo septo caudal, septo membranoso e columela, inferiormente pelo assoalho do vestíbulo nasal e anteriormente pela faceta (trígono de *Converse*). O ângulo nasolabial é parte integrante dessa válvula, participando do direcionamento do fluxo aéreo nasal.[37]

Válvula Nasal Interna

A válvula nasal interna forma um ângulo em trono de 10 a 15° nos narizes caucasianos e mais obtuso nos asiáticos e afrodescendentes, limitado medialmente pela porção superior do septo nasal, lateralmente pela borda caudal da cartilagem lateral superior e inferiormente pela cabeça do corneto inferior. Muita atenção deve ser dada a essa região pois é responsável por grande parte da resistência da via aérea nasal.

Sua fisiologia é complexa, e o grau de efeito regulatório do fluxo em termos de adicionar resistência depende da região onde é realizada a medida. Entretanto é consenso entre *experts* no tema, que contribui em pelo menos 50% da resistência da via aérea nasal (Fig. 2-39c).[28]

Das estruturas que compõem esta região o septo nasal é estático, a parede lateral formada pela borda caudal da cartilagem lateral superior é menos rígida e determinante para a estabilidade dessa válvula. Muita atenção deve ser dada também à cabeça do corneto inferior com sua mucosa erétil muito reativa a variados estímulos, inclusive com a dinâmica do "ciclo nasal".[37]

A ventilação nasal é um processo dinâmico em que durante a inspiração é gerada uma pressão negativa transmural que impõe um desafio para a estabilidade da parede nasal lateral e região alar que são flexíveis. Durante esse processo as narinas se dilatam, e as válvulas internas se estreitam com a aproximação da cartilagem lateral superior do septo (Fig. 2-40).

Em uma respiração nasal eficiente ocorre, aquecimento, umidificação e filtração do ar que são fatores fundamentais na fisiologia respiratória.

CAPÍTULO 2 ■ ANATOMIA APLICADA À RINOPLASTIA

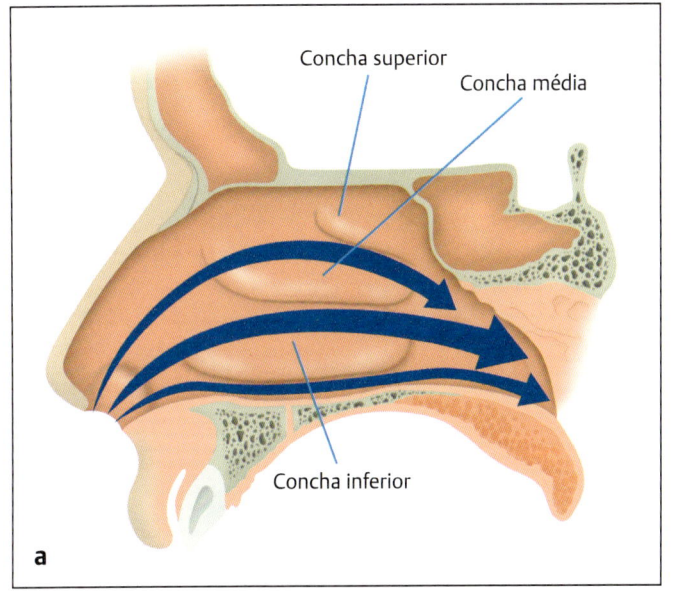

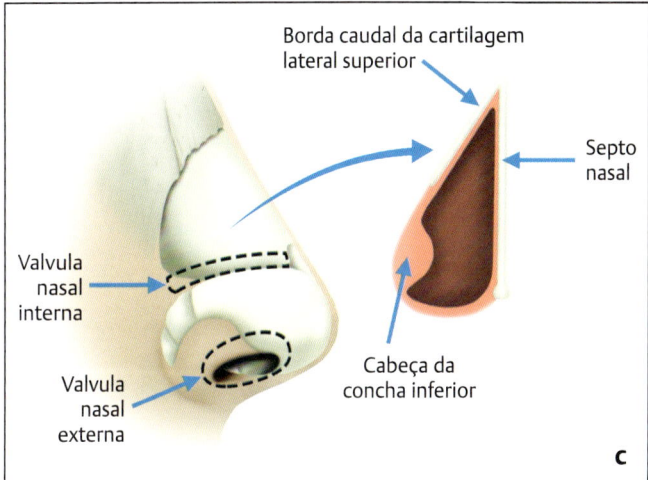

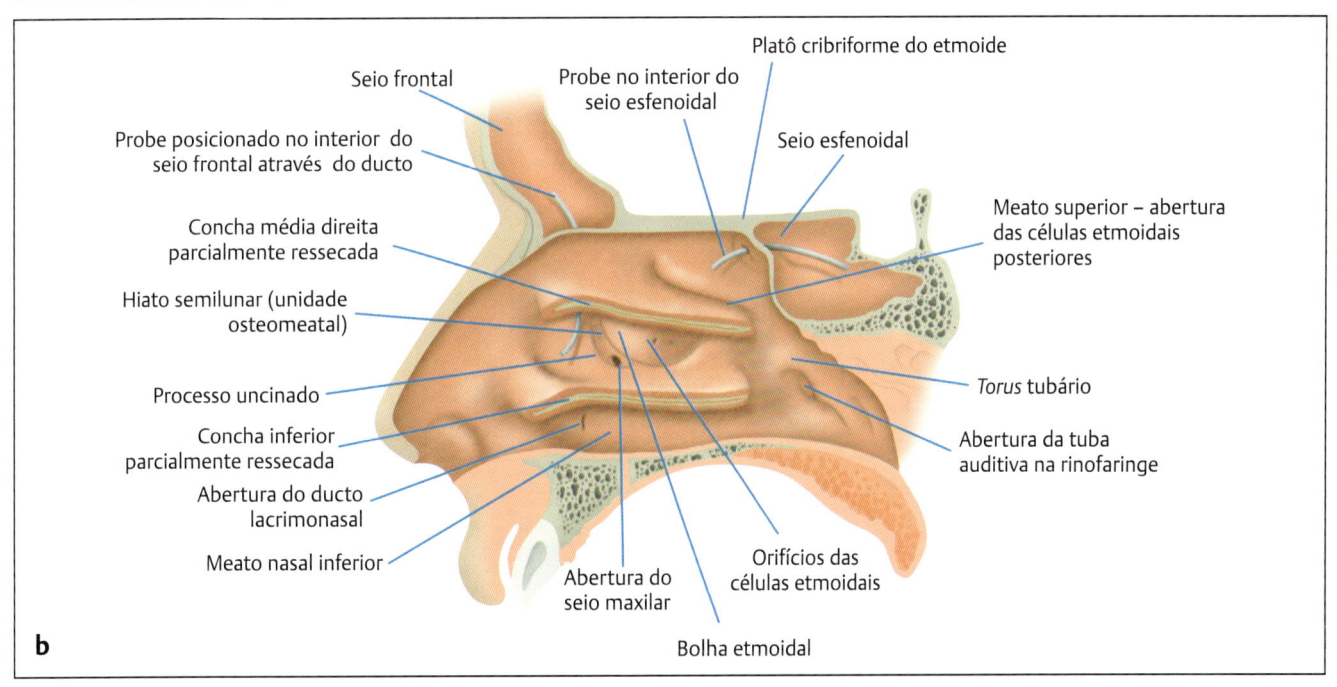

Fig. 2-39. (**a**) Parede nasal lateral e a trajetória do ar inspirado. Quão mais larga a seta, maior o volume de ar representado. (**b**) A parede nasal lateral direita e seus relevos após a remoção parcial da concha inferior direita e da concha média. (**c**) Esquema que ilustra as válvulas nasais externa e interna do lado direito.

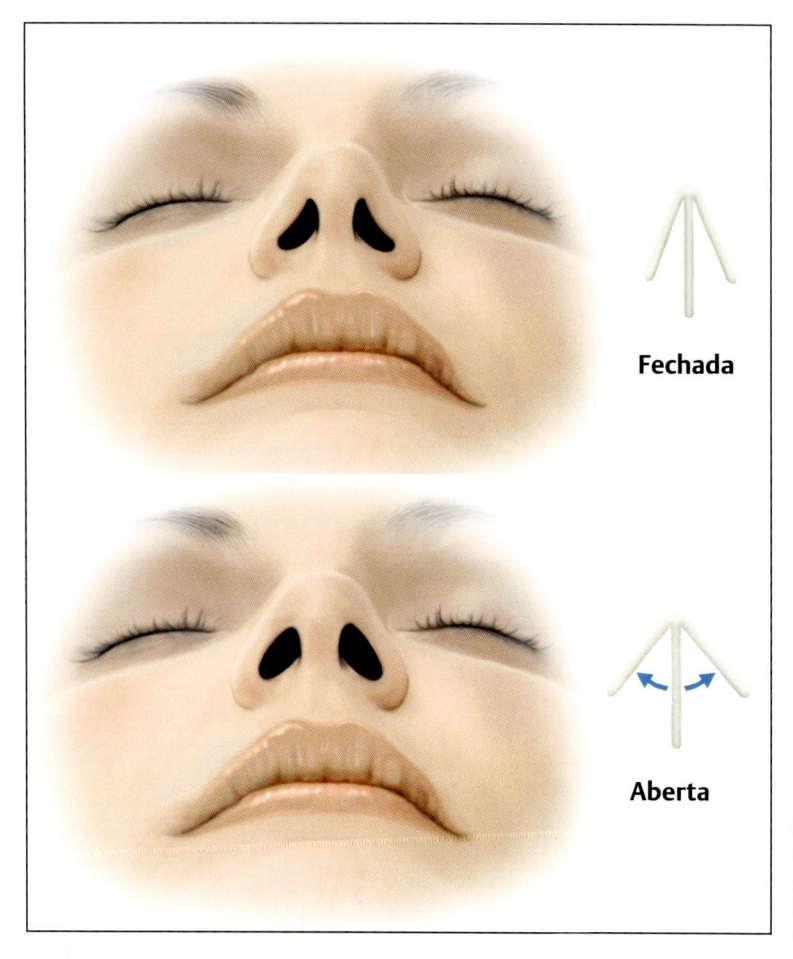

Fig. 2-40. Esquema demonstrando o efeito fisiológico da válvula nasal na inspiração (**a**) e na expiração (**b**). (Adaptado de: Roithmann R, Cole P, Chapnik J, Shpirer I, Hoffstein V, Zamel N. Acoustic rhinometry in the evaluation of nasal obstruction. Laryngoscope. 1995 Mar;105(3 Pt 1):275-81.)

VASCULARIZAÇÃO E INERVAÇÃO NASAL

O nariz e a cavidade nasal são uma região anatômica extremamente vascularizada. A irrigação é proveniente de ramos das artérias carótidas interna e externa.

Sistema da Carótida Interna

A artéria carótida interna atravessa o osso temporal na região petrosa lateralmente ao osso esfenoide e na altura do etmoide anterior penetra na dura-máter e origina a artéria oftálmica.

A artéria oftálmica ao entrar na fissura orbitária superior se divide em artérias etmoidais anterior e posterior (Fig. 2-41).[38]

A artéria etmoidal anterior emerge da órbita próxima à crista *galli* pelo canal etmoidal anterior, e seus ramos irrigarão a parede lateral do nariz e região septal.[39]

A artéria etmoidal posterior atravessa a lâmina crivosa através do canal etmoidal posterior que é estreito, malformado e intimamente relacionado com o canal do nervo óptico em uma relação anatômica próxima (4 a 7 mm) e muito perigosa. Irriga a concha superior e região alta e posterior do septo.[40]

Sistema da Carótida Externa

Do sistema da carótida externa emerge a artéria maxilar, principal via de irrigação para o nariz. A artéria maxilar após um longo trajeto de sua saída da bifurcação do sistema carotídeo penetra na fossa pterigopalatina de onde sairão vários ramos para região craniofacial.[41] Dois ramos terminais se destacam: as artérias nasal posterior lateral e septal posterior.

A artéria nasal posterior lateral penetra na cavidade nasal pela borda inferior do forame esfenopalatino próximo à cauda da concha média, subperiostalmente. Ela então emite ramos ascendentes para a concha média, concha superior, meato médio, nasofaringe e tuba auditiva. Seu trajeto nem sempre é uniforme, podendo ainda se apresentar como artérias duplas ou triplas, dependendo do número de forames esfenopalatinos.[42] Ramos terminais desta artéria juntamente com ramos venosos se encontram na cauda da concha nasal inferior constituindo uma aérea de plexo arteriovenoso. Ramos anteriores da artéria nasal posterior lateral se anastomosam com ramos da artéria etmoidal anterior (Fig. 2-42).

A artéria septal posterior contorna a borda superior do forame esfenopalatino, subperiostalmente e caminha em direção à parede anterior do seio esfenoidal.[43] A partir deste ponto ramifica-se, indo em direção às células etmoidais posteriores e anastomosando-se com as artérias contralaterais irrigando a região posterior do septo.

A artéria maxilar ainda origina a artéria palatina maior que entra pelo canal pterigopalatino lateralmente à concha inferior atingindo o forame do palato maior na cavidade oral. Neste ponto unem-se as artérias contralaterais, atravessam o forame incisivo em direção às fossas nasais e septo anterior.[32]

Finalmente do sistema da carótida externa temos ainda a artéria labial superior que se origina na artéria facial e tem importante atuação na irrigação do vestíbulo nasal, ponta e septo anterior.[44]

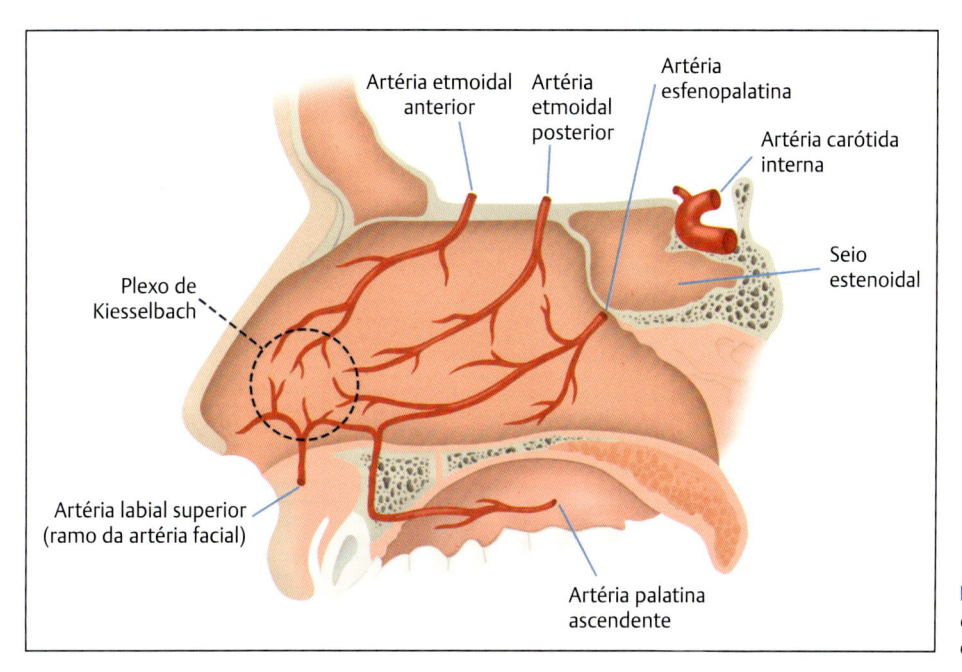

Fig. 2-41. Demonstração da penetração das artérias etmoidais anterior, posterior e esfenopalatina na cavidade nasal.

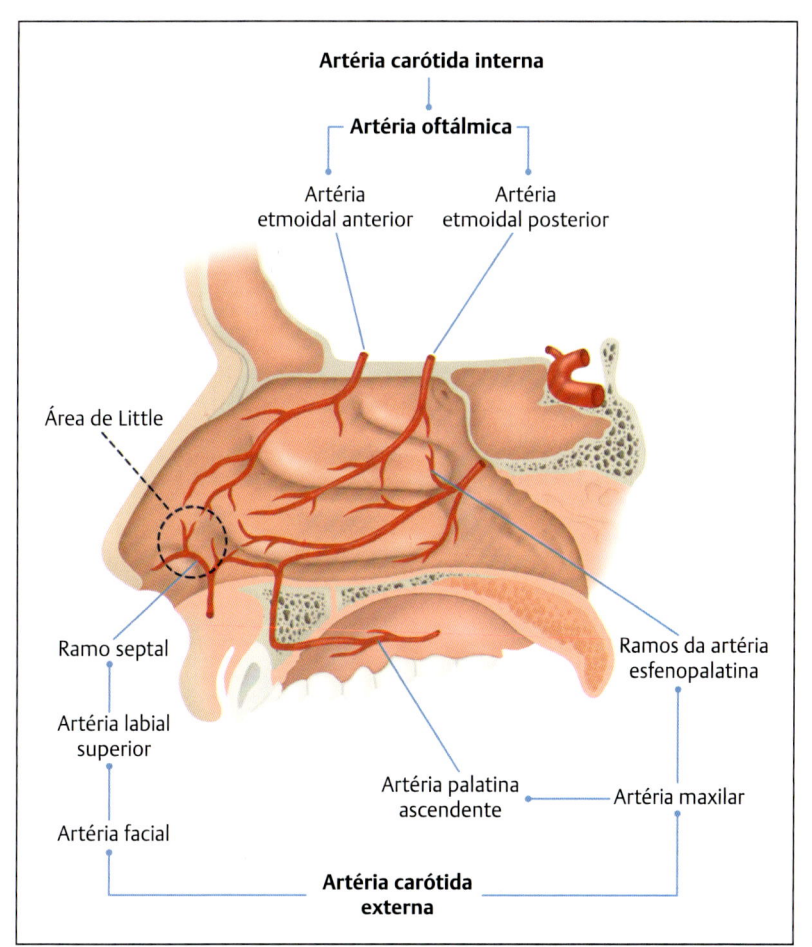

Fig. 2-42. Irrigação sanguínea do septo nasal.

Irrigação da Ponta Nasal

A irrigação na ponta nasal possui suas particularidades sendo extremamente importante o conhecimento de sua anatomia pelos cirurgiões.

Esta região é ricamente vascularizada, e a artéria nasal lateral é a mais importante via de irrigação para a ponta nasal. Ela se origina diretamente da artéria facial ou artéria angular (ramo distal da artéria facial). Em um estudo de cadáver, publicado por Rohrich *et al.*, em 1995, esta artéria esteve presente em 97% dos casos e estava presente no plexo subdérmico. Estes vasos tinham seus trajetos 2-3 mm acima do sulco da asa nasal (Fig. 2-43).[45]

Assim, remoções intempestivas do tecido adiposo da ponta nasal bem como ressecções amplas da base alar podem causar danos vasculares irreversíveis.

A base nasal recebe irrigação da artéria columelar (ramo direto da artéria facial ou artéria labial superior) que se anastomosa com a artéria nasal lateral, formando uma rica rede de irrigação para a ponta nasal (Fig. 2-43).[46]

Existe ainda um plexo subdérmico de capilares que fornece irrigação para a pele da região do *domus*.

O sistema de drenagem venosa acompanha o arterial dentro do tecido conectivo frouxo drenando em direção à veia angular ou facial.

Durante a rinoplastia a dissecção nasal deve respeitar a anatomia limitando-se ao plano de tecido frouxo profundo imediatamente acima das cartilagens, preservando-se as estruturas vasculares para minimizar o trauma tecidual, hemorragias e o edema pós-operatório.[47]

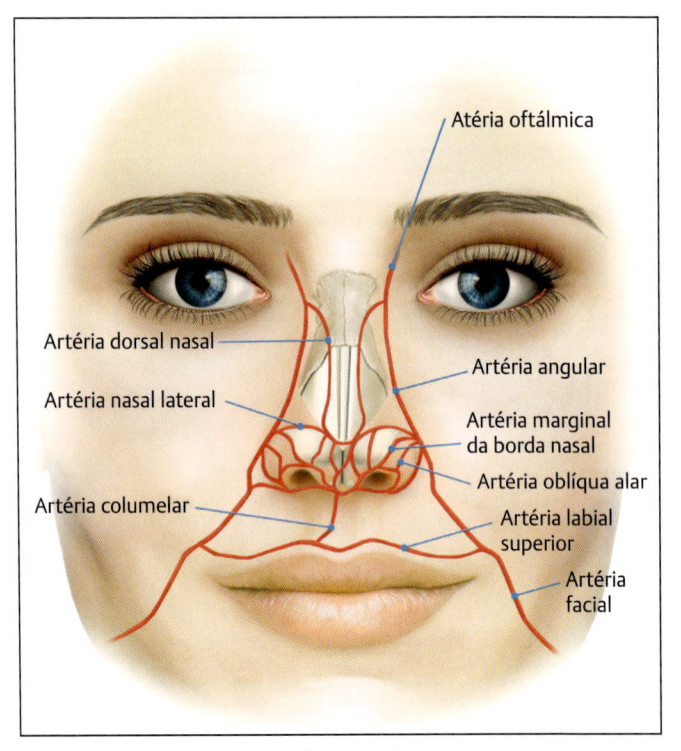

Fig. 2-43. Irrigação de ponta e dorso nasais.

Inervação Nasal

A inervação nasal na região da cavidade nasal acompanha o sistema arterial com destaque para o nervo maxilar, ramo do nervo trigêmeo, que na fossa pterigopalatina se ramifica e inerva as paredes lateral e posterior do septo. As porções superior e anterior do septo são inervadas pelos nervos etmoidais anterior e posterior.

A região externa do nariz é inervada na sua região superior pelos nervos supratroquear e infratroquear. O dorso, a ponta nasal e a base alar recebem ramificações dos nervos infraorbitário e nervo etmoide anterior (ramo externo) (Fig. 2-44).[48]

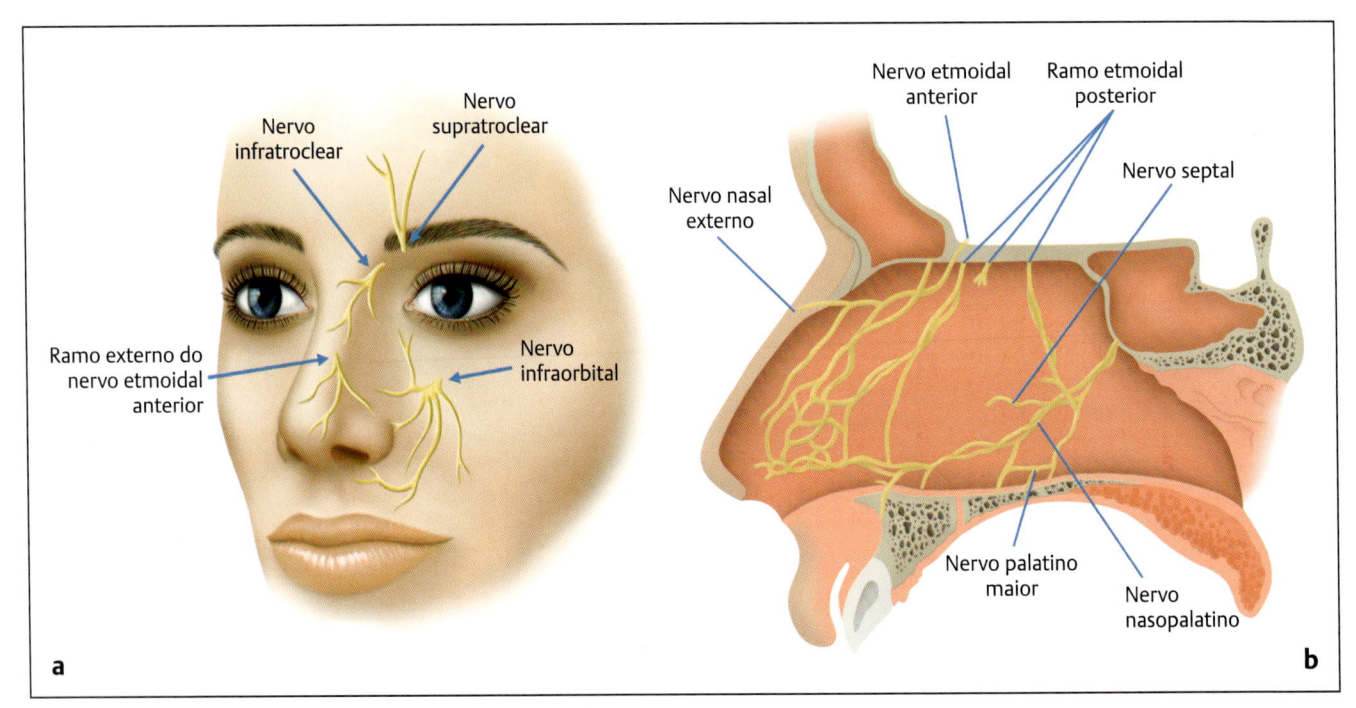

Fig. 2-44. A ilustração demonstra inervação externa e interna do nariz.

REFERÊNCIAS BIBLIOGRÁFICAS

1. Kim TK1, Jeong JY1Surgical anatomy for Asian rhinoplasty. Arch Craniofac Surg. 2019 Jun;20(3):147-157.
2. Saban Y, Amodeo CA, Hammou JC, Polselli R. An Anatomical Study of the Nasal Superficial Musculoaponeurotic System. Archives of Facial Plastic Surgery 2008;10(2).
3. Cakir B, Oreroğlu AR, Doğan T, Akan M. Complete subperichondrial dissection technique for rhinoplasty with management of the nasal ligaments. Aesthet Surg J. 2012 Jul;32(5):564-74.
4. PapelID. Facial Plastic Surgery. 3rd edition. New York: Thieme; 2008.
5. Burget GC, Menick FJ. Aesthetic reconstruction of the nose. St. Louis: Mosby; 1994.
6. Mathes SJ. Plastic surgery. 2nd ed. Philadelphia: Elsevier; 2005.
7. Coskun N, Yavuz A, Dikici MB, Sindel T, Islamoglu K, Sindel M. Three-dimensional measurements of the nasal interdomal fat pad. Aesthetic Plast Surg 2008;32:262-5.
8. Daniel RK, Palhazi P. Rhinoplasty: an anatomical and clinical atlas. Cham: Springer International Publishing; 2018.
9. Letourneau A, Daniel RK. The superficial musculoaponeurotic system of the nose. Plast Reconstr Surg. 1988 Jul;82(1):48-57.
10. Daniel RK, Palhazi P. The Nasal Ligaments and Tip Support in Rhinoplasty: An Anatomical Study. Aesthet Surg J. 2018 Mar 14;38(4):357-368.
11. Saban Y, Polselli R. Atlas d'anatomie Chrirurgicale de la Face et du Cou. Firenze, SEE Editrice 2009.
12. Jeong JY. Tripod framework rebuilding in Asian nose: tip plasty using alar advancement technique. J Korean Soc Aesthetic Plast Surg 2010;16:125-38.
13. Guyuron B. Soft tissue functional anatomy of the nose. Aesthet Surg J. 2006 Nov-Dec;26(6):733-5.
14. Huizing EH, de Groot JAM. Functional Reconstructive Nasal Surgery. Sttutgart: Thieme; 2003
15. Lazovic GD, Daniel RK, Janosevic LB, Kosanovic RM, Colic MM, Kosins AM. Rhinoplasty: the nasal bones - anatomy and analysis. Aesthet Surg J. 2015 Mar;35(3):255-63
16. Erissir F, MD, Tahamiler R, MD. Selecting the Osteotome in Rhinoplasty Aesthetic Surgery Journal. 2009 July;29(4):335-337.
17. Rohrich RJ, Hoxworth RE, Thornton JF, Pessa JE. The pyriform ligament. Plast Reconstr Surg. 2008;121(1):277-281.
18. Toriumi DM. New concepts in nasal tip contouring. Arch Facial Plast. Surg. 2006;8(3):156-185.
19. Davis RE, Ostby ET. How to Create Ideal Alar Form and Function. Facial Plast Surg. 2020 Feb;36(1):34-45.
20. Janeke JB, Wright WK. Studies on the support of the nasal tip. Arch Otolaryngol. 1971;93(5):458-464.
21. Tardy ME, Brown RJ. Surgical Anatomy of the Nose. New York: Raven Press; 1990.
22. Shamouelian D, Leary RP, Manuel CT, Harb R, Protsenko DE, Wong BJ. Rethinking nasal tip support: a finite element analysis. Laryngoscope. 2015 Feb;125(2):326-30.
23. Rohrich RJ. Personal approaches and philosophies. In: Rohrich RJ, Adams WP, Ahmad J, Gunter JP, eds. Dallas Rhinoplasty: Nasal Surgery by the Masters. 3rd ed. St Louis: Quality Medical Publishing; 2014.
24. Converse JN. Reconstructive Plastic Surgery. Philadelphia: Saunders; 1977.
25. Çakir B, Öreroglu AR, Dogan T, Akan M. A Complete Subperichondrial Dissection Technique for Rhinoplasty With Management of the Nasal Ligaments. Aesthetic Surgery Journal. 2012 32:564.
26. Palhazi P, Daniel RK, Kosins AM. The osseocartilaginous vault of the nose: anatomy and surgical observations. Aesthet Surg J. 2015 Mar;35(3):242-51.
27. Daniel RK, Glasz T, Molnar G, Palhazi P, Saban Y, Journel B. The lower nasal base: an anatomical study. Aesthet Surg J 2013;33:222-32.
28. Roithmann R, Chapnik J, Zamel N, Barreto SM, Cole P. Acoustic rhinometric assessment of the nasal valve. Am J Rhinol. 1997 Sep-Oct;11(5):379-85.
29. Sowder JC, Thomas AJ, Ward PD. Essential Anatomy and Evaluation for Functional Rhinoplasty. Facial Plast Surg Clin North Am. 2017 May;25(2):141-160.
30. Elwany S, Salam SA, Soliman A, Medanni A, Talaat E. The septal body revisited. J Laryngol Otol. 2009 Mar;123(3):303-8.
31. Bouchet A, Cuilleret J. Anatomia Descriptiva, Topográfica y Funcional. Buenos Aires, Panamericana; 1979.
32. Lang J. Clinical Anatomy of the Nose, Nasal Cavity and Paranasal Sinusis. New York, Thieme; 1989.
33. Navarro J AC, Navarro PL, Navarro JL. Nasal Cavity and Paranasal Sinusis. Heidelberg, Springer; 2000.
34. Mink PJ. Le nez comme vole respiratorie. Presse Otolaryngol (Belg). 1903;481-496.
35. Bridger GP. Physiology of the nasal valve. Arch Otolaryng. 1970;92:543-553.
36. Constantian MB. The incompetent external nasal valve, Pathofisiology and treatment in primary and secondary rhynoplasty. Plast Reconstr Surg. 1994;93:919-931.
37. Kasperbauer JL, Kern EB. Nasal Valve Physiology Implication in nasal surgery. Otolaryngol Clin North Am. 1987;20:699-719.
38. Márquez S et al. Developmental of the ethmoid sinus and extraural migration: the anatomical basic of this paranasal sinuses. The Anatomical Record, v. 291, p. 1535-1553, 2008.
39. Paturet L. Traité D'Anatomie Humaine. v. 1. Paris: Masson, 1950.
40. Bouchet A, Garino RG. Anatomia Odontológica Funcional e Aplicada. São Paulo: Panamericana; 1979.
41. Figún ME, Garino RG. Anatomia Odontológica Funcional e Aplicada. São Paulo: Panamericana; 1989.
42. Simmen D, Jones N. Manual of Endoscopic Sinus Surgery and its Extended Applications. New York: Thieme; 2005.
43. Rouviére H. Anatomia Humana Descriptiva y Topográfica. Madrid: Bailly-Bailiere; 1961.
44. Terracol J, Ardouin P. Anatomie des Fosses Nasales et des Cavités Annexes. Paris: Maloine; 1965.
45. Rohrich RJ, Gunter JP, Friedman RM. Nasal tip blood supply: An anatomic study validating the safety of the transcolumellar incision in rhinoplasty. Plast Reconstr Surg. 1195;95:795.
46. Toriumi DM, Johnson CM. Open structure rhinoplasty: Featured technical points and longterm follow-up. Facial Plast Surg Clin North Am. 1993;1:1-22.
47. Tardy ME, Toriumi DM, Principles of rhinoplasty. In: Papel ID, Nachlas NE, eds. Facial Plastic and Reconstructive Surgery. St. Louis; Mosby-Year Book; 1991.
48. Wu WT. The Oriental nose: An anatomical basis for surgery. Ann Acad Med. 1992;21:176-189.

DOCUMENTAÇÃO FOTOGRÁFICA PARA RINOPLASTIA

CAPÍTULO 3

Geraldo Augusto Gomes ▪ Ismael Fernando de Oliveira Dias ▪ Tomas Gomes Patrocinio

INTRODUÇÃO

A documentação fotográfica tem papel fundamental na prática diária do cirurgião que realiza a rinoplastia.[1] Ela atende a cinco propósitos básicos:

1. Registro fiel da forma do nariz/face do paciente nos diversos períodos (pré-operatório, pós-operatórios precoce e tardio).
2. Ser um instrumento confiável de avaliação e autocrítica da evolução do cirurgião ao longo de sua carreira.
3. Dar substrato concreto para a demonstração e discussão de todas as nuances anatômicas relacionadas com a percepção do resultado ideal, com leigos (pacientes).
4. Ser documentação útil como comprovação de fatos em um eventual processo legal.
5. Tornam-se documentos que atestam a evolução do conhecimento científico sobre rinoplastias, ao longo da história.

Não é um exagero dizer que um cirurgião que não zela pela sua documentação, não zela pela sua carreira.

Neste texto abordaremos os aspectos básicos para documentação fotográfica de resultados em rinoplastia. O registro de imagens operatórias está fora da abrangência deste capítulo.

É importante observar que alguns textos da literatura sobre o tema falam sobre a aquisição de fotografias, considerando o tema plástica da face em geral.[1] Quando a finalidade é somente a rinoplastia, podemos ser um pouco mais restritivos para destacar apenas os aspectos de interesse para o nariz – que é o que damos ênfase nesta obra.

POSIÇÕES (COMPOSIÇÕES FOTOGRÁFICAS)

Quanto mais padronizadas as fotografias, maior valor elas terão para sua prática. Idealmente as fotografias devem ser feitas no mesmo estúdio e com a mesma regulagem de luz e câmera, em todas as fotografias que documentam um caso.

Podemos definir composição fotográfica como: a **organização dos elementos visuais de suas fotos** na tela da câmera digital, incluindo o seu tema principal, o periférico e elementos de fundo que compõem a sua fotografia.

No caso da rinoplastia podemos considerar:

- *Tema principal:* nariz.
- *Tema periférico:* face.
- *Elementos de fundo:* fundo.

Neste capítulo consideraremos que as composições básicas para a documentação para a rinoplastia são:

- Frontal.
- Base nasal – estendida.
- 3/4 de perfil (esquerdo e direito).
- Perfil (esquerdo e direito).

Generalidades sobre a Obtenção das Composições Básicas

A preferência é a obtenção das fotografias com o paciente sentado. É muito conveniente que o banco seja giratório, para facilitar as mudanças de posição necessárias para a aquisição do *set* completo de fotos.

As fotografias devem ser feitas na vertical (modo retrato) ou seja: fotografias de formato retangular, com os lados maiores do retângulo na vertical. Para a visão frontal é fundamental que a linha interpupilar imaginária esteja paralela ao solo. Nas visões de 3/4 de perfil e perfil, o plano de Frankfort deve estar paralelo ao solo* (Fig. 3-1).

É fundamental, portanto, que a(s) orelha(s) façam parte do quadro. Isto não se aplica na visão da base nasal quando o interesse é o nariz, entretanto, alternativamente, quando há interesse em aspectos mais gerais da face (flacidez cervical, cirurgia esquelética do 1/3 inferior) pode ser desejável uma composição que enquadre os elementos mais amplamente, mesmo quando a visão é da base.

O enquadramento deve ser realizado de maneira a aproveitar a maior parte do quadro com o(s) objeto(s) de interesse – no caso deste capítulo o nariz e a os elementos de interesse da face – que deve estar apenas emoldurada pelo fundo. Alguns cirurgiões incluem o limite inferior até a altura das clavículas, outros apenas até a fúrcula esternal.

Também é importante que as fotografias sejam obtidas com a câmera na mesma altura, salvo em casos das composições específicas, como os da **visão do helicóptero**, por exemplo (ver à frente).

Para facilitar o processo de comparação entre momentos pré e pós-operatórios e favorecer a organização e revisão dos arquivos, é recomendável que o cirurgião/fotógrafo siga

---

*Muitas máquinas fotográficas oferecem uma grade que divide a imagem em 9 quadros (Fig. 3-1). Estas linhas podem ser usadas como referência para orientar a posição da cabeça do paciente em relação aos planos de Frankfort e horizontal.

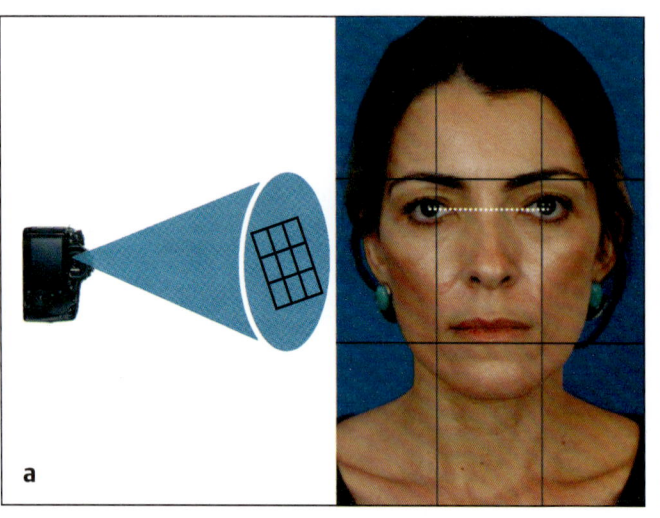

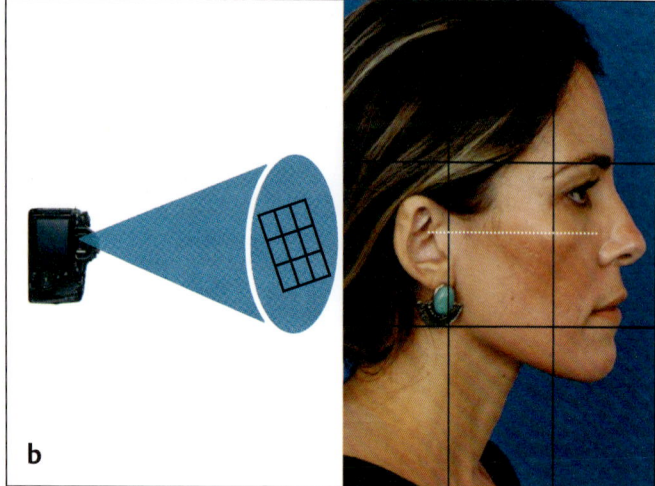

Fig. 3-1. Muitas máquinas fotográficas oferecem grades de apoio para ajudar o fotógrafo na composição. No caso da documentação para rinoplastia elas são de grande valor para o enquadramento eficiente e fidelidade aos planos interpupilar (**a**) e de Frankfort (**b**). As linhas interpupilar e o plano de Frankfort estão representados em pontilhado branco.

sempre a mesma sequência. Por exemplo: frontal, base, 3/4 perfil esquerdo, perfil esquerdo, 3/4 perfil direito, perfil direito, finalidades específicas.

Detalhes a Serem Observados nas Composições Básicas

Frontal (Fig. 3-2)
- Linha interpupilar imaginária deve estar paralela ao solo (Fig. 3-3)*.
- O paciente deve olhar para a lente da câmera.
- Checar a fotografia obtida – evitar piscada.

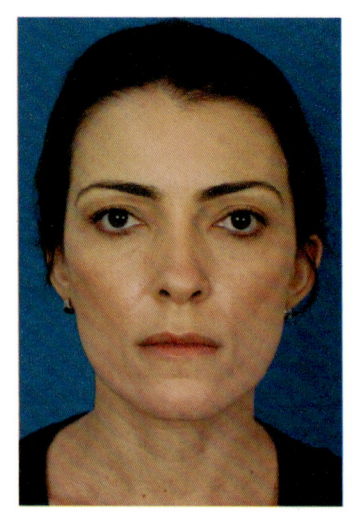

Fig. 3-2. Fotografia da visão frontal.

Basal (Fig. 3-4)
A maioria dos cirurgiões obtêm apenas 1 composição da base nasal, geralmente a base nasal com pescoço em extensão total (BNE). Neste texto consideraremos a base nasal com o pescoço parcialmente estendido (BNPE) como visão alternativa.

A fotografia BNE é a ideal para a análise da base do nariz e do formato e simetria das narinas, além de permitir visão parcial do interior do vestíbulo que eventualmente apresenta relevos importantes do ponto de vista estético funcional, especialmente em casos revisionais.

- *Infratip-lobule* (lóbulo subapical) alinhado com a base da columela, no plano vertical.
- Buscar alinhar ponto de maior projeção da ponta com a linha horizontal que une os cantos mediais dos supercílios.
- Podem-se restringir o limite lateral da foto aos cantos laterais dos olhos e o limite inferior à região próxima do *menton*.

3/4 de Perfil (Fig. 3-5)
- Posicionamento: plano de Frankfort paralelo ao solo ou PNC.
- O paciente deve olhar para a frente (não para a lente).
- O zigomático do lado do anteparo deve estar alinhado com a ponta do nariz.**

Perfis (Fig. 3-6)
- Posicionamento: plano de Frankfort paralelo ao solo ou PNC.
- Olhar fixo no infinito.
- Preciso paralelismo entre o plano do perfil e o CCD da câmera.

---

*Alguns autores sugerem a utilização da posição natural da cabeça (PNC) – *Natural Head Position* – sob alegação de que é reprodutível com facilidade, o que facilitaria a comparação entre fotografias obtidas em dias diferentes.[2] Consiste na posição da cabeça quando o paciente está relaxado e mirando um ponto fixo, ao nível dos olhos (Fig. 3-3).

**Um outro padrão amplamente utilizado é o que alinha o canto medial do olho do lado da câmera alinhado por uma linha vertical com o ângulo da boca ipsilateral (Fig. 3-5d).

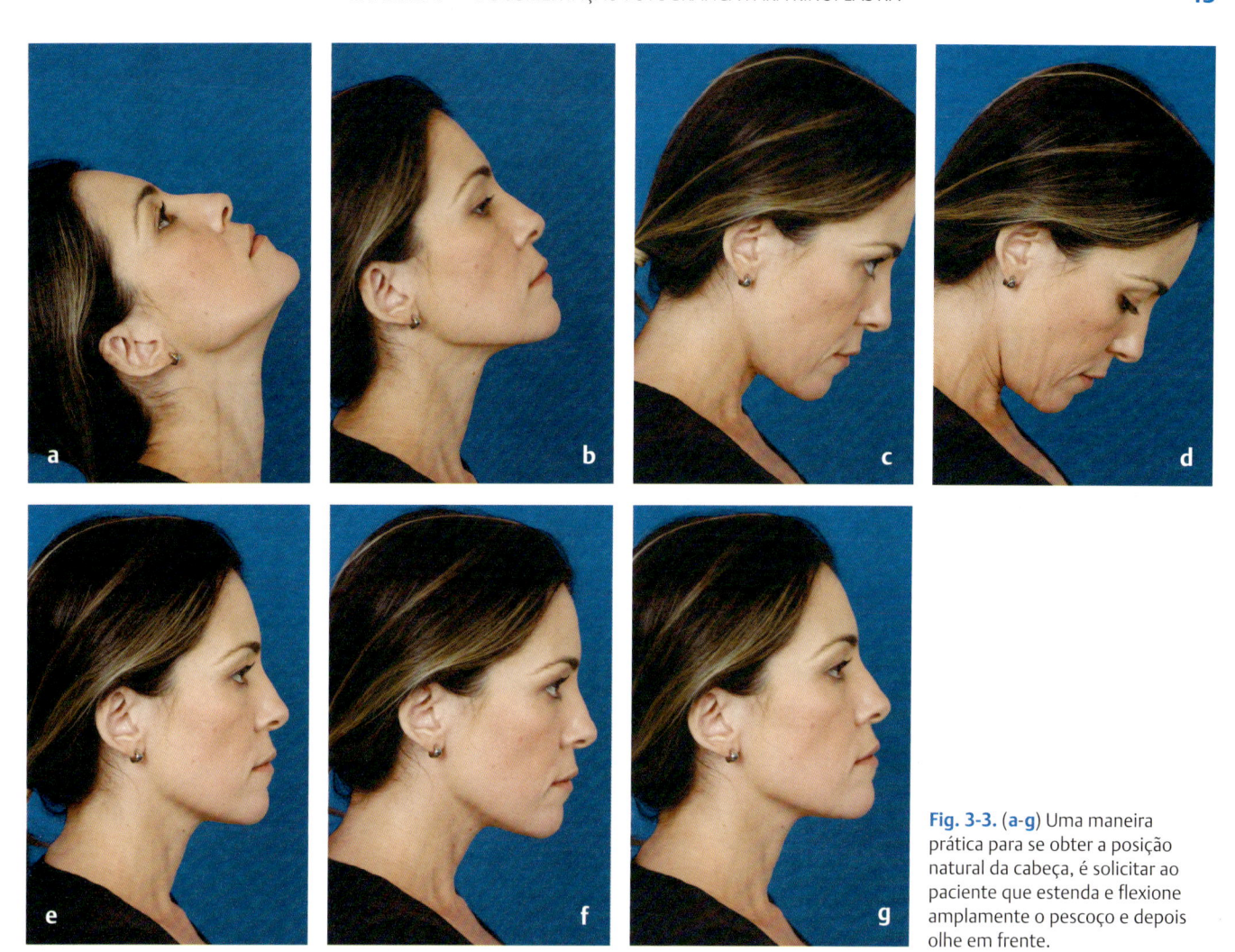

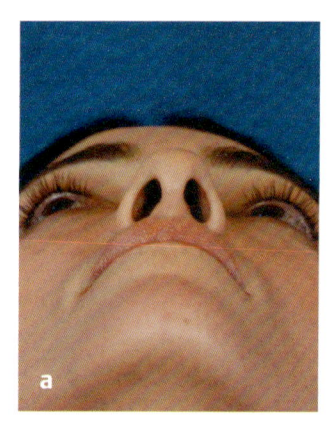

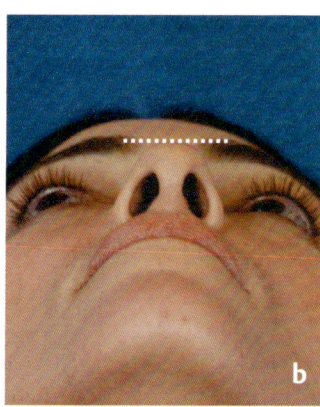

Fig. 3-3. (**a-g**) Uma maneira prática para se obter a posição natural da cabeça, é solicitar ao paciente que estenda e flexione amplamente o pescoço e depois olhe em frente.

Fig. 3-4. (**a**) Fotografia da visão da base nasal. (**b**) Fotografia da visão basal mostrando base paralela ao plano do CCD da câmera e a ponta nasal alinhada com a linha imaginária que une os supercílios.

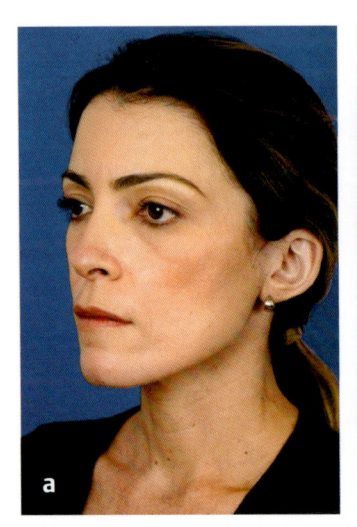

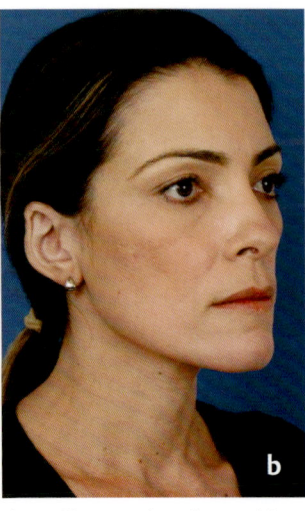

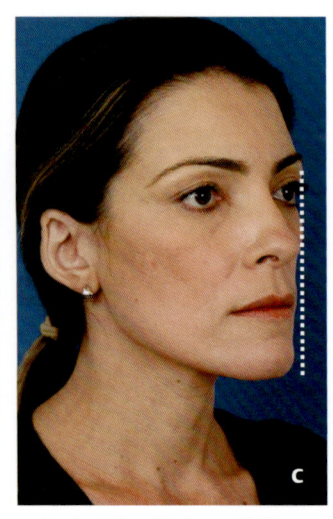

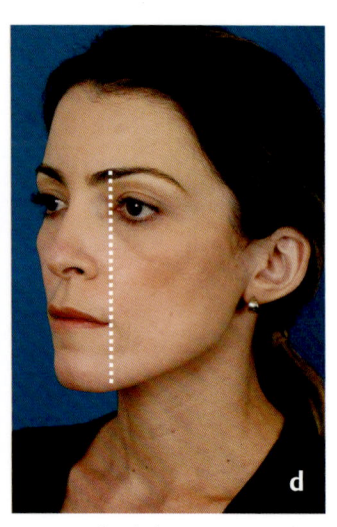

Fig. 3-5. (**a**, **b**) Fotografia da visão 3/4 de perfil esquerdo e direito. (**c**) Fotografia da visão 3/4 de perfil direito demonstrando alinhamento zigomático da ponta nasal. (**d**) Fotografia da visão 3/4 de perfil esquerdo mostrando padronização com base na união do canto medial dos olhos com o canto da boca por uma linha imaginária vertical.

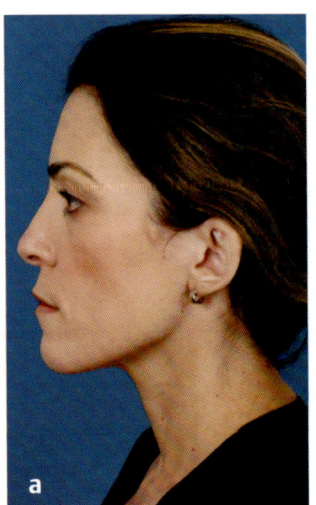

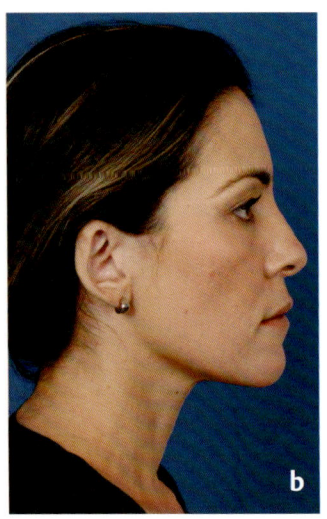

Fig. 3-6. (**a**, **b**) Fotografias da visão de perfil direito e esquerdo.

Composições Adicionais Alternativas

Além das composições padronizadas sugeridas anteriormente, é sempre bom que o cirurgião use sua sensibilidade para detectar características específicas do caso do paciente que possam não ter sido evidenciadas com a ênfase necessária pelo *set* básico e documentá-las da melhor maneira possível.

Entre os propósitos destas composições adicionais gostaríamos de destacar:

- Documentar algo relevante para o planejamento cirúrgico, que não foi bem evidenciado no *set* básico.
- Dar a correta visibilidade ao paciente sobre um fato importante do caso em questão, que possa oferecer obstáculo ao êxito do procedimento, mas que, na percepção leiga do próprio, não tenha sido mencionado como queixa.

Portanto, as composições adicionais podem e devem ser documentadas livremente. A seguir, mencionamos algumas, frequentemente, utilizadas:

1. *Visão cefálica do dorso nasal (visão do helicóptero):* é uma visão em *close-up* cuja finalidade é detalhar deformidades e desvios ou outras anormalidades do dorso nasal. É obtida com o paciente em mirada inferior (Fig. 3-7).
2. *Sorriso no perfil:* utilizada para documentar a ocorrência e a intensidade do movimento descendente da ponta nasal ao sorrir, que ocorre em alguns pacientes geralmente em decorrência da sinergia entre a musculatura orbicular da boca e depressora do septo nasal (Fig. 3-8).
3. *Sorriso na visão frontal:* alguns pacientes queixam-se que seu nariz se alarga exageradamente ao sorrirem. Especialmente nestes casos ou em outros onde se antecipa

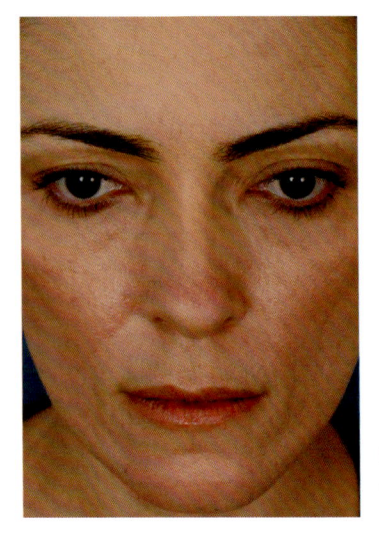

Fig. 3-7. Fotografia da visão cefálica do dorso nasal – helicóptero.

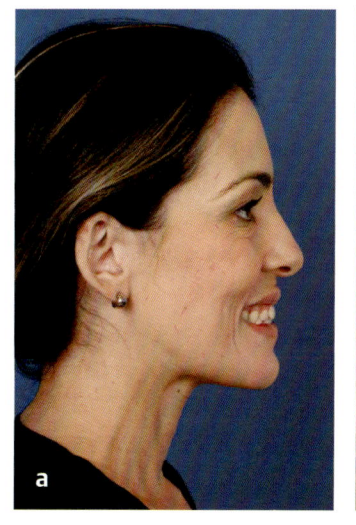

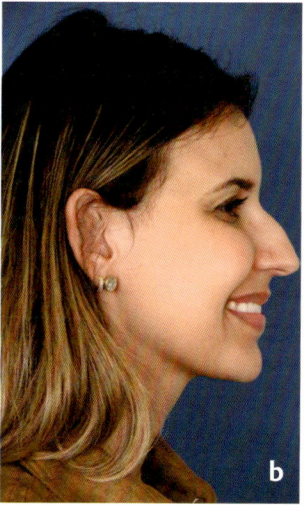

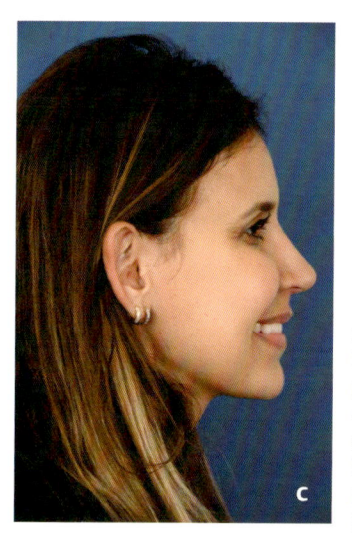

Fig. 3-8. (**a**) Fotografia da visão do sorriso de perfil – mostra apenas leve movimento descendente da ponta. (**b, c**) Fotografia da visão do sorriso de perfil – mostrando a correção do movimento indesejado da ponta, ao sorrir no perfil. (**b**) Antes de operar, (**c**) 1 ano após.

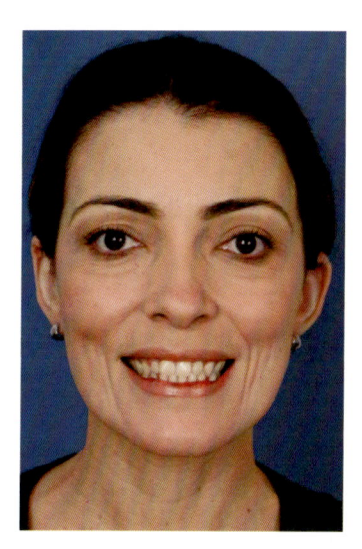

Fig. 3-9. Fotografia da visão do sorriso frontal – mostra a expansão lateral do nariz ao sorrir.

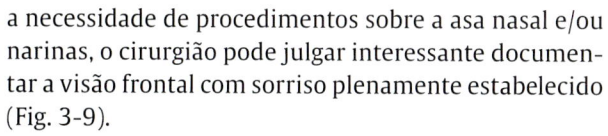

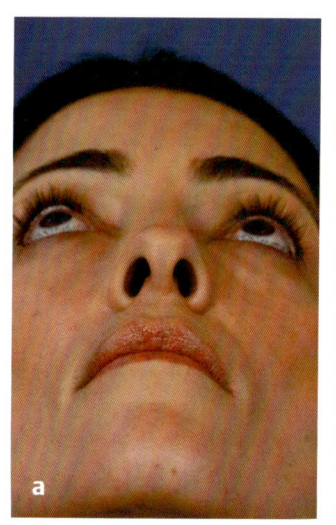

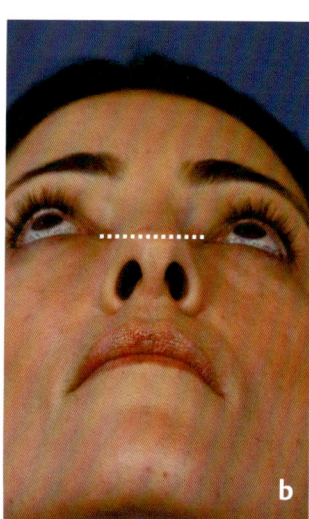

Fig. 3-10. (**a**) Fotografia da visão da base com o pescoço parcialmente estendido BNPE. (**b**) A linha imaginária liga os cantos mediais dos olhos e a ponta nasal.

a necessidade de procedimentos sobre a asa nasal e/ou narinas, o cirurgião pode julgar interessante documentar a visão frontal com sorriso plenamente estabelecido (Fig. 3-9).
4. *Base nasal com o pescoço parcialmente estendido (BNPE):* é uma composição onde a base propriamente dita é vista em um plano inclinado onde o *infratip lobule* (lóbulo subapical) está um pouco mais próximo do CCD e a base da columela mais posterior. Em relação ao CCD da câmera (que deve estar sempre no plano vertical). Com isso se obtém uma visão parcial do dorso nasal e base, simultaneamente. Como referência, a ponta do nariz deve estar nivelada com os cantos mediais dos olhos (Fig. 3-10).
5. *Close-up das fotografias-padrão:* é utilizado para dar ênfase a alguma característica que é detectável em alguma das fotografias-padrão, porém sem a necessidade de um novo posicionamento por parte do fotógrafo ou do paciente (Fig. 3-11).

Fig. 3-11. (a-f) Exemplo de fotografias em *close-up*.

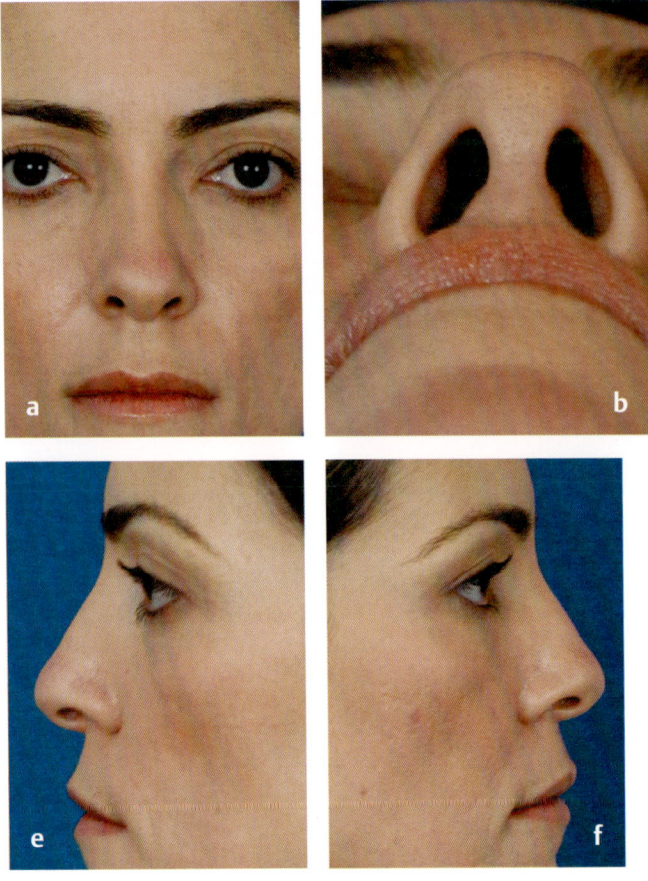

MODELO DE ESTÚDIO PARA CONSULTÓRIO

Qual o estúdio ideal para o seu consultório? A maneira mais correta de se responder a isso é: aquele que me dará fotografias padronizadas e com qualidade dentro do espaço físico que tenho disponível e com o orçamento que posso investir. Ou seja, a finalidade não é o estúdio, é a qualidade de fotografias que seguirão padrão satisfatório e replicável ao longo de sua carreira. Com os elementos disponíveis, atualmente, não é tão difícil nem exageradamente caro montar um estúdio que atenda suas necessidades, mesmo quando o espaço é limitado. Strub *et al.* têm uma boa revisão com variações sobre o tema e suas implicações.[3]

Os pontos importantes quando se fala em "estúdio" são em relação ao posicionamento de seus elementos fundamentais:

- Paciente (posição do banco).
- Luzes.
- Fundo.
- Tripé (câmera e fotógrafo).

Associados às distâncias e ângulos por quais estes elementos devem se relacionar para que seu equipamento proporcione as imagens desejadas. Na Figura 3-12 demonstramos esquematicamente um estúdio básico e funcional.

São inúmeras variações em relação a este exemplo básico. Em algumas situações é interessante ter uma luz somente sobre o fundo para evitar sombras indesejadas, às vezes, o cirurgião abrirá mão do tripé por falta de espaço e infinitas alternativas para adquirir-se o padrão desejado.

Além da distribuição dos elementos que comporão seu estúdio mencionados neste item. A regulagem dos potenciais de sua câmera (ver adiante) serão determinantes da qualidade das fotos e influenciarão a distribuição dos elementos.

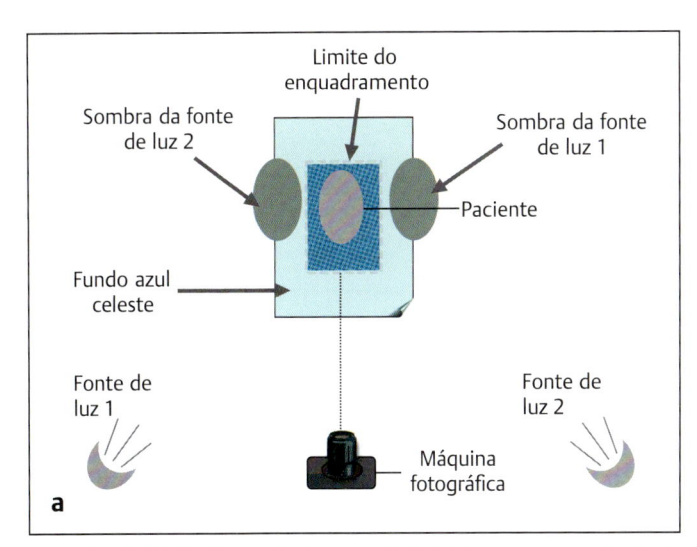

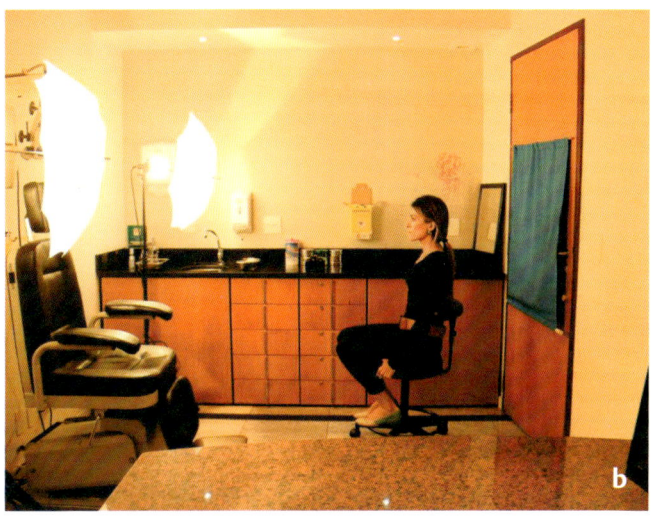

Fig. 3-12. (**a, b**) Configuração de um estúdio básico em que se dispõe de duas fontes de luz dispostas de maneira equidistante em relação à máquina fotográfica. Cada fonte de luz deve ter o mesmo ângulo em relação à linha que une o centro da lente e a face do paciente, de maneira a projetar a sombra que gerará sobre o anteparo, para fora da área de abrangência do enquadramento (linha pontilhada). Um anteparo azul celeste completa o equipamento.

EQUIPAMENTOS E REGULAGENS
Câmeras

A documentação fotográfica digital foi introduzida na prática médica a partir de 1986,[4] promovendo um impacto muito positivo na cirurgia plástica facial, pois permite de forma instantânea a geração de imagens para uma avaliação minuciosa do tratamento proposto.

Para pacientes que se submetem a uma rinoplastia, é importante o uso de câmeras com lentes que promovam a menor quantidade de distorções com a melhor profundidade de campo a fim de gerar o melhor foco facial.[5] Assim, câmeras com lentes de comprimento focal entre 90 e 105 mm são as que melhor reproduzem uma imagem facial sem distorções.

Câmeras DSLR (*Digital Single-Lens Reflex*) representam uma opção com lentes intercambiáveis que acomodam *flashes* acoplados e ainda permitem o controle manual, contribuindo para o registro de melhores imagens (Fig. 3-13).

O domínio técnico dos conceitos básicos sobre fotografia é fundamental. Assim a percepção de como funciona o equipamento escolhido deverá ser de interesse do cirurgião para se obterem as melhores imagens. Para se capturar uma boa imagem, uma determinada quantidade de luz deverá chegar de forma apropriada ao meio de gravação que na fotografia digital é um sensor, mais comumente chamado de **CCD (*Charge-coupled device*)**. Este mesmo CCD é composto de eletrodos individuais fotossensíveis que representam os *pixels* na imagem final. A luz que atravessa a lente e chega a estes eletrodos gera um sinal elétrico que é convertido ao formato digital que, então, é processado por um microprocessador especializado que cria a imagem com cores.

O **diafragma** da câmera digital é quem controla a entrada de luz que atravessa a lente. Ele é composto por dois mecanismos específicos chamados **obturador e regulador de abertura. A velocidade do obturador (V)** controla o tempo que a luz toca no sensor, sendo que o **diâmetro da abertura (A)** determina de forma ajustável a quantidade de luz que chega ao meio de gravação. Juntos, determinam a **exposição de luz (E)** (Figs. 3-14 e 3-15).[6]

O **comprimento focal (f)** é a medida em milímetros do centro óptico da lente até o ponto focal do sensor digital. A **profundidade de campo** reproduz a distância entre o objeto mais próximo e o mais distante do foco de intenção da fotografia. A nitidez da imagem pretendida é intimamente influenciada por estes fatores (Fig. 3-14). A profundidade de campo é determinada pela abertura do diafragma, distância do objeto e ainda do comprimento focal da lente. Pequenas aberturas do diafragma levam a melhores profundidades de campo, que culminam numa melhor qualidade fotográfica, especificamente para documentação das rinoplastias.

De um modo geral, visando otimizar o resultado da documentação fotográfica em um estúdio pessoal, pode-se escolher na máquina digital o **modo manual** e fixar o **comprimento focal (F)** combinado com o *ISO* ideal para o ambiente, buscando-se a melhor profundidade de campo. Esta percepção é muito importante na relação de profundidade entre a ponta do nariz (ponto mais próximo da máquina) e o couro cabeludo (ponto mais distante).

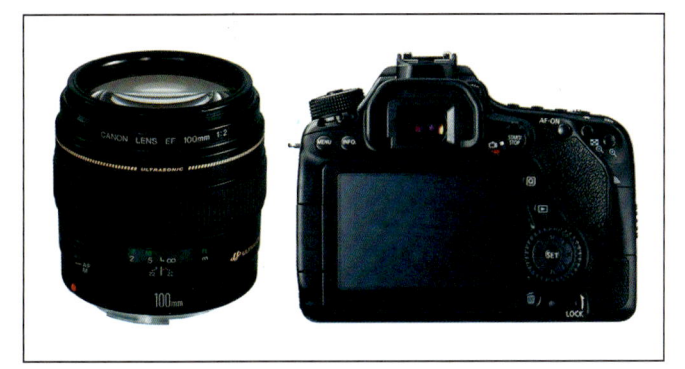

Fig. 3-13. Conjunto formado por uma Lente Macro de 100 mm e uma câmera DSLR.

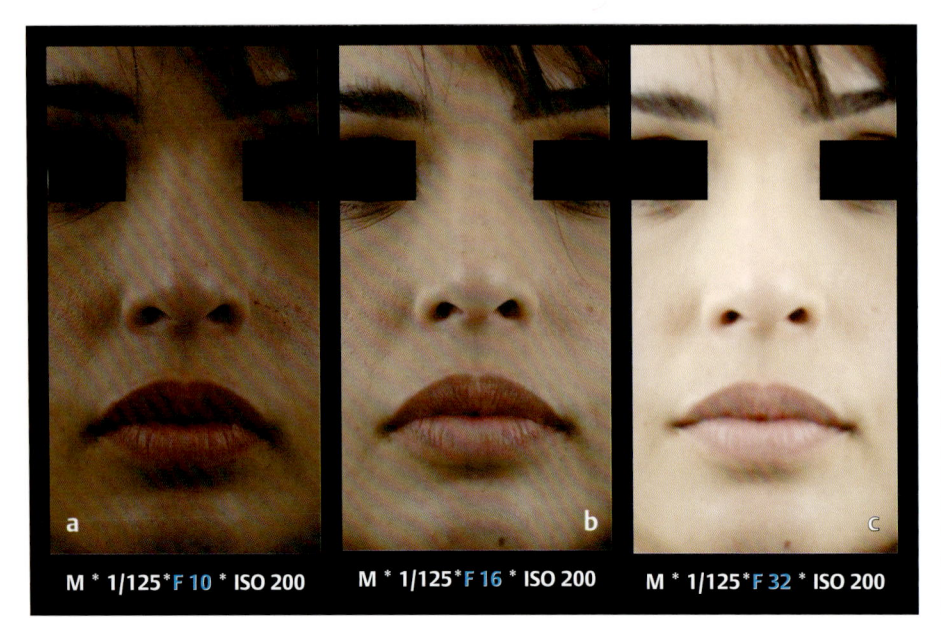

Fig. 3-14. Sequência de fotos de estúdio com uma Canon DS 80 estabilizada em tripé, onde uma escala com variações do F documentadas com F10 (**a**), F16 (**b**) e F32 (**c**). Notem a clareza de detalhes maiores (**b**), onde a melhor profundidade de campo gera com mais nitidez no contorno e vermelho labial e, consequentemente, na relação de sombra e luz do nariz na visão frontal.

A composição da lente no equipamento fotográfico vai definir as principais características da imagem ideal. Temos 3 tipos descritos a seguir:

1. *Lente normal:* tem a medida do comprimento focal aproximadamente igual a do comprimento diagonal do sensor digital.
2. *Lente grande angular:* tem a medida do comprimento focal menor que a do comprimento diagonal do sensor digital.
3. *Lente telefoto:* tem a medida do comprimento focal maior que a do comprimento do sensor digital.

Flashes

A luz que ilumina um motivo pode apresentar várias cores, dependendo da fonte que a produz. Sendo assim, na fotografia digital para documentação de pacientes, os *flashes* produzem luz branca. A incidência da luz destes *flashes* sobre o paciente pode ser direta ou indireta. Isto influencia a produção de fotos com qualidade (Figs. 3-15 a 3-17).[3]

Fig. 3-15. Neste exemplo, regulando-se a câmera digital no modo automático A com um F fixo (F16), variando-se o ISO e a proximidade dos *flashes* laterais notamos diferentes resultados de composição para um mesmo nariz. (**a**) Fotografia bem documentada, valorizando-se a distribuição uniforme de luz em um estúdio posicionado seguindo as orientações descritas previamente (com ISO em 125). (**b**) Exemplo de uma imagem fotográfica com exposição exagerada – luz "estourada" (com o ISO em 200 e *flashes* aproximados), mas que, ainda assim, valoriza as linhas dorsais estéticas e os pontos luminosos de definição da ponta nasal.

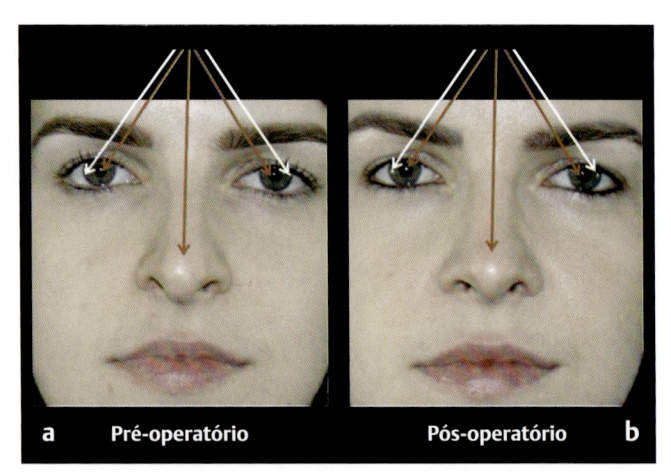

Fig. 3-16. Observem nas setas brancas a luz refletida por uma lâmpada fixada a 45° da face bilateralmente, a uma distância de 60 cm da paciente. As setas vermelhas laterais mostram a luz do *flash* central único acoplado no corpo da câmera fotográfica, refletida bem no centro pupilar. Combinada com um sistema único de *flash* central embutido na parte superior da câmera fotográfica, as imagens de pré (**a**) e pós-operatório (**b**) de 2 anos de uma rinoplastia estruturada mostram a migração do ponto único de luz para uma região mais central, sem valorizar os pontos luminosos de definição da ponta nasal ou mesmo a fiel relação de sombra e luz que uma ponta agradável requer.

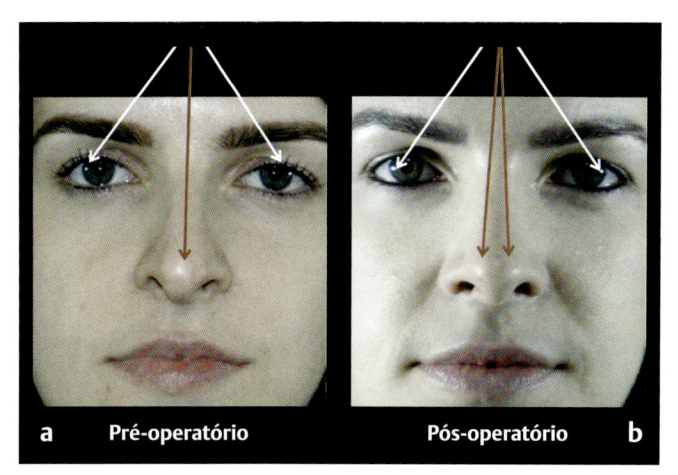

Fig. 3-17. Desligando-se o *flash* único central embutido na máquina fotográfica os reflexos das luzes fixas posicionadas lateralmente nas posições previamente descritas criam os dois pontos de definição luminosa do *domus*, bilateralmente. (**a**) Pré-operatório. (**b**) Pós-operatório.

OBSERVAÇÕES IMPORTANTES SOBRE A OBTENÇÃO DAS FOTOGRAFIAS

- Joias: embora dentro de um critério estrito em que as joias devam ser removidas, é amplamente aceito que o paciente mantenha joias discretas durante a aquisição das imagens. Joias de tamanho exagerado, ou que distraiam a atenção dos elementos principais, devem ser removidas.
- Maquiagem: também dentro do critério estrito devem-se obter as fotografias sem maquiagem. Assim como no caso das joias, seu uso é tolerado, contanto que seja discreta e não esteja distorcendo a realidade física do formato e cores que desejamos documentar da maneira mais precisa e confiável possível. Caso a maquiagem esteja camuflando detalhes relevantes na pele, como cicatrizes, por exemplo, é recomendável a remoção antes de se obterem as fotografias.
- Óculos: nunca.
- Para pessoas de cabelos compridos, o uso de arcos ou grampos podem impedir que os cabelos interfiram no processo de aquisição de fotografias padronizadas.
- Termo de consentimento: é interessante e inteligente que no termo de consentimento cirúrgico conste a afirmação de que o paciente entende que as fotografias são partes essenciais da documentação clínica de seu caso e que poderão ser utilizadas para fins educacionais em publicações, aulas e palestras*.

---

*Embora atualmente seja comum a prática de filmagens e fotografias por parte da plateia em aulas e congressos (fato questionável dos pontos de vista moral e ético), é importante o cirurgião estar consciente que a responsabilidade pela imagem dos pacientes é de quem a armazena (o cirurgião, no caso) ou seja: caso alguém da audiência divulgue ou publique uma imagem de um paciente seu, obtida pela fotografia de uma tela – isto violará o termo de consentimento – e o cirurgião poderá ser responsabilizado legalmente.

O TELEFONE CELULAR E A COMUNICAÇÃO ENTRE O PACIENTE E O CIRURGIÃO – O EFEITO *SELFIE*

As fotos do próprio rosto, *selfies*, feitas por aparelhos de telefone do tipo smartphones, se tornaram muito populares nos anos recentes e invadiram as mídias sociais. A Google divulgou que apenas, em 2014, 93 bilhões de fotos *selfies* foram tiradas por dia de celulares que utilizam o sistema operacional Android. Em 2017 a Academia Americana de Cirurgia Plástica da Face publicou uma pesquisa em que 42% dos cirurgiões relatavam pacientes buscando por melhoras na estética do nariz nas fotos *selfies* para as mídias sociais.[7]

O envolvimento das pessoas com a obtenção de *selfies* é notório, portanto. Com isto, podemos assumir que:

1. Os indivíduos se autocriticam com mais frequência que na era pré-*smartphones*, pois se veem mais.
2. Grande parte de sua autopercepção se dá a partir de imagens de *selfies* e não imagens de confrontação contra o espelho.

Ou seja, em função do uso abrangente dos *smartphones/selfies* pelas pessoas em todo o mundo, isto se transfere para o consultório médico nos períodos pré e pós-operatórios.

Paskhover estudou o efeito das fotos *selfie* na face e encontrou uma distorção da imagem, levando ao aumento da largura do nariz de 30% nos homens e 29% nas mulheres em comparação à projeção ortográfica (câmera no ponto infinito).[8]

Por isso é importante que o cirurgião compreenda que a imagem gerada pelo *smartphone/selfie* é distorcida, já que:

- A imagem gerada pelos *smartphones* atuais sofrem um fenômeno óptico, chamado de "distorção em barril" (Fig. 3-18)**.
- A distorção em barril, própria dos *smartphones*, geralmente é **agravada** pela angulação não controlada do CCD da câmera em relação à face.

Os cirurgiões devem estar preparados para atender a esses pacientes e esclarecer sobre a distorção causada pelas câmeras dos telefones móveis. O estudo fotográfico bem realizado com um bom equipamento e regulagem, como vimos anteriormente, deve conscientizar os pacientes e inclusive evitar cirurgias em pacientes com percepções irreais sobre a própria face e nariz.

**A distorção em barril é um fenômeno óptico que ocorre quando o campo de visão da lente é muito maior que o tamanho do sensor da câmera – ou seja a imagem capturada precisa ser achatada para caber no sensor. Caracteriza-se pelo curvamento da imagem na forma de um barril (Fig. 3-18), o que nas imagens *selfies* distorce a proporção das diversas regiões do nariz entre si e deste com os outros elementos da face ao redor – geralmente fazendo parecer os objetos, que estão no centro do quadro, muito maiores em relação aos da periferia.

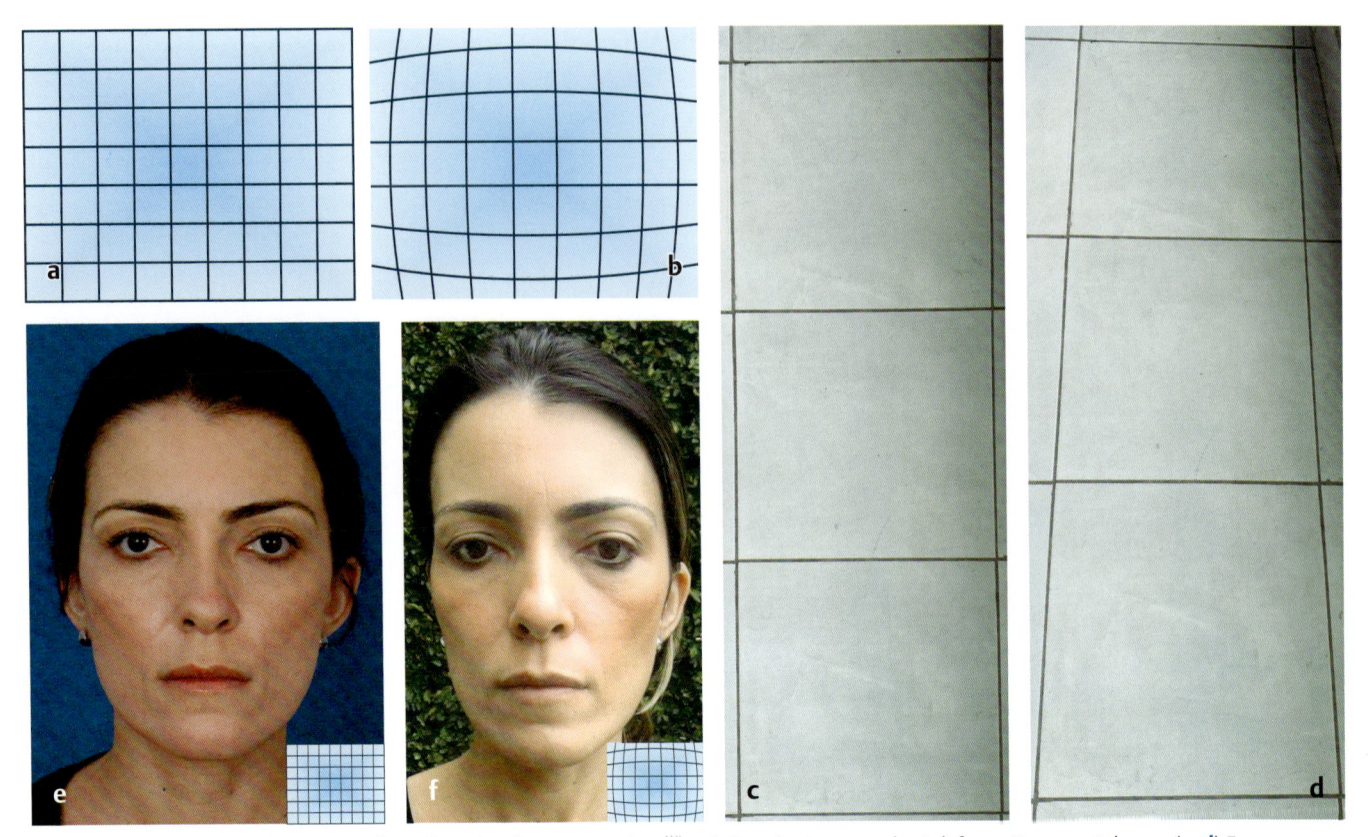

Fig. 3-18. (a, b) Esquema demonstrando o efeito da "distorção em barril", criada pelas imagens dos telefones tipo *smartphones*. **(c, d)** Esquema demonstrando o efeito da angulação do CCD (angulação do telefone) a partir de um chão de ladrilhos quadrados. **(c)** Fotografia do chão de ladrilhos com o CCD paralelo ao solo: os ladrilhos parecem quadrados, como de fato são. **(d)** Os mesmos ladrilhos fotografados com o CCD angulado em relação à horizontal, demonstrando distorção – nota-se que adquirem um aspecto retangular (levemente trapezoide), onde os lados mais longos estão na vertical e que o ladrilho "retangular", mais inferior, parece maior que o superior. **(e, f)** Demonstram as distorções na comparação entre duas fotografias frontais da mesma pessoa num estúdio **(e)** e as fotografias tipo *smartphone/selfie* **(f)**. **(f)** Notam-se o efeito da distorção em barril, a iluminação não uniforme e o CCD angulado em relação ao plano vertical.

REFERÊNCIAS BIBLIOGRÁFICAS

1. Henderson JL, Larrabee WF Jr, Krieger BD. Photographic standards for facial plastic surgery. Arch Facial Plast Surg. 2005 Sep-Oct;7(5):331-3.
2. Meneghini, F. Clinical Facial Analysis. Elements Principles and Techniques. Berlin: Springer; 2005.
3. Strub B, Mende K, Meuli-Simmen C, Bessler S. The Frontal View of the Nose: Lighting Effects and Photographic Bias. Aesthet Surg J. 2015 Jul;35(5):524-32.
4. Gorman A. Malpractice carriers urge caution in the use of imaging. Plastic Surgery Newsletter 4-5,1996.
5. Swamy RS, Sykes JM, Most SP. Principles of photography in rhinoplasty for the digital photographer. Clin Plast Surg. 2010;37:213-221.
6. Digital Imaging and Standardized Photography. In: Afrooz PN, Amirlak B. Dallas Rhinoplasty – Nasal Surgery by the Masters (third Edition). Rhinoplasty. 2014;7:111-132.
7. American Academy of Facial Plastic and Reconstructive Surgery. AAFPRS Annual Survey Unveils Rising Trends In Facial Plastic Surgery. https://www.aafprs.org/media/stats_polls/m_stats.html. Published January 26, 2017. Accessed December 6, 2017.
8. Ward B, Ward M, Fried O, Paskhover B. Nasal Distortion in Short-Distance Photographs: The Selfie Effect. JAMA Facial Plastic Surgery. Jul 2018.333-335.

ABORDAGENS E INCISÕES PARA RINOPLASTIA

CAPÍTULO 4

João Jairney Maniglia ▪ Marcos Mocelin ▪ Ricardo Fabricio Maniglia
Fábio Fabrício Maniglia ▪ Letícia Chueiri ▪ Ênio Murilo Dal Negro Junior

INTRODUÇÃO

Existem essencialmente duas abordagens à rinoplastia: abordagens aberta e fechada. A finalidade destas abordagens é dar acesso às estruturas cartilaginosas, ligamentares e ósseas que serão manipuladas durante o procedimento.[1,2] Quanto mais amplo o repertório de técnicas de um cirurgião, maior o número de soluções ele conseguirá produzir. Conhecer estas variações ajuda a estabelecer soluções eficientes, da maneira mais conservadora possível. Todas as incisões citadas neste capítulo são classicamente realizadas com lâmina de bisturi número 15.

ABORDAGEM ABERTA

Também chamada de rinoplastia externa. A abordagem aberta é a mais abrangente das abordagens à rinoplastia. Por meio dela o cirurgião conseguirá amplo acesso e excelente condição de manipulação das estruturas cartilaginosas e ósseas do nariz, além do septo nasal.[2]

A abordagem aberta consiste em uma incisão transcolumelar, associada a incisões marginais.

Incisão Transcolumelar

Pode ter diversas configurações.[3] As mais usuais são em degrau, em "V" invertido e em "V" (Fig. 4-1). A forma escolhida da incisão deve ser marcada na pele com tinta (caneta cirúrgica, azul de metileno), ocupando a região do 1/3 médio da columela (metade da extensão).[3] Desta maneira evitam-se:

A) Um retalho columelar muito comprido, o que ocorrerá se incisão for posicionada no 1/3 inferior da columela (posição muito baixa). Um retalho comprido dificulta a manipulação cirúrgica e é mais vulnerável a sofrimento vascular.
B) Uma incisão muito alta (muito próxima do lóbulo da ponta) pode gerar uma exposição exagerada da cicatriz cirúrgica, após a cicatrização, o que é indesejado.

A incisão transcolumelar deve-se conectar com a incisão marginal. A Figura 4-2 ilustra a abordagem aberta.

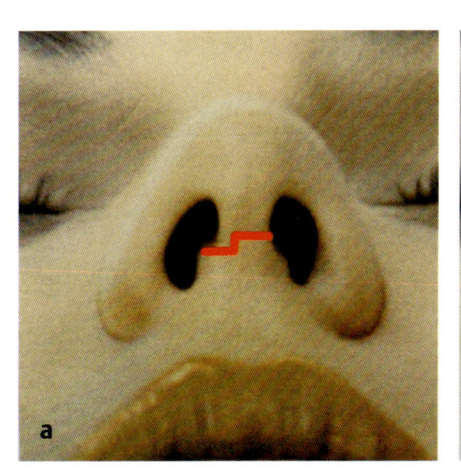

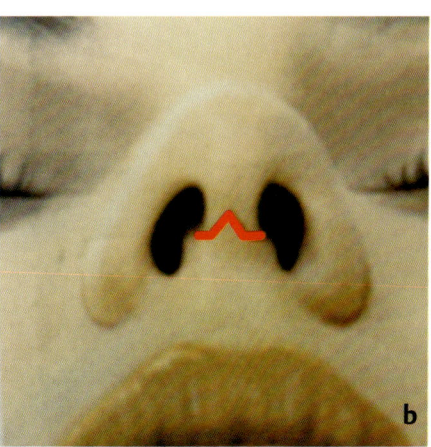

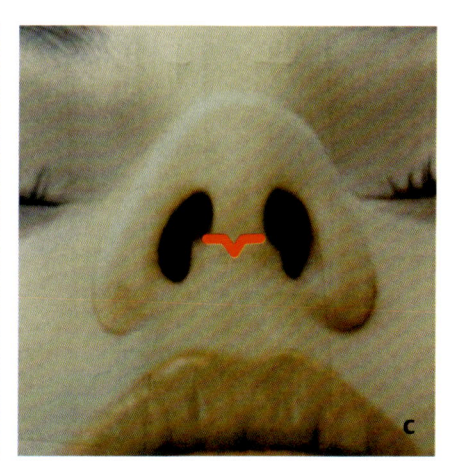

Fig. 4-1. Formatos das incisões transcolumelares: (**a**) em degrau; (**b**) "v" invertido; (**c**) em "v".

Fig. 4-2. (**a**) Trajetória da incisão marginal. Visão com o vestíbulo evertido. (**b**) Esquema mostrando a elevação do envelope de tecidos moles sobre a ponta nasal, com o auxílio de ganchos cirúrgicos, na região do *domus*. (**c**) Visão esquemática da ampla exposição das estruturas nasais, através da abordagem aberta.

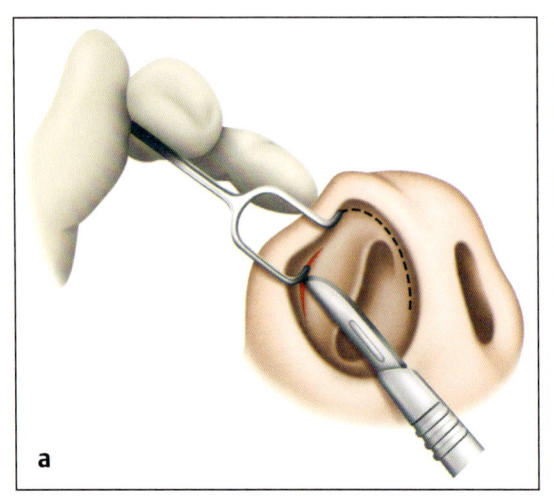

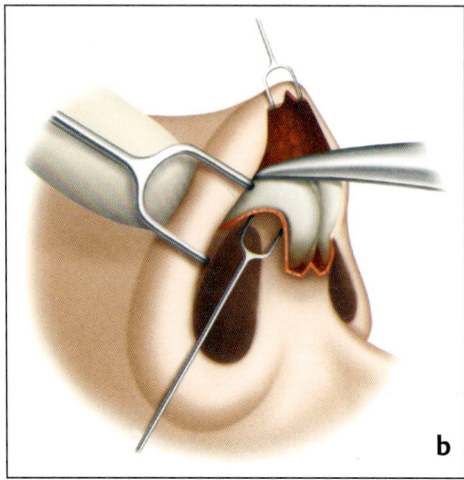

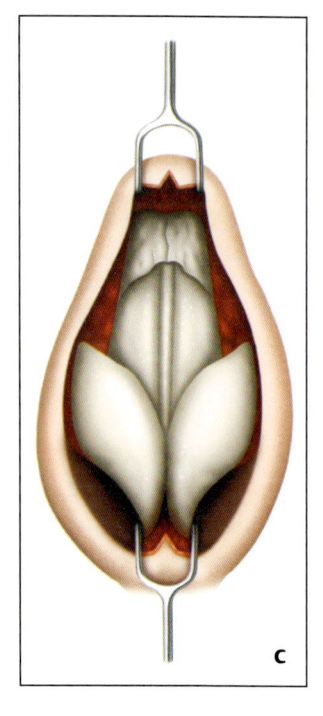

Incisão Marginal

Deve acompanhar a borda caudal da cartilagem lateral inferior. Esta margem frequentemente coincide com a transição da pele sem vibrissas, para a pele com vibrissas.[2] Seu trajeto pode-se iniciar na porção medial (face lateral da columela) ou na parede lateroposterior do vestíbulo – sempre seguindo o trajeto da borda caudal da CLI (Fig. 4-3). Neste trajeto a incisão marginal tangenciará triângulo macio de Converse, onde devemos ser cautelosos para evitar que a lâmina se insinue para a borda da narina, o que pode resultar em retrações indesejadas no pós-operatório, uma vez que esta seja uma das regiões naturalmente sem reforço estrutural natural.

A incisão marginal atende à abordagem aberta, assim como à abordagem fechada, conforme será descrito adiante.

Recentemente tem crescido a indicação, em casos específicos, de instrumental piezoelétrico para osteotomias. Quando o cirurgião deseja utilizar este equipamento, é necessária visão direta dos locais onde serão realizadas estas osteotomias e, portanto, dissecção mais ampla da pirâmide óssea, que deve abranger: a porção cefálica do *radix*, ambos processos frontais das maxilas e abertura piriforme.[4] Nestes casos utiliza-se uma variação que se amplia do acesso convencionalmente chamado de *Full Open* (ver Capítulo 10).

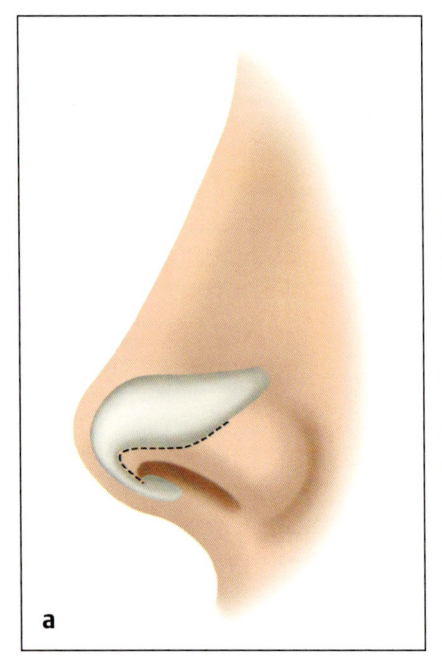

Fig. 4-3. (**a**) Trajeto da incisão marginal, em pontilhado, demonstrado de maneira esquemática da perspectiva do perfil esquerdo, com visão por "transparência". (**b**) Esquema mostrando a trajetória da incisão marginal no vestíbulo, acompanhando a borda caudal da cartilagem lateral inferior.

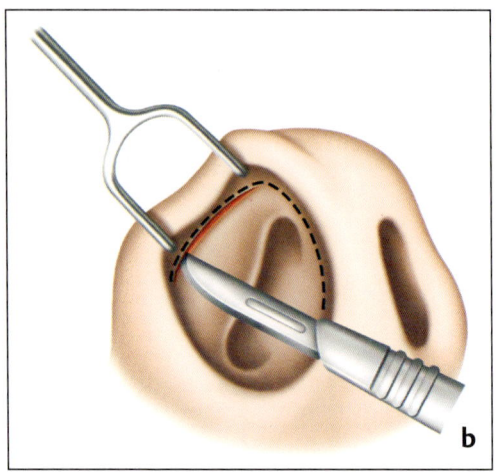

ABORDAGEM FECHADA

A abordagem fechada consiste em conseguir acesso às estruturas nasais, sem realizar a incisão transcolumelar.[1-3] Assim como a abordagem aberta permite ao cirurgião manipular todas as estruturas nasais e o septo nasal. Para esta abordagem, geralmente são realizadas incisões combinadas. É muito importante que o cirurgião esteja familiarizado com as referências anatômicas perceptíveis na visão do vestíbulo evertido (Fig. 4-4).

Incisão Transfixante do Septo Nasal

A incisão transfixante tem como objetivo separar o septo membranoso e a columela da borda caudal da cartilagem septal. Classicamente, estende-se do ângulo septal anterior até a espinha nasal anterior.[1]

Identifica-se a margem caudal da cartilagem septal de um lado (Fig. 4-4) e incisa-se a mucosa sobre esta borda (Fig. 4-5a). Isso é repetido do outro lado. Na sequência, o tecido conectivo profundo à incisão é transfixado com tesoura (Fig. 4-5b). Com isso o objetivo inicial é atingido.

Uma outra forma é tracionar a columela inferiormente e iniciar com uma transfixação em "punhalada" tangenciando a borda caudal da cartilagem septal, estendendo, em seguida, a incisão com movimento de serrador no sentido superior (na direção do ângulo septal anterior) e no sentido inferior (na direção da espinha nasal anterior).

Incisão Intercartilaginosa

A incisão intercartilaginosa tem o propósito de desfazer a conexão entre a borda caudal da cartilagem lateral superior e a borda cefálica da *crus* lateral da cartilagem lateral inferior ipsilateral.[1,2]

É realizada 2 mm acima da projeção da borda caudal da cartilagem lateral superior para dentro do vestíbulo (Figs. 4-4, 4-6 e 4-7a). A lâmina de bisturi deve estar com um ângulo de aproximadamente 45° com o plano horizontal para impedir a incisão inadvertida das cartilagens alar superior em si.[1]

Em grande parte das vezes haverá o intuito de unir as incisões intercartilaginosas e a incisão transfixante. Neste momento é importante que o cirurgião promova o encontro destas incisões formando um ângulo (Fig. 4-7b), evitando promover o formato arredondado. Se isto ocorrer (formato arredondado da união) poderá favorecer cicatrização e retração com distribuição de forças em sentido radial (concêntrico) (Fig. 4-7c), o que pode agir de forma a estenosar a válvula nasal interna ou apagar seu ângulo por causa da formação de um tecido cicatricial membranoso.[5] Ambas conformações que desfavorecem a respiração.

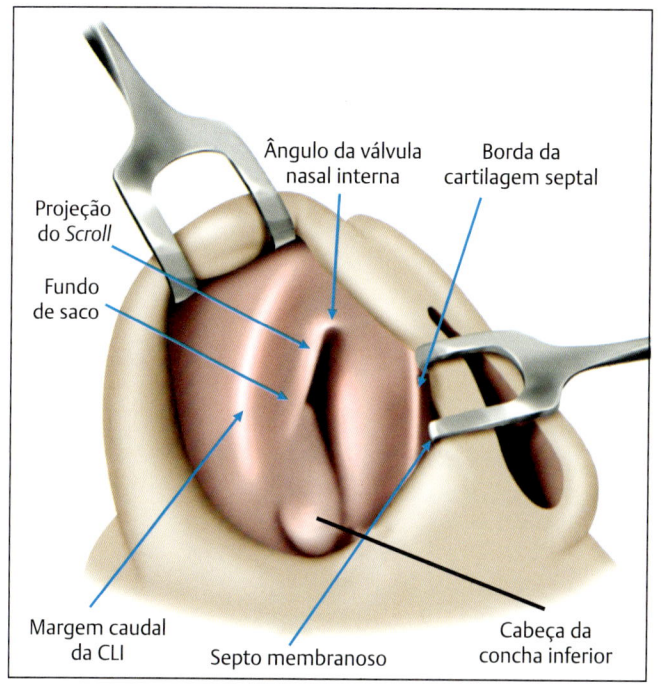

Fig. 4-4. Principais referências anatômicas conforme a visão com o "vestíbulo evertido".

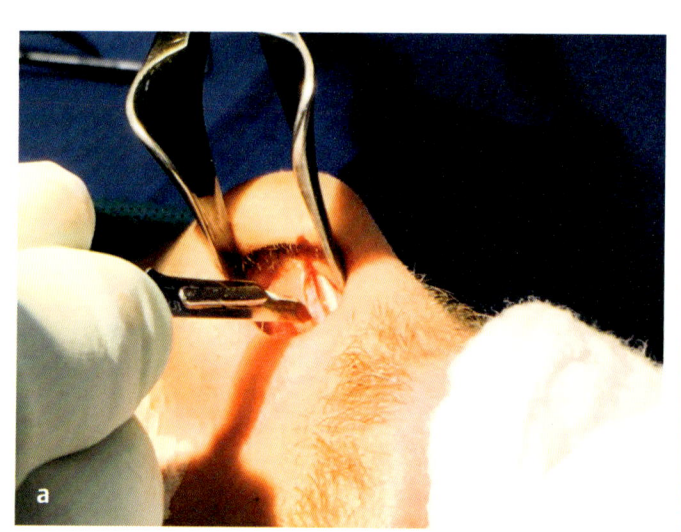

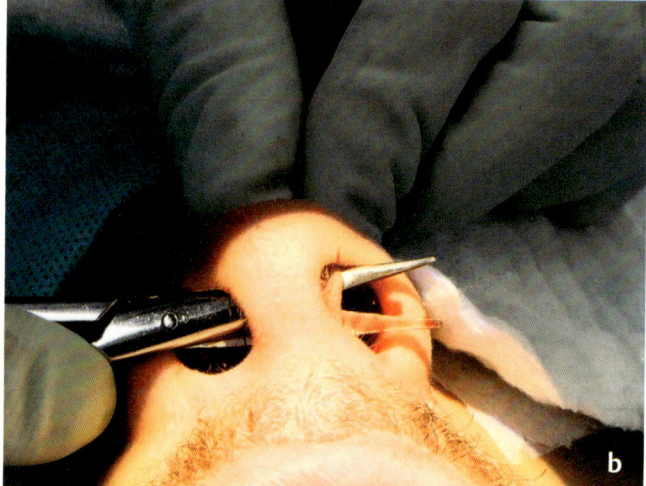

Fig. 4-5. (**a**) Exposição da borda caudal do septo nasal, através de incisão na mucosa. (**b**) Trajetória da tesoura ao transfixar o tecido conectivo do septo membranoso. Realiza-se esta transfixação após a incisão de (**a**), bilateralmente.

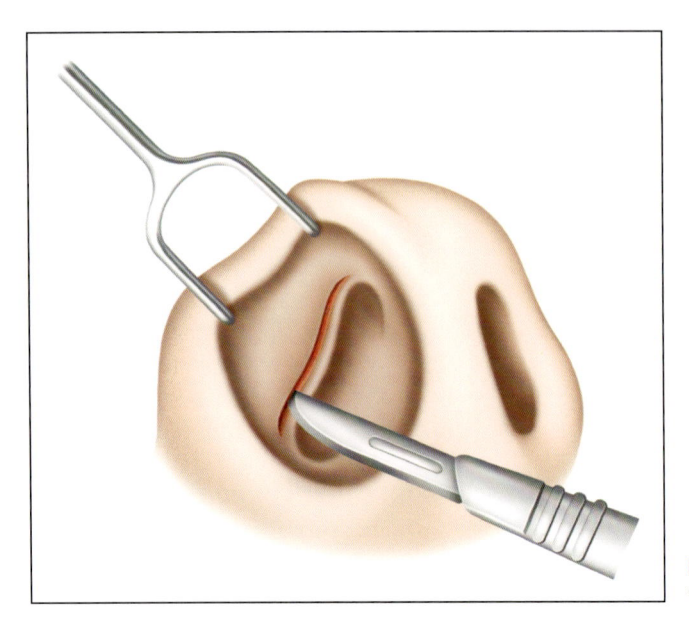

Fig. 4-6. Esquema demonstrando a trajetória da incisão intercartilaginosa.

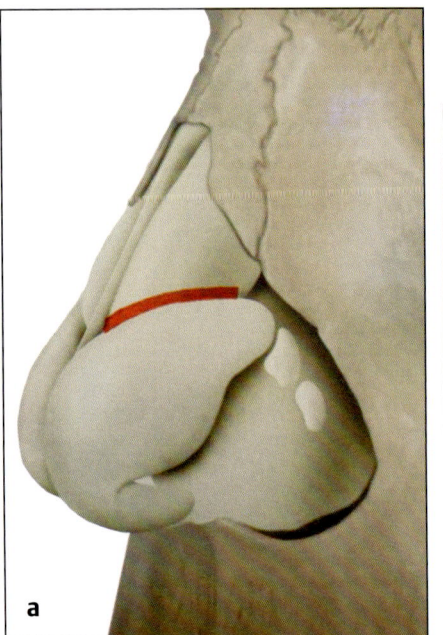

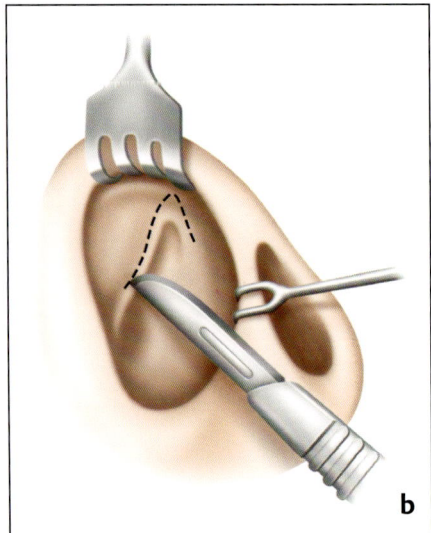

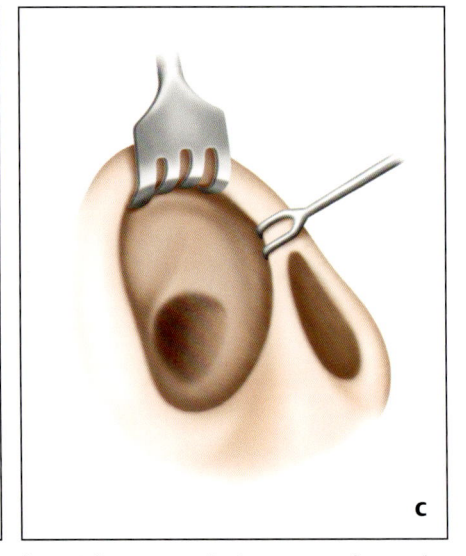

Fig. 4-7. (a) Visão lateral do trajeto da incisão intercartilaginosa. (b) Trajeto de encontro angulado, das incisões intercartilaginosa e transfixante do septo (pontilhado). (c) Cicatrização da circunferência desfavorável na região do ângulo da válvula nasal interna direita.

Delivery

O *delivery* é uma maneira de abordar as cartilagens laterais inferiores. É um componente da abordagem fechada. O propósito do *delivery* é: através das incisões marginal (Fig. 4-2) e intercartilaginosa (Figs. 4-3 e 4-6) expor a face anterior de grande parte da cartilagem lateral inferior, por dissecção subpericondral, tracionando-a para fora do vestíbulo, mantendo suas inserções mediais e laterais intactas (Figs. 4-8 e 4-9).[2,3,5]

Incisão Transcartilaginosa

A incisão transcartilaginosa é realizada com finalidade de promover o *Cartilage Splitting* (Fig. 4-10a).[2,6-8] O propósito do *Cartilage Splitting* é que o cirurgião possa ressecar a porção cefálica da cartilagem lateral inferior que ele planejou, sem a necessidade de uma incisão marginal com *delivery* (Fig. 4-10b). Através da incisão transcartilaginosa, também é possível manipular o dorso, quando esta incisão é conectada à incisão transfixante (Fig. 4-10c).

Com o vestíbulo evertido, a incisão deverá ter trajeto paralelo à borda cefálica da cartilagem lateral inferior (Figs. 4-10a e 4-11a, b). Vai transfixar a pele do vestíbulo e a cartilagem (Fig. 4-11c, d).[8] É importante respeitar a distância da borda inferior da cartilagem lateral inferior de modo a garantir que uma largura de 7 a 9 mm da cartilagem que permaneça remanescente, prevenindo a desestruturação e deformação do vestíbulo ao longo dos anos.

Em seguida, procede-se à liberação subpericondral do fragmento de cartilagem e sua remoção (Fig. 4-12).

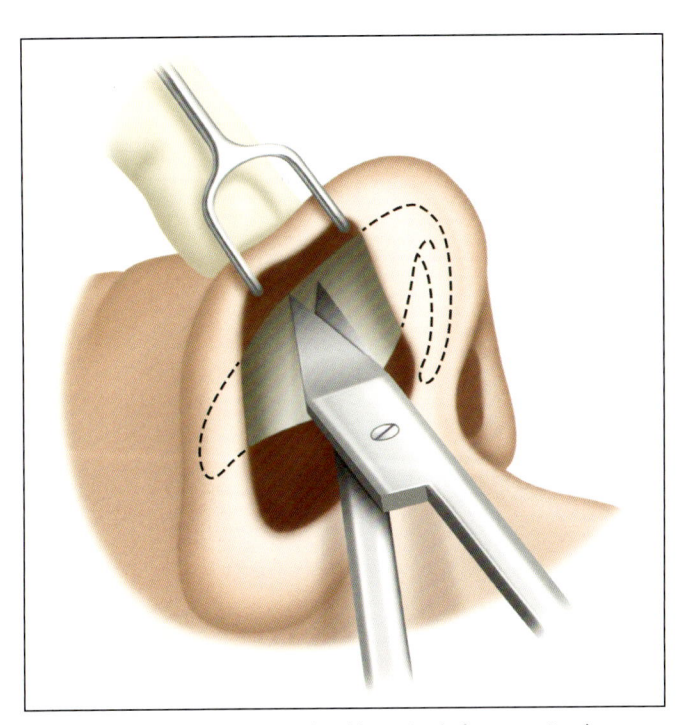

Fig. 4-8. Esquema demonstrando a liberação da face anterior da cartilagem lateral inferior.

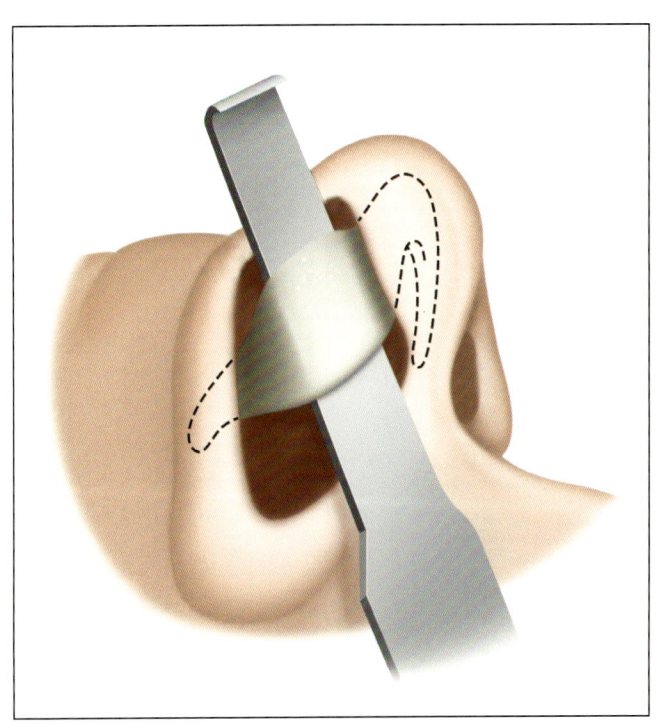

Fig. 4-9. Esquema demonstrando a remoção da cartilagem lateral inferior, porção da *crus* lateral de seu leito. Com o *delivery* também seria possível expor o *domus* e as *crura* intermediárias e mediais.

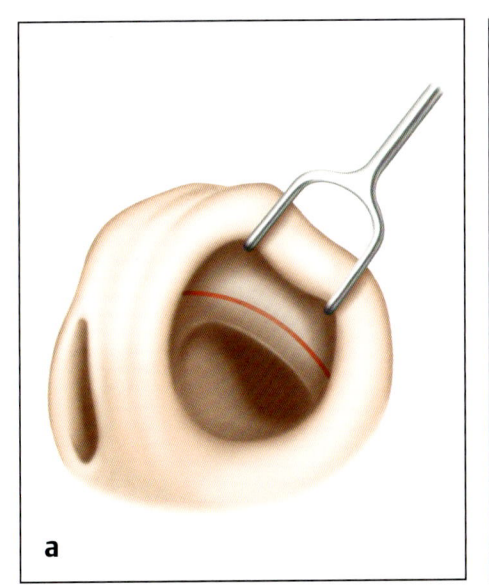

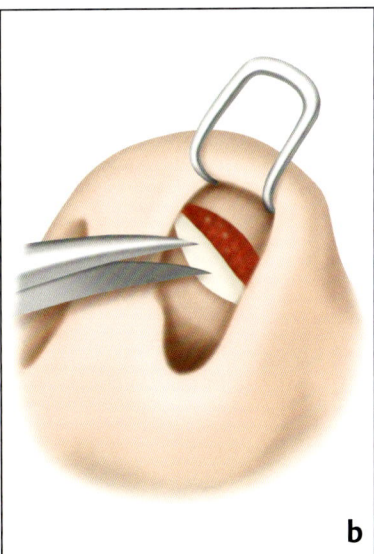

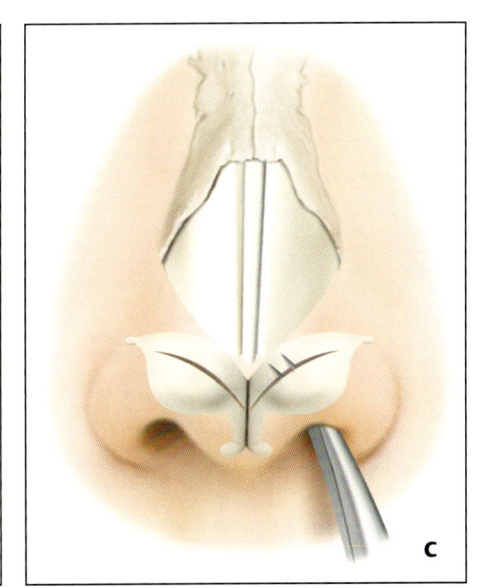

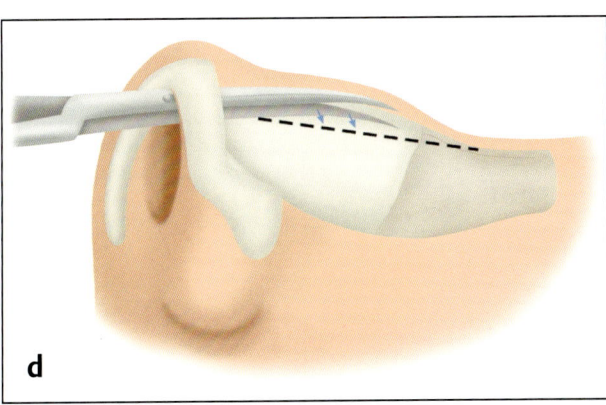

Fig. 4-10. (**a**) Esquema mostrando a trajetória da incisão transcartilaginosa. (**b-c**) Demonstra o efeito produzido pela incisão transcartilaginosa e a exposição da porção cefálica da cartilagem lateral inferior a ser ressecada. (**d**) Esquema demonstrando como se pode ter acesso ao dorso nasal, utilizando também a incisão transcartilaginosa.

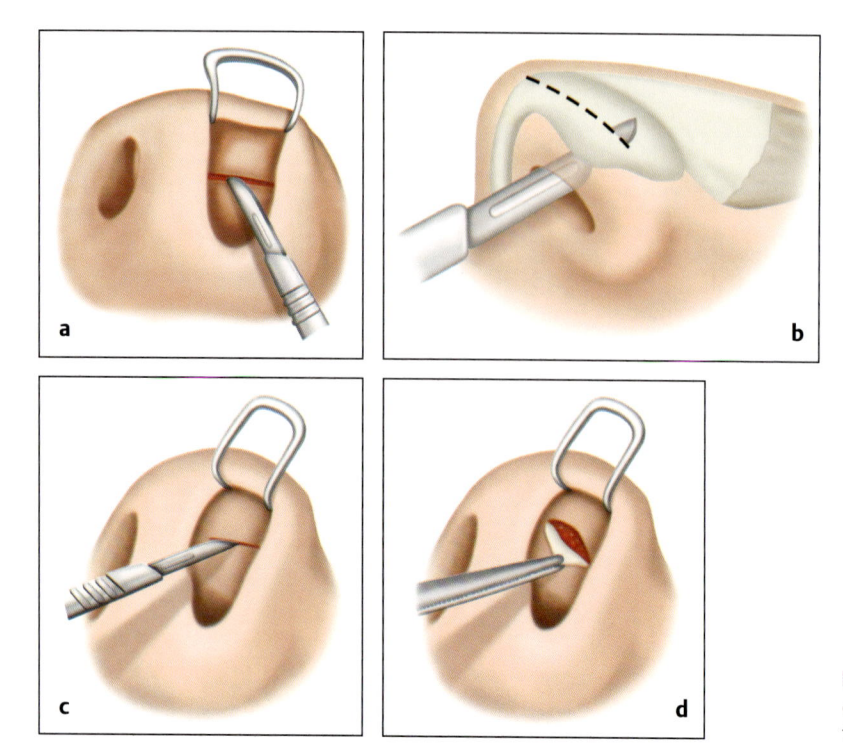

Fig. 4-11. (a-d) Visão esquemática do vestíbulo evertido e do trajeto proposto ao se realizar a incisão transcartilaginosa.

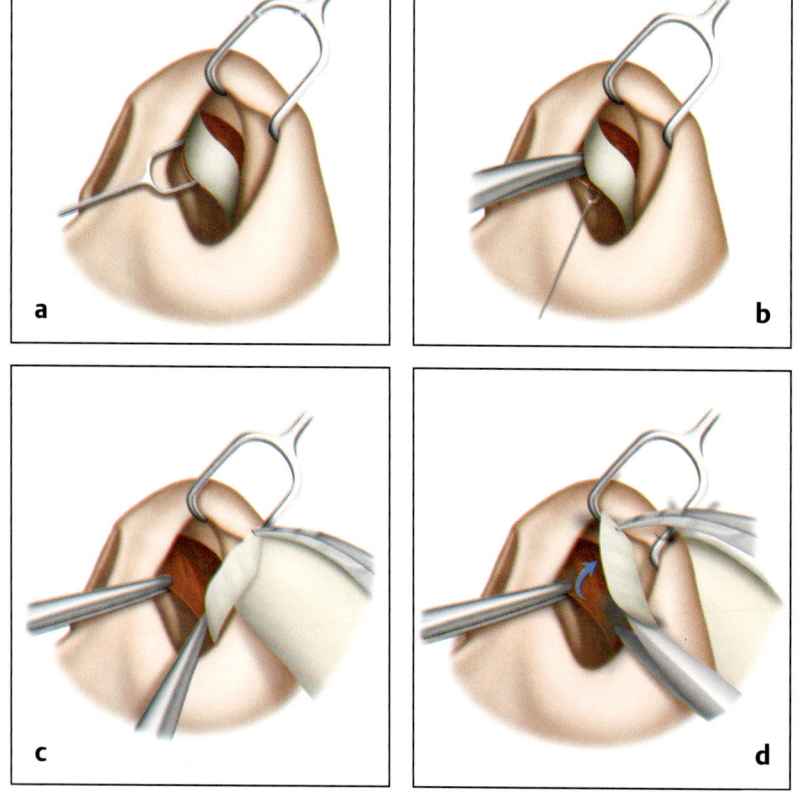

Fig. 4-12. (a-d) Sequência demonstrando os passos da abordagem da CLI direita, através da incisão transcartilaginosa e a ressecção da borda cefálica planejada.

QUAL O MELHOR ACESSO CIRÚRGICO PARA RINOPLASTIA?

A escolha do melhor acesso para rinoplastia é um tópico frequentemente discutido. Apesar de bons resultados poderem ser alcançados em ambas as técnicas, tanto a curto como a longo prazos, cada uma possui suas vantagens e desvantagens.[9]

O acesso fechado tende a ser utilizado em casos primários, menos complexos, com menor duração cirúrgica e em casos secundários para correção de pequenos defeitos. Uma cirurgia mais conservadora causa menos trauma a tecidos, consequentemente, menor equimose, edema pós-operatório e tempo de recuperação cirúrgica. No entanto, o acesso endonasal pode dificultar a exposição do campo cirúrgico, originando problemas técnicos e resultados indesejados.[9]

Atualmente o acesso aberto é o mais utilizado entre os cirurgiões, ao permitir uma ampla visualização das estruturas nasais, facilita a realização de manobras e o alcance da simetria nasal.[10,11] Deve ser sempre preferido em situações como cirurgias secundárias que necessitem de grandes intervenções, rinoplastias de aumento e anormalidades congênitas.[10,12]

Apesar de considerada mais invasiva por alguns autores, quando se avalia a interrupção de mecanismos de suporte da ponta nasal, a rinoplastia aberta mostra-se menos agressiva, visto que permite ressecção precisa e conservadora do excesso de cartilagem lateral superior, reconstrução de ligamentos nasais e posicionamento de *strut* columelar ou enxerto de extensão septal. Dentre as desvantagens estão possibilidade de maior edema pós-operatório, maior duração da hipoestesia da ponta nasal, bem como o risco de cicatriz transcolumelar visível, infecção de ferida e necrose de columela.[9]

Alguns autores utilizam exclusivamente o acesso aberto, até mesmo para a correção de pequenos defeitos, gerando a discussão se o motivo não seria a falta de treinamento em rinoplastia fechada. Pois a melhora da visualização do campo cirúrgico facilita o ensino, a realização de suturas e o posicionamento de enxertos.[11]

Desta forma, não há consenso sobre o melhor acesso cirúrgico para rinoplastia. A escolha deve depender do treinamento do cirurgião e, principalmente, das deformidades nasais encontradas.[10]

REFERÊNCIAS BIBLIOGRÁFICAS

1. Maniglia A J, Maniglia JJ, Maniglia JV. Rinoplastia: Estética-Funcional-Reconstrutora. Rio de Janeiro: Revinter; 2002.
2. Toriumi DM, Becker DG. Rhinoplasty Dissection Manual. Philadelphia: Lippincott Williams & Wilkins; 1999.
3. Daniel RK. Rinoplastia Básica e Avançada – Atlas de Técnicas Cirúrgicas. 2. ed. Rio de Janeiro: Revinter; 2012.
4. Zholtikov V, Golovatinsky V, Palhazi P, Gerbault O, Daniel RK. Rhinoplasty: A Sequential Approach to Managing the Bony Vault. Aesthet Surg J. 2020 Apr 14;40(5):479-492.
5. Papel ID et al. Facial Plastic and Reconstructive Surgery. 3rd ed. New York: Thieme; 2008.
6. Gerbault O, Daniel RK, Kosins AM. The Role of Piezoelectric Instrumentation in Rhinoplasty Surgery. Aesthet Surg J. 2016;36(1):21-34.
7. Huizinig EH, Groot JAM. Functional Reconstructive Nasal Surgery. Stuttgart: Thieme; 2003
8. Peck GC. Techniques in Rhinoplasty. 2nd ed. Philadelphia: Lippincott; New York: Gower Medical Pub.; c1990.
9. Röjdmark J, Mouchammed A. A Modified Closed-Open Approach as Part of a Graduated and Integrative Approach to Rhinoplasty. Indian Journal of Plastic Surgery. 2019; 2(03):270–276.
10. Ors S, Ozkose M, Ors S. Comparison of Various Rhinoplasty Techniques and Long-Term Results. Aesthetic Plastic Surgery. 2015;39(4):465-473.
11. Tasman AJ. Rhinoplasty - indications and techniques. GMS Curr Top Otorhinolaryngol Head Neck Surg. 2007;6:Doc09.
12. Rohrich RJ, Lee MR. External approach for secondary rhinoplasty: advances over the past 25 years. Plast Reconstr Surg. 2013;131(2):404-416.

SEPTOPLASTIA

Antonio Celso Nunes Nassif Filho ▪ Cezar Berger ▪ Guilherme Pilla Caminha
João Jairney Maniglia ▪ Rogerio Pasinato

ASPECTOS ESSENCIAIS DA CIRURGIA DO SEPTO NASAL

Neste capítulo faremos uma revisão sobre as técnicas de septoplastia mais utilizadas atualmente. Mas, para melhor compreensão, é importante começar por uma breve revisão sobre o histórico do desenvolvimento das técnicas de septoplastia, além de relembrar alguns conceitos de anatomia e fisiologia aplicadas à prática cirúrgica.

O aprendizado acumulado ao longo do último século, aliado às novas tecnologias – como a cirurgia assistida por videoendoscopia – trouxeram importantes avanços, facilitando o aprendizado das técnicas cirúrgicas por parte dos residentes e, principalmente, melhorando a qualidade do atendimento prestado ao paciente.

Além da evolução tecnológica, o melhor conhecimento da fisiologia nasal permitiu que as abordagens cirúrgicas se tornassem mais conservadoras, resultando em menores índices de complicações.

Com o passar dos anos, várias técnicas cirúrgicas foram desenvolvidas simultaneamente. Essas foram sendo assimiladas pelos cirurgiões, que acabam utilizando frequentemente a associação de mais de uma técnica e incluindo adaptações pessoais. O cirurgião deve dominar várias técnicas para poder planejar e executar uma septoplastia, abordando diferentes tipos de desvios.

Histórico

A septoplastia teve origem no final do século XIX e constituía-se basicamente na remoção de todo os septos cartilaginoso e ósseo. Não havia preocupação com as consequências desta abrangente ressecção. No início do século passado, Freer (em Chicago, EUA) e Killian (em Freiburg, Alemanha) desenvolveram simultaneamente a técnica de ressecção submucosa do septo nasal, realizando as dissecções submucosa e subperiostal bilateralmente e mantendo uma estrutura septal mínima para evitar o desabamento da pirâmide nasal.

Essas técnicas não são eficientes para tratar todos os tipos de desvios, tampouco podem ser empregadas em crianças em razão da grande ressecção de cartilagem. Tal necessidade fez com que, ao longo dos anos, outras técnicas surgissem com o objetivo de preservar cartilagem.

Em 1929, Metzenbaum introduziu a septoplastia com dissecção do retalho mucoso de um só lado, mantendo assim uma estrutura vascular e de apoio mecânico para a cartilagem remanescente. Converse, em 1950, publicou técnica que utilizava a cartilagem ressecada como enxerto, cobrindo áreas de grandes ressecções cartilaginosas.

A técnica da maxila-pré-maxila, desenvolvida por Cottle, em 1958, foi por muitos anos a mais utilizada. Esta técnica consiste na confecção de quatro túneis submucosos e subperiostais, que se conectam ao final da dissecção – então as porções septais desviadas são ressecadas e reposicionadas como enxerto ao final da cirurgia.

Sempre com o intuito de corrigir o defeito septal e conservar cartilagem e osso, foram surgindo inúmeras técnicas. Goldman desenvolveu uma técnica de ressecção de fitas (compartimentos) de cartilagem quadrangular com o objetivo de retificar o septo nasal. Essa técnica mostrou-se bastante efetiva em desvios anteriores. Já a modificação da técnica de Metzenbaum permitiu a correção do septo anterior. Realizando o descolamento do mucopericôndrio pelo lado côncavo, remove-se uma fita de cartilagem de 1 a 2 mm de espessura da crista maxilar até o teto nasal, perpendiculares ao plano do desvio.

ANATOMIA CIRÚRGICA

O objetivo da septoplastia é restabelecer a fisiologia nasal normal, portanto, ao planejar a cirurgia deve-se ter em mente este conceito. A manutenção da maior quantidade possível de cartilagem é osso septal é importante para manter o septo nasal rígido e diminuir a chance de perfuração de septo.

O septo nasal é uma estrutura de fundamental importância tanto para a forma, como para a função nasal. O conhecimento adequado de sua anatomia e das estruturas adjacentes é crítico para o sucesso na realização da rinoplastia. A forma externa do nariz é determinada em parte pelo septo nasal, pois – dependendo de seu tamanho, forma e posição – tanto o dorso, como a ponta nasal sofrerão influência. O septo nasal também é a principal estrutura de suporte para o nariz externo.

Do ponto de vista funcional, quando o septo está localizado fora da linha média, fora de seu plano sagital normal, irá reduzir o espaço da cavidade nasal e, consequentemente, poderá afetar a respiração. Esta redução poderá ser uni ou bilateral, dependendo do tipo de desvio. Além disso, no septo nasal encontramos o corpo septal, que tem um papel na resistência ao fluxo aéreo nasal. Essa região de espessamento da cartilagem e mucosa septal fica localizada aproximadamente 2,2 cm atrás da borda caudal do septo e 1,1 cm acima do

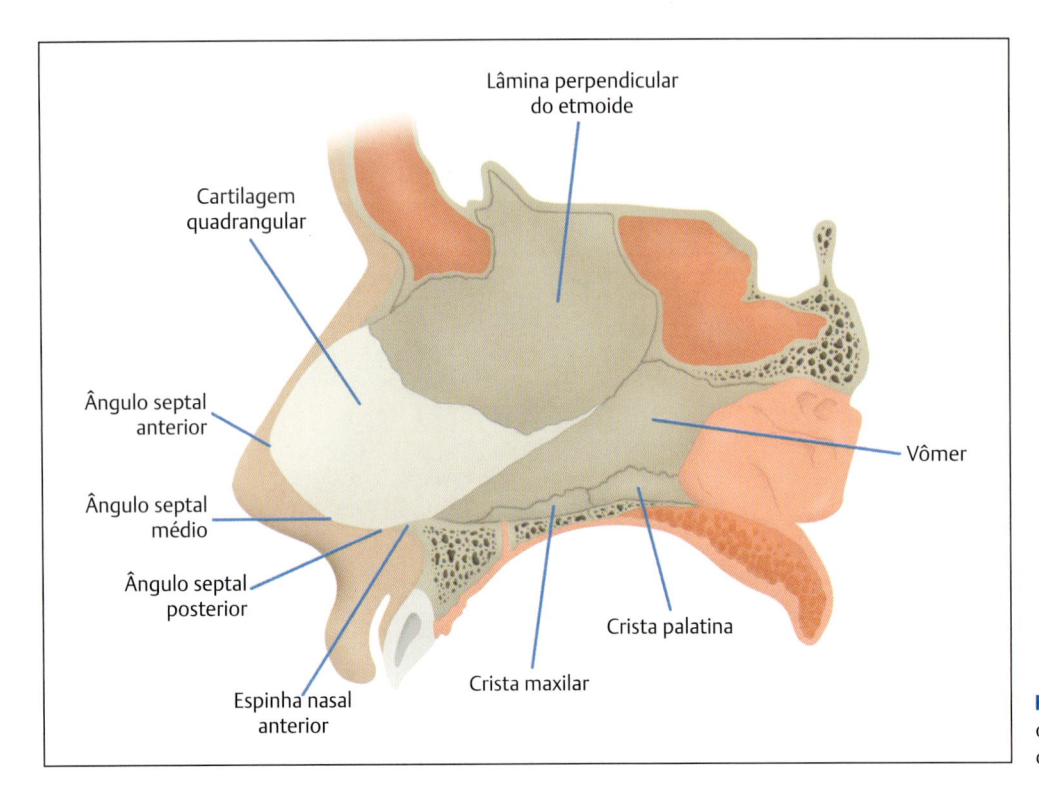

Fig. 5-1. Estruturas que compõem o septo nasal e pontos anatômicos de referência.

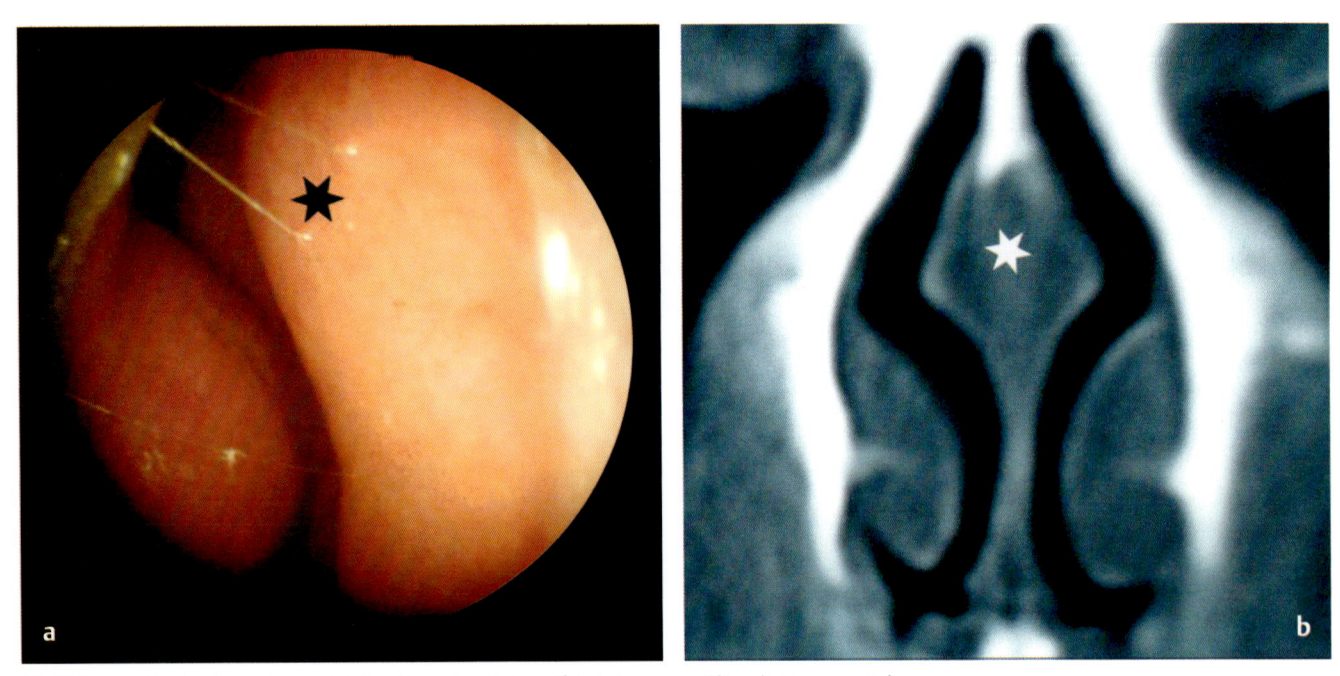

Fig. 5-2. Porção alta do septo nasal: (**a**) visão endoscópica e (**b**) visão tomográfica. *: Corpo septal.

assoalho nasal, com diâmetros horizontal e vertical de aproximadamente 2 cm e 1,5 cm, respectivamente.[1] Para maiores detalhes o leitor deve-se referir ao Capítulo 2 (Figs. 5-1 e 5-2).

AVALIAÇÃO PRÉ-OPERATÓRIA

Ainda não está disponível uma sistemática acessível e confiável para medir o fluxo aéreo nasal, portanto, a indicação da septoplastia é eminentemente clínica. A avaliação pré-operatória em um paciente com desvio de septo nasal deve contar com muito bom senso por parte do médico, pois nem sempre um paciente com desvio de septo nasal tem indicação de cirurgia. O que corresponde dizer que **desvio de septo nasal não é igual à septoplastia**.

A septoplastia está indicada em casos de obstrução nasal crônica, de sinusites de repetição quando desvios comprometem a fisiologia dos seios paranasais, por tumores localizados na região nasal ou ainda para acessos cirúrgicos à base do crânio. Frequentemente, indica-se a septoplastia combinada com outros procedimentos, como cirurgias das conchas nasais, dos seios paranasais ou ressecção de pólipos.

A principal indicação de septoplastia é, sem dúvida, a obstrução nasal, que deve ser cuidadosamente avaliada, com o objetivo de excluir outras causas de obstrução, como rinite alérgica, pólipos ou hipertrofia de adenoides (principalmente em crianças e adolescentes). A válvula nasal deve ser examinada, para garantir que a obstrução nasal não decorre de uma insuficiência valvar, principalmente em casos de rinoplastia prévia.

Anamnese

Deve-se observar primeiramente se o lado da obstrução nasal corresponde ao lado do desvio (convexo) do septo nasal. Muitas vezes, os pacientes se queixam do lado oposto do desvio, por causa da hipertrofia vicariante do corneto inferior. Eventualmente, o lado côncavo, e visualmente mais espaçoso, pode ser o da queixa, o que é explicável por mecanismos físicos de turbilhonamento. Outro ponto de avaliação é que muitos pacientes apresentam, no lado obstrutivo, ressecamento, formação de crostas nasais, edema e, às vezes, sangramento, em razão do turbilhonamento inadequado do ar naquela fossa nasal, também.

Outro fator importante a ser analisado e não raro em consultório são os pacientes com queixa de obstrução nasal, mas causada por insuficiência de válvula nasal (externa e interna). Estas podem estar comprometidas, muitas vezes, por alterações anatômicas, como, por exemplo, um desvio caudal, ou um alargamento columelar, que podem afetar o turbilhonamento de ar e comprometer nestes casos a válvula externa. Uma simples correção cirúrgica nestes casos resolve a insuficiência de válvula.

Isto pode ser uma manifestação sutil e é necessário alto nível de suspeição para não negligenciar esta hipótese. Portanto, é muito importante que o médico – usando o fotóforo e sem o uso de espéculo nasal – peça ao paciente que inspire e expire naturalmente e, assim, veja o comportamento destas válvulas. Esta manobra simples pode ajudar a desvendar o problema, bem como evitar possíveis transtornos de pacientes, que, mesmo depois da cirurgia, continuam a apresentar a queixa obstrutiva nasal.

Também é importante avaliar pacientes com queixa de sinusites de repetição e, nestes casos, observar se o desvio septal não está obstruindo a área do meato médio, com consequente obstrução sinusal.

Outro ponto relevante é analisar os pacientes com cefaleias, que podem ser rinogênicas, provocadas pelo contato da área desviada com a mucosa da parede lateral do nariz. Ou também por causa da presença de concha nasal média bolhosa.

Exame Físico

Primeiramente, deve ser realizado sem a presença de espéculo nasal e, na inspeção, observar desvios caudais e insuficiência valvular. Depois, e já com o uso de espéculo nasal, é possível realizar o diagnóstico da maioria dos desvios septais. O uso de vasoconstritores nasais pode ajudar na avaliação do quanto o septo nasal, associado à hipertrofia dos cornetos inferiores, é o responsável pela obstrução nasal. Isto é muito observado, especialmente nos casos de insuficiência valvular, em que – muitas vezes e apesar do uso dos vasoconstritores – não se percebe melhora da queixa obstrutiva dos pacientes.

Endoscopia Nasal

A endoscopia nasal deve ser utilizada quando há suspeita de: desvios septais posteriores, patologias associadas às caudas das conchas inferiores, alterações anatômicas das coanas e patologias de rinofaringe (especialmente em pacientes adolescentes - onde ainda pode-se encontrar tecido adenoidiano obstrutivo).

Tomografia de Face

A tomografia de face é muito utilizada para avaliação septal e para análise de doenças associadas da parede lateral do nariz, como pólipos, concha média bolhosa, rinossinusites agudas e crônicas, hipoplasias do seio maxilar e outras que podem estar associadas aos desvios do septo nasal (Fig. 5-3).

Rinomanometria

Avalia a alteração no fluxo aéreo, fazendo uma medição objetiva da permeabilidade nasal, avaliando tanto a pressão, quanto o fluxo aéreo. Porém, o exame não localiza o local da obstrução nasal. Cada vez mais em desuso no consultório e, atualmente, é mais usado em pesquisas clínicas.

Rinometria Acústica (RA)

É uma técnica de medida objetiva da geometria nasal. A técnica é com base na análise das ondas sonoras refletidas nas cavidades nasais. É mais usada em pesquisas clínicas.

Tipos de Desvios

Classificação dos desvios de septo de acordo com sua localização:

- Desvio anterior ou caudal.
- Desvio alto ou superior.
- Desvio posterior.
- Desvio do esporão.

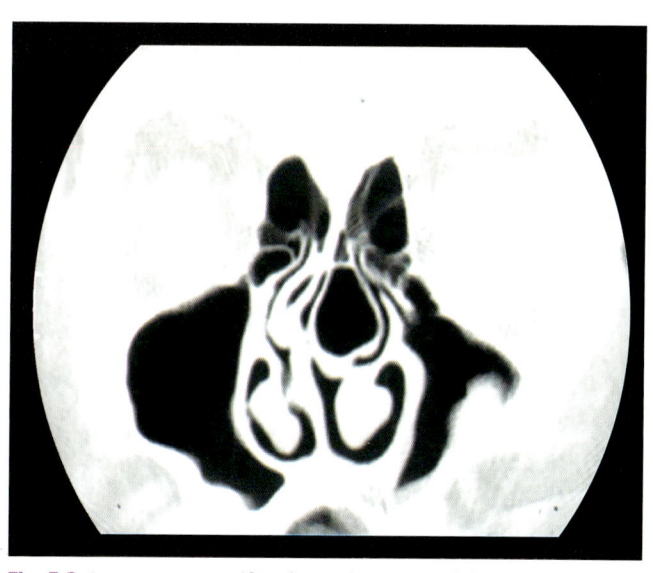

Fig. 5-3. Imagem tomográfica de um desvio septal de convexidade para a direita e uma concha média bolhosa à esquerda.

Classificação dos desvios de septo de acordo com a etiologia:

- Traumáticos, geralmente localizados na região anterior do septo nasal.
- Não traumáticos, geralmente ocorrem na transição da cartilagem quadrangular com o vômer.

TÉCNICAS CIRÚRGICAS

A escolha da técnica cirúrgica deve ser realizada analisando-se individualmente o tipo de desvio.

A septoplastia pode ser realizada com o paciente sob anestesia geral, com anestesia local ou com anestesia local associada à neuroleptoanalgesia (sedação). Mesmo com o paciente sob anestesia geral, deve-se fazer a infiltração com lidocaína 2% e adrenalina 1:100.000 para se obter uma melhor hemostasia, além da dissecção hidráulica que a infiltração propicia.

Inicia-se o procedimento colocando três fitas de algodão com anestésico tópico tetracaína 0,5% e oximetazolina – uma na parte superior do septo, uma junto ao meato médio e uma no assoalho nasal. Após cerca de 15 minutos de ação do anestésico tópico, e com o paciente já sedado, é realizada a infiltração da lidocaína 2% com adrenalina 1:100.000, procurando atingir desde o início o plano de dissecção subpericondral. Inicialmente, a infiltração é feita na parte superior do septo, no sentido posteroanterior; a seguir faz-se a infiltração de toda mucosa septal, da região columelar e dos cornetos (Fig. 5-4). Este procedimento anestésico é utilizado rotineiramente, independente da estratégia e da técnica cirúrgica a ser empregada.

Principais Técnicas por Acesso Fechado

Técnica de Ressecção Total do Septo

Indicada em casos de neoplasias no septo nasal que estão fora do propósito deste livro.

Técnica de Ressecção Parcial do Septo

Indicada em casos de grandes desvios e/ou para obtenção de enxerto osteocartilaginoso do septo nasal.

1. O acesso pode ser realizado por uma incisão hemitransfixante, transfixante ou no contexto de uma abordagem aberta. Descola-se o lado côncavo dos desvios mucopericôndrio e mucoperiósteo.
2. Em seguida, é realizada uma incisão 1 cm atrás da borda anterior da cartilagem septal, seguida do descolamento do mucopericôndrio e mucoperiósteo do outro lado. Respeitando-se 1 cm do dorso da cartilagem septal, é feita uma incisão superior com trajeto paralelo ao do dorso nasal.
3. Depois, é realizada a condrotomia posterior junto à articulação osteocartilaginosa com a placa perpendicular do etmoide, seguida da liberação inferior da cartilagem septal desarticulando-a da canaleta da crista maxilar e do vômer (Fig. 5-5).
4. Variações: quando necessário, a lâmina perpendicular do etmoide e o vômer são removidos com pinça de Jansen-Middleton, tomando cuidado com a manipulação para evitar fístula liquórica na região na lâmina cribriforme.
5. Variações: se houver esporão na crista maxilar ou palatina, este pode ser removido com a utilização de um osteótomo.
6. Após terminar a ressecção, alguns autores recomendam fazer uma incisão de drenagem junto ao assoalho nasal para evitar hematomas.
7. Sutura-se a incisão (transfixante ou hemitransfixante) com categute 3-0 simples. Alternativamente, com a finalidade de prevenir hematomas septais e espaço morto pode-se realizar sutura transeptal de colchoeiro ou colocação de *splints* nasais.

Fig. 5-4. Processo anestésico em cirurgias de septoplastia.

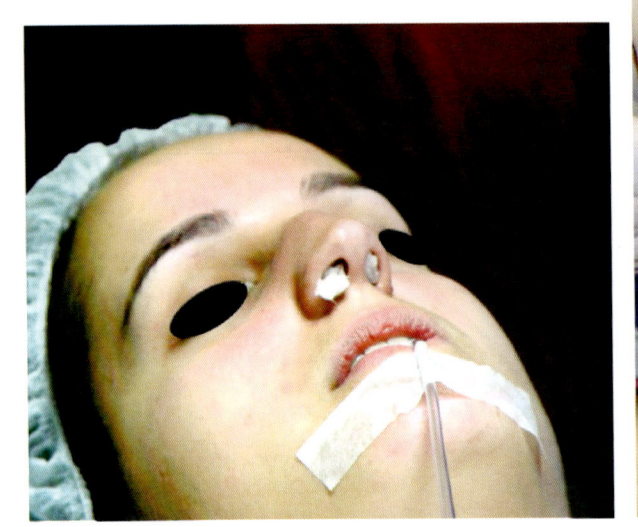

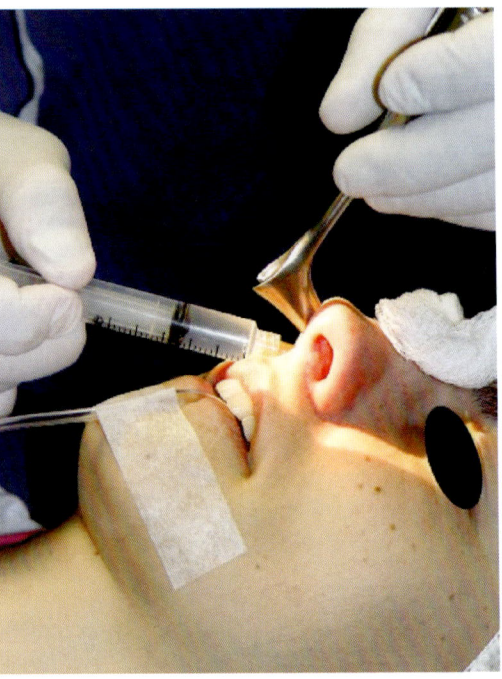

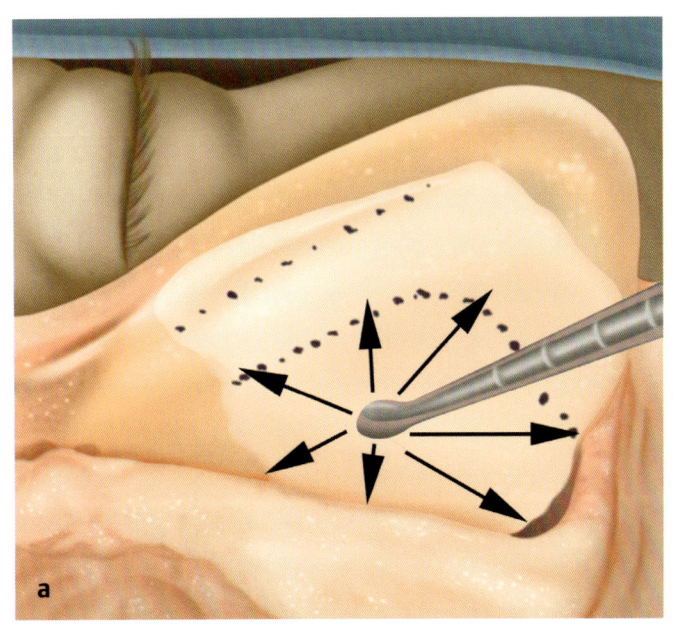

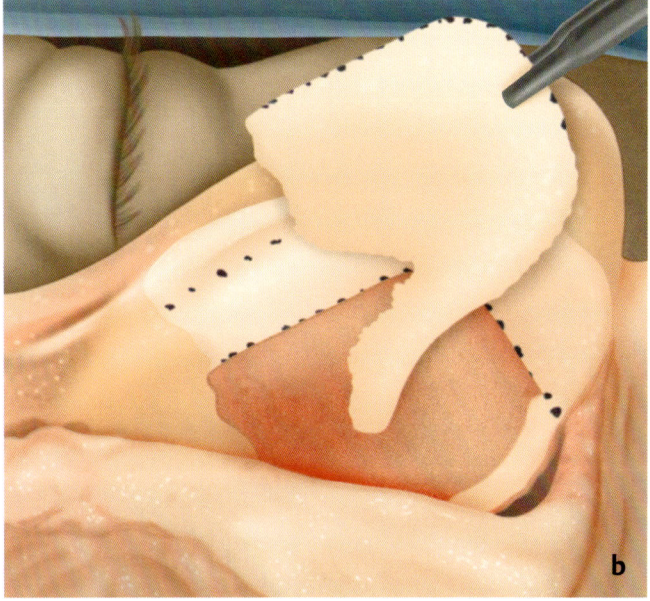

Fig. 5-5. (a) Esquema mostrando as incisões de condrotomia (pontilhados) e a região do descolamento do muco pericôndrio (setas). (b) Esquema mostrando a ressecção do enxerto cartilaginoso. Caso desejado, poderiam ser removidas porções ósseas, também.

Técnica de Septoplastia Setorial

É uma variante da técnica descrita anteriormente, empregada em desvios localizados.

1. É realizada uma incisão na mucosa do septo anterior à área do desvio, seguida pela dissecção do mucopericôndrio e/ou mucoperiósteo.
2. Com uma faca de Freer, faz-se uma incisão na cartilagem septal. Descola-se o mucopericôndrio do lado oposto. O fragmento desviado é, então, removido.
3. A mucosa é recolocada como um retalho, sem necessidade de sutura.

Técnica de Goldman

A técnica de Goldman é indicada para desvios na porção cartilaginosa do septo.

1. É realizada a incisão junto à borda caudal do septo. Em seguida, é efetuado o descolamento do mucopericôndrio e mucoperiósteo.
2. Então, são removidas fitas verticais de cartilagem de cerca de 2 mm de espessura, deixando compartimentos de cartilagem com aproximadamente 1 cm. Deve-se respeitar a área "K" para evitar complicações (Fig. 5-6).
3. Variações: quando necessário, podem ser removidos fragmentos de cartilagem que estão desviados. Com um osteótomo, as cristas maxilar e palatina são retiradas.
4. Em seguida, são realizadas as suturas septocolumelar com categute 3-0 simples.

Técnica de Metzenbaum – Swinging Door

A técnica de correção de desvio caudal do tipo *swinging door* – ou suas variações – é a mais utilizada, desde a sua criação, em 1929, por Metzenbaum, e tem ótimos resultados estéticos e funcionais, tanto em adultos como crianças.[2] Estudos mostram que o impacto na obstrução nasal causado por mínimos

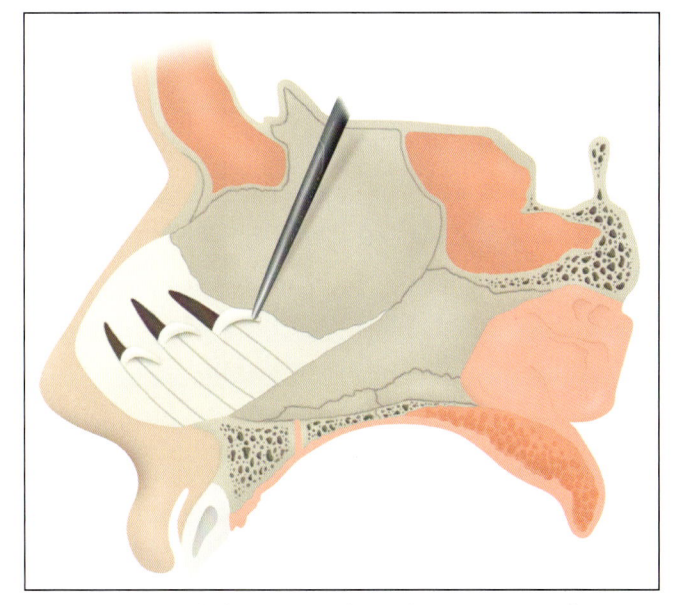

Fig. 5-6. Remoção de fitas verticais de cartilagem na técnica de Goldman.

desvios anteriores é muito maior do que aquele causado por grandes desvios posteriores.[3]

Técnica

1. Realiza-se a técnica por um acesso interno ao nariz, de forma endonasal. Faz-se uma incisão no septo membranoso, em sua porção mais anterior (columela), transfixando de um lado para o outro. Para isso, usa-se uma lâmina de bisturi 15 (Fig. 5-7a, b).
2. Em seguida, inicia-se o descolamento da mucosa junto com o pericôndrio do septo nasal no lado côncavo ao desvio. O descolamento é feito a aproximadamente 1 a 2 cm

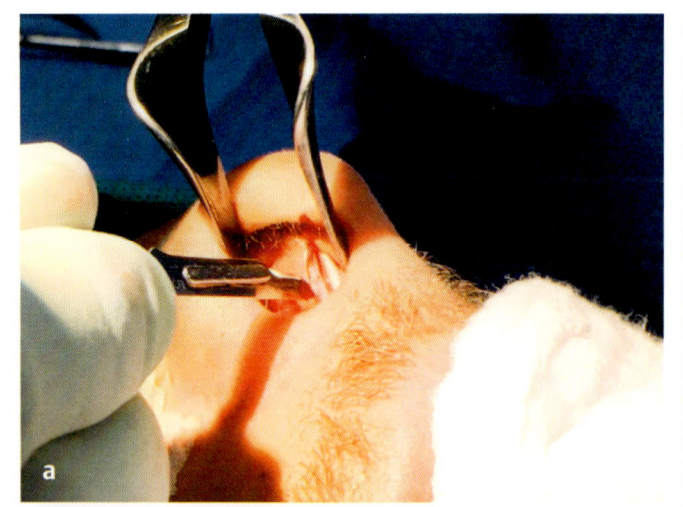

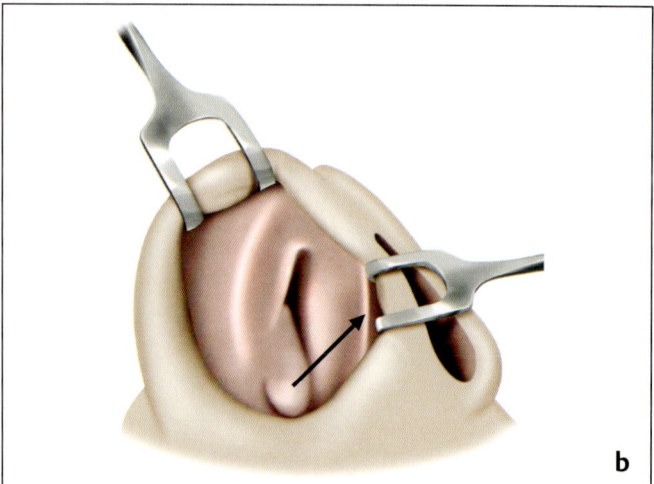

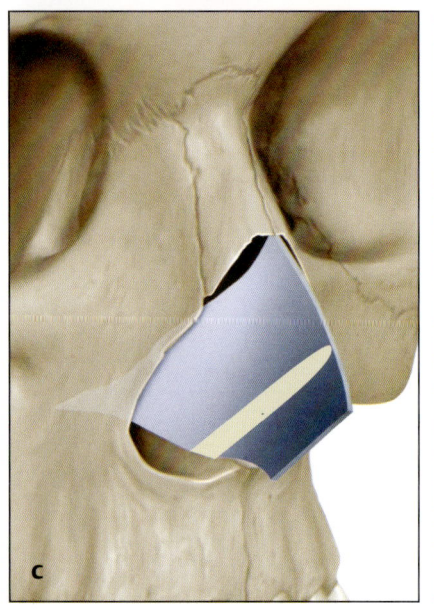

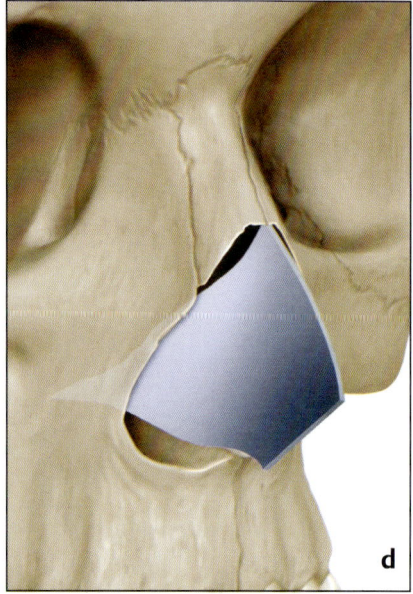

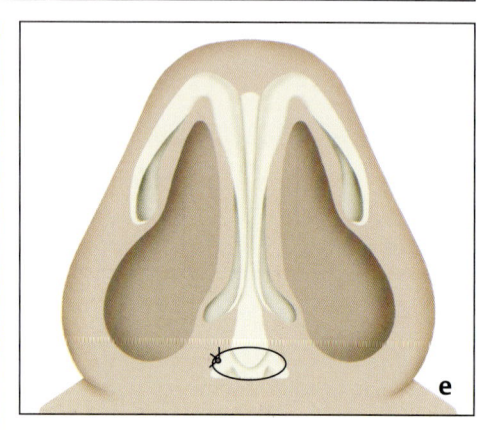

Fig. 5-7. (**a**, **b**) Local da incisão hemitransfixante septocolumelar. (**c**) Esquema mostrando o formato da fita de cartilagem removida na técnica *swinging door*. (**d**) Desvio caudal corrigido pela técnica de Metzenbaum. (**e**) Sutura para fixação do septocaudal na espinha nasal anterior com fio não absorvível 4-0.

da borda anterior até a porção mais interna do nariz. Para isso, pode ser usada a faca de Freer.

3. Então cria-se um compartimento posterior. Ele é feito com uma remoção em fita da cartilagem de cima a baixo, de aproximadamente 2 mm, como se fosse uma ponta de lápis (Fig. 5-7c). Essa manobra é para quebrar a mola, pois se um pedaço da cartilagem não for retirado, ela tende a voltar ao seu estado inicial.
4. Assim que é feito o descolamento de um lado, libera-se a porção da cartilagem quadrangular desviada que está apoiada sobre a espinha nasal, realizando-se a secção com tesoura. Deve-se liberar a mucosa junto com a cartilagem para evitar que ela fique tracionando o septo para sua antiga posição.
5. Nessa região será feito o *swinging door* – vulgo porta basculante – que permite que o septo possa bascular para os dois lados. Então, é hora de reposicioná-lo na região da linha média (Fig. 5-7d). A técnica originalmente descrita não fixava o septo na região da espinha nasal anterior, mas atualmente isso pode ser feito pela transfixação da espinha nasal anterior com broca e passagem de um fio que fixará a cartilagem corrigida à espinha (Fig. 5-7e).
6. Para a fixação, de forma fechada – pela mesma incisão transfixante da mucosa do septo – é criada uma espécie de bolsão na columela para encaixar a porção caudal do septo. O procedimento é realizado com uma tesoura Íris curva ou uma tesoura angulada de Converse até que o septo se encaixe entre as duas *crura* mediais, girando de um lado para o outro com estabilidade e a certeza de não ter perfuração.[4]
7. Em seguida, faz-se a sutura com pontos desnivelados, com fio absorvível, de preferência. Pode ser utilizado um PDS 4-0, com agulha reta. Devem ser feitos três pontos – superior, médio e inferior. Todos eles caem sozinhos depois de sete a dez dias. Não há necessidade de colocar tampão, *splint* intranasal e nada para fixação externa.

Técnica Eclética

A técnica eclética é a associação de várias técnicas, conforme a necessidade imposta pela situação. Ela é realizada sempre respeitando os princípios básicos da septoplastia: não violar a área "K", evitar lacerações mucosas e preservar cartilagem, mucopericôndrio e mucoperiósteo. Ela é indicada quando não é possível corrigir o defeito do septo com a utilização de uma técnica isolada.

1. Após a infiltração, é realizada uma incisão junto à borda anterior do septo, e a dissecção do mucopericôndrio, até que a cartilagem septal esteja completamente desnuda, de cor branco-nacarada.
2. Então, descola-se a parte superior do mucopericôndrio e mucoperiósteo, no sentido anteroposterior. Em seguida, de posterior para anterior, mucoperiósteo e o mucopericôndrio são descolados até as cristas maxilar e palatina, expondo todo o septo nasal.
3. Realiza-se a condrotomia posterior, liberando a cartilagem quadrangular do vômer e do etmoide e removendo uma fita vertical. Deve-se respeitar a área "K", com cerca de 1 cm de largura.
4. Na sequência, é realizada a condrotomia inferior, fazendo uma incisão na cartilagem septal, no sentido horizontal, iniciando posteriormente (acima da deflexão do septo) e terminando anteriormente (na crista maxilar). Deve-se respeitar a área "K", deixando um apoio para o septo caudal.
5. Variações: se houver necessidade de remover septo ósseo, é realizado o descolamento do mucoperiósteo bilateral. Em seguida, com uma pinça de Jansen-Middleton, remove-se o osso desviado. Se houver esporão na crista maxilar ou palatina, este deve ser removido com osteótomo. A parte cartilaginosa do septo que permaneceu pode ser tratada utilizando as técnicas de Goldman, setorial ou Metzenbaum modificado, conforme a necessidade. Se não houver laceração da mucosa, deve-se realizar uma incisão de drenagem junto ao assoalho.
6. A sutura septocolumelar é feita com categute 3-0 simples, seguida da sutura em colchoneiro.

Septoplastia Endoscópica

A septoplastia endoscópica foi introduzida por Stammberger e Lanza *et al.* simultaneamente, em 1991. Os princípios cirúrgicos são os mesmos da septoplastia convencional. Entretanto, algumas vantagens são atribuídas à septoplastia endoscópica – melhor iluminação e visualização dos planos de dissecção, magnificação da imagem e possibilidade de observação da cirurgia no monitor por outros cirurgiões. Tudo isso faz da septoplastia endoscópica um instrumento extremamente útil no ensino médico, facilitando o aprendizado das diferentes técnicas empregadas.

A septoplastia endoscópica é especialmente indicada em cirurgias revisionais, em esporões posteriores e em desvios localizados na região do meato médio como uma forma de ampliar o acesso aos seios da face durante a cirurgia endoscópica nasossinusal. As complicações da septoplastia endoscópica são as mesmas da cirurgia convencional.

Principais Técnicas por Acesso Externo
Correção de Desvio Caudal pelo Acesso Externo

A técnica de abordagem externa é mais indicada para pacientes que apresentam desvios maiores da pirâmide ou septo nasal, além de deformidades congênitas, disfunções valvulares, perfurações septais, narizes negroides ou leporinos e deformidades na ponta nasal (muito proeminente, bulbosa e bífida) (Fig. 5-8). O método é contraindicado quando o paciente não aceita a possibilidade de uma cicatriz externa ou quando já existem cicatrizes que possam comprometer a circulação do retalho columelar.

Técnica

1. É realizada a incisão de Rethi modificada – uma incisão na columela em "V" invertido e marginal bilateralmente a 2 mm da borda livre da narina, seguindo da *crus* medial e prolongando-se pelo *domus* cartilaginoso e *crus* lateral até a sua porção mais distal.
2. Em seguida, o ângulo septal anterior fica livre, onde é feito o descolamento dos dois lados da borda caudal do septo.
3. Após liberar 2 cm (aproximadamente) de cada lado da borda caudal do septo, a porção mais inferior do septo deve ser liberada, na espinha nasal posterior, de forma basculante.
4. O septo cartilaginoso deve ser fixado na parte anterior pelo uso de um *drill* perfurante na espinha nasal. Para esse procedimento, deve ser usada uma agulha de um fio não absorvível para fixação, tipo *nylon* ou Prolene 4-0 (Fig. 5-7e).
5. Depois de feita a fixação do septo na linha média da espinha nasal anterior, faz-se a sutura com fio de *nylon* 6-0 para a síntese da pele.

Variações

- Se a espinha nasal for muito plana, como se fosse um platô, a fixação pode ser substituída por outro procedimento. É possível fazer uma canaleta na espinha nasal anterior para colocar o septo no meio. O objetivo é deixar o septo fixo na linha média.
- Para que o resultado fique perfeito, pelo acesso externo é possível usar *splints* nasais – pequenos reforços, como a lâmina óssea do etmoide ou a placa de PDS – que podem ser fixados por pequenos furos feitos com uma agulha grossa ou *drill* e fixados na região côncava ou convexa da cartilagem septal. Para isso deve ser usado fio absorvível, PDS 4-0. Os *splints* e a placa de PDS têm a mesma utilidade, mas a desvantagem da placa é o custo (Fig. 5-9).

Correção de Desvio Alto pelo Acesso Externo

A correção do desvio alto de septo pelo acesso externo é uma técnica muito previsível e de fácil execução, que possibilita o uso frequente de alguns enxertos para corrigir o nariz com desvio grande. Assim, são usados enxertos afastadores *spreaders* ou *splints* de forma longitudinal na parte alta do septo para auxiliar na retificação dessa região (Fig. 5-10).

Técnica

1. É realizada uma condrotomia posterior, com uma liberação total do septo cartilaginoso da lâmina perpendicular etmoide.
2. A ressecção da área "K" deve ser muito cautelosa para a preservação de, no mínimo, 10 mm nas bordas superior

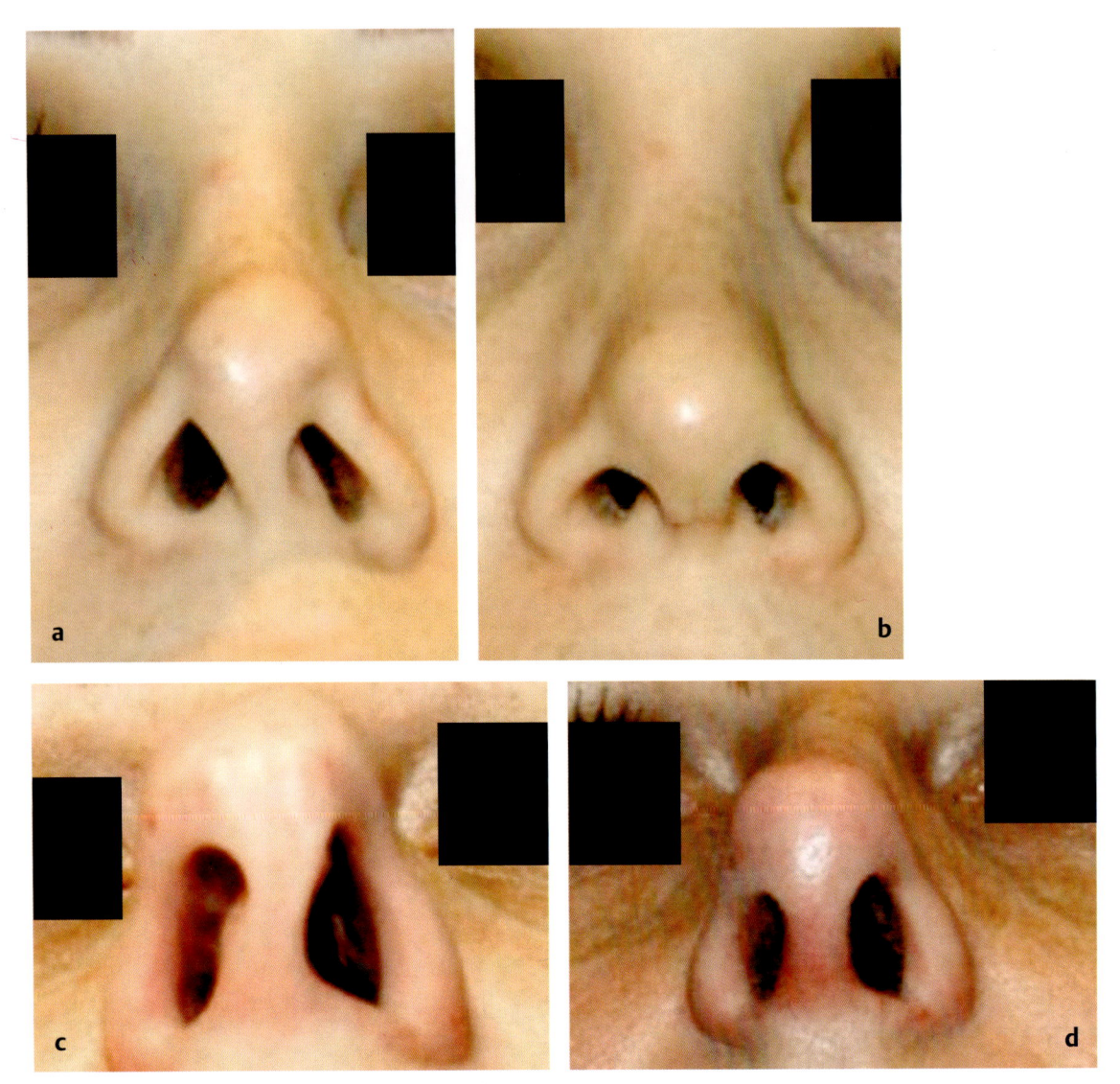

Fig. 5-8. (a-d) Casos de correção do desvio septal pelo acesso externo.

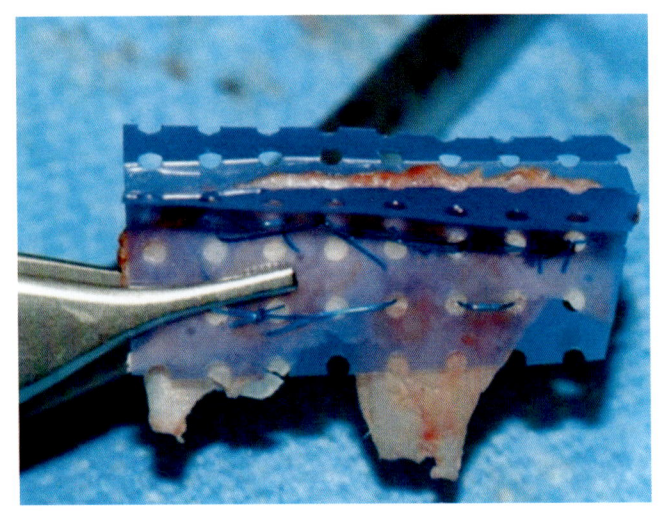

Fig. 5-9. Placa de PDS usada como *splint* na fixação do septo nasal.

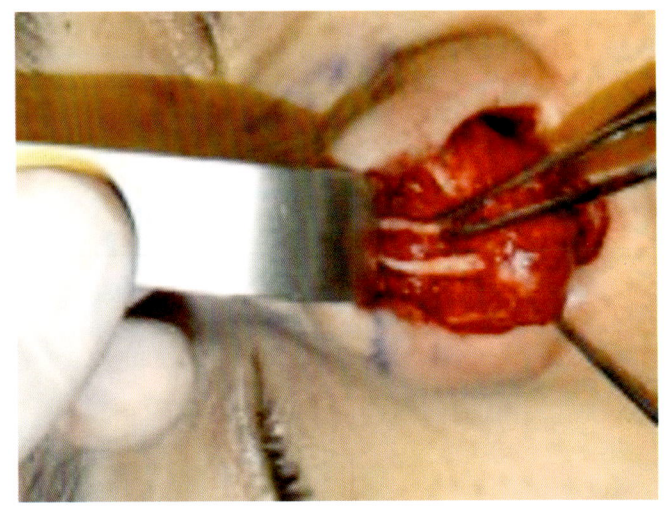

Fig. 5-10. Uso de enxerto expansor (*spreader grafts*).

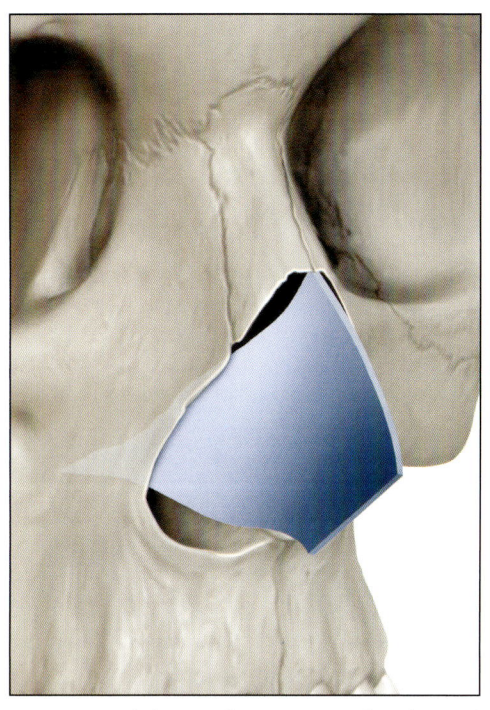

Fig. 5-11. Desvio septal alto que deve ser corrigido pelo uso de enxertos expansores (*spreader grafts*).

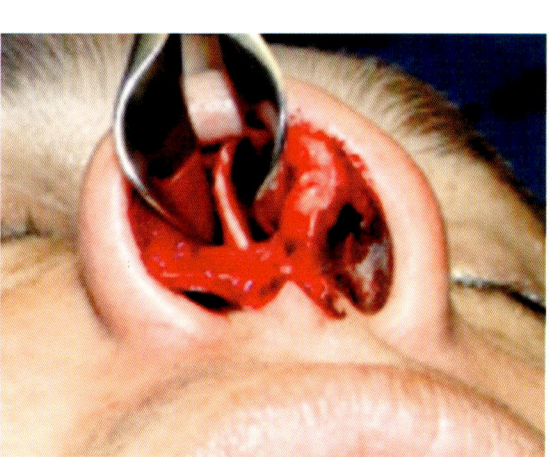

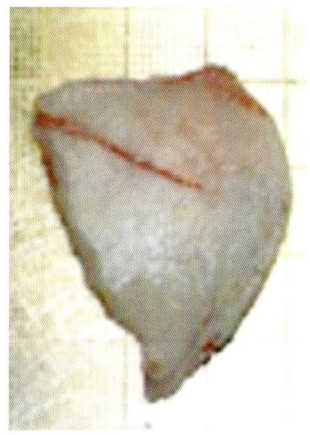

Fig. 5-12. Paciente com grave laterorrinia e desvio septal alto.

e anterior do septo caudal. Sugerimos o uso do Caliper (compasso).
3. Após a liberação da parte alta do septo cartilaginoso, utiliza-se uma pinça de Jansen-Middletton para correção da lâmina perpendicular etmoide, bem como a correção dos desvios associados (Fig. 5-11).

Correção por Septoplastia Extracorpórea

A septoplastia extracorpórea, que também pode ser descrita como reconstrução septal extracorpórea, é uma técnica com a finalidade de corrigir os grandes desvios da pirâmide cartilaginosa do nariz, que produzem problemas funcionais e estéticos. A técnica é confiável para casos com deformidades septais nasais mais graves e alterações anatômicas severas. É muito eficaz para corrigir o nariz torto ou laterorrinia (Fig. 5-12).

Técnica

1. Realiza-se o acesso externo pela incisão de Rethi. Descolam-se o ângulo septal anterior, todo o dorso nasal e a parte óssea do septo nasal. É preciso liberar também a cartilagem lateral superior na inserção com a cartilagem quadrangular do septo.
2. Para a posterior fixação do septo corrigido, um suporte no dorso é reservado – uma fita de aproximadamente 10 mm no dorso cartilaginoso, preservando os ossos nasais, próximo ao Rhinion ou a área "K".[5]
3. Em seguida, remove-se todo o septo para fora, para que possam ser realizadas as correções necessárias. Na técnica de septoplastia extracorpórea, o septo é retirado em uma peça. Para corrigi-lo, é criada uma estrutura em forma de L, com o cuidado de projetar uma borda interna arredondada, que parece biomecanicamente mais estável (Fig. 5-13).

Fig. 5-13. Detalhes de septoplastia extracorpórea.

4. Após a correção, recoloca-se o septo no paciente, sendo fixado na porção óssea do nariz e na espinha nasal anterior.
5. Os *spreader grafts* são suturados na borda cranial do *neoseptum* com uma sutura com fio absorvível tipo PDS (polidioxanona) 4-0, com a ajuda da pinça de Gubisch/Aiach. A fixação caudal do *neoseptum* na espinha nasal anterior é sempre realizada da mesma maneira, criando um furo e usando uma sutura não absorvível tipo *nylon* ou prolene 4-0 para fixação.[6]

Variações

Sutura de Cerclagem Transcutânea (TTC)

Nos casos em que os ossos nasais são muito curtos para criar orifícios sob visão direta, utiliza-se a técnica de sutura por cerclagem transcutânea (TTC).[7]

1. Com o uso do *drill* ou com uma agulha de maior calibre, tipo Gauge 16, realizam-se pequenos furos no osso nasal. Eles são passados de forma percutânea pelo envelope cutâneo, dos ossos nasais, das cartilagens superiores e da borda anterior e superior do *neoseptum* posicionado.
2. A agulha é desconectada da broca e deixada na posição. Então, introduz-se uma sutura de polidioxanona 4-0 pela ponta da agulha até que ela saia do centro da agulha. Em seguida, remove-se a agulha, e deixa-se a sutura nessa posição (Fig. 5-14).
3. Um pequeno gancho é usado para recuperar as extremidades da sutura logo abaixo do envelope de pele, após puxar a pele para cima. Então, a sutura pode ser realizada sobre o dorso ósseo para estabilizar o *neoseptum* reimplantado.

COMPLICAÇÕES

Embora a cirurgia de septo nasal seja realizada com frequência, complicações após a septoplastia são incomuns. Com a evolução das técnicas cirúrgicas e aumento do conhecimento anatômico, muitas complicações foram limitadas. No entanto, encontramos na literatura relatos de incidência de complicações variando de 5 a 60%.[8]

Hemorragia

Sangramento intraoperatório e epistaxe pós-operatória estão entre as complicações mais frequentes da cirurgia do septo nasal. Normalmente, nos primeiros 3 a 5 dias pós-operatórios é comum a drenagem de uma secreção serossanguinolenta, e os pacientes devem ser orientados sobre esta ocorrência.

Hemorragia significativa decorrente da septoplastia tem sido relatada numa frequência de 3,3 a 13,4% dos casos.[8,9] Pequenas lacerações durante o descolamento subpericondral ou subperiosteal podem ser a causa de sangramentos intraoperatórios. Remoções de esporão ou pequenas porções ósseas na crista maxilar ou palatina podem romper artérias perfurantes e produzir hemorragias durante a cirurgia, bem como podem ser a causa de sangramento pós-operatório persistente.

Em geral, é suficiente para evitar sangramentos significativos durante a cirurgia de septo nasal a aplicação de anestésico local com vasoconstritor (aguardando o tempo de ação entre 10 e 15 minutos), associado ao descolamento em plano avascular submucopericondral e submucoperiosteal para evitar a laceração mucosa.

O uso de suturas do tipo colchoeiro também é importante para reaproximação dos retalhos e prevenir espaço morto, onde pode haver acúmulo de sangue e formação de hematoma. O desenvolvimento de um hematoma é um dos riscos de um sangramento não controlado, levando à perda de nutrição da cartilagem septal com a deformidade característica do nariz em sela. Alguns autores indicam preventivamente a realização de pequenas incisões na mucosa septal para criar portas de drenagem para qualquer sangue que possa ser acumulado, evitando, assim, a formação de hematoma.

Fístula Liquórica

Apesar de ser uma complicação rara, deve ser lembrada em pacientes que apresentam rinorreia aquosa e cefaleia após a septoplastia. Dois mecanismos são propostos para o desenvolvimento da fístula liquórica durante a cirurgia do septo nasal – elevação do retalho mucopericondral e mucoperiosteal com descolamento muito superior e posterior, além dos limites do teto etmoidal, ou fratura da lâmina perpendicular do etmoide, que, subsequentemente, pode fraturar a placa cribriforme localizada na base do crânio.

Na presença de desvios septal alto e ósseo é importante evitar movimentos de torção para remover partes ósseas e utilizar retiradas controladas com o uso de tesoura ou cinzel afiados. Ocorrendo a fístula liquórica durante a septoplastia, ela deve ser corrigida no mesmo ato cirúrgico.

Infecções

Realiza-se a cirurgia do septo nasal num campo não estéril, com predominância de estafilococos e estreptococos. No entanto, a incidência de infecção pós-operatória é geralmente abaixo de 3%,[10] podendo chegar a 12%.[11] Na maioria das vezes a infecção é restrita ao septo ou cavidade nasal, porém pode oferecer risco de vida no caso de evoluir para meningite,

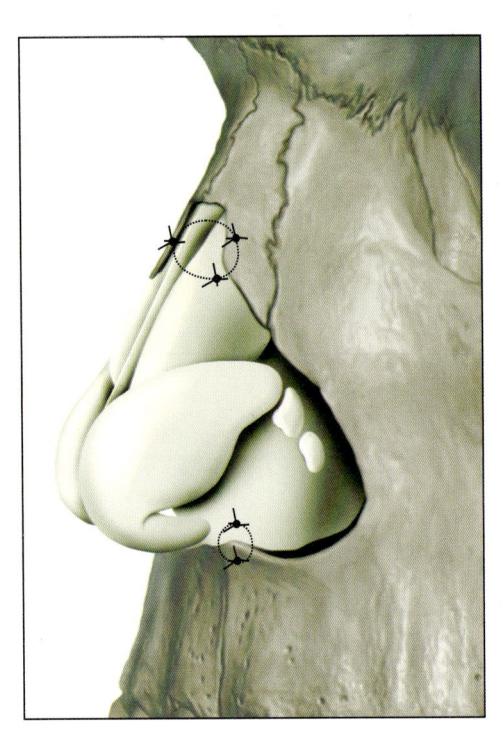

Fig. 5-14. Técnica de fixação do septo corrigido pela sutura TTC.

empiema subdural, abscesso cerebral ou trombose do seio cavernoso.[8]

Bacteriemia transitória tem sido relatada em até 15% das septoplastias.[12] Em indivíduos saudáveis, resolve espontaneamente e sem complicações; no entanto, a possibilidade de bacteriemia durante a cirurgia de septoplastia deve ser lembrada, e as precauções necessárias devem ser tomadas antes da cirurgia em pacientes com alto risco de infecção cardiovascular, porque isto pode levar a um resultado dramático.[8] Adicionalmente, em caso de tamponamento nasal, o risco de bacteriemia e síndrome do choque tóxico aumentam consideravelmente, gerando as condições necessárias para o crescimento do *Staphylococcus aureus* e indicando a necessidade de uso de antibioticoprofilaxia pós-operatória. A taxa de síndrome do choque tóxico (SCT) após a septoplastia é estimada em 0,0165%, sendo fatal em 10% dos pacientes que o contraem.[13]

Sinéquias

Também conhecidas como adesões, são pontes cicatriciais que unem superfícies opostas. As sinéquias são localizadas mais frequentemente entre o septo e o corneto inferior ou, eventualmente, o corneto médio, podendo levar à obstrução nasal quando na parte anterior da cavidade nasal. Sua incidência varia de 0,3 a 7%.[8,9]

Boas práticas cirúrgicas diminuem a chance da ocorrência de sinéquias: evitar trauma mucoso mucoso desnecessário, uso de sutura de colchoeiro, limpeza adequada das cavidades nasais no pós-operatório e, segundo alguns autores,[10] uso de *splints* nasais. Tamponamento nasal também é utilizado para prevenir a formação de sinéquias, porém, em decorrência do desconforto e risco de infecções, está em desuso atualmente pela maioria dos cirurgiões.

Perfuração Septal

A perfuração septal após septoplastia ocorre numa frequência de 1,6 a 6,7%.[13] Os sintomas incluem obstrução nasal, crostas, dor local, epistaxe intermitente, ruído inspiratório e cefaleia. No entanto, a maioria das perfurações são assintomáticas, principalmente se localizadas posteriormente.

Geralmente as perfurações surgem de lacerações mucosas bilaterais em regiões correspondentes. As lacerações também ocorrem frequentemente em regiões de esporões, cristas ou convexidades. Para evitar perfuração septal, é fundamental o delicado descolamento dos retalhos subpericondral e subperiosteal, especialmente nas junções osteocartilaginosas da cartilagem septal, vômer e lâmina perpendicular do etmoide.

Também é importante na prevenção da perfuração o uso criterioso de eletrocautério para o controle da hemostasia transoperatória. Por último, o uso de suturas para aproximação dos retalhos ou fixação de *splints*, quando apertadas excessivamente, pode levar a comprometimento da vascularização do septo, com isquemia e necrose, e desenvolvimento de perfuração.

Alterações Sensoriais

Uma série de complicações sensoriais pode ocorrer após a cirurgia do septo nasal, incluindo alterações do olfato, denervação do palato, descoloração dos incisivos, rinorreia gustativa e, até mesmo, cegueira.

A incidência da anosmia varia entre 0,3 e 2,9%, enquanto a hiposmia ocorre em 1 a 3% dos casos.[9,14] Entretanto, deve ser lembrado que disfunção olfatória pode estar presente previamente à cirurgia em 8% dos indivíduos, situação da qual o paciente pode não estar ciente.[14] Anosmia ou hiposmia transitórias após a septoplastia são comuns em virtude do edema mucoso, coágulos sanguíneos, crostas ou, quando utilizado, tamponamento nasal. Alterações olfatórias permanentes geralmente são consequências de infecção viral, cicatrização na região etmoidal ou, raramente, lesão direta de pequenas fibras do nervo olfatório.

A denervação do palato pode ocorrer durante a septoplastia, provocando alteração na sensibilidade do palato anterior e incisivos centrais. O resultado é anestesia ou hipoestesia, em geral transitória. Este problema é decorrente da lesão do nervo nasopalatino durante a remoção da crista maxilar, indicando a necessidade de remoção conservadora.

Embora muito raramente, a descoloração dos incisivos superiores pode ocorrer como consequência de uma retirada excessiva de crista maxilar, manipulação na região da espinha nasal anterior ou uso excessivo de eletrocautério perto do forame incisivo, provocando interrupção do suprimento neurovascular.

Rinorreia gustativa caracterizada por drenagem nasal profusa, fluida e clara durante a alimentação foi descrita após cirurgia do septo nasal. Foi postulada como decorrente de lesão do nervo nasopalatino durante a remoção de desvio da lâmina perpendicular do etmoide ou vômer, com regeneração cruzada entre fibras simpáticas e parassimpáticas que resultam em rinorreia durante a alimentação.

Cegueira é uma complicação dramática e extremamente rara. Pode ser causada pelo uso de injeções intra-arteriais de alta pressão de anestésicos locais e vasoconstritores, podendo através de fluxo retrógrado atingir ramos da artéria oftálmica com embolia retiniana. É aconselhável o uso de pequenas quantidades de solução e aplicadas de forma lenta, para diminuir a pressão de injeção. Também existe relato isolado de um caso aqui no Brasil de perda da visão unilateral decorrente de trauma direto do nervo óptico durante a correção do septo ósseo.[8]

Deformidades Estéticas

Alterações estéticas após a septoplastia ocorrem numa frequência de 1 a 8%.[14] As três principais deformidades que ocorrem após a septoplastia são a perda de projeção da ponta, nariz em sela ou depressão no *supratip* e a retração columelar. Muitas vezes ocorrem de forma associada e estão relacionadas.

Geralmente decorrem de um suporte dorsal fraco ou septo caudal deslocado. O suporte nasal pode não ser suficiente após a septoplastia se restar menos de 10 a 15 mm de cartilagem tanto no dorso, quanto no septo caudal.

Perda de projeção da ponta pode ocorrer com ressecção excessiva no ângulo septal anterior, ressecção basal de cartilagem junto à crista maxilar, perda de estabilidade na junção com a lâmina perpendicular do etmoide ou ausência de fixação do septo caudal à espinha nasal anterior após sua mobilização. Além disso, há um risco aumentado de colapso da abóbada nasal e obstrução nasal em pacientes com ossos nasais curtos e cartilagens triangulares longas.

Nariz em sela ou depressão no *supratip* geralmente são causados por ressecção excessiva de cartilagem quadrangular ou instabilidade septal e suporte dorsal cartilaginoso inadequado. A manutenção de estabilidade na área "K" é fundamental para o suporte dorsal, bem como é importante manter um suporte de cartilagem em "L" de pelo menos 1 cm ao longo do dorso nasal e do septo caudal para evitar o colapso dorsal. Similarmente, septo nasal caudal que fica móvel e não fixado na espinha nasal anterior pode evoluir para o nariz em sela.

Retração columelar pode ocorrer pelos mesmos mecanismos que produzem a perda de suporte da ponta e nariz em sela. Também, uma técnica adequada de reconstrução septal que forneça estabilidade para o septo é essencial para evitar o surgimento da retração columelar.

REFERÊNCIAS BIBLIOGRÁFICAS

1. Elwany S, Salam SA, Soliman A, Medanni A, Talaat E. The septal body revisited. J Laryngol Otol. 2009 Mar;123(3):303-8.
2. Mocellin M, Maniglia J, Patrocínio JA, Pasinato R. Septoplasty. Metzenbaum's technique. 1990;56(3):105-109.
3. Grymer LF, Hilberg O, Elbrond O, Pedersen OF. Acoustic Rhinometry: evaluation of the nasal cavity with septal deviations, before and after septoplasty. Laryngoscope. 1989;99(11):1180-187.
4. Garcia L, Sousa B, Oliveira PW, Vidigal T, Suguri V et al. Septoplastia caudal - eficácia de uma técnica cirúrgica: resultados preliminares. Braz J Otorhinolaryngol. (São Paulo). 2011;77(2).
5. Most S. Anterior Septal Reconstruction - Outcomes After a Modified Extracorporeal Septoplasty Technique. Arch Facial Plast Surg. 2006;8:202-207.
6. Gubisch W. Treatment of the Scoliotic Nose with Extracorporeal Septoplasty. Facial Plast Surg. Clin N Am. 2015;23:11-22.
7. Rezaeian FMD, Gubisch WMD, Janku DMD, Haack SMD. New Suturing Techniques to Reconstruct the Keystone Area in Extracorporeal Septoplast. Stuttgart, Germany and Zurich, Switzerland. 2016;138(2):374-382.
8. Bloom JD, Kaplan SE, Bleier BS, Goldstein SA. Septoplasty complications: avoidance and management. Otolaryngol Clin North Am. 2009 Jun;42(3):463-81.
9. Dąbrowska-Bień J, Skarżyński PH, Gwizdalska I Łazęcka K, Skarżyński H. Complications in septoplasty based on a large group of 5639 patients. Eur Arch Otorhinolaryngol. 2018 Jul;275(7):1789-1794.
10. Schwab JA, Pirsig W. Complications of septal surgery. Facial Plast Surg. 1997;13(1):3-14.
11. Mäkitie A, Aaltonen LM, Hytönen M, Malmberg H. Postoperative infection following nasal septoplasty. Acta Otolaryngol Suppl. 2000;543:165-6.
12. Kaygusuz I, Kizirgil A, Karlidağ T, Yalçin S, Keles E et al. Bacteriemia in septoplasty and septorhinoplasty surgery. Rhinology. 2003 Jun;41(2):76-9.
13. Ketcham AS1, Han JK. Complications and management of septoplasty. Otolaryngol Clin North Am. 2010 Aug;43(4):897-904.
14. Rettinger G, Kirsche H. Complications in septoplasty. Facial Plast Surg 2006;22(4):289-97.

Parte II Dorso Nasal

ENXERTO DE *RADIX*

CAPÍTULO 6

Antonio Carlos Cedin ▪ Elen Carolina David João de Masi
Leonardo Fontes Silva ▪ Lessandro Paiva Martins

Defini-se a região do *radix* no plano vertical como a área que se estende inferiormente do *nasion* até uma linha horizontal à altura do canto lateral e sua correspondente distância superiormente a ele (Fig. 6-1a).[1]

A correta posição do nasion é essencial para o conceito de redução balanceada do dorso nasal. Esta posição corresponde anatomicamente à sutura nasofrontal. Ele é o ponto mais posterior da área do *radix* verticalmente situado entre a dobra da pálpebra superior e os seus cílios. Ele projeta-se cerca de 11 mm adiante do plano corneal (Fig. 6-1b).[2,3]

Este conceito de redução balanceada se fundamenta na avaliação do ângulo nasofacial, que, traçado a partir desta exata localização do *nasion*, nos fornece a projeção ideal da ponta e, por conseguinte, a altura ideal do dorso em cada paciente.

Este ângulo, que normalmente varia de 34 a 46°, é formado pela intersecção de duas linhas traçadas a partir do *nasion*, corretamente posicionado. Uma, do *nasion* até o *tip-defining point*, e outra vertical (Fig. 6-2).

Atualmente, com ênfase em uma cirurgia do dorso mais conservativa, este parâmetro nos proporciona na rinoplastia redutora um resultado mais atrativo e natural (Fig. 6-3).

Assim, com base nestes parâmetros de análise pré-operatória, o cirurgião deve ajustar a altura e posição do *radix* quando ele estiver fora da sua localização correta.

Para isto, os enxertos autólogos são os ideais. Entre eles, podemos utilizar as cartilagens septais, auriculares, costais, parte das *crura* laterais e fáscia temporal ou lata.[4,5]

Diversas técnicas para seus usos são descritas. Entre elas cartilagem inteira modelada, morcelizada, picada livre ou envolta em fáscia (temporal ou lata) assim como simplesmente fáscia dobrada em camadas. Também, em alguns casos, podemos utilizar a própria giba osteocartilaginosa removida com cinzel e remodelada, como preconiza Skoog.

O enxerto deve ser individualizado apropriadamente a cada caso, considerando-se a sua altura e extensão, disponibilidade do material em cada paciente, características de pele e menor morbidade para sua obtenção.

O objetivo é o resultado planejado e obtido no intraoperatório ter a mais alta previsibilidade de ser mantido em longo prazo.[6-8] Há sempre a preocupação de se evitarem irregularidades dos enxertos que transpareçam, ou seja, palpáveis, especialmente em pacientes com peles finas.

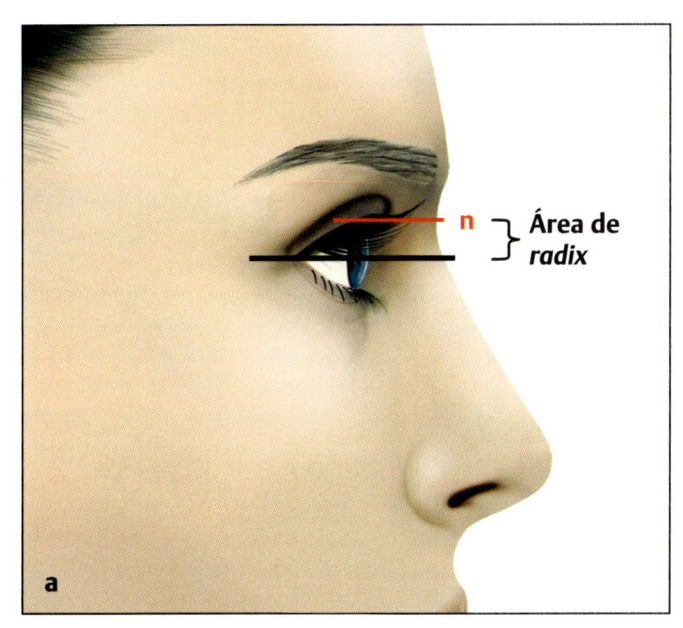

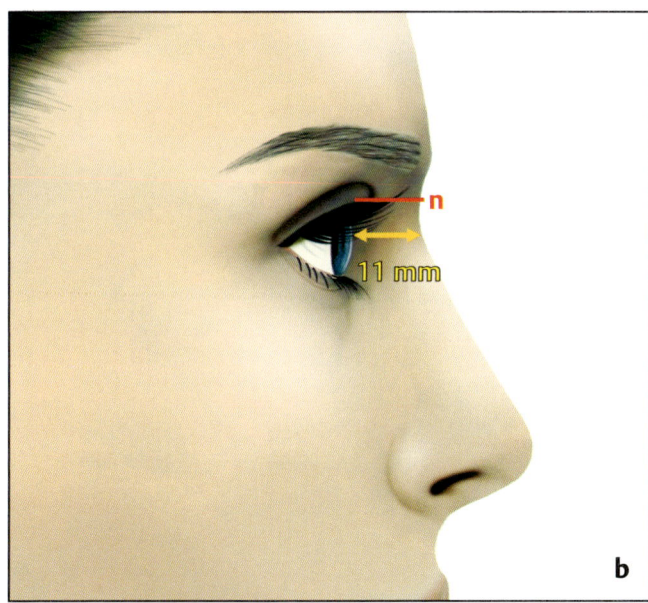

Fig. 6-1. (**a**) *Nasion* (N) e área do *radix*. (**b**) Altura ou projeção do *radix* (seta amarela).

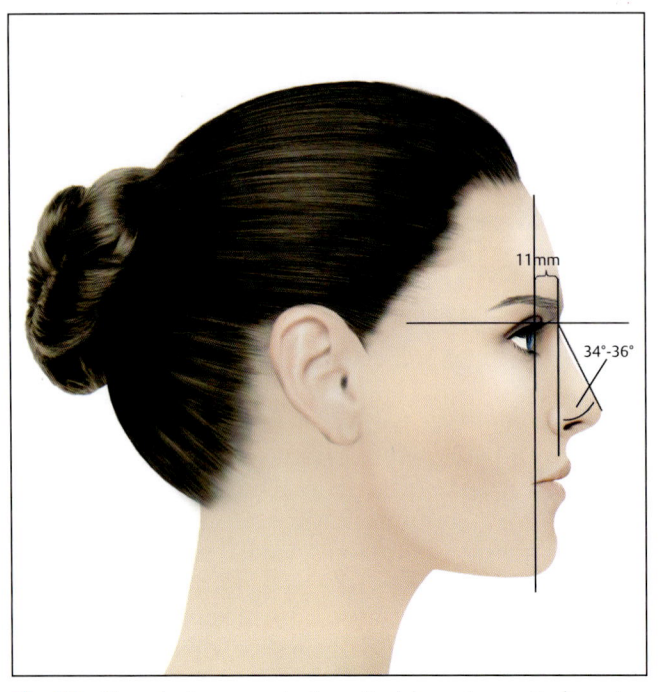

Fig. 6-2. Altura do dorso e projeção vertical da ponta a partir do *nasion*.

Para sua colocação, é necessária a confecção de um bolsão subperiostal sob o músculo *procerus* limitado ao espaço que se necessita preencher para não haver deslocamentos do material enxertado além da área demarcada.[9]

TRATAMENTO DO *RADIX* COM CARTILAGEM FRAGMENTADA LIVRE (*FREE DICED CARTILAGE*)

O uso de enxerto cartilaginoso fragmentado no *radix* para diminuir o ângulo nasofacial inadequado, para redefinir o ponto de transição do *radix* ou para tratar irregularidades ósseas, tem-se mostrado uma opção simples, rápida e segura na rinoplastia primária ou secundária. É uma excelente técnica em que se podem aproveitar os diversos fragmentos cartilaginosos restantes dos procedimentos realizados e especialmente quando não restam grandes áreas doadoras como cirurgias secundárias e se deseja evitar maior morbidade na coleta de material de outros sítios, como orelha e tórax.[10-12]

O primeiro passo consiste na captação da cartilagem a ser fragmentada. As possíveis fontes doadoras são: o septo nasal cartilaginoso é o mais utilizado, pela sua consistência e facilidade de obtenção; a concha auricular, quando a cartilagem do septo nasal for insuficiente; por último, em casos excepcionais, a cartilagem costal.[13-15]

Em seguida, inicia-se a fragmentação da cartilagem em cubos de aproximadamente 1 mm. Deve-se lembrar que, quanto menor a dimensão dos cubos, menor a probabilidade de futuras irregularidades no dorso nasal. Outra maneira de preparo das cartilagens para sua injeção é utilizar um pequeno ralador que praticamente quase as pulveriza e, ao se administrar solução salina, obtemos um gel deste material. Com isto há menor possibilidade de aparência destes fragmentos e melhor modelagem local (Fig. 6-4).[16-18]

Uma vez obtidos os fragmentos, estes devem ser colocados em uma seringa de insulina (Fig. 6-5), de acordo com a quantidade necessária para preencher a área receptora.

O passo seguinte consiste na criação de uma bolsa na região do *radix* com a tesoura, que deve ser bem precisa para evitar a dispersão dos fragmentos cartilaginosos. A seringa de insulina deve ser introduzida na bolsa subcutânea até atingir a posição correta onde serão colocados os fragmentos cartilaginosos (Fig. 6-6). Neste momento é importante a sensibilidade do cirurgião para mensurar a quantidade correta de fragmentos que deverão ser introduzidos. Após a retirada da seringa, devem-se moldar

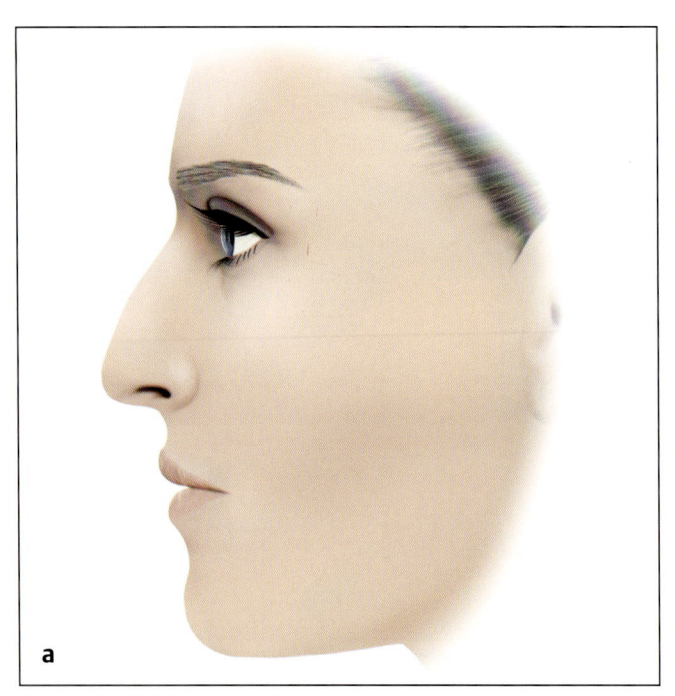

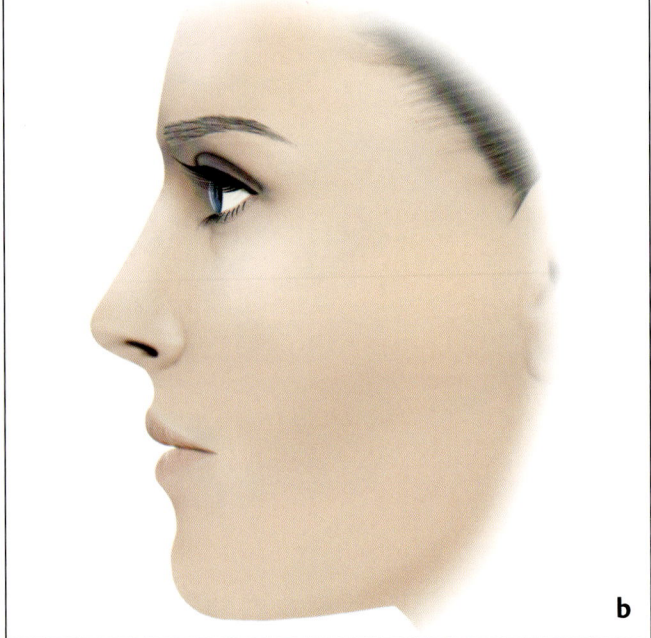

Fig. 6-3. (**a**, **b**) Redução do dorso a partir da relação com *nasion*.

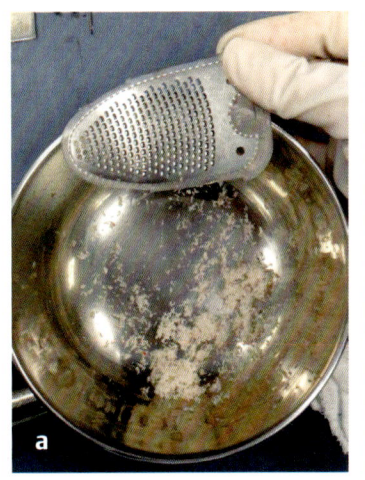

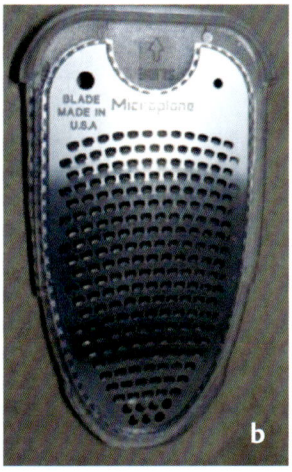

Fig. 6-4. (**a**) Cartilagem ralada. (**b**) Ralador. (Ver Vídeo 1.)

os fragmentos e observar as mudanças ocorridas, para então esparadrapar (Fig. 6-7). Após o término da cirurgia, aconselha-se um cuidado especial no preparo do curativo para auxiliar na moldagem dos fragmentos enxertados.[19,20]

A remoção do curativo nasal deverá ser feita no sétimo dia após a cirurgia. No caso de se observar alguma irregularidade no enxerto, pode-se realizar alguma moldagem manual para tentar reposicionar alguns fragmentos. Considera-se que as moldagens são úteis até a terceira semana após o ato cirúrgico. Nas Figuras 6-8 e 6-9, observamos resultado de pré e pós-operatório de uma paciente submetida à rinoplastia com enxerto na área do *radix*.

Duas situações devem ser ponderadas quando se avaliam resultados em longo prazo: irregularidades e absorção. Estudos têm demonstrado um baixo índice de irregularidades palpáveis (8%) e menor ainda nas irregularidades visíveis (1,2%) conforme descrito por Susie Lin *at al*. Também foram demonstrados

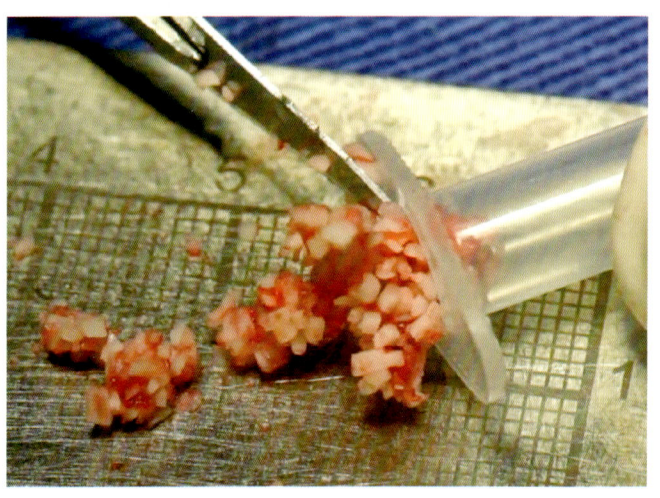

Fig. 6-5. Cartilagem picada. (Ver Vídeo 2.)

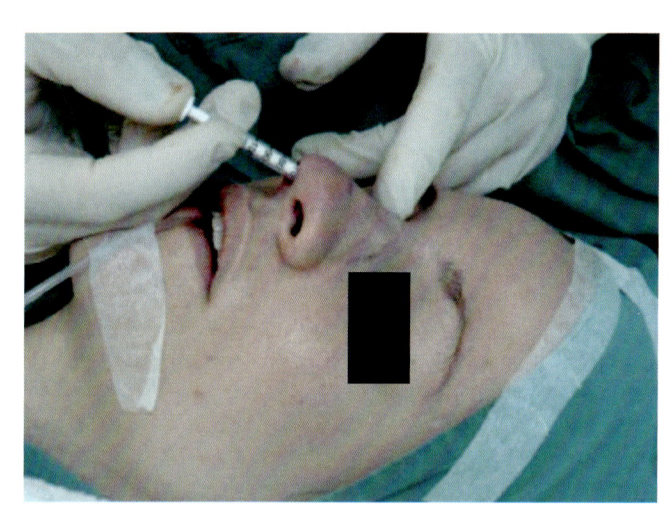

Fig. 6-6. Preenchimento do *radix* com cartilagem ralada.

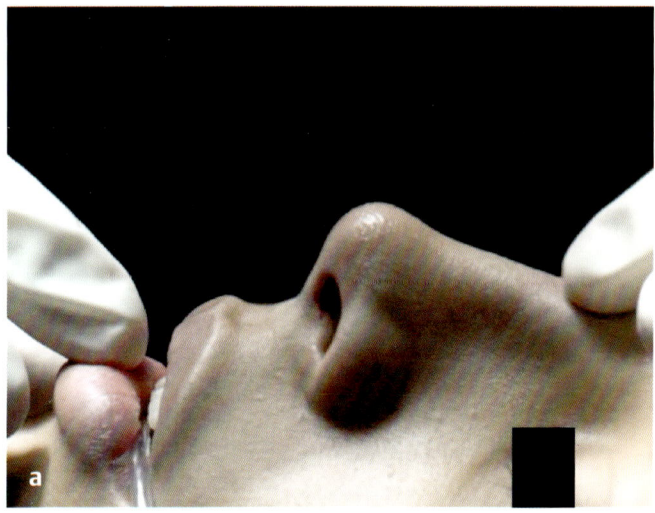

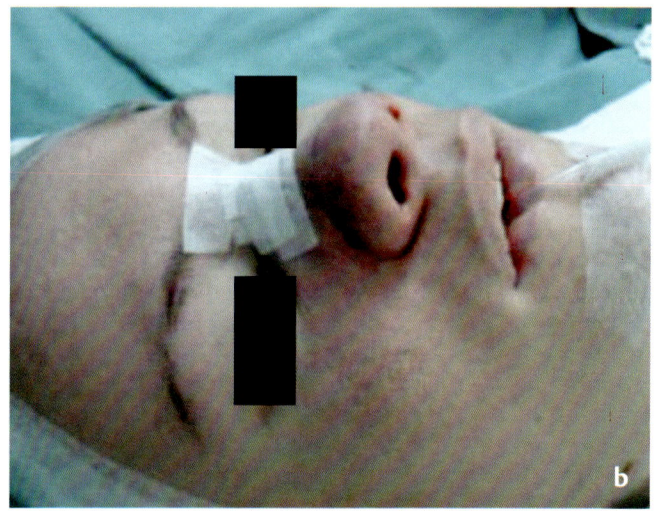

Fig. 6-7. (**a**) Ajustes no *radix* pós-preenchimento com cartilagem. (**b**) Curativo no *radix*.

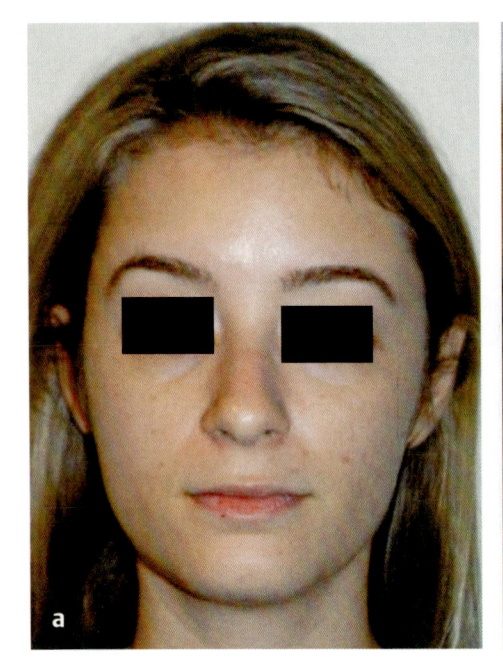

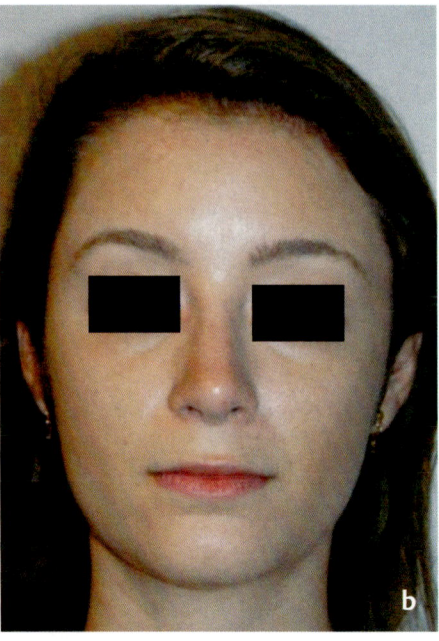

Fig. 6-8. Visão frontal pré-operatória (**a**) e pós-operatória (**b**).

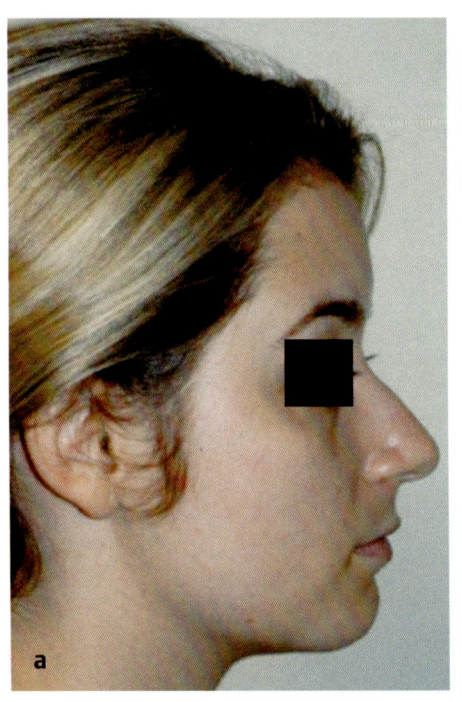

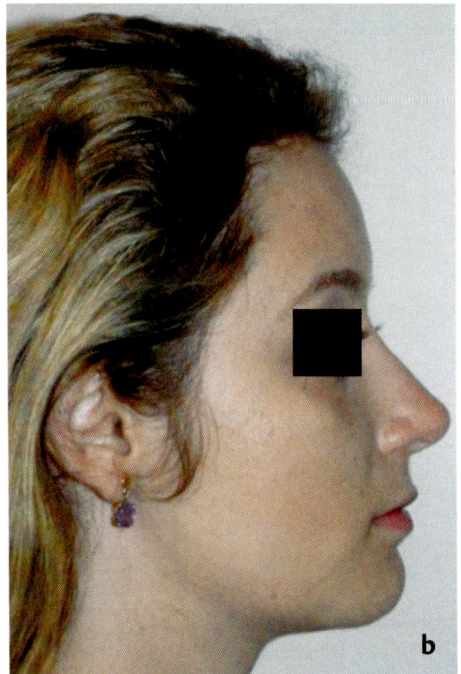

Fig. 6-9. Visão em perfil direito. Pré- (**a**) e pós-operatório (**b**).

a vitalidade das cartilagens em longo prazo e um baixíssimo índice de absorção do tecido cartilaginoso enxertado.[21]

A opção de uso de peça de cartilagem modelada pode ser considerada havendo necessidade de correções maiores, peles mais espessas e cartilagem disponível na quantidade necessária.

Para isto, a cartilagem septal é a mais adequada. Nestes casos, há necessidade de preparo da peça de cartilagem a ser adaptada ao local do *radix*.

Em primeiro lugar, deve-se dimensionar a área a ser preenchida e confeccionar o enxerto no tamanho exato da bolsa subperiostal. Este deve ter as bordas biseladas para não haver degraus em sua transição e incisados longitudinalmente, sem transfixá-lo, para se dobrarem e se ajustarem à curvatura do *radix* (Fig. 6-10).

Sua colocação deve ser na altura onde se deseja situar o *nasion* corrigido, ou seja, entre os cílios e a dobra da pálpebra superior.

Um fio-guia de material absorvível deve ser usado, especialmente nas abordagens fechadas, para facilitar sua remoção, caso seja necessário ser adicionada outra camada de cartilagem para maior altura ou ajustar sua modelagem (Figs. 6-11 e 6-12).

Há satisfatório resultado com preservação do ganho de altura do *radix* observado em longo prazo (Fig. 6-13).

CAPÍTULO 6 ▪ ENXERTO DE *RADIX*

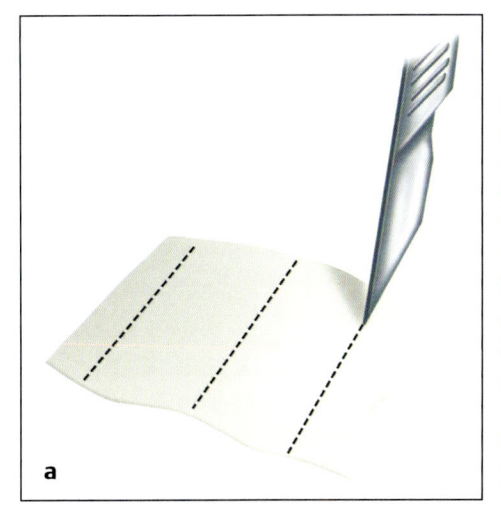

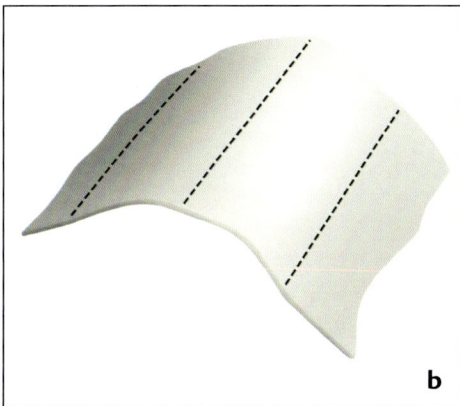

Fig. 6-10. (**a**, **b**) Ajustes no enxerto cartilaginoso. (Ver Vídeo 3.)

Borda cranial

Borda caudal

Ponto desejado do topo do enxerto

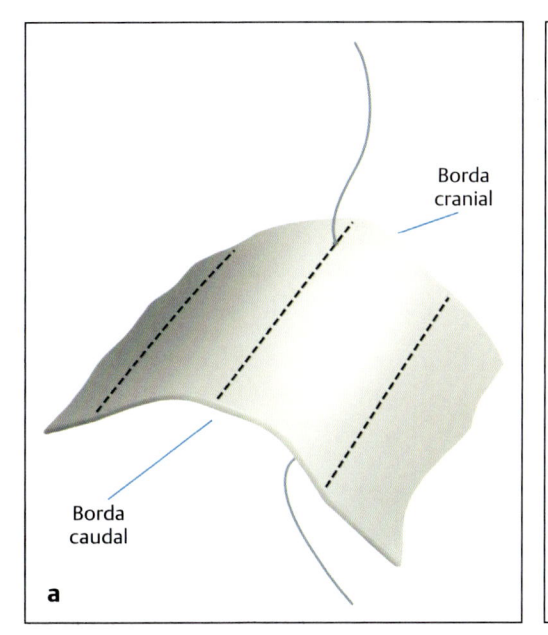

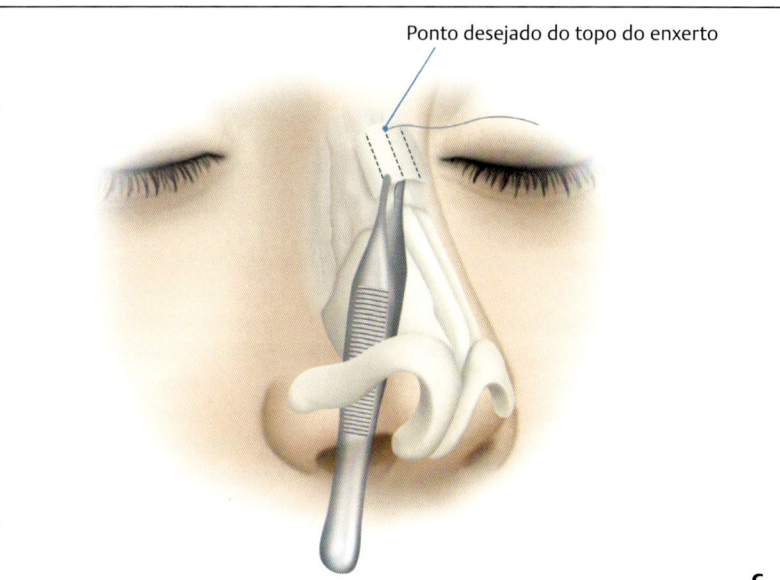

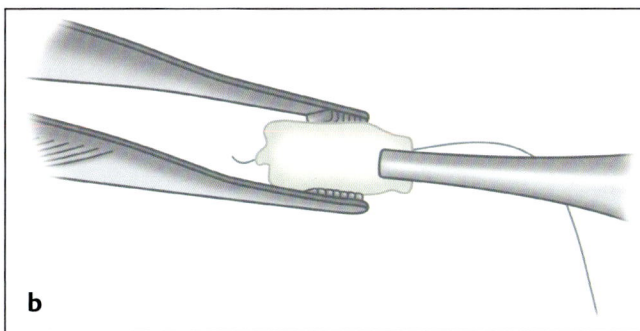

Fig. 6-11. (**a-c**) Colocação do fio-guia.

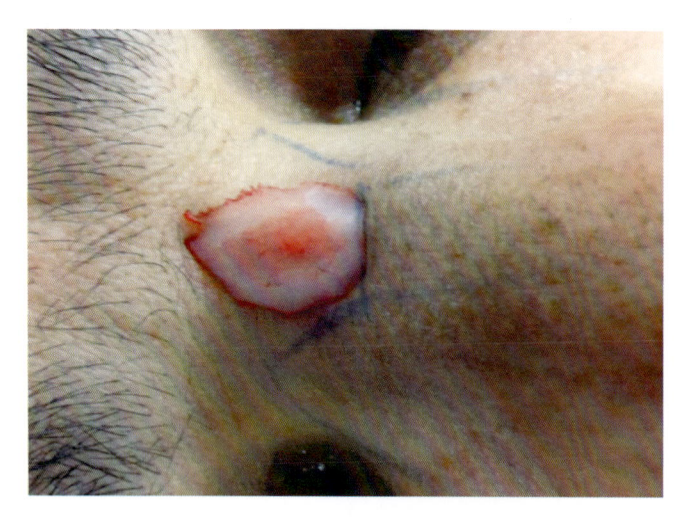

Fig. 6-12. Enxerto de cartilagem septal modelada. (Ver Vídeo 11.)

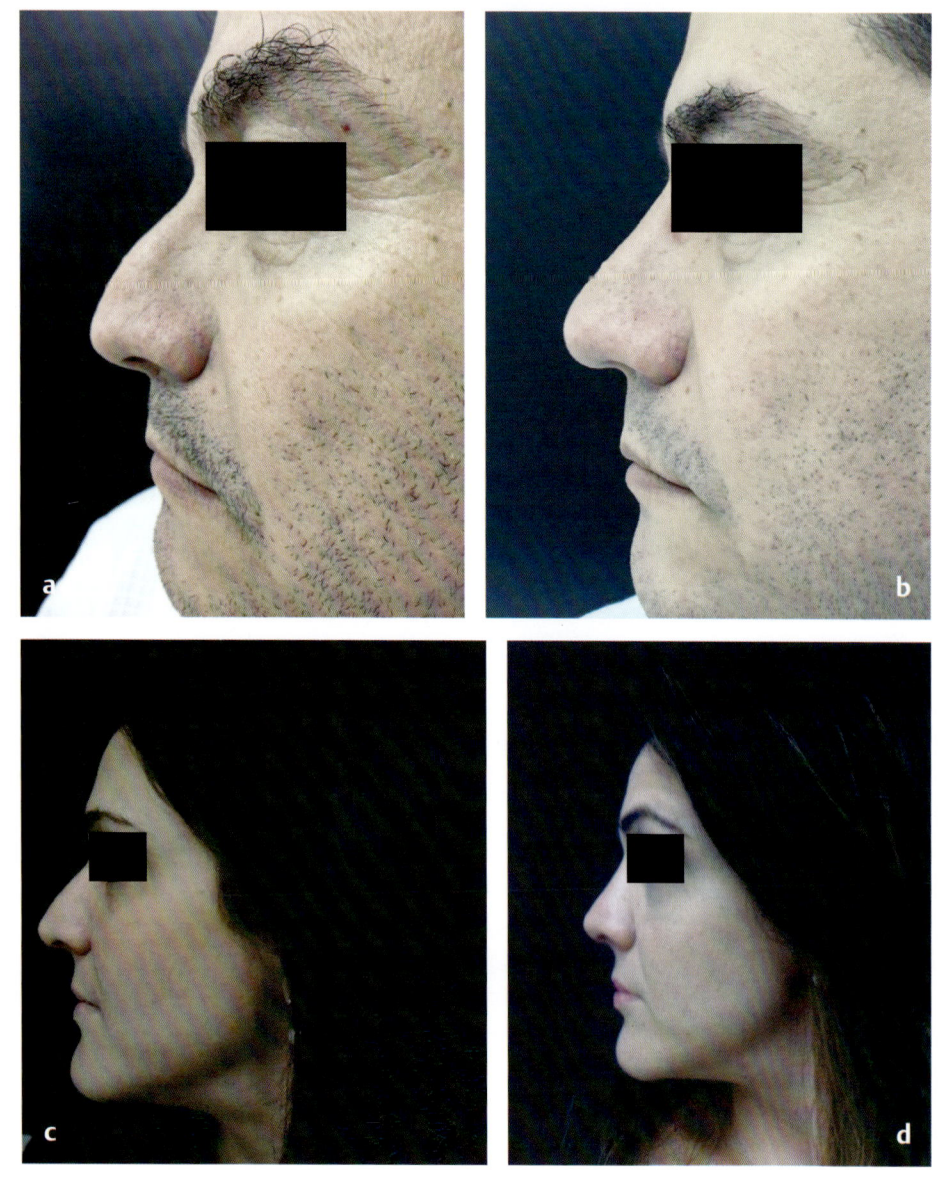

Fig. 6-13. Comparação de dois pré- (**a**, **c**) e pós-operatórios (**b**, **d**) de uso de cartilagem modelada de septo nasal: visão do perfil esquerdo.

ENXERTO DO *RADIX* COM FÁSCIA TEMPORAL

Outra opção de preenchimento pode ser a fáscia temporal (Fig. 6-14).

Podemos acrescentar maior volume ao enxerto fixando com fio absorvível tantas dobraduras da fáscia quantas forem necessárias para o preenchimento programado (Fig. 6-15).

Marca-se a altura adequada do *nasion* entre a dobra e os cílios da pálpebra superior para a colocação do enxerto com a finalidade de preencher a região deprimida do *radix* (Fig. 6-16).

Se o volume a ser preenchido for grande, pode-se optar por uso de cartilagem picada fina envolto pela fáscia como *turkish delight* (Fig. 6-17).

Por último, podemos utilizar as cartilagens morcelizadas para correção de *radix* com pequenas depressões. Deve-se ter o cuidado de não morcelizar de modo exagerado pelo risco de perda do resultado por absorção do enxerto em longo prazo (Fig. 6-18).[15-21]

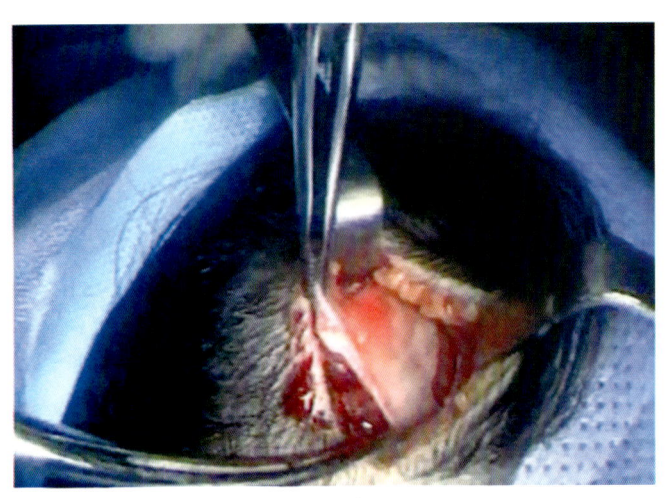

Fig. 6-14. Remoção de fáscia temporal.

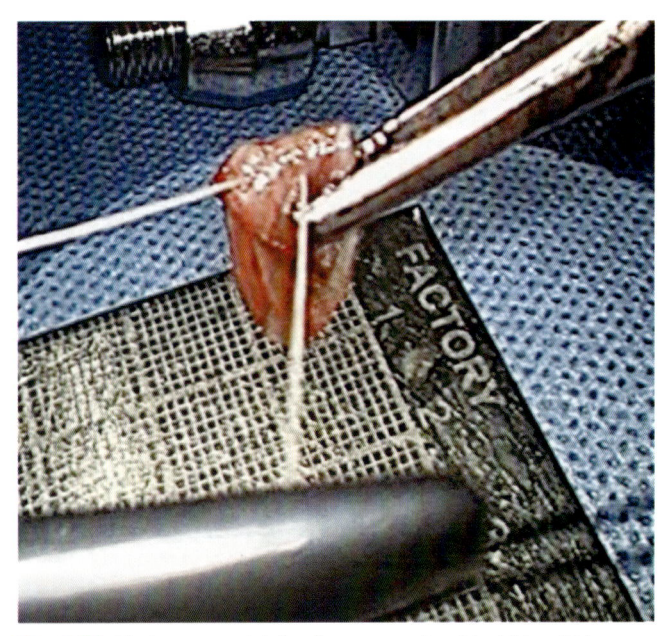

Fig. 6-15. Fáscia temporal dobrada em camadas. (Ver Vídeo 12.)

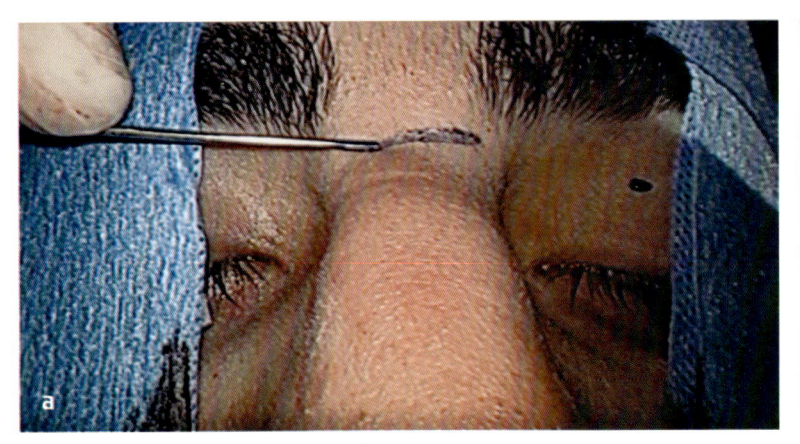

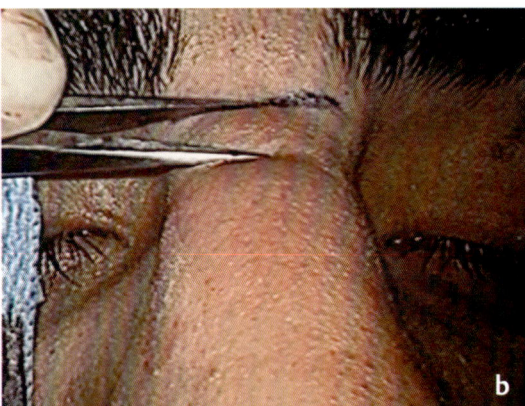

Fig. 6-16. (a) Posição do enxerto. (b) Área do enxerto. *(Continua)*

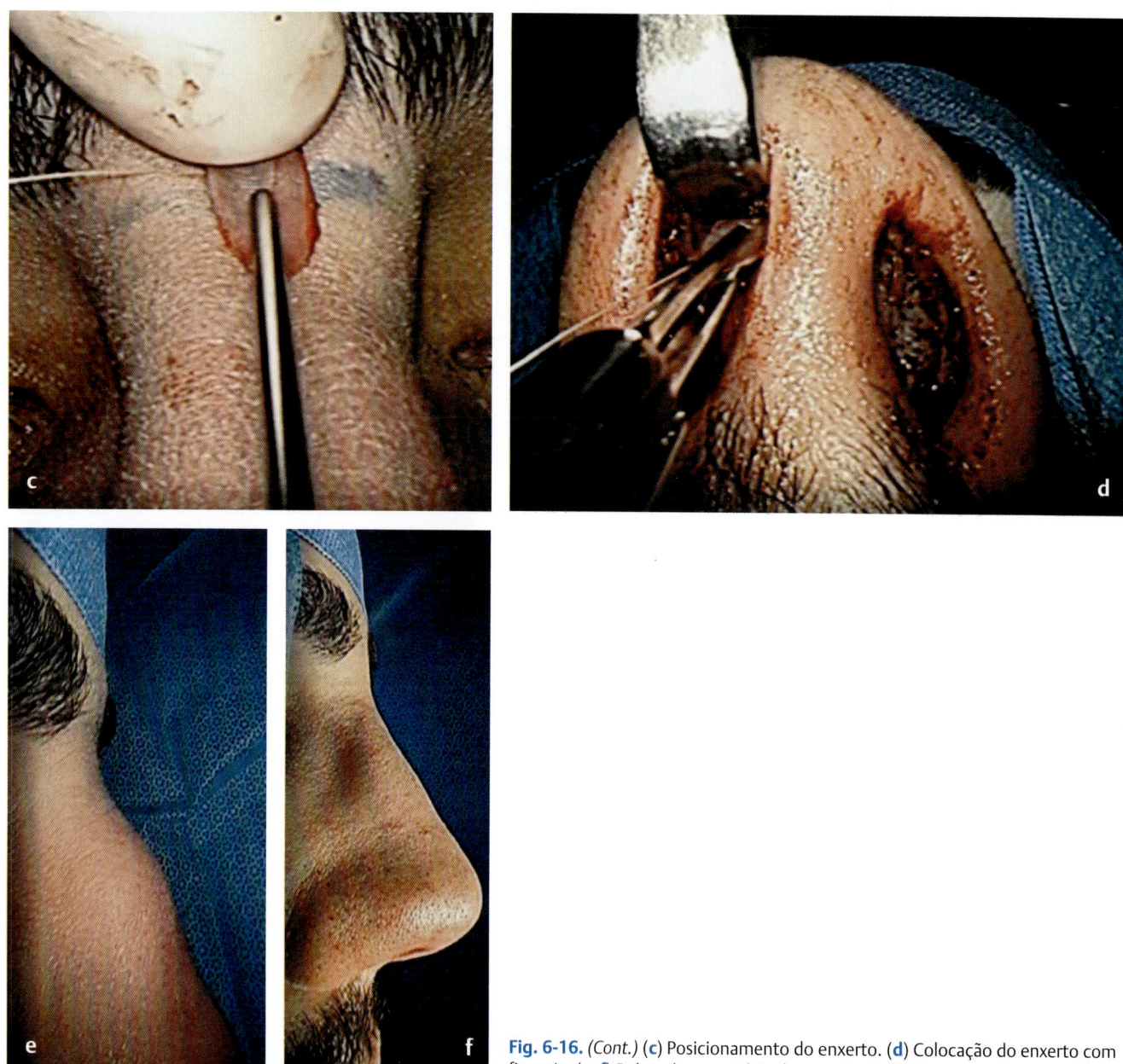

Fig. 6-16. *(Cont.)* (**c**) Posicionamento do enxerto. (**d**) Colocação do enxerto com fio-guia. (**e, f**) Pré e pós-operatório do enxerto de fáscia temporal em camada.

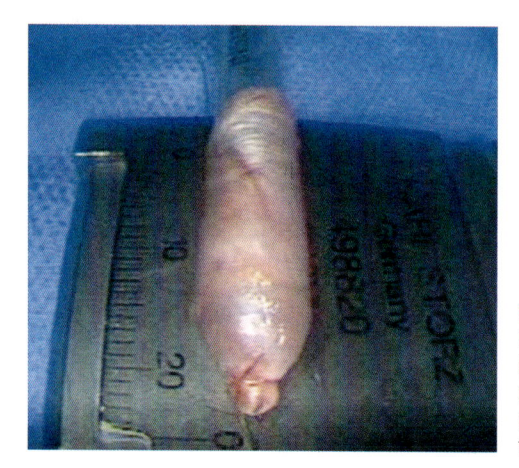

Fig. 6-17. *Turkish delight* (cartilagem picada) envolta por fáscia temporal.

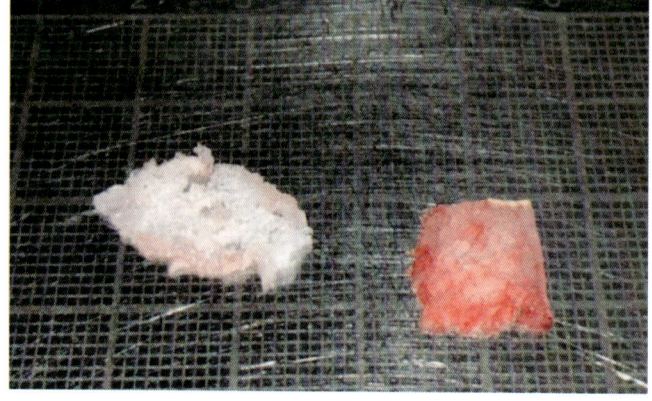

Fig. 6-18. Cartilagem morcelizada.

REFERÊNCIAS BIBLIOGRÁFICAS

1. McKinney P, Sweis I. A clinical definition of an ideal nasal radix. Plast Reconstr Surg. 2002;109(4):1416-8.
2. Sheen JH, Sheen AP. Aesthetic rhinoplasty. 2nd ed. St. Louis: Mosby; 1987.
3. Gunter JP, Landecker A, Cochran CS. Frequently used grafts in rhinoplasty: nomenclature and analysis. Plast Reconstr Surg. 2006;118(1):14e-29e.
4. Susie I. Lin, Yen-Chang Hsiao et al. Histology and Longterm Stability of Diced Cartilage Graft for Revision Rhinoplasty in a Cleft Patient. Plast Reconstr Surg Glob Open. 2016 Jun;4(6):e763. Published online 2016 Jun 28.
5. Kayabasoglu G, Ozbek E, Sahin F et al. The comparison of the viability of crushed, morselized and diced cartilage grafts: a confocal microscopic study. Eur Arch Otorhinolaryngol. 2015;272:1135-1142.
6. Cakmak O, Bircan S, Buyuklu F et al. Viability of crushed and diced cartilage grafts: a study in rabbits. Arch Facial Plast Surg. 2005;7:21-26.
7. Calvert JW, Brenner K, DaCosta-Iyer M et al. Histological analysis of human diced cartilage grafts. Plast Reconstr Surg. 2006;118:230-236.
8. Daniel RK. Diced cartilage grafts in rhinoplasty surgery: current techniques and applications. Plast Reconstr Surg. 2008;122:1883-1891.
9. Kazikdas KC, Ergur B, Tugyan K et al. Viability of crushed and diced cartilage grafts wrapped in oxidized regenerated cellulose and esterified hyaluronic acid: an experimental study. Laryngoscope. 2007;117:1728-1734.
10. Baser B, Kothari S, Thakur M. Diced cartilage: an effective graft for posttraumatic and revision rhinoplasty. Indian J Otolaryngol Head Neck Surg. 2013;65(Suppl 2):356-359.
11. Daniel RK, Calvert JW. Diced cartilage grafts in rhinoplasty surgery. Plast Reconstr Surg. 2004;113:2156-2171.
12. Tasman AJ. Advances in nasal dorsal augmentation with diced cartilage. Curr Opin Otolaryngol Head Neck Surg. 2013;21:365-371.
13. Bullocks JM, Echo A, Guerra G et al. A novel autologous scaffold for diced-cartilage grafts in dorsal augmentation rhinoplasty. Aesthetic Plast Surg. 2011;35:569-579.
14. Daniel RK, Calvert JW. Diced cartilage grafts in rhinoplasty surgery. Plast Reconstr Surg. 2004;113(7):2156-71.
15. Daniel RK. Diced cartilage grafts in rhinoplasty surgery: current techniques and applications. Plast Reconstr Surg. 2008;122(6):1883-91.
16. Peer AL. Diced cartilage grafts. Arch Otolaryngol. 1943;38(2):156-65.
17. Peer LA. Extended use of diced cartilage grafts. Plast Reconstr Surg. 1954;14(3):178-85.
18. Brenner KA, McConnell MP, Evans GR, Calvert JW. Survival of diced cartilage grafts: an experimental study. Plast Reconstr Surg. 2006;117(1):105-15.
19. Erol OO. "Injection" of compressed diced cartilage in the correction of secondary and primary rhinoplasty: a new technique. Plast Reconstr Surg. 2012;130(5S1):44.
20. Cohen JC, Pearlman SJ. Radix Graft in Cosmetic Rhinoplasty. Arch Plast Surg. 2012;14(6):456-461
21. Steiger JD, Baker SR. Nuances of Profile Management: The Radix. Facial Plast Surg Clin N Am. 2009;17:15-28.

TÉCNICAS PARA AUMENTO DO DORSO

CAPÍTULO 7

Lucas Gomes Patrocinio ▪ Tomas Gomes Patrocinio ▪ José Antonio Patrocinio

INTRODUÇÃO

Na rinoplastia há uma necessidade frequente de aumento estrutural para melhorar o contorno e a respiração. Entre os achados mais comuns está o dorso osteocartilaginoso deficiente. Nesta situação, o aumento com material de enxerto é necessário para alcançar um resultado desejável. O estabelecimento de um dorso nasal simétrico e suave que preencha os critérios de forma e função adequadas continua sendo um desafio principal durante a rinoplastia primária ou secundária.[1]

AVALIAÇÃO CLÍNICA

Em qualquer paciente, a interação entre profundidade da raiz, projeção da ponta nasal e projeção do queixo influencia a quantidade ideal de projeção nasal. Na visão em perfil, o ângulo nasofrontal geralmente varia de 115 a 130°. A profundidade adequada da raiz é determinada principalmente pelo julgamento estético do cirurgião. Um *radix* excessivamente profundo ou raso encurta ou alonga o nariz, respectivamente. A projeção da ponta nasal (medida do sulco alar-facial à ponta nasal) deve-se aproximar de 60% do comprimento nasal da raiz à ponta nasal. Complementarmente, a projeção da ponta está adequada quando 50 a 60% do nariz se encontra anterior ao lábio superior (Fig. 7-1a).[2]

Quando uma linha é construída a partir da raiz até a ponta nasal adequadamente projetada, o dorso deve ficar a até 2 mm posterior e paralelo a essa linha (Fig. 7-1b). Portanto, o aumento dorsal é necessário, quando o dorso é posicionado significativamente posterior a essa linha. Por fim, apesar das inter-relações apropriadas entre a raiz, o dorso e a ponta, o aumento dorsal pode ser benéfico, se o nariz inteiro estiver subprojetado.[2]

A análise nasal completa pode revelar deformidades adicionais associadas ao dorso deficiente. Estes incluem uma columela retraída, septo caudal deficiente, ângulo lábio-columelar agudo, deformidade de *pollybeak*, perfuração septal, pré-maxila hipoplásica e face hipoplásica. Nestes casos, técnicas que complementam o aumento dorsal devem ser empregadas para alcançar um melhor resultado cosmético e funcional. Tais medidas corretivas incluem septoplastia, reconstrução septal, enxerto de extensão septal, enxertos de columela, enxertos de tecidos moles, retalhos endonasais, enxertos ósseos pré-maxilares e implantes de mento e malar.

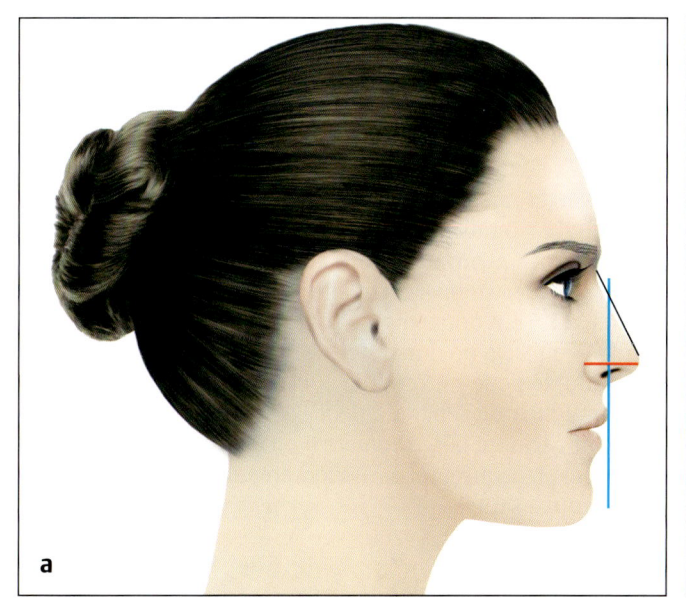

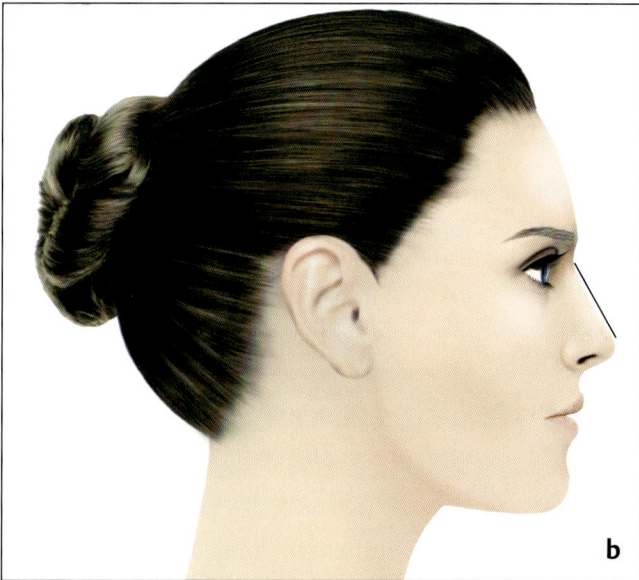

Fig. 7-1. (**a**) A projeção da ponta nasal (linha vermelha) deve ser aproximadamente 60% do comprimento do dorso nasal (linha preta). A projeção da ponta é adequada quando 50 a 60% do nariz se encontra anterior ao lábio superior (linha azul). (**b**) O dorso nasal está aproximadamente 2 mm posterior a uma linha que vai do vértice do ângulo nasofrontal ao ponto de maior projeção da ponta.

ABORDAGENS CIRÚRGICAS

O cirurgião deve estar familiarizado com as abordagens de rinoplastias externa e endonasal. A abordagem externa oferece capacidades diagnósticas superiores, maior exposição e melhor execução de manobras precisas, especialmente quando se desejam a fixação e a sutura de enxertos de cartilagem.[3]

As incisões transcolumelar e marginal impedem que os enxertos repousem diretamente sobre as aberturas na cavidade nasal. Esta abordagem também evita que os enxertos percorram a cavidade nasal durante a inserção. Isto é particularmente importante quando do uso de implantes aloplásticos para reduzir a contaminação bacteriana. No entanto, no cenário de vascularização diminuída e envelope de tecidos moles contraídos, frequentemente encontrado nas cirurgias revisionais, uma abordagem endonasal com dissecções precisa e limitada do tecido pode ser preferida.[4]

Os enxertos podem ser introduzidos por incisões intercartilaginosas ou marginais. Um bolsão subpericondral e subperiosteal deve ser dissecado para acomodar o enxerto sem colocar tensão excessiva sobre a pele. Se uma incisão coronal for realizada para um procedimento sincrônico, ela pode ser usada para dissecção de bolsão e auxiliar na fixação do enxerto.[5]

Em geral, recomenda-se a colocação de enxertos da região do *radix* até o *supratip* para minimizar as irregularidades de contorno visíveis e palpáveis ao longo do dorso. Isto pode requerer redução da projeção dorsal em áreas adjacentes à deficiência dorsal conhecida, de tal forma que uma linha dorsal reta possa ser criada. O posicionamento superior do enxerto no nível da raiz fornece uma medida extra de estabilidade, o que, consequentemente, reduz as tendências migratórias no pós-operatório.[6]

Antes da inserção, a confecção do enxerto requer uma avaliação da variação da espessura da pele e tecido subcutâneo nos níveis da raiz, *rhinion* e *supratip*. Os tecidos moles devem possuir elasticidade intrínseca adequada para acomodar o enxerto sem criar tensão excessiva, pois esta pode comprometer a vascularização, aumentar o risco de irregularidades dorsais visíveis e palpáveis e promover a extrusão do enxerto.[2]

O enxerto deve ficar justo dentro do bolsão. Palpa-se o dorso cuidadosamente para verificar se ele está encaixado corretamente e se não existem irregularidades ou assimetrias. Para dar maior estabilidade, o enxerto de dorso pode ser suturado às cartilagens laterais superiores, aos ossos nasais e/ou ao enxerto de suporte da ponta (poste columelar ou extensor do septo).[3]

TIPOS DE ENXERTOS/IMPLANTES

- *Autólogo (autoenxerto):* enxerto retirado de uma parte do corpo de um indivíduo e transplantado para outro local no mesmo indivíduo.[7]
- *Homólogo (homoenxerto):* enxerto retirado de um indivíduo e colocado em membro da mesma espécie.[7]
- *Heterólogo (xenoenxerto):* enxerto retirado de um indivíduo e colocado em um indivíduo pertencente a outra espécie, por exemplo, animal para homem.[7]
- *Aloplástico (implante):* material inorgânico ou sintético.[7]

ESCOLHA DO MATERIAL PARA AUMENTO DO DORSO

Muitos enxertos e implantes têm sido utilizados para a reconstrução dorsal nasal. A cartilagem autóloga é o material de enxerto mais comumente usado e preferido; continua sendo o padrão ouro em relação a outros materiais.[1] Materiais autólogos geralmente incorporam bem nos tecidos circundantes, permitindo a permanência ao longo do tempo e a oportunidade de substituir "tecidos semelhantes por tecidos semelhantes". Tem como desvantagem a possibilidade de reabsorção e morbidades do sítio doador. A cartilagem autóloga é contornada com facilidade, enquanto sua resiliência empresta um bom suporte para a reconstrução. A infecção de enxertos de cartilagem autóloga é rara, mas a reabsorção, deslocamento, ondulação, irregularidades e visibilidade podem-se desenvolver com o tempo.[8,9]

As regiões doadoras são acessadas de acordo com a quantidade de enxerto necessária para a cirurgia previamente programada. Nos casos de rinoplastia em que se necessitam pouco aumento e suporte, as cartilagens do septo e da concha auricular são suficientes. Nos casos de grandes aumentos, a cartilagem costal é a preferida. O autoenxerto ósseo está em desuso em razão do grande potencial de absorção no nariz. Os homo/heteroenxertos e implantes têm várias desvantagens que os fizeram perder espaço na rinoplastia de aumento. Portanto, sempre que possível, deve ser utilizado autoenxerto cartilaginoso.[7]

AUTOENXERTO

Cartilagem do Septo Nasal

A cartilagem septal nasal é mais rígida, mais fácil de modelar com precisão e, geralmente, mais reta do que a cartilagem auricular. Enxertos de camada única ou múltipla podem ser usados para diferentes graus de aumento dorsal. A cartilagem esmagada pode corrigir irregularidades dorsais sutis e alcançar graus leves de aumento. A cartilagem septal morcelizada pode ser usada como enxerto de *radix* para melhorar o ângulo nasofrontal profundo.[10]

A cartilagem septal pode ser colhida por uma abordagem completa de transfixação, hemitransfixação, Killian ou rinoplastia externa. Deve-se elevar o retalho no plano submucopericondral e submucoperiosteal, soltando o septo cartilaginoso de sua junção com o vômer e incisando-o dorsal e caudalmente, preservando 1,5 cm anteriormente, para suportar a ponta, e 1,5 cm dorsalmente para que não aconteça a deformidade em sela do dorso (Fig. 7-2). A lâmina perpendicular do etmoide pode ser retirada em conjunto com a cartilagem quadrangular ou separadamente.[5]

Em paciente pós-traumático ou de rinoplastia secundária, a cartilagem septal é frequentemente defeituosa, insuficiente ou ausente.

Cartilagem de Concha Auricular

A cartilagem auricular é fácil de coletar, e a morbidade do local doador é baixa. A cartilagem conchal, decorrente de sua natureza mais frágil, pode ser mais difícil de esculpir do que a cartilagem septal. Os enxertos podem ser usados como um implante de camada única ou suturados para aumentar a circunferência

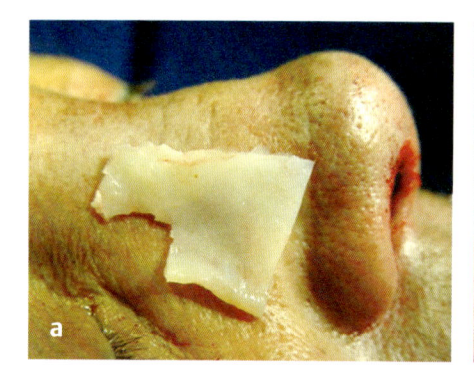

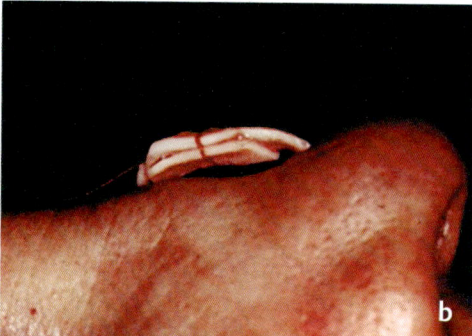

Fig. 7-2. (a) Enxerto de cartilagem septal. (b) Exemplo do uso do enxerto de septo nasal em dupla camada.

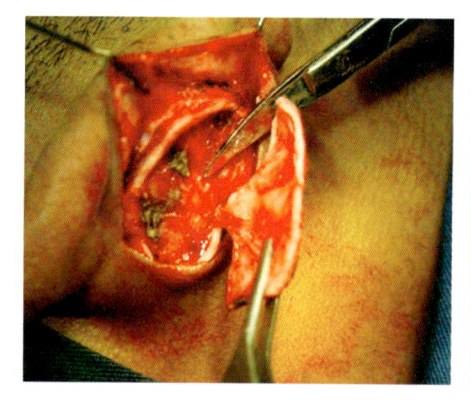

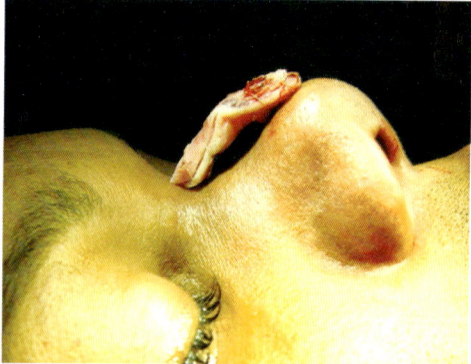

Fig. 7-3. Enxerto de cartilagem auricular.

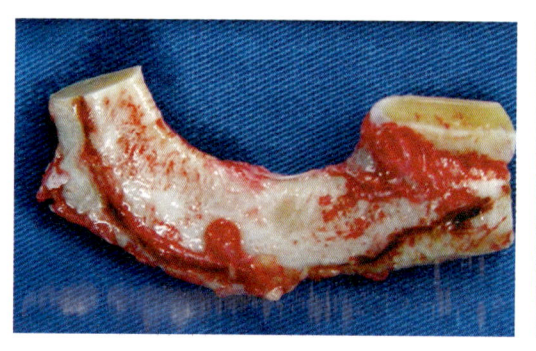

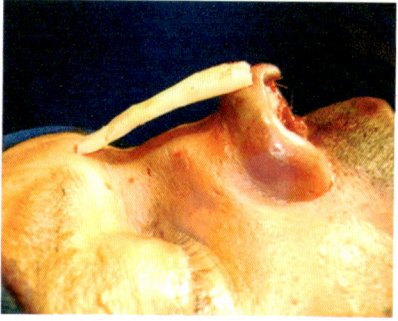

Fig. 7-4. Enxerto de cartilagem costal.

e a rigidez.[11] Em pacientes de pele fina, manter uma camada de tecido mole sobre a concha auxilia na camuflagem. Mesmo morcelizada, porém, proporciona ocasionalmente irregularidades palpáveis e visíveis no dorso, por causa de sua memória intrínseca e possibilidade de reabsorção. Além disso, a cartilagem conchal é mais curva e menos rígida do que a cartilagem septal; a estrutura e o suporte, portanto, são mais bem alcançados com cartilagem septal ou costal.[12]

A cartilagem da concha auricular é obtida por acesso retroauricular, poupando o pericôndrio posterior. Faz-se hemostasia com o eletrocautério, atentando-se para o risco de necrose da pele anterior da concha. Fecha-se a incisão com sutura contínua. Posteriormente faz-se, com a ponta do bisturi, uma incisão na pele anterior da concha para prevenir hematoma e três pontos em "U", transfixantes, com os nós localizados posteriormente (Fig. 7-3). Estes pontos são retirados com 7 dias, e a sutura contínua retroauricular, com 10 dias. Em geral, não ocorre deformidade da orelha com este procedimento.[5]

Cartilagem Costal

Nos casos de narizes que necessitam de maior quantidade de enxerto, isto é, aumento de mais de 5 mm da altura do dorso e/ou aumento da espinha nasal anterior, lança-se mão da cartilagem costal, obtida normalmente da 7ª costela. Podem-se utilizar a 6ª, 7ª, 8ª, 9ª e/ou 10ª costelas. Obtém-se uma peça com 5-7 cm por uma incisão de 2-3 cm. O pericôndrio da peça é removido, e a cartilagem é colocada em solução salina com antibiótico (clindamicina). O enxerto para o dorso (e o extensor septal) deve ser obtido de porções da cartilagem costal sem encurvamento (Fig. 7-4). Se ao esculpir o enxerto houver a tendência de encurvamento, o cirurgião pode esculpir novamente o enxerto de maneira a atingir simetria e forma desejada.[5]

As desvantagens associadas ao local doador incluem dor, cicatrização conspícua, aumento do tempo de cirurgia, risco de pneumotórax e a necessidade de uma breve hospitalização. Apesar da técnica cuidadosa, a cartilagem costal pode, ainda assim, transmitir uma sensação de rigidez ao dorso

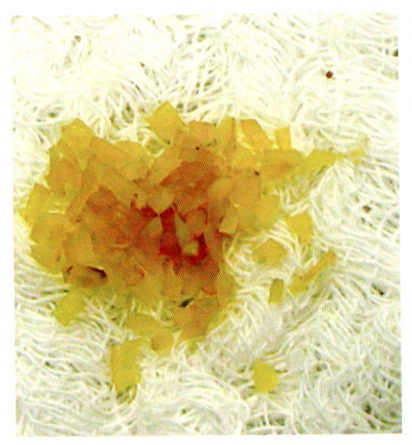

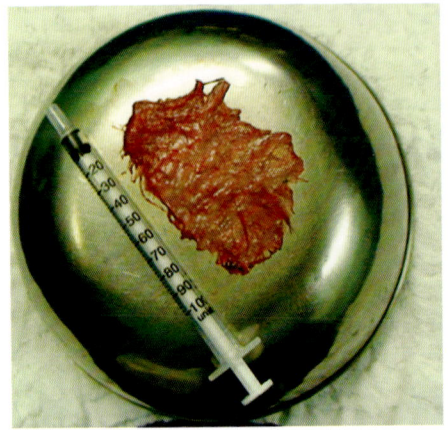

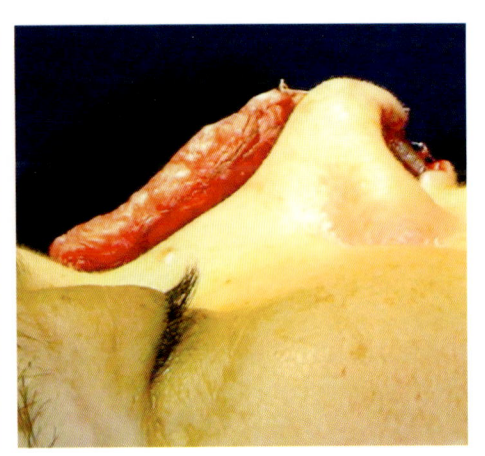

Fig. 7-5. Enxerto de fáscia temporal e cartilagem picada em cubos.

reconstruído. A deformação e a reabsorção imprevisíveis continuam a ser os principais problemas associados aos enxertos costais.[13]

Cartilagem Picada em Cubos

O uso de enxertos de cartilagem picada em cubos na rinoplastia de aumento foi referido como o *Turkish Delight* por Erol.[14] A técnica emprega múltiplos cubos de cartilagem cortados com tamanho de 0,5 a 1,0 mm, embrulhados com Surgicel, e em seguida inseridos sobre o dorso nasal. O enxerto torna-se uma unidade composta maleável que pode ser moldada com pressão digital nas primeiras 2 a 3 semanas de pós-operatório. Isto teoricamente elimina a necessidade de um enxerto dorsal perfeitamente reto de 30 a 40 mm de comprimento e reduz o risco de mau posicionamento ou visibilidade no pós-operatório.

A observação da reabsorção extensa e prematura do enxerto, utilizando a técnica de Erol, levou Daniel e Calvert a substituir o Surgicel por fáscia temporal profunda,[15] sendo atualmente a técnica mais utilizada por ter resultados mais previsíveis. A técnica utiliza pequenos cubos de cartilagem (0,5 mm) envoltos em fáscia temporal (4 × 4 cm). Pode ser realizada com cartilagem septal, conchal e preferencialmente costal, dependendo do tamanho de aumento programado (Fig. 7-5).

As vantagens são a não visibilidade, ausência de desvios e a textura e maleabilidade do enxerto no pós-operatório recente. Os enxertos são projetados para obter aumento dorsal e corrigir pequenas irregularidades dorsais secundárias. A deformação não ocorre e, como os enxertos não são morcelizados nem esmagados, a sobrevida em longo prazo é facilitada. No entanto, se o enxerto não se incorporar no dorso residual, a migração do enxerto pode ocorrer.[16]

Com o decorrer dos anos, várias opções surgiram para o uso desta técnica, desde a utilização de fáscia do músculo reto abdominal,[17] uso de cola de fibrina até a aplicação de cartilagem picada livre (Fig. 7-6).[18-20]

Osso

O osso é uma alternativa possível à cartilagem para aumento dorsal nasal. Embora os enxertos ósseos sejam geralmente bem tolerados, eles tendem a conferir uma estrutura não natural e rígida ao nariz reconstruído, além de uma incidência bem maior de absorção. Os locais doadores mais comumente incluem calvária, ilíaco e costela. O uso da crista ilíaca é limitado pela morbidade, dor e uma deformidade de contorno potencialmente permanente.[7]

Alguns autores acreditam que o osso membranoso, como a calvária bipartida, tem menor probabilidade de reabsorção do que o osso endocondral, como a crista ilíaca. Embora o osso calvarial forneça excelente suporte estrutural ao dorso, a sensação rígida do enxerto pode ser incômoda aos pacientes. A falta intrínseca de um componente cartilaginoso torna a reconstrução de defeitos dorsais osteocartilaginosos combinados menos natural. Além disso, a pele do paciente pode ser inadequada para amortecer a ponta do enxerto e evitar a extrusão ao longo do tempo. Outras desvantagens incluem o risco de alopecia cicatricial, lesão dural, dano cerebral e hemorragia intracraniana. A dificuldade de esculpir e contornar os enxertos e o potencial de reabsorção heterotópica também diminuem a seleção desse material.[2]

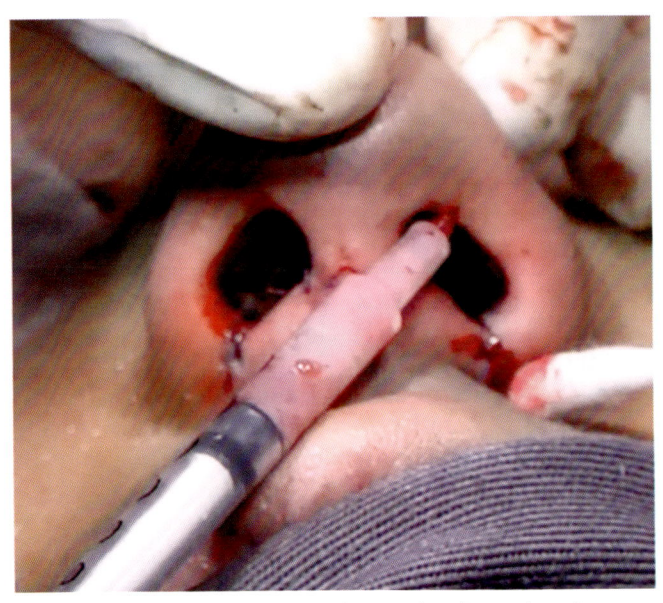

Fig. 7-6. Enxerto de cartilagem picada em cubos dentro de seringa em forma de pasta para aplicação livre.

HOMOENXERTO
Cartilagem Costal Irradiada
A cartilagem costal de homoenxerto irradiado (CCHI) é colhida de doadores de cadáveres humanos. A cartilagem é prontamente disponível, semi-implantável e fácil de esculpir. Apresenta excelente tolerância tecidual e boa resistência à infecção e à extrusão. A estrutura relativamente acelular promove imunorreatividade mínima do tecido do hospedeiro. O risco de transmissão da doença é quase zero por causa dos padrões rigorosos de teste de doadores e exposição do enxerto a um máximo de 60.000 Gy de ondas gama.[21]

A estabilidade do CCHI é altamente variável. Alguns autores relatam distorção e reabsorção mínimas ao longo do tempo; outros encontram taxas de reabsorção de 75 a 100% por longos períodos. Entretanto, resultados satisfatórios podem ocorrer mesmo diante de reabsorções significativas, em razão da substituição da cartilagem por tecido fibroso. Múltiplas séries relataram resultados favoráveis com a reconstrução do dorso nasal. Estes enxertos podem ser mais adequados para pacientes que se beneficiariam da redução do tempo operatório e da eliminação da morbidade do local doador.[22,23]

IMPLANTES
Uma grande variedade de materiais aloplásticos tem sido usada para reconstrução do dorso nasal. A seleção do material ideal continua a ser um desafio. A maioria dos cirurgiões concorda que os materiais aloplásticos devem ser reservados para os casos em que o tecido autólogo é insuficiente para enxerto ou o paciente não aceita a morbidade do sítio doador. Implantes são prontamente disponíveis e fáceis de esculpir, permitindo implante rápido com baixa morbidade perioperatória.[2,7]

No nariz, o tecido mole dorsal fino e a proximidade das cavidades nasais impõem desafios ao uso de implantes. Portanto, ao considerar seu uso, a cirurgia deve ponderar as vantagens de evitar o local doador e preservação de volume e forma contra possíveis riscos, como deslocamento, extrusão, infecção e durabilidade incerta. A complicação mais devastadora, a extrusão, varia com a experiência técnica do cirurgião, o tempo de acompanhamento e a composição do implante. A extrusão também é significativamente influenciada pelo caráter do leito receptor. Pode-se esperar que uma pele fina e com retrações cicatriciais, suturada sob tensão sobre um implante aloplástico represente um risco maior de extrusão. O aumento excessivo do dorso também está implicado na patogênese da extrusão do implante. Um implante excessivamente grande causa tensão indevida, resultando em redução da perfusão, necrose de pressão e eventual extrusão. A maior suscetibilidade à extrusão também está associada à colocação do implante em estreita proximidade com o revestimento endonasal. A potencial exposição crônica de microrganismos ao implante e a barreira tecidual relativamente fina proporcionada pelo revestimento endonasal estão implicadas nesse cenário.[24,25]

Os materiais aloplásticos mais utilizados na rinoplastia incluem: politetrafluoroetileno (Gore-Tex e Proplast), silicone (Silastic), polietileno (Medpor e Plastipore), poliéster (Mersilene e Dacron), poliamida (Supramid) e hidroxiapatita.[26-31]

COMENTÁRIOS FINAIS
Perfil suave e liso com linhas estéticas dorsais agradáveis é o resultado esperado da rinoplastia de aumento dorsal. A restauração da função respiratória por suporte estrutural dorsal e a reconstituição das válvulas nasais são objetivos igualmente importantes. Muitos materiais e métodos existem para realizar esses objetivos. Em decorrência da excelente biocompatibilidade, da capacidade de reconstruir tecido semelhante com tecido semelhante e do perfil de risco relativamente baixo, os enxertos autólogos de cartilagem são geralmente preferidos quando esse material está disponível em quantidade suficiente para conseguir um aumento adequado. O esforço reconstrutivo é, portanto, influenciado pela interação complexa de inúmeras variáveis, incluindo anatomia, disponibilidade de material de enxerto autólogo, história cirúrgica prévia, preferência e experiência do cirurgião, preferência do paciente e riscos associados. Em última análise, um plano de tratamento individualizado deve ser planejado para cada paciente para se alcançar o sucesso.

REFERÊNCIAS BIBLIOGRÁFICAS
1. Lee MR, Unger JG, Rohrich RJ. Management of the nasal dorsum in rhinoplasty: a systematic review of the literature regarding technique, outcomes, and complications. Plast Reconstr Surg. 2011;128(5):538e-550e.
2. Dresner HS, Hilger PA. An overview of nasal dorsal augmentation. Semin Plast Surg. 2008;22(2):65-73.
3. Patrocinio JA, Patrocinio LG. Nariz em Sela. In: Campos CAH, Costa HOO (eds). Tratado de Otorrinolaringologia. Volume 5 – Técnicas Cirúrgicas. São Paulo: Roca; 2002. p. 727-38.
4. Patrocinio LG, Patrocinio JA. Open rhinoplasty in African-American noses. Br J Oral Maxillofac Surg. 2007;45(7):561-566.
5. Patrocinio TG, Patrocinio LG, Patrocinio JA. Rinoplastia no Afrodescendente. In: Pignatari SSN, Anselmo-Lima WA (Org.). Tratado de Otorrinolaringologia. 3. ed. Rio de Janeiro: Elsevier; 2018.
6. Silver WE. Augmentation of the nasal dorsum. In: Krause CJ. Aesthetic Facial Surgery. Philadelphia: JB Lippincott; 1991. p. 807-56.
7. Patrocinio LG, Patrocinio JA. Atualização em enxertos na rinoplastia. Rev Bras Otorrinolaringol. 2001;67(3):394-402.
8. Suh MK. Dorsal Augmentation Using Autogenous Tissues. Facial Plast Surg Clin North Am. 2018 Aug;26(3):295-310.
9. Toriumi DM. Dorsal Augmentation Using Autologous Costal Cartilage or Microfat-Infused Soft Tissue Augmentation. Facial Plast Surg. 2017;33(2):162-178.
10. Gunter JP, Rohrich RJ. Augmentation rhinoplasty: dorsal onlay grafting using shaped autogenous septal cartilage. Plast Reconstr Surg. 1990;86:39-45.
11. Jovanovic S, Berghaus A. Autogenous auricular concha cartilage transplants in corrective rhinoplasty. Practical hints and critical remarks. Rhinology. 1991;29:273-80.
12. Boccieri A, Marano A. The conchal cartilage graft in nasal reconstruction. J Plast Reconstr Aesthet Surg. 2007;60:188-194.
13. Moshaver A, Gantous A. The use of autogenous costal cartilage graft in septorhinoplasty. Otolaryngol Head and Neck Surg. 2007;137:862-867.
14. Erol OO. The Turkish delight: a pliable graft for rhinoplasty. Plast Reconstr Surg. 2000;105(6):2229-41.
15. Daniel RK, Calvert JW. Diced cartilage grafts in rhinoplasty surgery. Plast Reconstr Surg. 2004;113(7):2156-71.
16. Daniel RK. Rhinoplasty: Dorsal grafts and the designer dorsum. Clin Plast Surg. 2010;37(2):293-300.

17. Cerkes N, Basaran K. Diced Cartilage Grafts Wrapped in Rectus Abdominis Fascia for Nasal Dorsum Augmentation. Plast Reconstr Surg. 2016;137(1):43-51.
18. Tasman AJ. Dorsal Augmentation-Diced Cartilage Techniques: The Diced Cartilage Glue Graft. Facial Plast Surg. 2017;33(2):179-188.
19. Hoehne J, Gubisch W, Kreutzer C, Haack S. Refining the Nasal Dorsum with Free Diced Cartilage. Facial Plast Surg. 2016;32(4):345-50.
20. Kreutzer C1, Hoehne J, Gubisch W, Rezaeian F, Haack S. Free Diced Cartilage: A New Application of Diced Cartilage Grafts in Primary and Secondary Rhinoplasty. Plast Reconstr Surg. 2017;140(3):461-470.
21. Kridel RW, Konior RJ. Irradiated cartilage grafts in the nose: a preliminary report. Arch Otolaryngol Head and Neck Surg. 1993;119:24-31.
22. Kridel RW, Sturm AK. Dorsal Augmentation with Homologous Rib. Facial Plast Surg. 2017;33(2):195-201.
23. Kim CH, Park SC. Homologous Tissue for Dorsal Augmentation. Facial Plast Surg Clin North Am. 2018;26(3):311-321.
24. Jang YJ, Kim SA, Alharethy S. Failure of Synthetic Implants: Strategies and Management. Facial Plast Surg. 2018;34(3):245-254.
25. Hubbard TJ. Alloplast as an alternative for dorsal augmentation. Semin Plast Surg. 2008 May;22(2):104-9.
26. Gu Y, Yu W, Jin Y, Chen H, Ma G, Chang SJ, Lin X. Safety and Efficacy of Cosmetic Augmentation of the Nasal Tip and Nasal Dorsum With Expanded Polytetrafluoroethylene: A Randomized Clinical Trial. JAMA Facial Plast Surg. 2018;20(4):277-283.
27. Wang JH, Lee BJ, Jang YJ. Use of silicone sheets for dorsal augmentation in rhinoplasty for Asian noses. Acta Otolaryngol Suppl. 2007;(558):115-20.
28. Turegun M, Sengezer M, Guler M. Reconstruction of saddle nose deformities using porous polyethylene implant. Aesthetic Plast Surg. 1998;22:38-41.
29. Fanous N, Samaha M, Yoskovitch A. Dacron implants in rhinoplasty: a review of 136 cases of tip and dorsum implants. Arch Facial Plast Surg. 2002;4(3):149-56.
30. Stucker F, Wong F, Shaw G. Facial augmentation with rolled mesh material. Facial Plast Surg. 1992;8(3):183-7.
31. Kustermans L, Mommaerts MY. The hydroxyapatite Turkish Delight: a technical note. Oral Maxillofac Surg. 2017;21(4):405-408.

REDUÇÃO DO DORSO NASAL

Mário Bazanelli Junqueira Ferraz ▪ Wilson José Dewes ▪ Kléber Seabra
Bárbara das Neves Linhares

INTRODUÇÃO

De forma geral, existem duas abordagens de redução do dorso nasal. A abordagem clássica, descrita inicialmente por Joseph, em que é realizada a ressecção das estruturas anatômicas do dorso nasal, e a abordagem conservadora, em que se aplicam os princípios de Cottle, realizando o reposicionamento e ajuste do septo piramidal (S.P.A.R) com preservação das estruturas anatômicas do dorso.[1-5]

Embora ambas as abordagens possam ser aplicadas a inúmeros casos, os autores sugerem a utilização da abordagem clássica nos seguintes casos: *radix* baixo, irregularidades do dorso em que não é possível seu ajuste, nariz muito largo em seu 1/3 inferior ou na transição osteocartilaginosa. Em contrapartida, advogamos que a abordagem conservadora é mais bem indicada para casos de laterorrinia, insuficiência de válvula nasal interna, mas principalmente para o chamado "nariz de tensão" (caracterizado por um *radix* alto, ângulo nasofrontal aumentado, dorso projetado e estreito).[2,5,6]

A redução do dorso nasal está indicada para casos de dorso convexo ou com projeção aumentada. Apesar de as manobras cirúrgicas de redução do dorso nasal serem realizadas de rotina na rinosseptoplastia, devem ser realizadas com muita cautela, de forma sistemática, para evitar o comprometimento da estética e da função nasal no pós-operatório, como: disfunção de válvula nasal, obstrução nasal, irregularidades visíveis, assimetrias das linhas estéticas nasais, *radix* profundo e deformidades nasais tipo "V invertido", "nariz em sela" e *pollybeak*.[7-11]

DESCRIÇÃO DAS TÉCNICAS CIRÚRGICAS

O primeiro passo para redução do dorso é determinar a projeção ideal do dorso e, em seguida, contrapor o risco-benefício das técnicas de redução do dorso diante da anatomia nasal. Atualmente, decidimos intraoperatoriamente com o dorso dissecado e exposto para ser o mais preciso possível na escolha entre as duas técnicas. Muitas vezes, a tensão de pele e de tecidos moles ao nível do *radix* camufla gibas e irregularidades visíveis apenas após o descolamento do dorso nasal.

Ambas as técnicas de redução do dorso permitem tanto acesso aberto, quanto acesso fechado, à preferência do cirurgião. Abaixo, descreve-se a sequência cirúrgica habitualmente realizada pelos autores do Capítulo.

Abordagem Tipo Joseph

1. Acesso ao dorso com descolamentos suprapericondral e subperiosteal (Fig. 8-1); e acesso ao septo com descolamentos subpericondral e subperiosteal (Fig. 8-2).
2. Separação bilateral das cartilagens laterais superiores (CCLLSS) da cartilagem quadrangular (Fig. 8-3):
   ▪ A separação é realizada com tesoura ou lâmina de bisturi.
     ● Recomenda-se desarticular as CCLLSS do osso com descolador tipo Freer ou Cottle na área de ressecção.

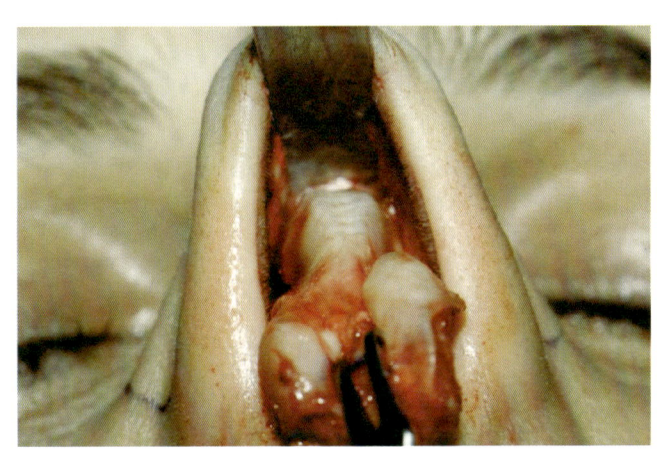

Fig. 8-1. Dorso dissecado por meio dos descolamentos suprapericondral e subperiosteal.

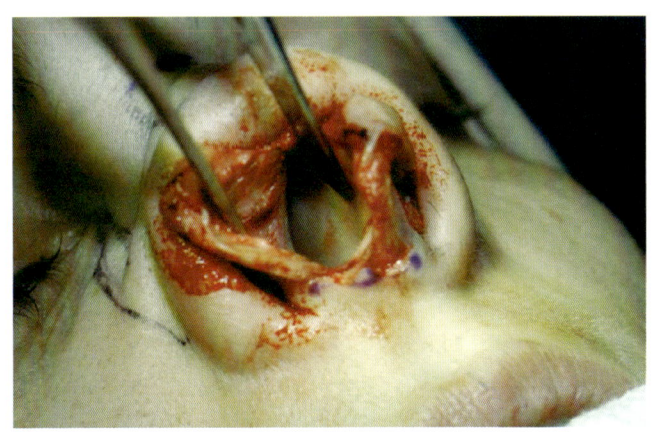

Fig. 8-2. Pode-se visualizar o descolamento do septo nasal (subpericondral e subperiosteal).

3. Ressecção do dorso cartilaginoso (Fig. 8-4):
   - A ressecção cartilaginosa do dorso em fita ocorre desde o ângulo septal anterior até atingir a lâmina perpendicular do etmoide (LPE).
   - A ressecção é realizada até a altura desejada do dorso. Ela pode ser realizada com tesoura do tipo Fomon ou lâmina de bisturi.
     - A ressecção insuficiente na área do ângulo septal anterior pode levar à deformidade do tipo *pollybeak*.[8]
4. Ressecção do dorso ósseo (Fig. 8-5):
   - A partir da altura do dorso determinada pela ressecção cartilaginosa dorsal, segue-se a ressecção óssea. Pode ser realizada com escopro, tesoura, broca, piezo ou raspa.
     - A ressecção óssea com raspa ou broca é mais gradual, portanto, mais controlada se comparada ao escopro.
     - Deve-se atentar para a possibilidade de giba residual, principalmente na transição osteocartilaginosa.
     - Esse tempo cirúrgico precisa ser realizado com cautela para evitar avulsão das CCLLSS, principalmente, ao se trabalhar com raspas no sentido craniocaudal.
5. Ressecção das CCLLSS:
   - O excesso das CCLLSS que causam saliências no dorso nasal deve ser retirado (Figs. 8-6 e 8-7).
     - A preservação da mucosa é importante para se evitarem retrações em área de válvula nasal.

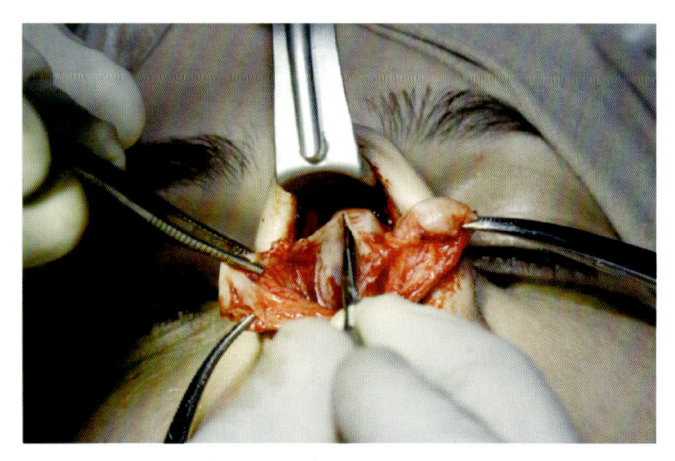

Fig. 8-3. Separação das CCLLSS da cartilagem quadrangular, no lado direito.

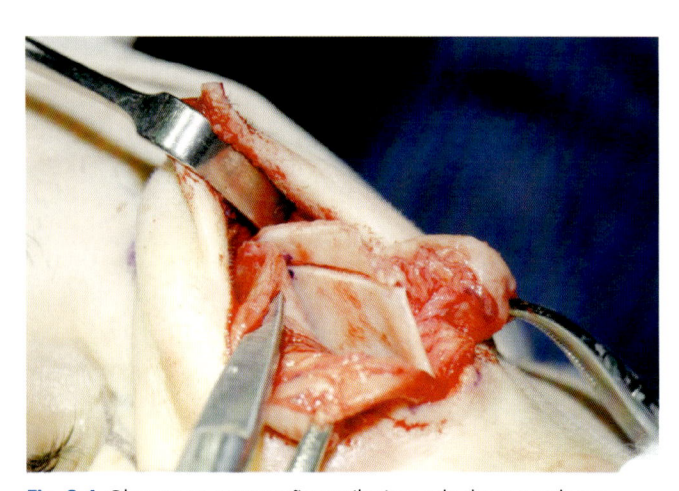

Fig. 8-4. Observa-se a ressecção cartilaginosa do dorso nasal com tesoura Fomon à esquerda.

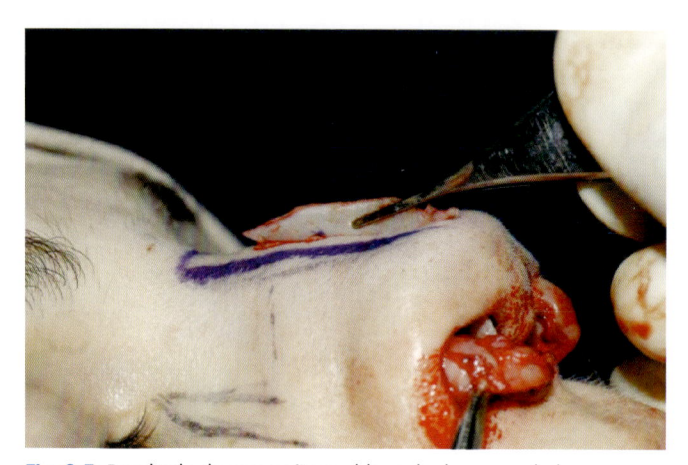

Fig. 8-5. Resultado da ressecção em bloco do dorso nasal, dorso cartilaginoso com tesoura Fomon e dorso ósseo com escopro.

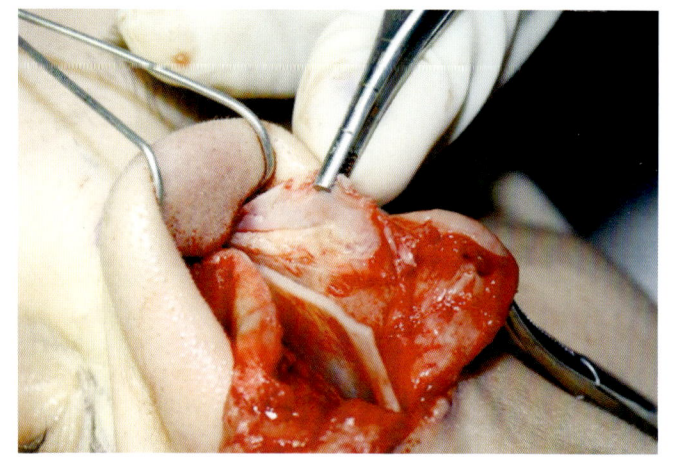

Fig. 8-6. Observa-se que foi realizado o descolamento da mucosa da CLS esquerda a fim de preservá-la.

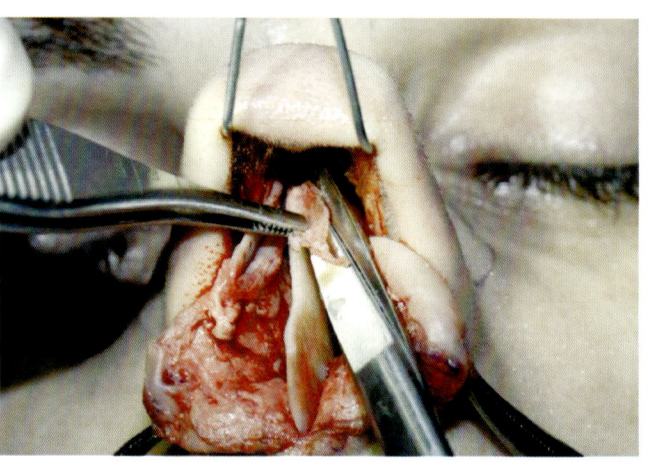

Fig. 8-7. Ressecção do excesso da CLS esquerda com tesoura.

- Outras implicações da realização inadequada da ressecção das CCLLSS são retiradas exageradas ou insuficientes.
6. Osteotomias:
   - Podem ser realizadas osteotomias oblíquas, transversas, paramedianas e/ou laterais, conforme a necessidade de cada caso (Figs. 8-8 a 8-10). A ordem das osteotomias deve ser realizada de medial para lateral (ordem inversa pode ser realizada, quando o instrumento utilizado é o piezoelétrico).[12]
     - As osteotomias possuem importância fundamental no auxílio do fechamento do dorso nasal, mas também no controle da largura e desenho do contorno do dorso nasal.
     - Osteotomias devem ser realizadas com cautela principalmente em pacientes de mais idade pelo risco de fraturas cominutivas.
     - Muitos instrumentos, mecânicos e elétricos, são usados para auxiliar as osteotomias, como: brocas, osteótomos e serras. Os instrumentos piezoelétricos vêm ganhando destaque, em razão da ideia de maior precisão e controle das linhas de fratura, sem necessidade de aplicação de força, além de evitar danos aos tecidos moles.[12]
7. Reconstrução do dorso nasal (três possibilidades):
   A) Sutura transversa unindo as CCLLSS ao septo é realizada com fio PDS 5-0, com a finalidade de fechar o teto nasal, realizando uma pequena tração em direções caudal e superior (Fig. 8-11);[7,13]
      - Reconstituição inadequada do dorso pode causar comprometimento funcional (insuficiência de válvula nasal interna) e estética (deformidade em "V invertido").[9]
      - Em pacientes com dorso muito alto e estreito e/ou ossos próprios nasais curtos, a sutura transversa pode ser insuficiente para garantir estabilidade ao dorso e, portanto, devemos considerar o uso dos *spreader grafts* ou *spreader flaps*.

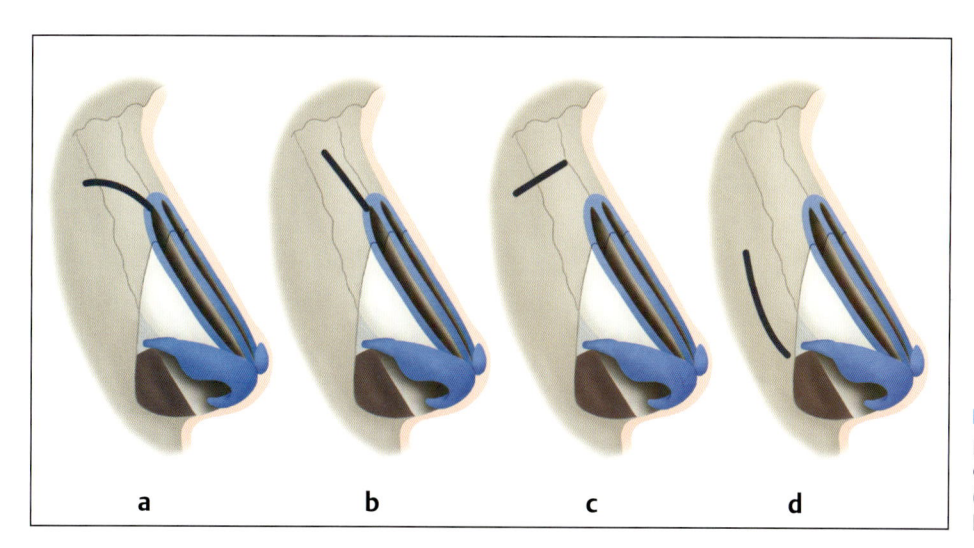

Fig. 8-8. Tipos de osteotomias que podem ser realizadas: (a) osteotomia oblíqua, (b) osteotomia paramediana, (c) osteotomia transversa, (d) osteotomia lateral.

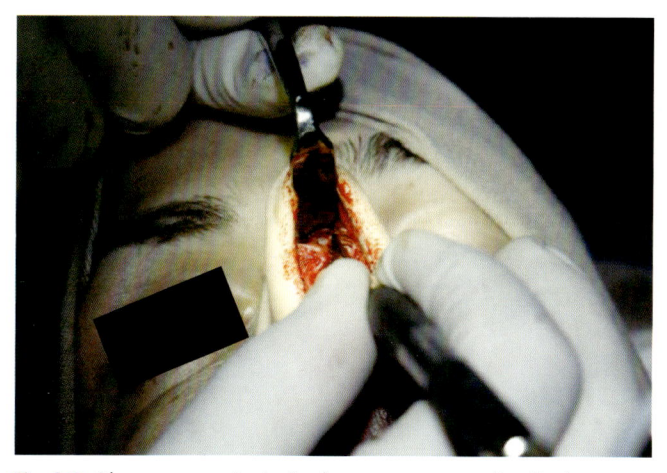

Fig. 8-9. Observa-se a orientação do escopro para realização da osteotomia oblíqua esquerda.

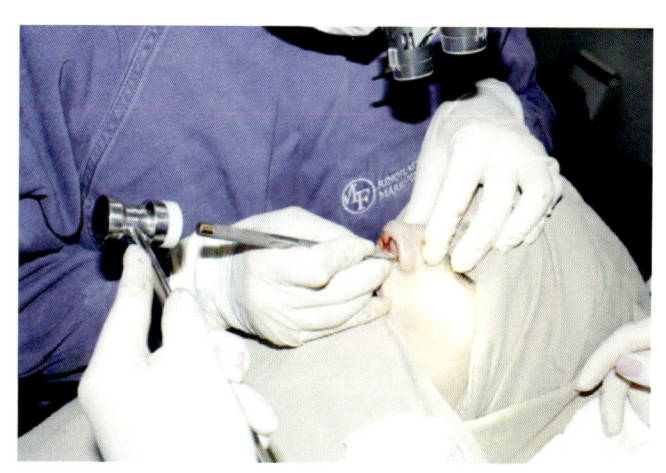

Fig. 8-10. Realização de uma osteotomia lateral esquerda com escopro.

B) *Spreader graft:* enxerto confeccionado por fita retangular de cartilagem e fixado entre CCLLLSS e o septo (unilateral ou bilateral), por meio de sutura com PDS 5-0. Após o posicionamento do *spreader graft,* segue-se a sutura transversa com as CCLLSS (Figs. 8-12 a 8-14);[7,9,14]

- Este tipo de enxerto é usado para espaçamento entre as CCLLSS e o septo com o objetivo de prevenir deformidade em "V invertido", colapso da válvula nasal interna, e de reforçar o 1/3 médio a fim de se aplicar tensões para o fechamento do dorso e trabalho em ponta. Outras utilidades desse tipo de enxerto são estabilização, simetrização do dorso nasal e correção de desvios cartilaginosos altos.

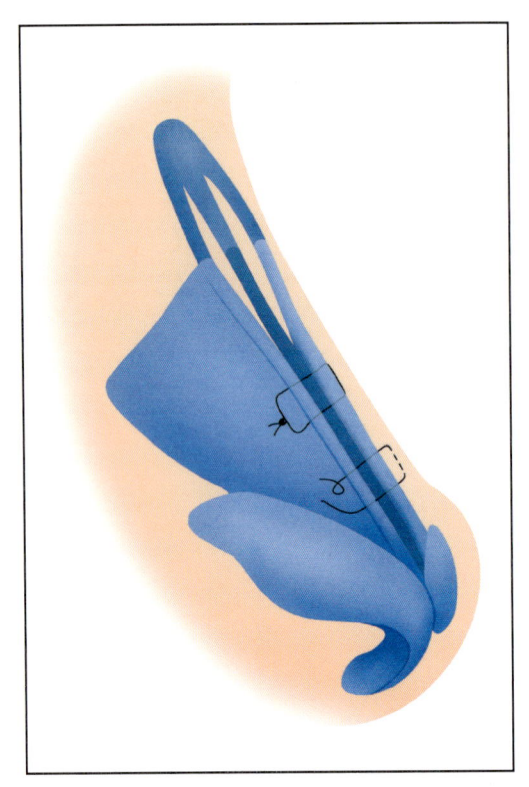

Fig. 8-11. Ilustração da reconstrução do dorso nasal por meio da sutura das CCLLSS com a cartilagem quadrangular.

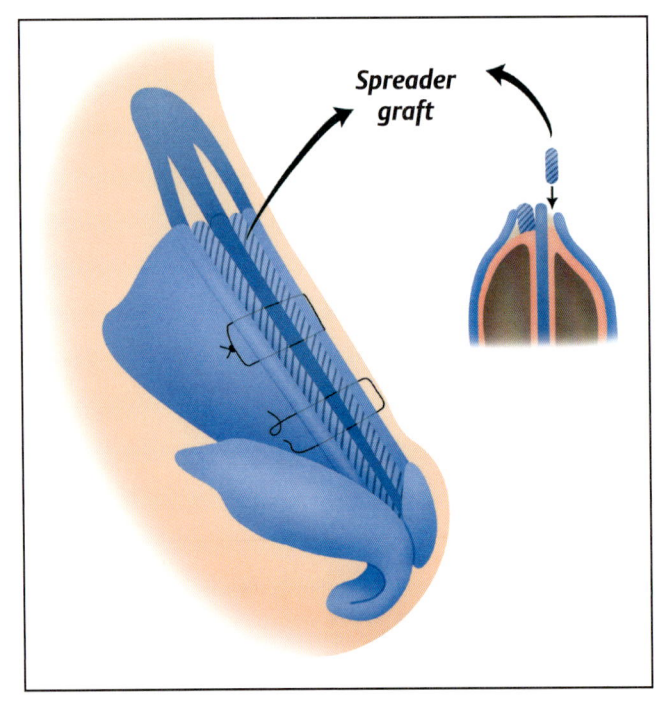

Fig. 8-12. Reconstrução do dorso nasal por meio da sutura das CCLLSS com a cartilagem quadrangular, após o posicionamento dos *spreader grafts*.

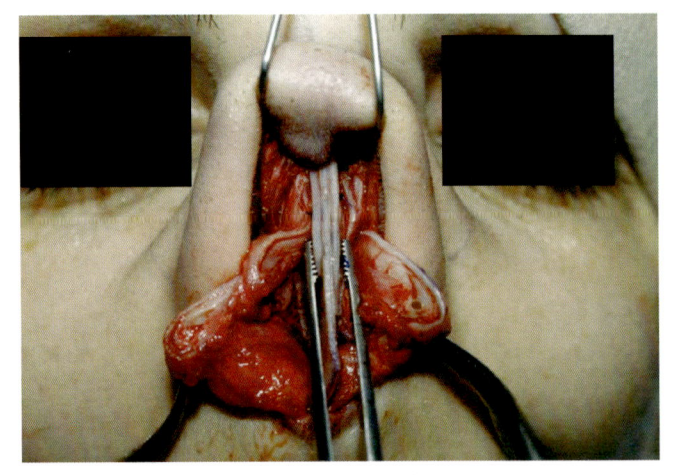

Fig. 8-13. Posicionamento dos *spreader grafts*.

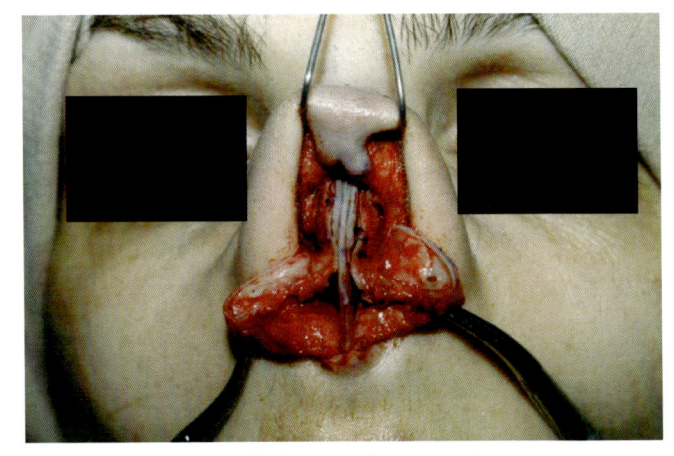

Fig. 8-14. Reconstrução do dorso nasal por meio da sutura com as CCLLSS, após o posicionamento dos *spreader grafts*.

C) *Spreader flap*: enxerto confeccionado a partir do excesso das CCLLSS não ressecadas, em que a CLS é dobrada medialmente sobre si mesma e suturada ao septo com PDS 5-0 (Fig. 8-15). Possui a mesma finalidade do *spreader graft*, porém os *spreader grafts* são o padrão ouro na reconstrução da válvula nasal interna.[15,16]
- A técnica é preferencialmente utilizada para dorso excessivamente alto e estreito, com cartilagem septal forte.
- Para dorsos assimétricos ou desvios septais altos, deve-se evitar o uso de *spreader flaps* sem o auxílio de *spreader graft* unilateral ou bilateral.

8. Ajustes finais:
   - Pode ser necessário uso de gel de cartilagem, cartilagem picada ou cartilagem amassada no dorso para correção de irregularidades visíveis ou trabalho e ajuste fino da parte óssea com brocas.
     - Atenção especial deve ser dada para peles finas, pela maior possibilidade de revelar mínimas irregularidades.

Nas Figuras 8-16 e 8-17 apresentamos duas sequências de fotografias do pré-operatório e do pós-operatório de rinosseptoplastias primárias com reconstrução do dorso nasal. Na primeira sequência fotográfica, a reconstrução do dorso foi realizada com enxerto do tipo *spreader graft* bilateral (Fig. 8-16). E, na segunda sequência fotográfica, a reconstrução do dorso foi realizada com enxerto do tipo *spreader flap* bilateral (Fig. 8-17).

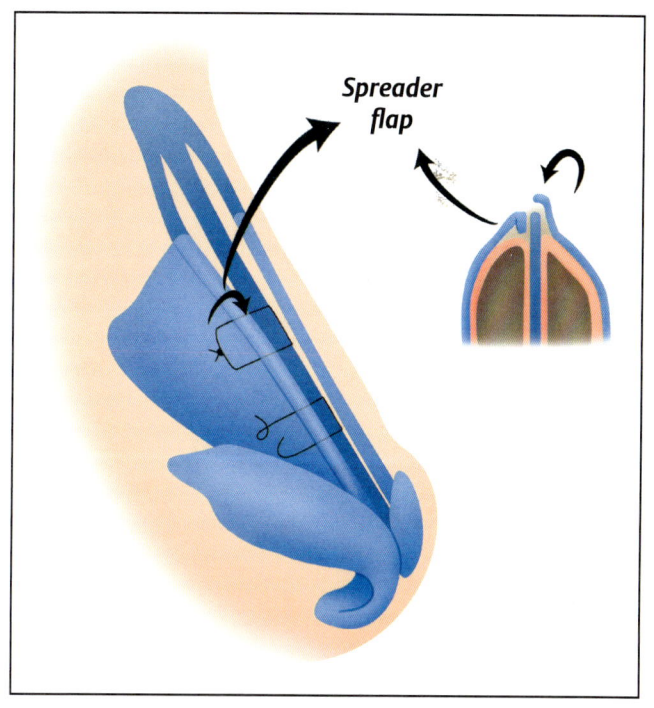

Fig. 8-15. Reconstrução do dorso nasal realizada com auxílio de *spreader flaps*. (Ver Vídeo 4.)

Variação da Técnica

A abordagem tipo Joseph não segue uma ordem fixa, podendo variar conforme a preferência do cirurgião.

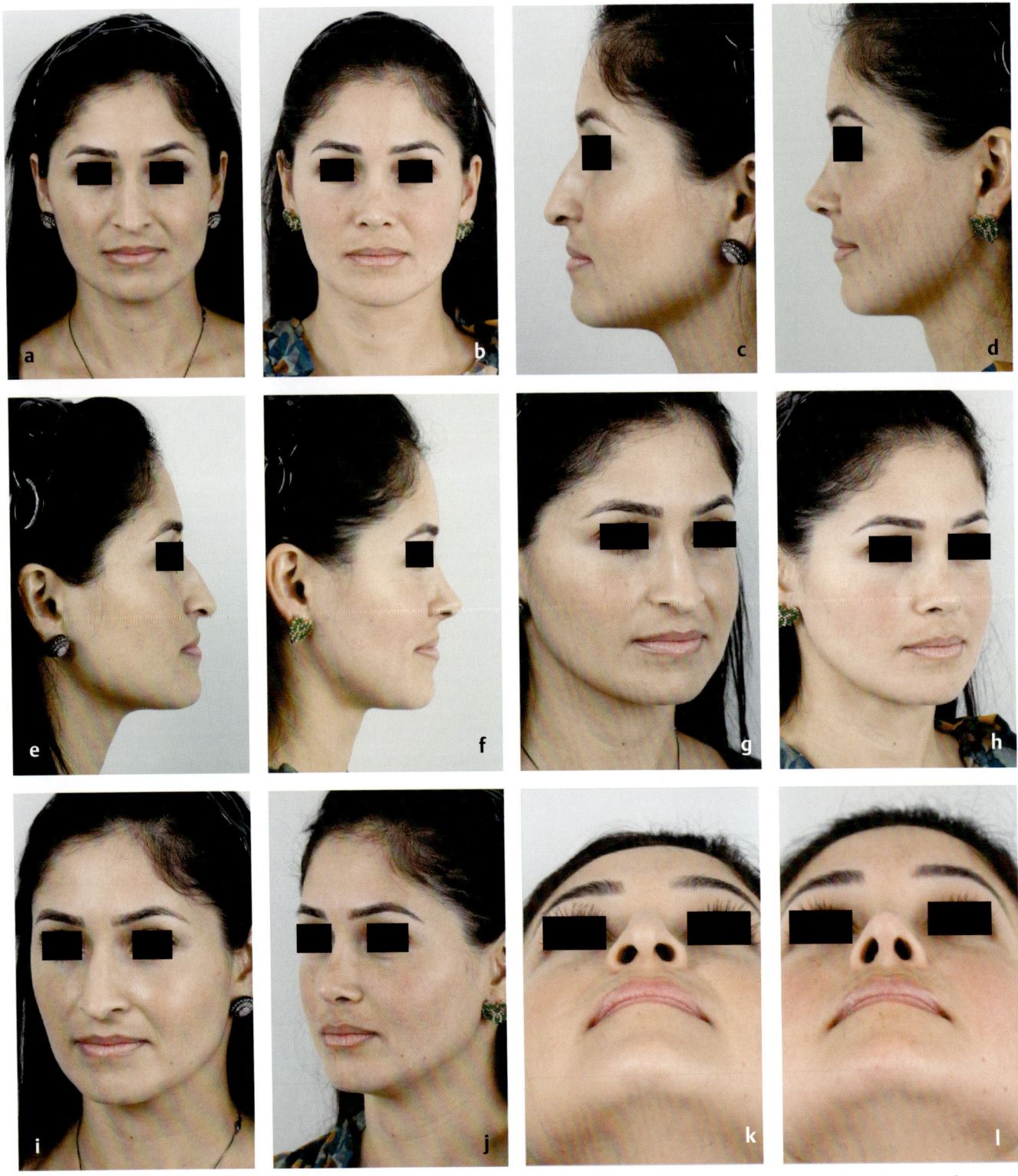

Fig. 8-16. Pré e pós-operatório de rinosseptoplastia primária em que se utilizou a abordagem de Joseph, com reconstrução do dorso nasal com enxerto do tipo *spreader graft* bilateral. (**a**) Vista frontal pré-operatória, (**b**) vista frontal pós-operatória, (**c**) vista do perfil esquerdo pré-operatória, (**d**) vista do perfil esquerdo pós-operatória, (**e**) vista do perfil direito pré-operatória, (**f**) vista do perfil direito pós-operatória, (**g**) vista oblíqua direita pré-operatória, (**h**) vista oblíqua direita pós-operatória, (**i**) vista oblíqua esquerda pré-operatória, (**j**) vista oblíqua esquerda pós-operatória, (**k**) vista de base pré-operatória, (**l**) vista de base pós-operatória.

CAPÍTULO 8 ▪ REDUÇÃO DO DORSO NASAL

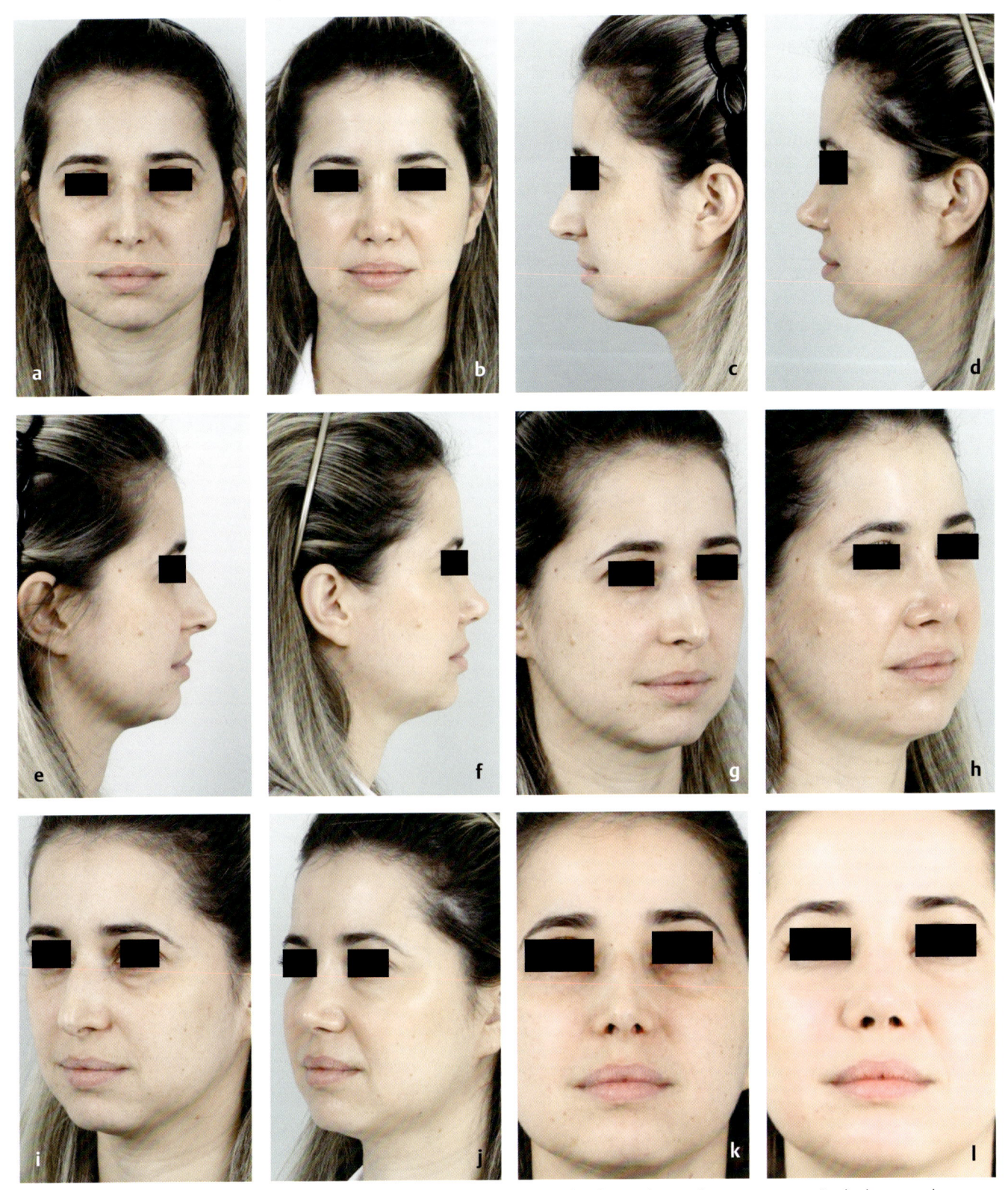

Fig. 8-17. Pré e pós-operatório de rinosseptoplastia primária em que se utilizou a abordagem de Joseph, com reconstrução do dorso nasal com enxerto do tipo *spreader flap* bilateral. (**a**) Vista frontal pré-operatória, (**b**) vista frontal pós-operatória, (**c**) vista do perfil esquerdo pré-operatória, (**d**) vista do perfil esquerdo pós-operatória, (**e**) vista do perfil direito pré-operatória, (**f**) vista do perfil direito pós-operatória, (**g**) vista oblíqua direita pré-operatória, (**h**) vista oblíqua direita pós-operatória, (**i**) vista oblíqua esquerda pré-operatória, (**j**) vista oblíqua esquerda pós-operatória, (**k**) vista de base pré-operatória, (**l**) vista de base pós-operatória.

Abordagem Tipo SPAR

1. Acesso ao dorso com descolamentos suprapericondral e subperiosteal e ao septo com descolamentos subpericondral e subperiosteal (Fig. 8-18).
2. Tratamento do dorso:
   - Regularização cautelosa do dorso com raspa, *drill* ou lâmina de bisturi, se necessário (Fig. 8-19).
     - A preservação do dorso (conexão do septo com as CCLLSS) é indispensável para o sucesso da técnica.
3. Preparação do septo (Fig. 8-20):
   - Separação do septo cartilaginoso da lâmina perpendicular do etmoide (LPE) em toda sua extensão (condrotomia posterior completa). Pode ser realizada com aspirador descolador, descolador tipo Neves Pinto ou tipo Freer.
   - Condrotomia vertical na cartilagem quadrangular, partindo-se da crista maxilar até encontrar o topo da condrotomia posterior. Esta porção cartilaginosa com

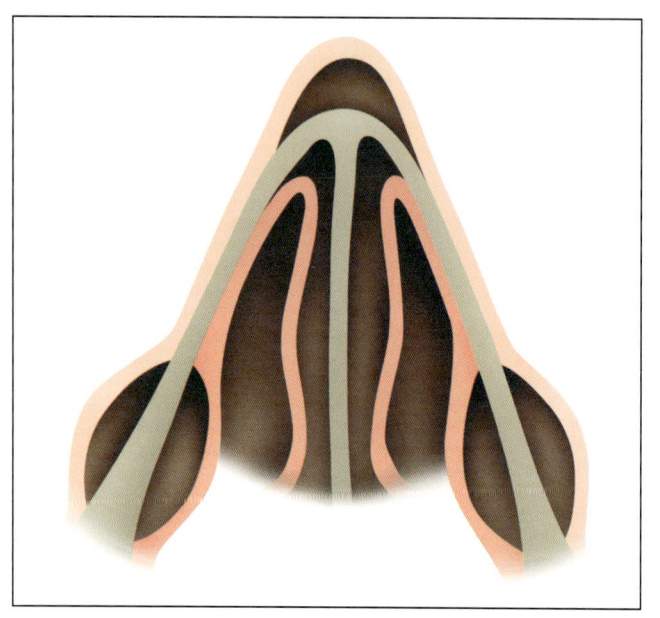

Fig. 8-18. Esquema exibindo o corte transversal da pirâmide óssea onde está representado o descolamento subperiosteal do dorso nasal, os descolamentos subpericondral e subperiosteal do septo nasal e os descolamentos subperiosteais lateral e medial da parede nasal lateral.

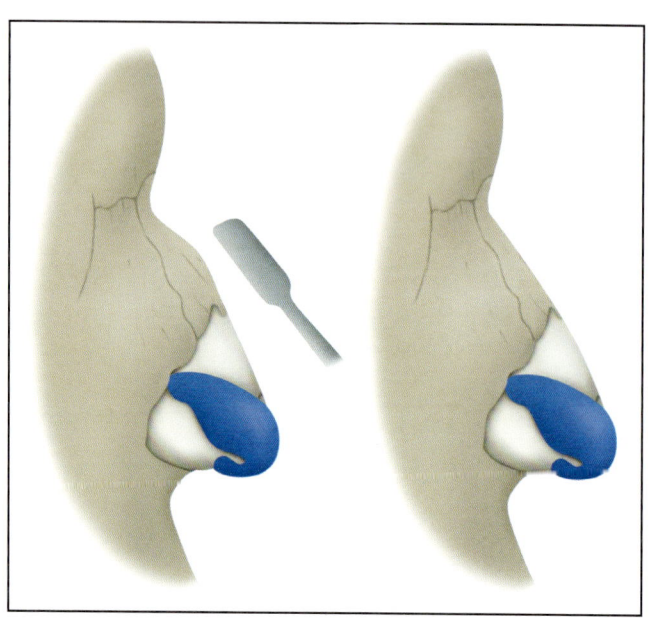

Fig. 8-19. Tratamento do dorso ósseo com auxílio de uma raspa.

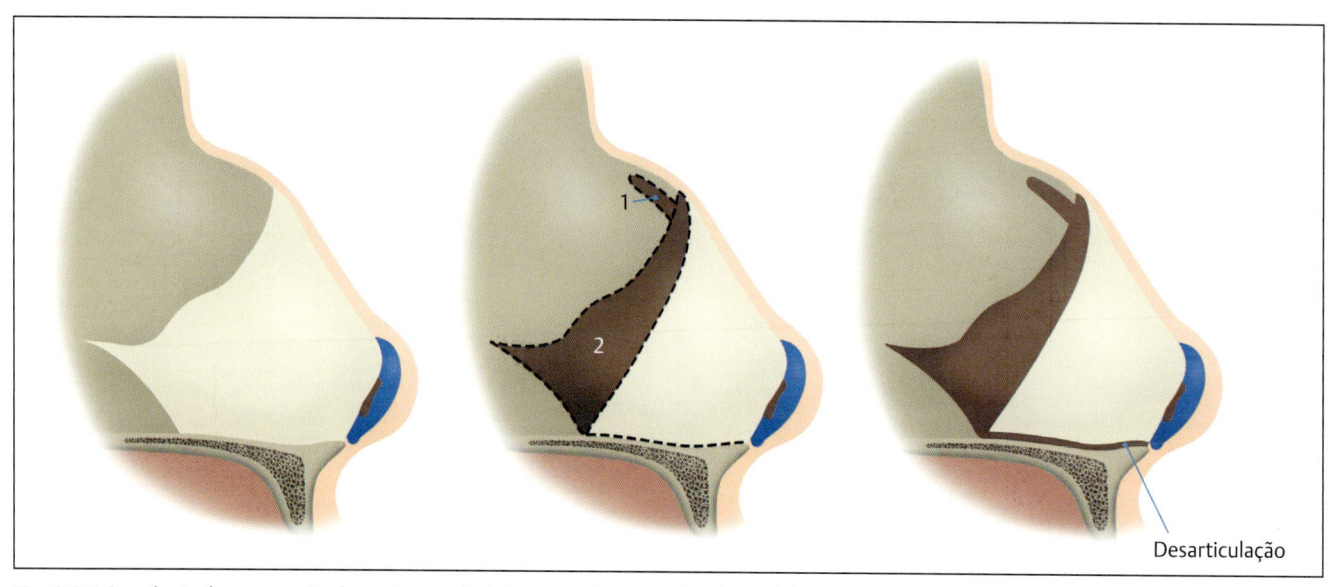

Fig. 8-20. Sequência da preparação do septo, que inclui a ressecção em cunha da LPE (1) e a remoção de uma porção triangular da cartilagem quadrangular (2).

formato semelhante a um triangulo é ressecada e reservada para ser utilizada como enxerto. Deve-se preservar a maior quantidade possível de cartilagem quadrangular.
- Desarticulação do septo cartilaginoso da espinha nasal anterior ENA e da crista maxilar.
- Correção de desvios ósseos.
  - Deve-se atentar para estabilidade da LPE.
- Secção controlada em cunha da LPE (alta e anterior), com auxílio de tesoura, Jansen-Middleton ou *drill*.
4. Osteotomia Transversa bilateral (Fig. 8-21):
   - Inicialmente, utiliza-se uma serra para *radix* côncavo ao nível do novo *radix* e, posteriormente, a serra para *radix* convexo sobre o mesmo local; o corte com a serra pode ser suficiente para finalizar a osteotomia transversa ou servir de marcação para osteotomias complementares (Fig. 8-22).
   - O uso das serras para *radix* não é imprescindível para sua realização. No entanto, permite um maior controle das osteotomias.
- A osteotomia transversa é finalizada com osteótomo de 2 ou 3 mm, introduzido em incisão transcutânea na cabeça da sobrancelha (porção medial) e levando-o até o nível da raiz nasal. A incisão na pele para introdução do osteótomo também pode ser realizada diretamente ao nível do novo *radix* ou na parede lateral do nariz por mini-incisões (Fig. 8-23).
  - A osteotomia transversa deve ser realizada com cuidado para evitar redução excessiva da raiz nasal, que também está associada a uma ressecção demasiada da LPE.

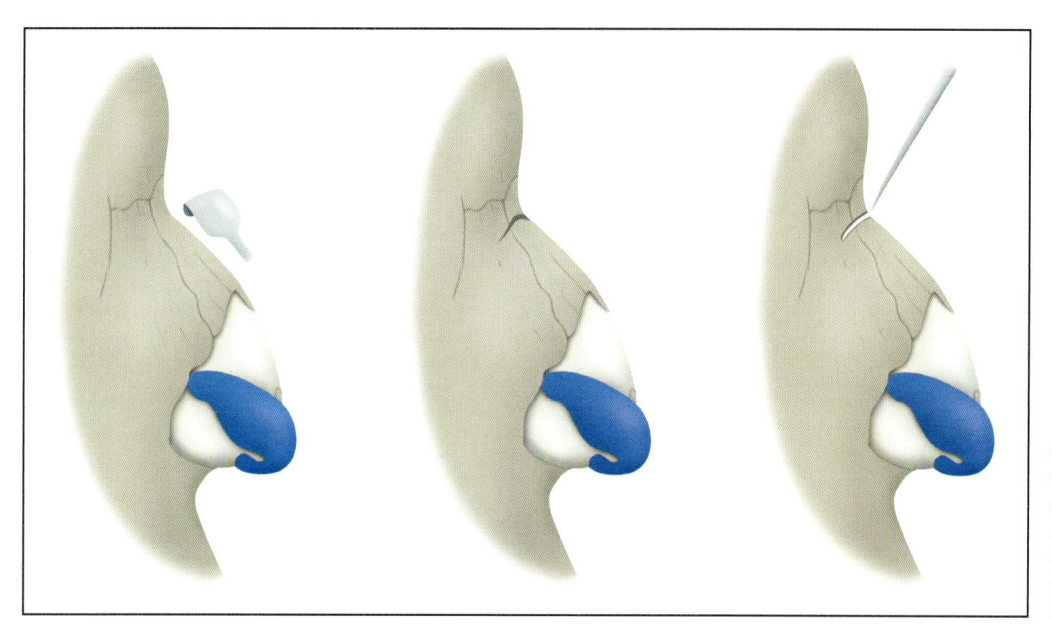

Fig. 8-21. Osteotomia transversa, que se inicia com a marcação da linha de fratura com auxílio da serra de *radix* (côncava e convexa), para orientar a osteotomia com uso de escopro.

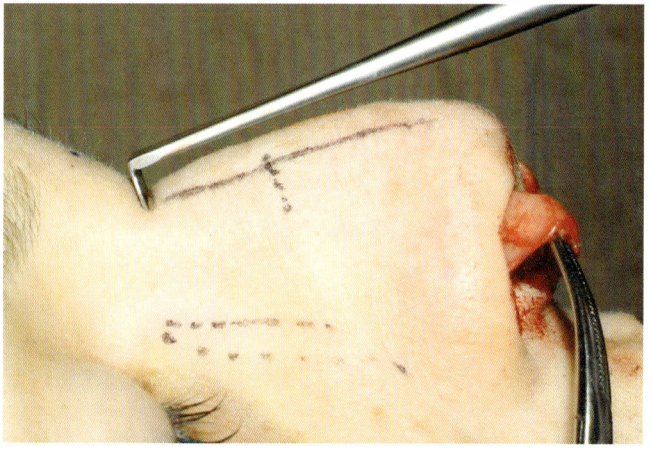

Fig. 8-22. Posição em que se pretende colocar o novo *radix*, e como deve ser o posicionamento da serra de *radix* côncava sobre o periósteo do dorso nasal. Podem-se visualizar também as marcações pré-operatórias da nova projeção do dorso e da osteotomia lateral dupla à direita.

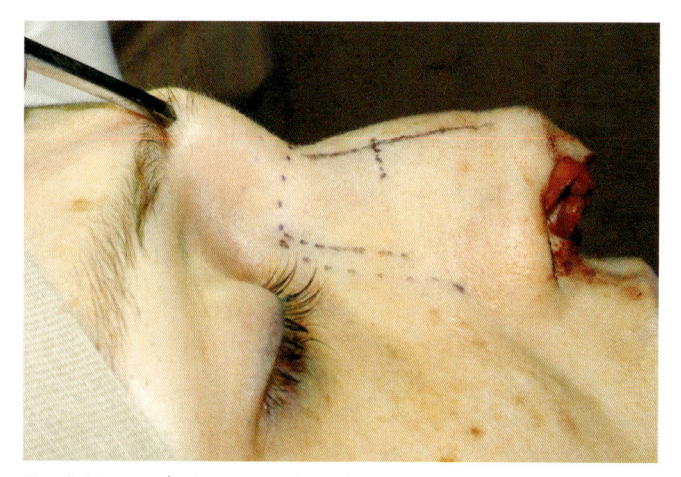

Fig. 8-23. Introdução transcutânea do osteótomo por mini-incisão na porção medial da sobrancelha, levando-o até o nível da raiz nasal para completar a osteotomia transversa direita.

5. Osteotomia Lateral bilateral (Figs. 8-24 e 8-25):
   - No local da osteotomia é realizado descolamento subperiosteal lateral e medial da parede nasal lateral (Fig. 8-18).
   - A osteotomia lateral deve encontrar-se com a osteotomia transversa. Pode ser simples ou dupla (a depender de assimetrias). Em caso de osteotomia dupla, a remoção do fragmento ósseo gerado não é imprescindível, mas pode ser necessária.[17]
6. Rebaixamento da pirâmide nasal (Figs. 8-26 a 8-28):
   - Deve-se certificar que houve completa liberação da pirâmide nasal para seu adequado ajuste e reposicionamento.
   - Ressecção da cartilagem quadrangular inferiormente, conforme altura que se pretende obter do dorso nasal.
     - A ressecção inferior é mais alta posteriormente, a fim de anular completamente a giba dorsal.
     - A quantidade de cartilagem ressecada também determinará se o perfil nasal será mais ou menos curvilíneo.
     - Cuidado com ressecções excessivas, que podem causar deformidade tipo "nariz em sela".

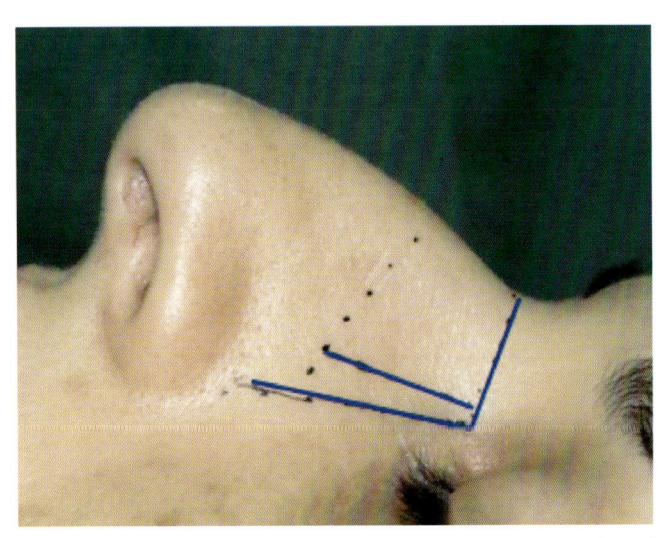

Fig. 8-24. Marcação pré-operatória das osteotomias transversa e lateral duplas à esquerda.

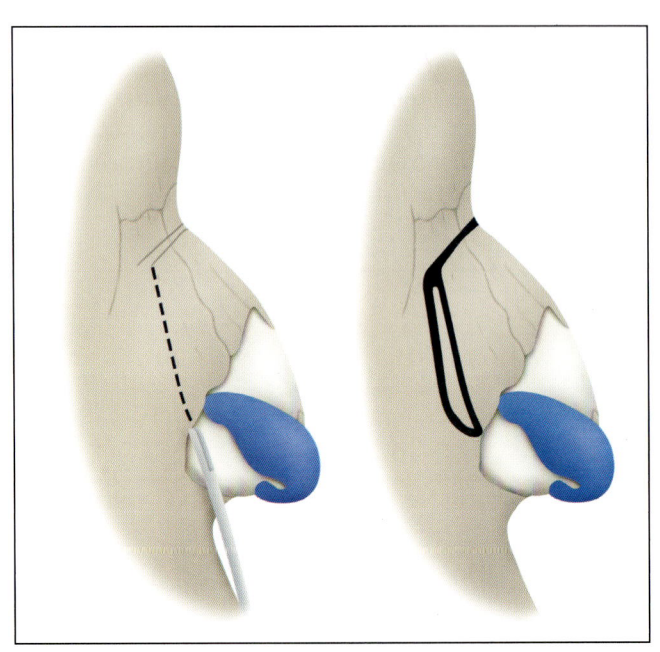

Fig. 8-25. Realização de uma osteotomia lateral dupla por escopro à direita.

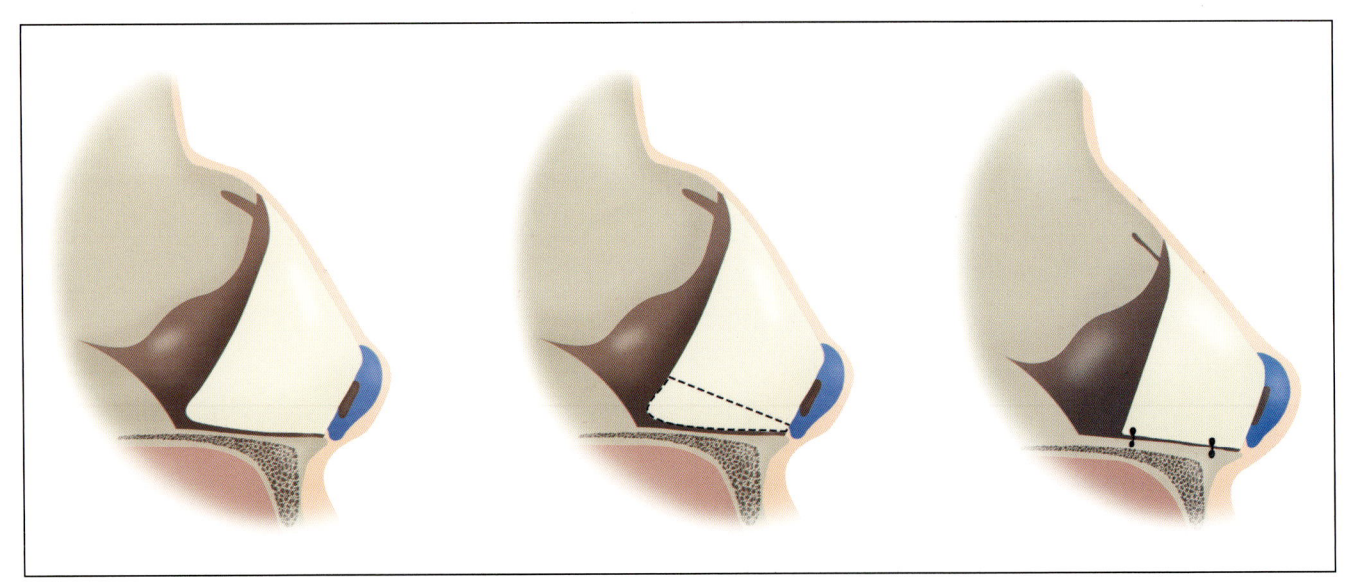

Fig. 8-26. Reposicionamento da cartilagem quadrangular (fixada na ENA e na crista maxilar), após a ressecção de segmento inferior (quantidade equivalente à redução dorsal proposta para eliminar a giba dorsal).

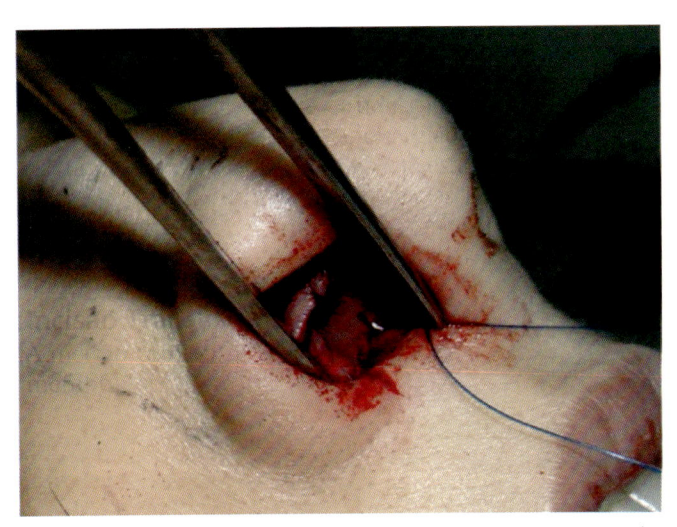

Fig. 8-27. Fixação do septo caudal na ENA, após a ressecção inferior da cartilagem quadrangular.

- Fixação da cartilagem quadrangular na ENA e na crista maxilar com fio inabsorvível, com prolene 4-0. A fixação pode ser realizada no periósteo ou por meio da perfuração com broca da ENA e da crista maxilar.
  - Uma fixação adequada evita o aparecimento de giba residual no pós-operatório.
  - Em "nariz de tensão" é recomendável ressecar a musculatura do depressor do septo, antes da fixação septal.
7. Ajustes finais:
   - Geralmente, o SPAR promove uma anteriorização do septo caudal, que pode ser desejável em alguns casos. Do contrário, pode-se fazer ressecção anterior do excedente.

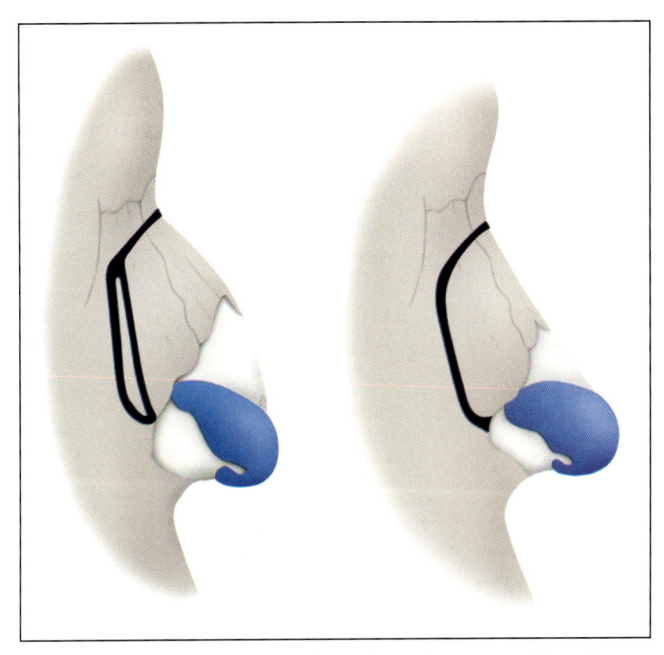

Fig. 8-28. Ilustração representando as alterações promovidas pela realização do reposicionamento septo piramidal.

- Com a anteriorização septopiramidal, ocorre um avanço da borda livre das CCLLSS. Desse modo, ela deve ser adaptada, preservando a distância da borda caudal.
- Camuflagem da osteotomia transversa com gel de cartilagem pode ser necessária.

Na Figura 8-29 apresentamos uma sequência de fotografias do pré e pós-operatório de uma rinosseptoplastia primária, utilizando a abordagem conservadora do dorso nasal.

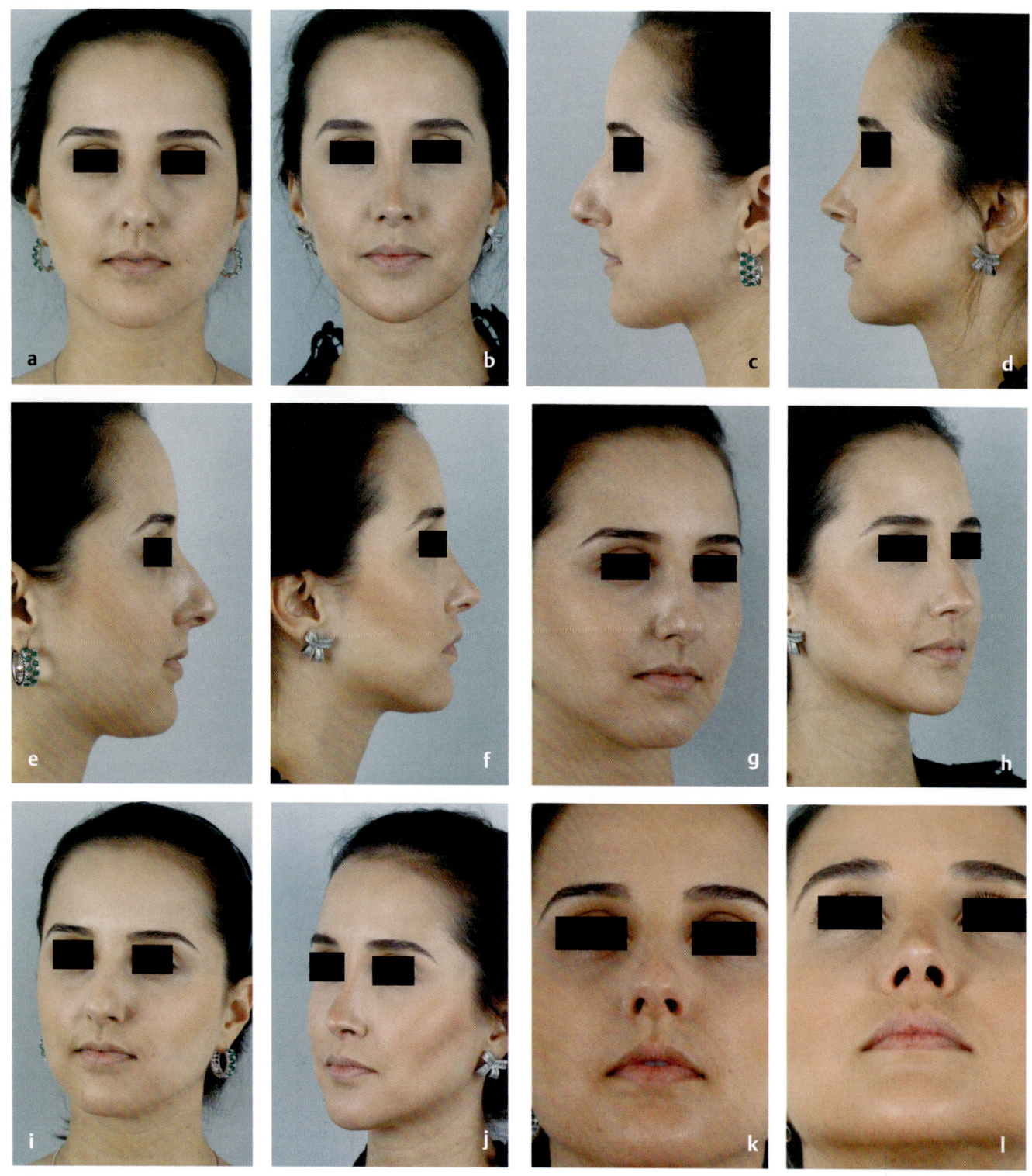

Fig. 8-29. Pré e pós-operatório de rinosseptoplastia primária com uso da abordagem conservadora do dorso nasal. (**a**) Vista frontal pré-operatória, (**b**) vista frontal pós-operatória, (**c**) vista do perfil esquerdo pré-operatória, (**d**) vista do perfil esquerdo pós-operatória, (**e**) vista do perfil direito pré-operatória, (**f**) vista do perfil direito pós-operatória, (**g**) vista oblíqua direita pré-operatória, (**h**) vista oblíqua direita pós-operatória, (**i**) vista oblíqua esquerda pré-operatória, (**j**) vista oblíqua esquerda pós-operatória, (**k**) vista de base pré-operatória, (**l**) vista de base pós-operatória.

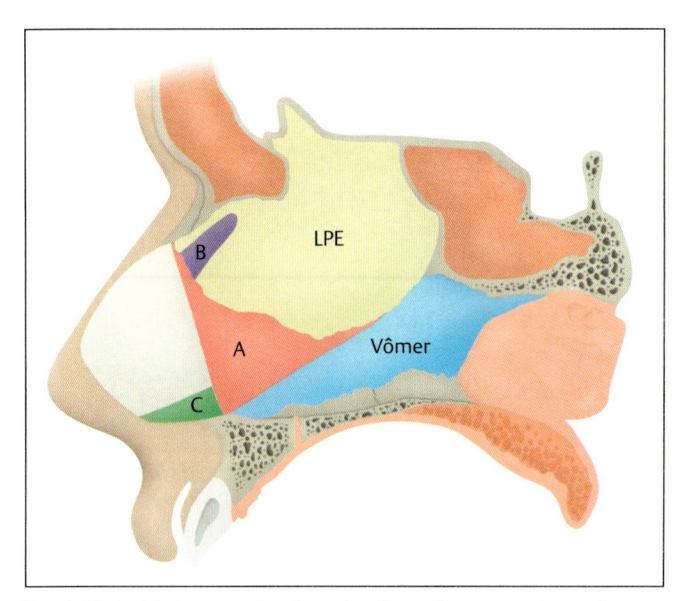

Fig. 8-30. SPAR B: ressecção triangular da cartilagem quadrangular (A), ressecção em cunha da LPE (B), ressecção inferior da cartilagem quadrangular (C).

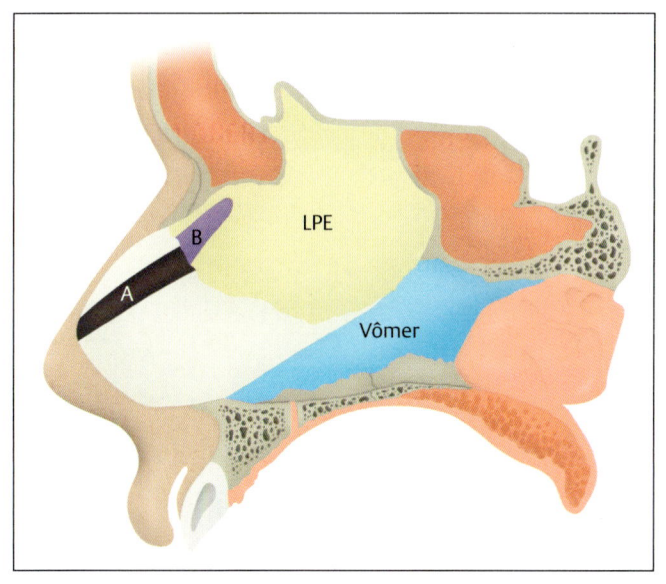

Fig. 8-31. SPAR A: ressecção alta em fita da cartilagem quadrangular (A), ressecção em cunha da LPE (B).

Variação da Técnica

- Nos itens anteriores de 1 a 7, foi descrito o SPAR tipo B (Fig. 8-30). O SPAR tipo A é constituído pelo mesmo princípio (Fig. 8-31); entretanto, em vez de a fita de ressecção da cartilagem quadrangular ser inferior (tipo B), ela é superior (partindo-se desde a porção anterior do septo em sua junção com as CCLLSS até a LPE). A altura da fita a ser ressecada está relacionada com o quanto se quer deprojetar. Em seguida, deve-se apoiar a porção superior remanescente na porção inferior da cartilagem quadrangular que foi preservada, e fixá-los com sutura com PDS 5-0.[5]
- O SPAR B é preferível ao SPAR A em casos de desvios septais e/ou gibas acentuadas. Aconselhamos o uso do SPAR A na ausência de desvios do septo nasal.
- O piezoelétrico pode ser associado ou não aos osteótomos e serras de *radix*. Dessa forma, a ordem das osteotomias pode variar, conforme as preferências do cirurgião.
- Uma outra variação da técnica conservadora do dorso inclui a liberação da articulação lateral das CCLLSS e do ligamento piriforme com a parede óssea lateral nasal.[18]

CONCLUSÃO

Diante do exposto, pode-se afirmar que o principal benefício do SPAR em relação à abordagem do tipo Joseph é a integridade do dorso e consequente prevenção de inúmeros efeitos adversos estéticos e funcionais da ressecção anatômica do dorso.

A escolha da técnica (Clássica ou SPAR) depende da anatomia do dorso a ser tratado. A correta escolha da técnica vai levar a um melhor resultado com o menor esforço possível, independente da técnica.

REFERÊNCIAS BIBLIOGRÁFICAS

1. Joseph J. The classic reprint: Nasal reductions. Plast Reconstr Surg. 1971;47(1):79-83.
2. Cottle MH. Nasal roof repair and hump removal. Arch Otolaryngol. 1954;60:408-14.
3. Gola R, Nerini A, Laurent-Fyon, Waller PY. Conservative rhinoplasty of the nasal canopy. Ann Chir Plast Esthet. 1989;34(6):465-75.
4. Jammet P, Souyris F, Klersy F, Payrot C. The value of Cottle's technic for aesthetic and functional correction of the nose. Ann Chir Plast Esthet. 1989;34:38-41.
5. Ferraz MBJ, Zappelini CEM, Carvalho GM, Guimarães AC, Chone CT, Dewes W. Cirurgia conservadora do dorso nasal - a filosofia do reposicionamento e ajuste do septo piramidal (S.P.A.R.). Rev Bras Cir Cabeça Pescoço. 2013;42:124-30.
6. Lothrop AO. An operation for correcting the equine nasal deformity. The use of new instrument. Report of case. Boston Med Surg J. 1914;170:835-37.
7. Toriumi DM. Management of the middle nasal vault in rhinoplasty. Operat Tech Plast Reconstr Surg. 1995;2:16-30.
8. Chistophel JJ, Park SS. Complications in rhinoplasty. Facial Plast surg Clin North Am. 2009;17(1):145-56.
9. Sheen JH. Spreader Graft: a method of reconstructing the roof of the middle nasal vault following rhinoplasty. Plast Reconstr Surg. 1984;73(2):230-37.
10. Rohrich RJ, Arshad R, Muzaffar and Jeffrey EJ. Component dorsal hump reduction: the importance of maintaining dorsal aesthetic lines in rhinoplasty. Plastic and reconstructive surgery. 2004;114(5S):1298-308.
11. McKinney P, Johnson P, Walloch J. Anatomy of the nasal hump. Plast Reconstr Surg. 1986;77(3):404-5.
12. Gerbault O, Daniel RK, Kosins AM. The role of piezoelectric instrumentation in rhinoplasty surgery. Aesthet Surg J. 2016;36(1):21-34.
13. Roostaeian J, Unger JG, Lee MR, Geissler P, Rohrich RJ. Reconstitution of the nasal dorsum following component dorsal reduction in primary rhinoplasty. Plast Reconstr Surg. 2014;133(3):509-18.
14. Rohrich RJ, Hollier LH. Use of spreader grafts in the external approach to rhinoplasty. Clin Plast Surg. 1996;23(2):255-62.
15. Gruber RP, Park E, Newman J, Berkowitz L, Oneal R. The spreader flap in primary rhinoplasty. Plast Reconstr Surg. 2007;119(6):1903-10.
16. Gruber RP, Melkun ET, Woodward JF, Perkins SW. Dorsal reduction and spreader flaps. Aesthetic Surgery J. 2011;31(4):456-64.
17. Huizing EH. Push-down of the external nasal pyramid by resection of wedges. Rhinology. 1975;35:178-180.
18. Neves JC, Tangle DA, Dewes W, Larrabee WF. The split preservation rhinoplasty: "The vitruvian man splitmaneuver". Eur J Plast Surg. 2020;1-11.

MANEJO DO NARIZ EM SELA

Artur Grinfeld ▪ Lucas Gomes Patrocinio
Renato Alves de Sousa ▪ Washington Luiz de Cerqueira Almeida

INTRODUÇÃO

Primeiramente descrito em meados do século dezenove, como resultado de perfurações septais nasais, o nariz em sela envolve uma complexa interação entre as estruturas de suporte.[1] Trata-se de uma depressão causada pela diminuição do suporte estrutural da moldura osteocartilaginosa nasal.[2] É um processo multifatorial, em que a desestabilização do septo nasal incita a mudanças como separação das cartilagens laterais superiores, rotação cranial da ponta nasal, com perda de projeção e suporte da mesma.[3]

Atribui-se a Dieffenbach (1828) as primeiras tentativas de correção cirúrgica do nariz em sela.[4] Desde então, pode-se dizer que todo material possível e imaginável foi usado para tentar corrigir um nariz em sela.[1] Entendendo o processo de fisiopatologia dessa deformidade, fica mais fácil uma intervenção cirúrgica efetiva, necessária para corrigir transtornos anatômicos, fisiológicos e melhorar o aspecto estético, funcional e emocional do paciente.

ANATOMIA DO SUPORTE ESTRUTURAL DO NARIZ

A integridade da estrutura nasal é mantida por uma rede de estruturas ósseas e cartilaginosas conectadas entre elas por um tecido fibroso denso e revestidas internamente por um pericôndrio flexível. Do ponto de vista mecânico, o arcabouço ou a base esquelética do nariz consiste nos ossos próprios nasais, septo ósseo, abertura piriforme e assoalho nasal. A cartilagem septal se liga com o septo ósseo e com os ossos nasais formando a parede de suporte da pirâmide e da ponta nasal. As cartilagens laterais superiores se articulam com essa parede e formam o teto da pirâmide nasal. Secundário a esse mecanismo, existe a articulação das cartilagens laterais inferiores.[5]

Tardy *et al.* descrevem a projeção da ponta nasal com base na parede septal.[3] Embora a força inerente à cartilagem lateral superior permita que a mesma previna temporariamente um colapso da pirâmide nasal, existe uma fraqueza inerente ao septo nasal, onde qualquer lesão acarreta um colabamento progressivo da pirâmide.

Algumas anormalidades podem estar associadas ao nariz em sela, como: ângulo da válvula nasal aumentado; excesso de largura de ponta, dorso ou raiz nasal; hipoplasia nasal; baixa projeção da ponta; retração de columela. Pode haver ainda uma hipoplasia da maxila concomitante que ajuda a diminuir o ângulo nasolabial e agrava a retração de columela.[6]

ETIOLOGIA

Várias patologias podem levar ao desenvolvimento de nariz em sela, sendo as mais comuns trauma e iatrogenia (cirurgias).[7] O trauma nasal pode resultar em um mecanismo de ruptura do septo ou formação de hematoma, levando à necrose da cartilagem septal e perda da sustentação nasal. Lesões, acometendo tanto a parte óssea, quanto cartilaginosa, acarretam a lateralização dos ossos próprios nasais, criando um "teto aberto" e consequentemente a perda de segmentos nasais ósseo e cartilaginoso forma um desvio visível como um "V invertido" entre eles.[8]

Com a popularização da rinosseptoplastia, iatrogenias, como ressecção errônea da cartilagem septal, podem acarretar perda do suporte nasal. Devemos levar em consideração, perfurações septais, por causa do uso prolongado de vasoconstritores tópicos, como a oximetazolina ou cocaína, que podem também resultar na formação do nariz em sela.

Embora a causa da deformidade nasal possa ser estabelecida pela história clínica do paciente, devem ser investigadas outras etiologias por exames sorológicos, de imagem ou biópsia para afastar ou diagnosticar causas, como as granulomatoses e as tumorais. Entre as granulomatoses idiopáticas destacam-se granulomatose de Wegener, sarcoidose, doença de Crohn ou pericondrite recidivante. Entre as infecciosas, são mais prevalentes sífilis, hanseníase, paracoccidioidomicose e leishmaniose.[9]

CLASSIFICAÇÃO

Existem numerosas classificações para descrever as manifestações do nariz em sela. A primeira foi a Classificação de Joseph, descrita por Seltzer, em 1949, que se subdividia em três tipos.[10]

- *Tipo I (simples):* quando há depressão da pirâmide, sem perda de suporte ou pele sobrejacente.
- *Tipo II (complexa):* quando ocorre perda do suporte estrutural, mas sem perda da altura do nariz.
- *Tipo III (complexa):* deformidade com perda da altura nasal e do suporte.

Em 2006, Daniel e Brenner descreveram uma classificação que subdivide o nariz em sela em 6 tipos, permitindo uma análise mais detalhada para o planejamento cirúrgico (Fig. 9-1).[11]

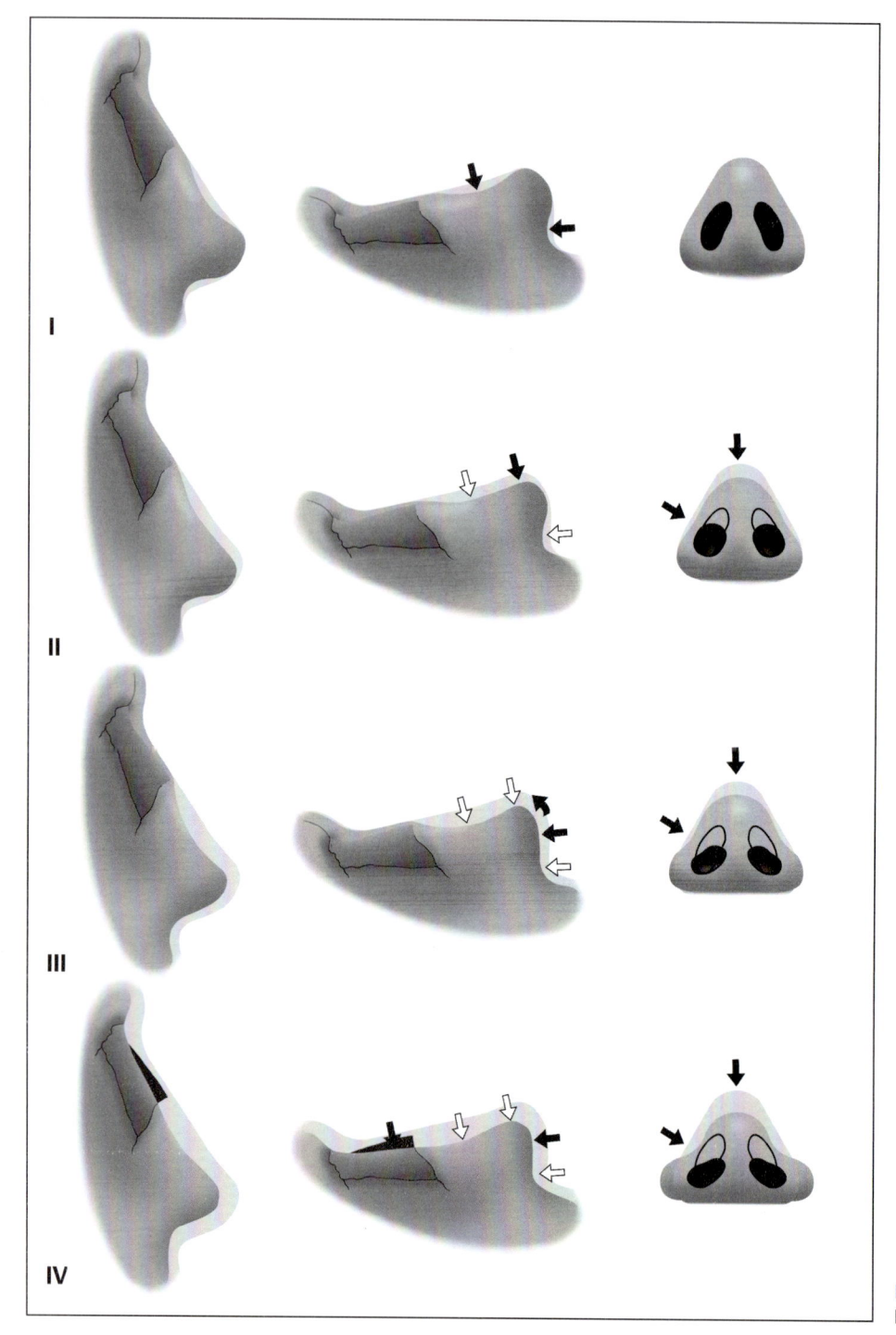

Fig. 9-1. Classificação de Daniel e Brenner (2006) para o nariz em sela.

- *Tipo 0 – pseudossela:* representa uma depressão relativa do dorso cartilaginoso quando comparado ao ósseo; embora mais baixo, o suporte septal continua resistente.
- *Tipo I – deformidade mínima:* apenas estética; exibe excesso de depressão em "supratip" e retração columelar, porém o suporte septal está preservado; o simples preenchimento do dorso e columela com tecido, como fáscia ou cartilagem macerada, pode restaurar a deformidade.
- *Tipo II – deformidade moderada:* perda progressiva de suporte da parede septal, acarretando o início de um colapso da pirâmide nasal e retração columelar, como se o nariz estivesse selando por baixo; a redução do suporte da ponta nasal normalmente está presente, junto a um colapso secundário da válvula nasal interna; nesse estágio é necessária a reconstrução do suporte septal e de suas relações com as cartilagens laterais inferiores e superiores, para que possam ser restaurados a função da válvula nasal e o contorno do dorso.
- *Tipo III – deformidade principal:* resulta de um achatamento e depressão da pirâmide nasal; podem ser encontradas deformidades, como perfuração septal e desarticulação entre o dorso e o teto nasal, demonstrando que as cartilagens

laterais superiores estão ligadas apenas aos ossos nasais. A ponta aparenta estar rodando para cima, enquanto a columela retrai, e o dorso cai; nesses casos, há a necessidade de promover um reforço das cartilagens laterais superiores e inferiores, restabelecendo a função da válvula nasal.

- *Tipo IV – deformidade estrutural:* resulta de uma deformidade septal extensa, concomitante a um defeito na pirâmide óssea nasal; existe uma depressão da pirâmide alterando a configuração da válvula nasal interna associada à retração columelar, hipoprojeção e hiper-rotação da ponta nasal, resultando em um nariz curto; a base alar é alargada, e a válvula nasal externa é comprometida; neste caso ocorre uma obstrução nasal resultante do colapso da válvula nasal interna e externa e da diminuição da função da mucosa nasal.
- *Tipo V – deformidade catastrófica:* neste caso é necessária reconstrução total da mucosa interna e das pirâmides nasais óssea e cartilaginosa. Os tecidos adjacentes comumente requerem atenção; frequentemente um retalho frontal paramediano é necessário para cobrir a nova moldura nasal que está selada.

INDICAÇÕES

O nariz em sela é um exemplo típico da união inseparável entre as anormalidades morfológicas e funcionais do nariz, e assim do principal objetivo que se deve ter ao realizar uma cirurgia corretiva.

O tratamento cirúrgico do nariz em sela tem caráter reconstrutivo, ao contrário da maioria das cirurgias estéticas nasais, em que o objetivo é modificar uma forma existente, na cirurgia do nariz selado o objetivo é a restauração de um estado anterior. A forma e a função estão quase sempre comprometidas no nariz em sela, dessa forma quase sempre há indicações estéticas e funcionais.[12]

Dentre as indicações funcionais destaca-se a obstrução nasal, com sequelas patológicas, como diminuição da aeração das cavidades paranasais e consequente rinossinusite crônica, causando cefaleia e dor facial. Nos casos das perfurações septais, encontram-se crostas, sangramento recorrente e ressecamento da mucosa nasal, com comprometimento olfatório.[13]

Com relação às indicações estéticas, pode-se observar uma depressão no dorso cartilaginoso, especialmente no *supratip*. A depender da causa encontraremos alterações que afetam o rosto como um todo, especialmente o perfil nasal.[14]

CONTRAINDICAÇÕES

Há contraindicações para rinosseptoplastia em pacientes com inflamações granulomatosas extensas, que já tenham causado destruição cartilaginosa, como em alguns casos de granulomatose de Wegener ou policondrite reicidivante. Para isso, deve sempre ser realizado o diagnóstico etiológico, visto que a reconstrução nasal muitas vezes deve ser realizada após o término do tratamento farmacológico.[9]

Em etiologia infecciosa, como hanseníase, devem-se esperar 2 anos da cura da doença para proceder a reconstrução. Em casos de nariz em sela por uso de cocaína, deve-se aguardar pelo menos um ano de abstinência para proceder a cirurgia. Uma cirurgia de nariz em sela, após cirurgia septal prévia, como complicações em rinosseptoplastias, tem maior chance de êxito quando realizada após nove meses da cirurgia inicial, de maneira que a nova cirurgia possa ser planejada sobre os defeitos definitivos e cicatrizados. Se a intervenção for realizada antes da cicatrização completa poderá colocar em risco o resultado da cirurgia revisional.[15]

MATERIAIS PARA RECONSTRUÇÃO

Existem diversos tipos de materiais que podem ser utilizados para reconstruir o arcabouço nasal. Estes podem ser divididos em aloplásticos, autólogos, homólogos e xenólogos.[16]

Aloplásticos

Muitos materiais podem ser usados, com variação de sucesso entre eles. O material ideal é aquele não alergênico, não tóxico e com mínima reação tecidual.[13] Deve ser de fácil manipulação e esterilização, não absorvível, resistente à extrusão, mas que permita remoção do mesmo, se necessário.[7]

Alguns materiais sintéticos, como polietileno ou metilmetacrilato, eram usados, pois eram bem tolerados e não imunogênicos. Entretanto quando sujeitos à infecção eram facilmente extraíveis e eram difíceis de moldar.[1]

Os implantes de silicone demonstraram resultados favoráveis no início, entretanto, com o tempo, descolamentos e extrusões também ocorreram. Tham *et al.* analisaram 355 pacientes com implantes de silicone usados para enxerto nasal e concluíram que o silicone é efetivo, econômico e seguro para correção do nariz asiático, entretanto, o *follow-up* desses pacientes foi em média de apenas 4 meses, e a taxa de remoção do implante foi de 7,8% dos pacientes.[17] Estudos em longo prazo têm demonstrado taxas de insucesso ainda maiores.[18]

Derivado do polietileno, tereftalato de etileno (Mersilene) é um material não reativo, cuja porosidade aumenta a integração com o tecido, o que o transforma num material mais difícil de ser retirado, se necessário. Infecções associadas a esse material são mais difíceis de serem debeladas.[19]

Um dos materiais aloplásticos utilizados nos dias de hoje é o politetrafluoretileno (Gore-Tex), com boa biocompatibilidade e estabilidade em longo prazo, além de facilidade para esculpir na forma desejada e baixas taxas de extrusão.[20]

Existe também o polietileno poroso de alta densidade (Medpor), extremamente biocompatível com o tecido humano, encontrado já moldado em vários formatos de enxerto nasal. Por ser muito poroso permite colonização por bactérias, por isso deve ser embebido em solução antibiótica antes da implantação. Em decorrência do crescimento de tecido fibrovascular ao seu redor, é um enxerto de difícil remoção se houver necessidade.[18]

Autólogos

Enxertos autólogos são aqueles obtidos de tecidos do próprio indivíduo. Sua grande vantagem é que oferece total biocompatibilidade, com baixíssimas taxas de extrusão e reabsorção. Os principais sítios para obtenção de material autólogo são a cartilagem septal, costal e auricular.[21]

Por causa de sua rigidez estrutural e fácil acesso, a cartilagem septal é a preferida, embora nem sempre possa ser utilizada no nariz em sela pela possibilidade de comprometer o suporte da parede septal.[19] Esta deve ser cortada em linha entre a espinha nasal anterior e o *rhinion*, deixando intacta a cartilagem necessária para o suporte nasal (Fig. 9-2).

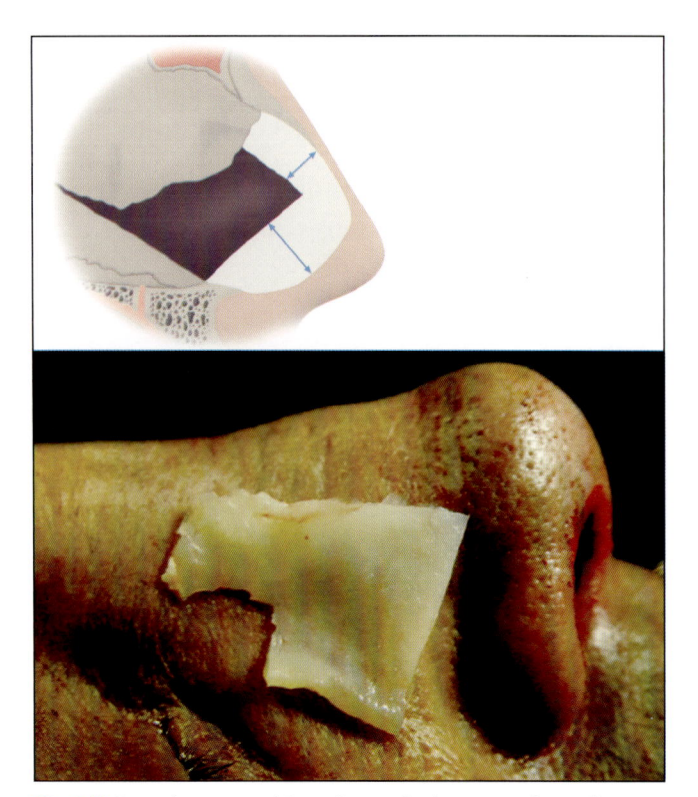

Fig. 9-2. Desenho esquemático e fotografia de enxerto de cartilagem septal.

Pode-se utilizar, também, a cartilagem do *tragus*, que pode ser obtida por uma incisão de aproximadamente 12 mm ligeiramente atrás da borda anterior, direcionada para o meato externo. Neste caso o pericôndrio é fino, porém muito resistente, e pode ser usado para camuflar os casos de "V invertido".

A cartilagem costal proporciona um enxerto de elevada resistência e em quantidade abundante para realizar as reconstruções maiores.[24] Indicada para os casos mais graves, que necessitem de maior quantidade de enxerto (Fig. 9-4). Pode ser obtida por incisão de 2-5 cm medialmente à junção costocondral, acima da sexta costela, retirando a cartilagem costal junto ao pericôndrio. Tem como principal desvantagem a sua maior comorbidade quando comparada aos outros enxertos autólogos, entretanto, com técnica cirúrgica cuidadosa e precisa, a taxa de complicações é baixa.[21]

Podem-se utilizar também alguns tipos de fáscia, especialmente a fáscia do músculo temporal, que além de se apresentar em grandes quantidades, pode ser retirada facilmente com incisão em couro cabeludo logo acima da orelha (Fig. 9-5).

Outros tipos de tecidos, como concha nasal inferior e osso ilíaco ou calota craniana, foram descritos na literatura, porém sem resultados consistentes em longo prazo.[7]

Homólogos

Os enxertos homólogos são extraídos de humanos, podendo ser obtidos por cadáveres ou banco de doadores. Antes do armazenamento em bancos, os doadores devem ser avaliados quanto à presença de processos infecciosos ou doenças sistêmicas. Os enxertos homólogos devem ser armazenados em soluções específicas e submetidos à irradiação gama na potência de 30.000 a 40.000 Gy para que sejam esterilizados e para que seja reduzido o potencial de antigenicidade do enxerto. Após este processo, pode-se dizer que o enxerto tem razoável compatibilidade, resistência a infecções e fácil acesso.[25]

O grau de reabsorção do enxerto homólogo permanece controverso. Estudos recentes têm descrito que a taxa de reabsorção é mais alta de acordo com o local da implantação. Kriedel e Konior publicaram uma série de 122 casos onde foram utilizados enxertos homólogos de cartilagem costal irradiada para reconstrução nasal e, desses, apenas 4 casos apresentaram taxa significativa de reabsorção, sendo que em 2 desses casos havia associação à infecção.[26]

A cartilagem da concha auricular é excelente para enxertos nasais, uma vez que nem sempre se consegue quantidades suficientes de material autólogo para reconstrução do nariz em sela apenas com o septo nasal (Fig. 9-3). Esta pode ser obtida sem prejuízo estético para o paciente, e apresenta concavidades e convexidades, que podem ser úteis para reconstrução em áreas específicas do nariz.[22] Para a retirada dela pode ser realizada uma abordagem retroauricular, e como regra geral devemos lembrar que esta cartilagem deve ser usada sem o pericôndrio. Boccieri *et al.* realizaram um estudo com 53 pacientes que foram submetidos à rinosseptoplastia com enxertos de concha auricular, com *follow-up* de 18 a 26 meses, onde apenas 2 pacientes tiveram que ser submetidos à cirurgia revisional, e nenhum caso de infecção ou extrusão foi observado.[23]

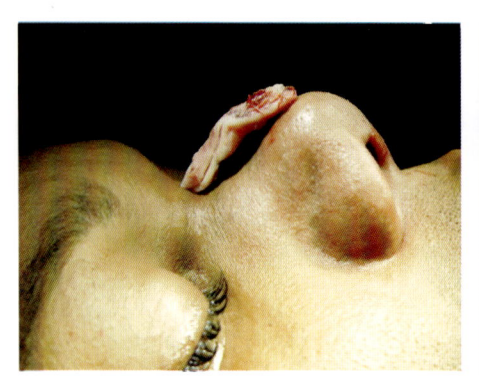

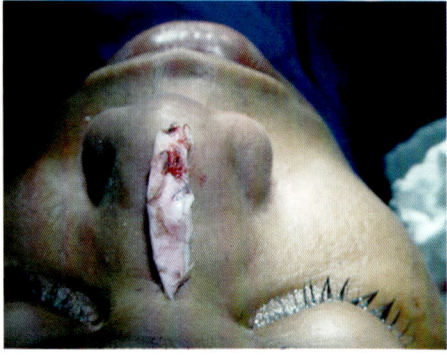

Fig. 9-3. Enxerto de cartilagem auricular.

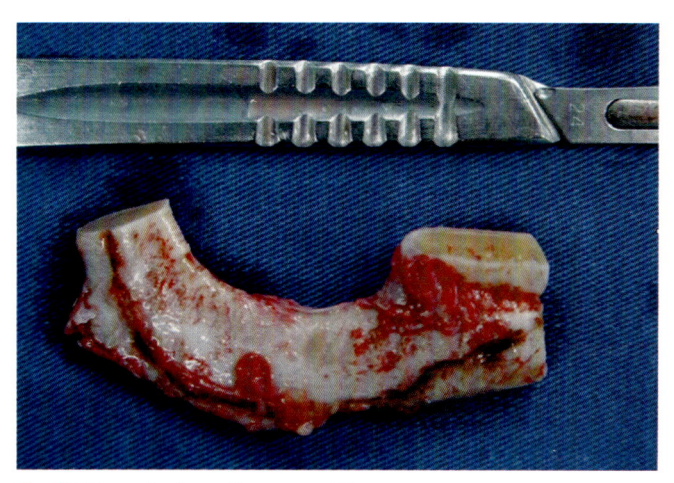

Fig. 9-4. Enxerto de cartilagem costal.

Xenólogos

Em geral, os enxertos xenólogos são derivados de recursos não humanos e têm sucesso limitado quando utilizados para reconstrução nasal. Há um enxerto derivado de mucosa intestinal de porcos (PSIS) que se caracteriza por ser um tecido biológico, acelular, que mimetiza uma matriz extracelular, estimulando angiogênese e crescimento de tecidos conjuntivo e epitelial. Tem sido usado com sucesso para perfurações septais. Tem como vantagens a ausência de morbidade, fácil manipulação do enxerto e menor tempo cirúrgico.[27]

TÉCNICAS PARA RECONSTRUÇÃO

O nariz em sela é uma deformidade desafiadora quando se trata de rinoplastia reparadora. Existem avanços recentes nas técnicas cirúrgicas para reconstrução dele, entretanto, estas variam de acordo com o grau da deformidade e o objetivo a ser atingido com a cirurgia, seja ele estético, funcional ou ambos.

Identificar a causa da deformidade e o grau de acometimento das estruturas de suporte é fundamental para um bom resultado. Para isso, são necessários um exame físico e uma anamnese detalhados.

Basicamente, o reparo da deformidade do nariz em sela pode envolver enxerto *onlay* de camuflagem ou reconstrução septal. Se houver suporte adequado do septo dorsal, um implante, enxerto ou equivalente pode ser colocado na depressão dorsal para camuflar a deformidade do nariz em sela. O material usado para preencher o defeito pode ser um enxerto de cartilagem (septo, auricular ou costal) ou implante (aloplástico ou preenchedor). O enxerto utilizado pode ser um enxerto sólido, enxertos múltiplos ou cartilagem e fáscia em cubos (Fig. 9-5). A desvantagem da abordagem de camuflagem é que a pirâmide nasal côncava é deixada em sua posição deprimida, o que não restabelece a posição pré-lesão das cartilagens laterais superiores, da válvula nasal interna e das vias aéreas. Este é definitivamente o método menos invasivo de correção da deformidade do nariz em sela.

No entanto, em pacientes com perda mais grave de suporte septal dorsal e defeitos maiores, o preenchimento e a cartilagem e fáscia em cubos podem não fornecer as linhas estéticas dorsais claramente definidas que criam um dorso mais largo e menos definido e certamente não corrigirem os problemas funcionais do paciente. Ademais pode ocorrer recorrência do defeito por causa da queda contínua do remanescente dorsal. A compressão digital do septo dorsal pode dar uma indicação da estabilidade das estruturas dorsais. Se o terço médio for facilmente empurrado para baixo com uma compressão suave, é mais provável que a sela seja progressiva e pode ter havido desestruturação da zona "K". Nestes casos os métodos de camuflagem podem ser menos eficazes.

A alternativa é reconstruir o suporte septal dorsal usando enxerto expansor estendido (*extended spreader graft*) (Fig. 9-6) ou reconstrução septal subtotal, restabelecendo o alinhamento do septo dorsal original (altura). Trata-se de uma reconstrução anatômica (componente) que move a estrutura dorsal de volta ao seu estado nativo.

Isto é conseguido colocando-se enxertos expansores estendidos bilaterais que são fixados ao segmento mais cranial do septo dorsal (e/ou ossos nasais),[28] e se estendem inferiormente a um enxerto de substituição septal caudal que é fixado à espinha nasal (Fig. 9-7).[28] Realizando estas fixações do septo novamente no seu leito anatômico, a cirurgia pode proceder para a parte das técnicas clássicas da rinoplastia moderna.

As cartilagens laterais superiores são liberadas e suturadas à estrutura septal dorsal reconstruída e posicionada mais anteriormente, e a anatomia da válvula interna normal é restabelecida, e a via aérea é ampliada.

Por fim, existem diversas técnicas para reconstrução do nariz em sela, por isso devem ser definidas de acordo com o objetivo a ser atingido, junto à classificação de sua deformidade.[29]

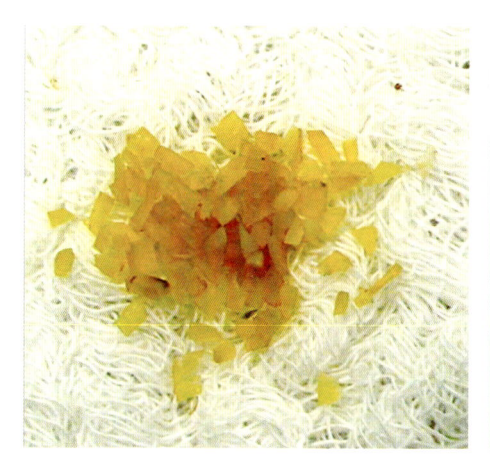

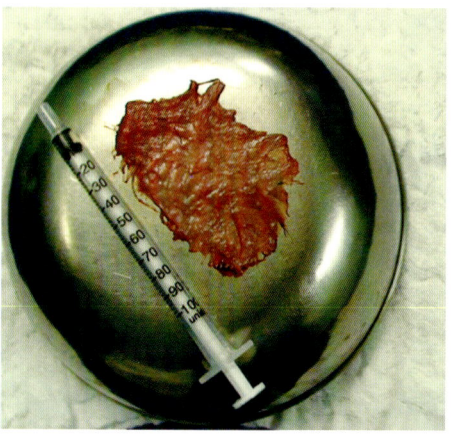

Fig. 9-5. Cartilagem picada em cubos e enxerto de fáscia temporal.

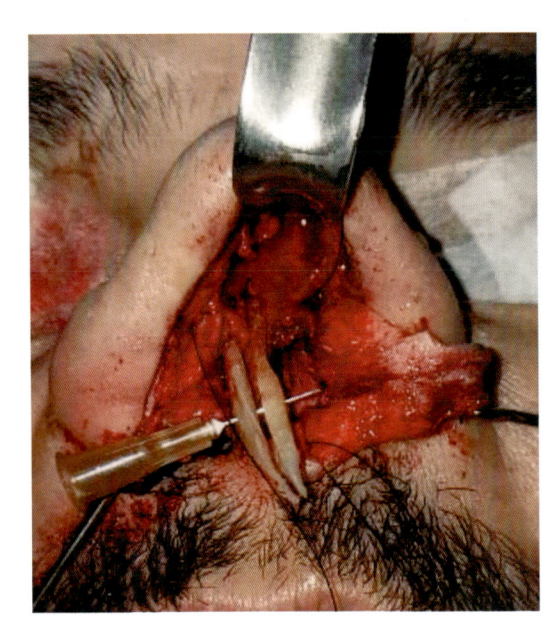

Fig. 9-6. Fixação de enxertos espaçadores estendidos (*extended spreader grafts*) em remanescente de septo dorsal.

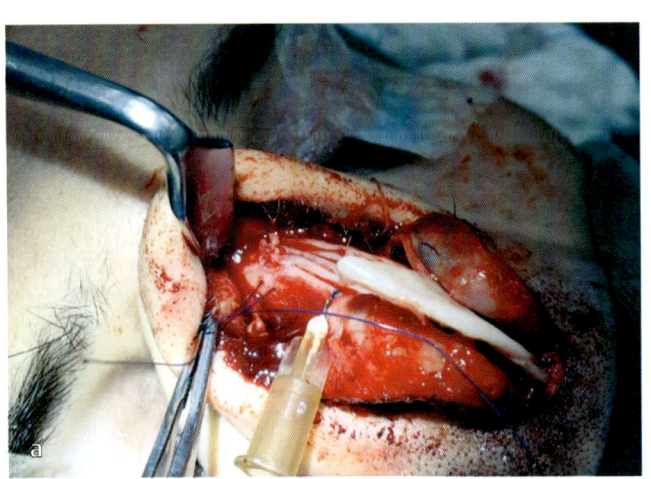

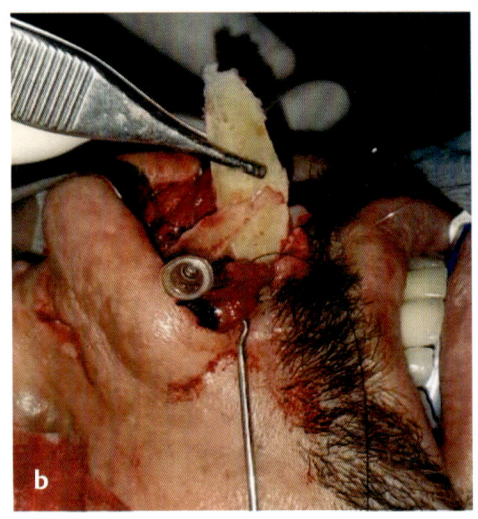

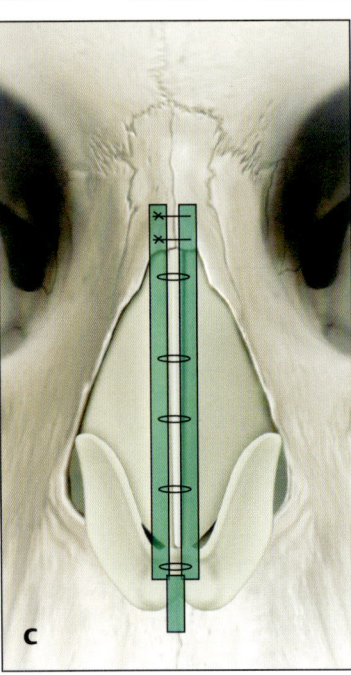

Fig. 9-7. (a-c) Técnica de reconstrução utilizada em casos de perdas graves do suporte septal dorsal.

Reparo Estético (Deformidades Tipo 0 ou Tipo I)

Por estarem num estágio de deformidade inicial, esses tipos normalmente permanecem com integridade estrutural, e o suporte septal, apesar de rebaixado, ainda se mantém forte. Dessa forma, a reconstrução do perfil dorsal pode ser iniciada sem preocupação com o reforço ou a reconstrução da parede septal. Nesses casos, a projeção e a rotação da ponta são normais, e é pouco provável a progressão da deformidade.

Dessa forma os métodos clássicos de enxerto são efetivos. Materiais injetáveis podem ser empregados para corrigir as depressões na região do *supratip*, mas geralmente são necessárias correções com enxertos, preferencialmente autólogos. Os métodos clássicos de enxertos com cartilagem septal ou de fáscia com cartilagem fatiada são opções simples e com bons resultados (Fig. 9-8).

O uso de enxertos de pequenos cubos de cartilagem (de septo, concha ou costela) também é uma técnica descrita na literatura, mas está associada à possibilidade de deslocamentos e de formação de irregularidades palpáveis, especialmente em indivíduos de pele mais fina. Daniel e Calvert modificaram então a técnica pelo uso de fáscia temporal envolvendo os cubos de cartilagem e obtiveram mínima taxa de absorção, com melhor resultado estético.[30]

A retração columelar que aparece em alguns casos dos tipos 0 e I pode ser corrigida pelo uso de *strut* columelar ou pode ser camuflada pelos diversos tipos de preenchimentos.

Restauração da Válvula Nasal (Deformidades Tipos II e III)

Com a perda do suporte septal, tornam-se mandatórias a reconstrução septal e a correção da ponta nasal. O método mais simples é a utilização de *spreader grafts* e *strut* columelar (Fig. 9-9). O *spreader graft* deve ser relativamente longo, aproximadamente 25 mm, e mais rígido do que o tradicional. Já o *strut* columelar deve ser mais longo (25 mm) e largo (6 a 8 mm) para aumentar o ângulo nasolabial e aumentar também a válvula nasal interna, melhorando a respiração. O *strut* é inserido entre as *crura* e fixado com sutura simples no nível do ângulo lóbulo-columelar.

O *spreader graft* deve ser fixado em túneis construídos em cada lado do septo. Então eles são trazidos para cima na haste columelar até que a linha dorsal do perfil ideal seja obtida. Esta é uma distinção importante entre a fixação de ponto de interrupção columelar usada em alongamento nasal contra essa fixação mais angulada para anterior, que é projetada para restabelecer a linha do perfil ideal dorsal. Em contraste com o nariz normal, em que o ângulo septal anterior é de 8 a 10 mm da columela, o *spreader graft* utilizado atravessa essa parte e serve de apoio para a depressão do *supratip*. Pode-se aventar a possibilidade de enxerto de fáscia com cartilagem fatiada posicionado no dorso para que se alcance o contorno desejado.[14]

As cartilagens laterais inferiores são sobrepostas ao *strut* para alcançar a projeção ideal para a ponta. O colapso da parede lateral nasal pode ser corrigido por enxertos cartilaginosos desenhados para apoiar as válvulas nasais interna e externa comprometidas. Quando presentes, as perfurações septais devem ser corrigidas pelo uso de retalhos mucopericondrais e enxertos interposicionais. Dessa forma, o importante é que haja a restauração do suporte nasal e a correção do dorso nasal, evitando assim que esse nariz volte a selar no futuro (Fig. 9-10).

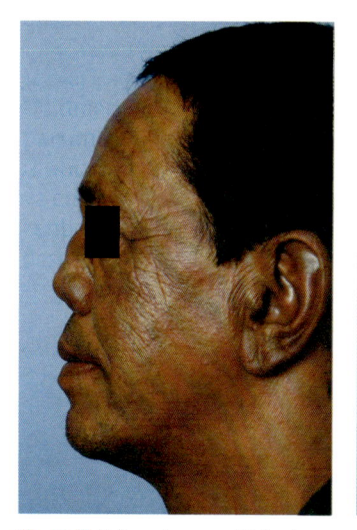

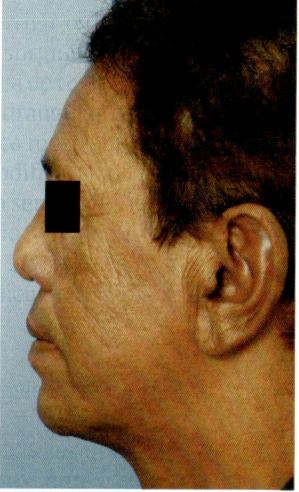

Fig. 9-9. Pré e pós-operatório de correção de nariz em sela do tipo 2.

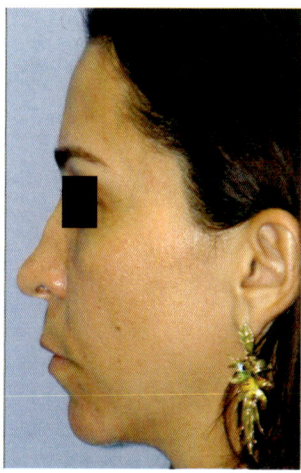

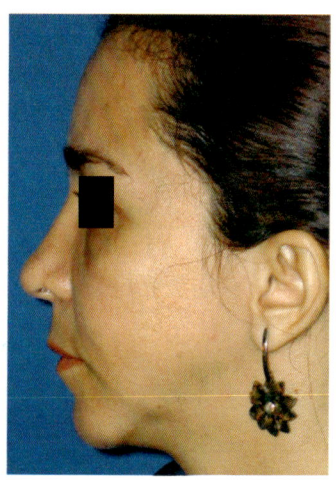

Fig. 9-8. Pré e pós-operatório de correção de nariz em sela do tipo 1.

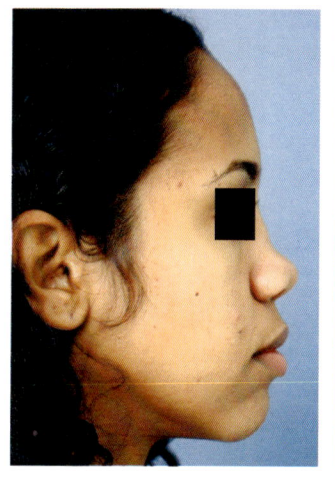

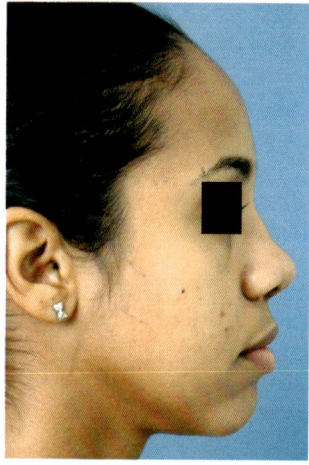

Fig. 9-10. Pré e pós-operatório de correção de nariz em sela do tipo 3.

Reconstrução Estrutural (Deformidades Tipos IV e V)

Nestes casos observa-se acometimento ósseo do arcabouço nasal com perda completa do suporte estrutural septal. Logo, é conveniente o uso de enxertos costais, visto que são casos mais complexos e que necessitam de uma quantidade maior de material para enxertia.

Para manter o comprimento desejado é necessária uma estrutura rígida, que na maioria dos casos implica num enxerto dorsal combinando com um extensor septal. Os enxertos dorsais restauram múltiplos aspectos do nariz, como suporte estrutural, aumento do dorso, contorno estético. Igualmente, o extensor septal irá afetar diretamente a projeção da ponta, o comprimento nasal e o suporte da base alar. Frequentemente, as cartilagens laterais superiores e inferiores remanescentes são mínimas, e o fechamento da pele fica sob tensão (Fig. 9-11).

A destruição catastrófica do suporte e cobertura nasal, características da deformidade tipo V, por vezes, requer a utilização de retalho frontal ou retalho microvascular livre para restabelecer a forma e a função nasal. Uma alternativa a ser considerada é uma prótese nasal, que pode ser utilizada para oferecer uma camuflagem nasal.

COMPLICAÇÕES

As principais complicações associadas ao uso de enxerto para reconstrução do nariz em sela são: infecção, extrusão, deslocamento e reabsorção.[16]

A melhor forma de prevenir a infecção é evitar o uso de enxertos aloplásticos. Visto que eles também parecem ter maior índice de deslocamento, o uso deles deve ser estudado com cuidado. Caso este enxerto esteja infectado, deverá ser removido impreterivelmente. Contudo, na Ásia este tipo de enxerto é amplamente utilizado, com bons resultados.

No período pós-operatório imediato pode ocorrer sangramento, que deverá ser imediatamente identificado e debelado pelo cirurgião. Isto pode ser feito por abordagem endoscópica ou pelo uso de tamponamento nasal, que deve sempre ser utilizado com cautela.

Se ocorrer hematoma septal pós-operatório, o mesmo pode ser drenado pela retirada de um ponto na incisão hemitransfixante.

As infecções pós-operatórias são raras. Inicialmente podem ser tratadas com antibioticoterapia, mas caso estas não sejam debeladas, o enxerto deverá ser removido.

COMENTÁRIOS FINAIS

A cirurgia para correção do nariz em sela pode ser realizada por inúmeras técnicas cirúrgicas. Entretanto, é importante ressaltar a importância dos enxertos nasais nesses casos e principalmente que a correção deve ser harmoniosa e bem adaptada a cada tipo de face, dos pontos de vista funcional e estético.

REFERÊNCIAS BIBLIOGRÁFICAS

1. Lupo G. The history of aesthetic rhinoplasty: Special emphasis on the saddle nose. Aesthetic Plast Surg. 1997;21:309-327.
2. Emsen IM. New and detailed classification of saddle nose deformities: step-by-step surgical approach using current techniques for each group. Aesthetic Plast Surg. 2008;32(2):274-85.
3. Tardy ME, Schwartz M, Parras G. Saddle nose deformity: autogenous graft repair. Facial Plast Surg. 1989;6(2):121-34.
4. Dieffenbach IF, Ueber eine neue und leichte Art der Wiederherstellung der eingefallenen Nase aus den Trümmern der alten. Rust's Mgz. 1828;28:105.
5. Chen YY, Jang YJ. Refinements in saddle nose reconstruction. Facial Plast Surg. 2018;34(4):363-372.
6. Durbec M, Disant F. Saddle nose: classification and therapeutic management. Eur Ann Otorhinolaryngol Head Neck Dis. 2014;131(2):99-106.
7. Patrocinio JA, Patrocinio LG. Nariz em Sela. In: Campos CAH, Costa HOO (editores). Tratado de Otorrinolaringologia. Volume 5 – Técnicas Cirúrgicas. São Paulo: Roca; 2002. p. 727-38.
8. Patrocinio JA, Patrocinio LG. Manual de urgências em otorrinolaringologia. Rio de Janeiro: Revinter; 2005.
9. Patrocinio LG, Patrocinio TG, Patrocinio JA, Maniglia JV. Granulomatoses Nasais. In: Caldas Neto S, Mello Júnior JF, Martins RHG, Costa SS (editores). Tratado de Otorrinolaringologia. Volume III – Rinologia – Cirurgia Craniomaxilofacial – Cirurgia Plástica da Face. 2. ed. São Paulo: Roca; 2011. p. 177-95.
10. Dyer WK, Beaty MM, Prabhat A. Architectural deficiencies of the nose: treatment of the saddle nose and short nose deformities. Otolaryngol Clin North Am. 1999;32(1):89-112.
11. Daniel RK, Brenner KA. Saddle nose deformity: a new classification and treatment. Facial Plast Surg Clin North Am. 2006;14(4):301-12.
12. Hyun SM, Jang YJ. Treatment outcomes of saddle nose correction. JAMA Facial Plast Surg. 2013;15(4):280-6.
13. Pedroza F, Patrocinio LG, Arevalo O. A review of 25-year experience of nasal septal perforation repair. Arch Facial Plast Surg. 2007;9(1):12-18.
14. Young K, Rowe-Jones J. Current approaches to septal saddle nose reconstruction using autografts. Curr Opin Otolaryngol Head Neck Surg. 2011;19(4):276-82.
15. Cakmak O, Emre IE, Ozkurt FE. Identifying septal support reconstructions for saddle nose deformity: the Cakmak algorithm. JAMA Facial Plast Surg. 2015;17(6):433-9.
16. Patrocinio LG, Patrocinio JA. Atualização em enxertos na rinoplastia. Rev Bras Otorrinolaringol. 2001;67(3):394-402.

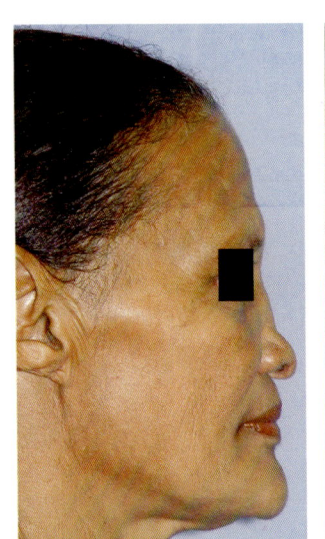

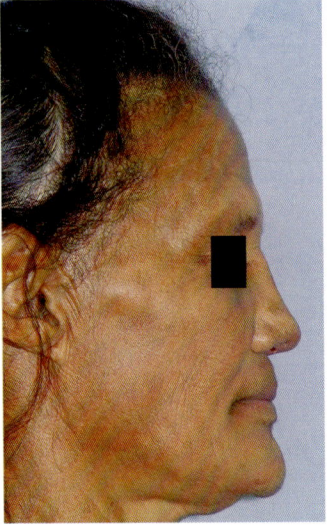

Fig. 9-11. Pré e pós-operatório de correção de nariz em sela do tipo 4.

17. Tham C, Lai YL, Wend CJ et al. Silicone augmentation rhinoplasty in an oriental population. Ann Plast Surg. 2005;54:1-5.
18. Daniel RK. Rhinoplasty: septal saddle nose deformity and composite reconstruction. Plast Reconstr Surg. 2007;119(3):1029-43.
19. Turegun M, Sengezer M, Guler M. Reconstruction of saddle nose deformities using porous polyethylene implant. Aesthetic Plast Surg. 1998;22:38-41.
20. Gunter JP, Rohrich RJ. Augmentation rhinoplasty: dorsal onlay grafting using shaped autogenous septal cartilage. Plast Reconstr Surg. 1990;86:39-45.
21. Silver WE. Augmentation of the nasal dorsum. Em Krause CJ: Aesthetic Facial Surgery. Philadelphia: JB Lippincott; 1991. p. 807-56.
22. Kim DW, Toriumi DM. Management of posttraumatic nasal deformities: the crooked nose and the saddle nose. Facial Plast Surg Clin North Am. 2004;12(1):111-32.
23. Jovanovic S, Berghaus A. Autogenous auricular concha cartilage transplants in corrective rhinoplasty. Practical hints and critical remarks. Rhinology. 1991;29:273-80.
24. Boccieri A, Marano A. The conchal cartilage graft in nasal reconstruction. Journal of Plastic, reconstructive & aesthetic Surgery. 2007;60:188-194.
25. Main VP, Landecker A, Gunter JP. Harvesting rib cartilage grafts for secondary rhinoplasty. Plast Reconstr Surg 2008;121:1442-8.
26. Moshaver A, Gantous A. The use of autogenous costal cartilage graft in septorhinoplasty. Otolaryngol Head and Neck Surg. 2007;137:862-867.
27. Donald PJ. Cartilage grafting in facial reconstruction with special consideration of irradiated grafts. Laryngoscope. 1986;96:786-807.
28. Kridel RW, Konior RJ. Irradiated cartilage grafts in the nose: a preliminary report. Arch Otolaryngol Head and Neck Surg. 1993;119:24-31.
29. Ambro BT, Zimmerman J, Rosenthal M et al. Nasal septal perforation repair with porcine small intestinal submucosa. Arch Facial Plast Surg. 2001;3:101-103.
30. Rezaeian F, Gubisch W, Janku D, Haack S. New Suturing Techniques to Reconstruct the Keystone Area in Extracorporeal Septoplasty. Plast Reconstr Surg. 2016;138(2):374-82.
31. Daniel RK. Rhinoplasty: septal saddle nose deformity and composite reconstruction. Plast Reconstr Surg. 2007;119(3):1029-43.
32. Daniel RK, Calvert JW. Diced cartilage grafts in rhinoplasty surgery. Plast Reconstr Surg. 2004;113(7):2156-71.

ALINHANDO A PIRÂMIDE NASAL

Juliano de Oliveira Sales ▪ Ismael Fernando de Oliveira Dias
Lucas Gomes Patrocinio ▪ José Antonio Patrocinio

INTRODUÇÃO

O nariz desviado é uma entidade clínica complexa pois abrange aspectos anatômicos e funcionais que requerem minuciosa avaliação do fluxo aéreo e percepção do padrão estético ideal. Assim, após o diagnóstico preciso das principais anormalidades, o grande desafio é estruturar cirurgicamente o nariz desalinhado a fim de criar um bom resultado estético e funcional.[1]

A anatomia do nariz desviado pode envolver assimetrias da pirâmide óssea, anormalidades septais, ou ainda, assimetrias das cartilagens laterais superiores e inferiores, mas geralmente envolve uma combinação destes problemas citados.[2]

As causas de dorso desalinhado podem ser congênitas ou secundárias a fatores externos, como traumas, além de iatrogênicas. O domínio anatômico de todos os componentes nasais é fundamental, em especial do septo, pois este é substrato para enxertos importantes na cirurgia e, ainda, chave para se obter um nariz reto.[3]

AVALIAÇÃO

A avaliação de todos os componentes anatômicos e fisiológicos do nariz é de fundamental importância, especialmente as válvulas nasais interna e externa que apresentam complexidade singular, já que ambas são frequentemente acometidas no nariz desviado.[1,2]

A válvula nasal interna é composta pelo ângulo valvar, formado pela união da borda caudal da cartilagem lateral superior com o dorso septal. Este ângulo não deverá ser menor que 15°. A cabeça do corneto inferior também tem íntima relação anatômica local e poderá contribuir para o aumento da resistência respiratória, limitando o fluxo aéreo nasal (Fig. 10-1). O grande desafio do cirurgião especializado em nariz quando se propõe a reconstrução nasal é, além de restabelecer a estética que o paciente quer, recompor a estrutura que a função normalmente exige.[1,2]

Assim a avaliação clínica completa com história, exame físico do nariz estático e dinâmico, rinomanometria, videonasofibroscopia, tomografia dos seios da face e do nariz com reconstrução em 3D e documentação fotográfica para análise em todos os ângulos são fundamentais para conduzir o plano de tratamento (Fig. 10-2).

O exame físico externo do nariz deverá incluir uma minuciosa avaliação do padrão estético ideal com base nas linhas dorsais estéticas e na composição e relação entre as estruturas anatômicas formadas pela pirâmide óssea, cartilagens laterais superiores, cartilagens laterais inferiores e septo nasal. O formato ideal do nariz mostra uma boa relação anatomofuncional entre todas estas estruturas osteocartilaginosas e da válvula nasal interna (Fig. 10-3).

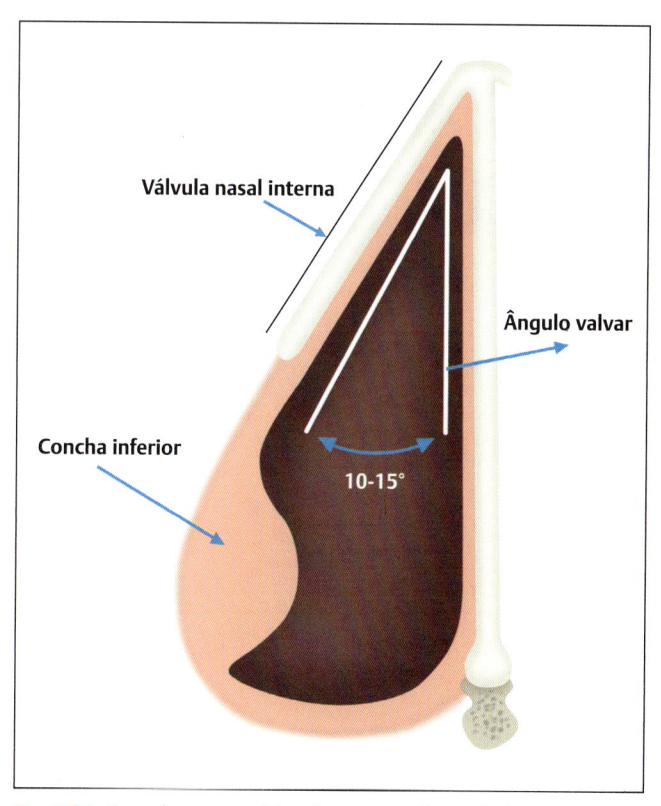

Fig. 10-1. Desenho esquemático demonstrando a válvula nasal interna.

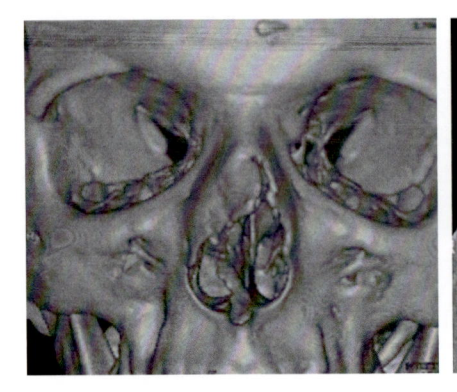

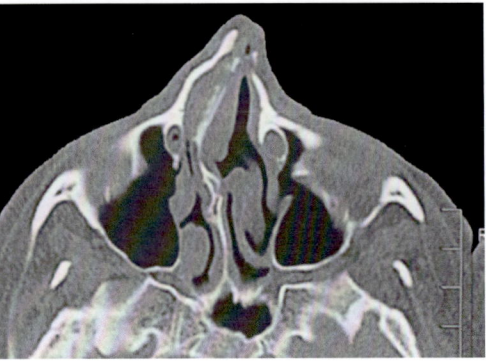

Fig. 10-2. Tomografia computadorizada demonstrando desvio do nariz e do septo nasal em corte axial e reconstrução 3D.

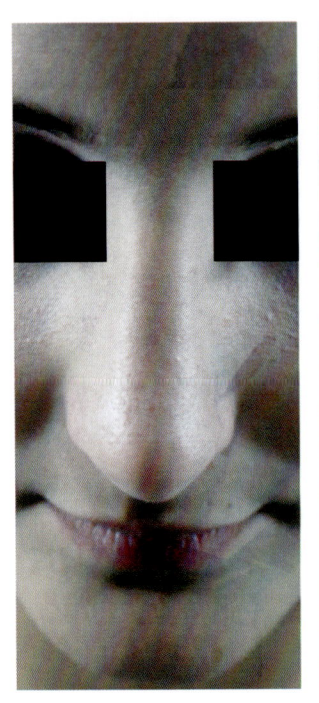

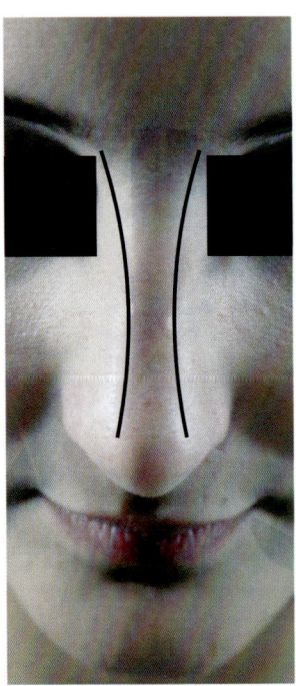

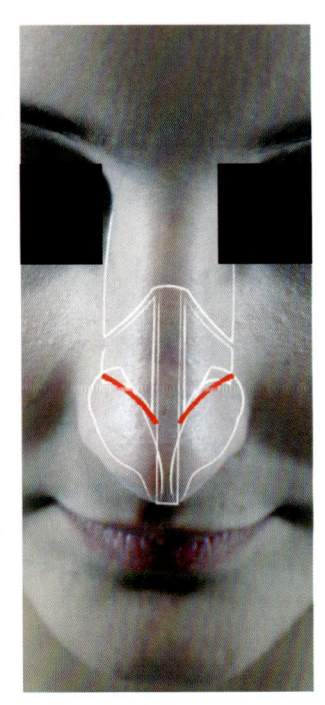

Fig. 10-3. Avaliação do padrão estético ideal do nariz.

CLASSIFICAÇÃO

O nariz desviado pode ser classificado anatomicamente de várias formas de acordo com alterações específicas, que, visualmente percebidas, direcionam a conduta a ser tomada (Fig. 10-4).[4]

De um modo geral, o nariz com o dorso inclinado reto é acompanhado de desvios septais caudais complexos que causam comprometimento importante do fluxo aéreo nasal pois bloqueiam a abertura narinária de um dos lados.

O nariz com deformidade dorsal côncava, seja em C ou C-reversa, tem um comprometimento do terço médio no nariz que geralmente requer reconstrução septal e osteotomias controladas da pirâmide nasal para retificar e estruturar funcionalmente o nariz.

O nariz com deformidade dorsal em S é talvez um dos principais desafios para o cirurgião pois requer uma reestruturação completa da anatomia e da função nasal, onde a dissecção do componente osteocartilaginoso deverá ser completa para promover a reconstrução das válvulas nasais internas e externas, corrigir assimetrias e otimizando o resultado final. Enxertos septais podem ser suficientes, mas muitas vezes enxertos costais são usados nestes casos mais complexos.

Por fim, deve-se ter em mente a possibilidade de pseudolaterorrinia, que ocorre quando o nariz está desviado à custa de outras patologias que não estão relacionadas com o septo nasal. Um exemplo é o nariz desviado à custa de uma orientação diferente das cartilagens laterais inferiores, sendo uma côncava e outra convexa (Fig. 10-5). Nestes casos, técnicas avançadas de ponta nasal devem ser utilizadas. Outro exemplo é o defeito esquelético facial, com presença de laterorrinia, septo desviado e assimetria da maxila (Fig. 10-6). Neste caso, deve-se realizar a rinosseptoplastia concomitante com a cirurgia ortognática para simetrizar a face e não somente o nariz.[5]

CAPÍTULO 10 ■ ALINHANDO A PIRÂMIDE NASAL

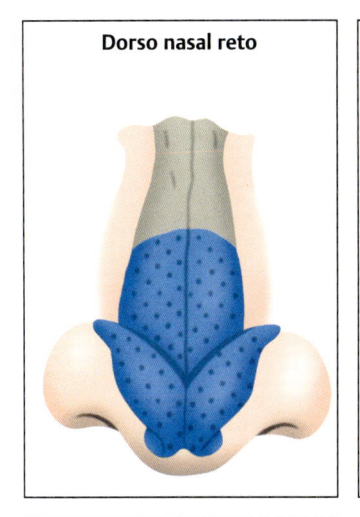

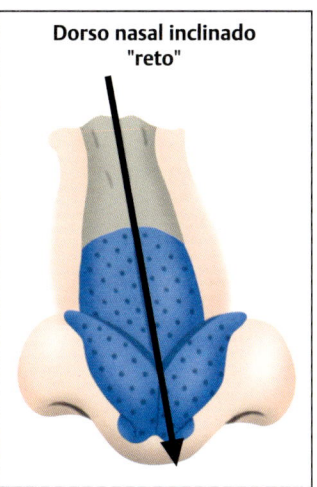

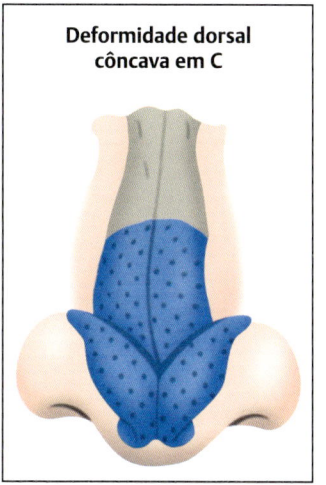

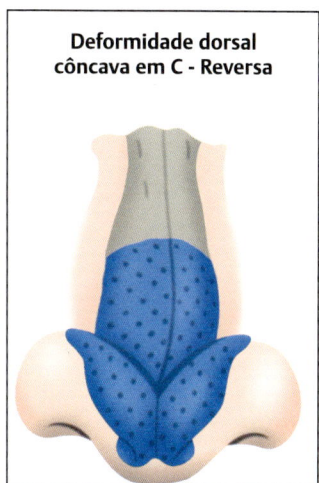

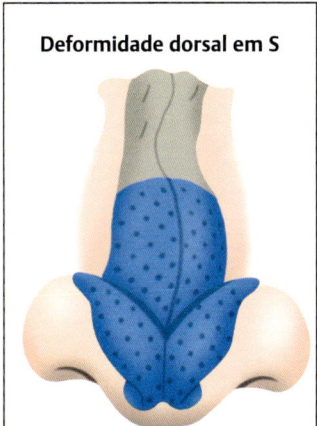

Dorso nasal reto

Dorso nasal inclinado "reto"

Deformidade dorsal côncava em C

Deformidade dorsal côncava em C - Reversa

Deformidade dorsal em S

Fig. 10-4. Desenho esquemático da classificação dos desvios da pirâmide nasal.

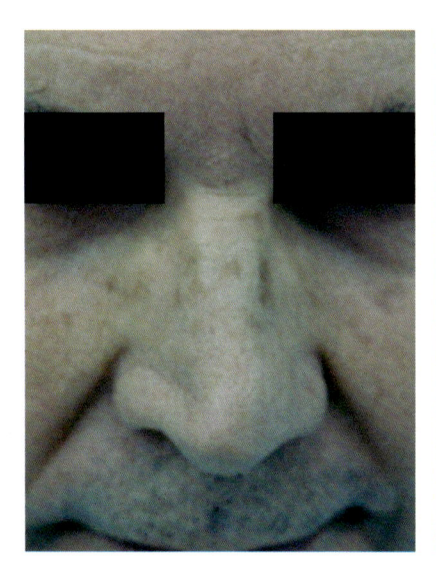

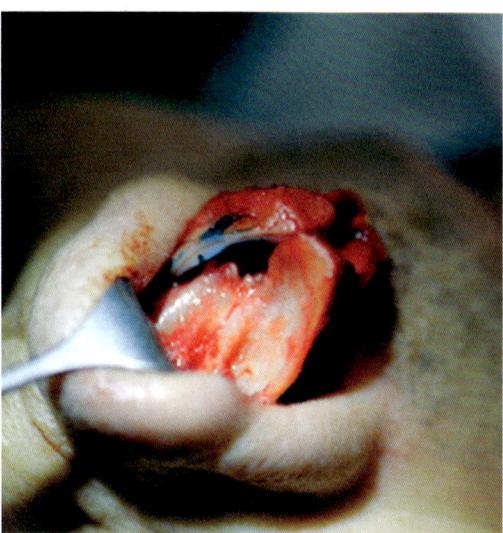

Fig. 10-5. Caso de pseudolaterorrinia decorrente de orientações diferentes das cartilagens laterais inferiores.

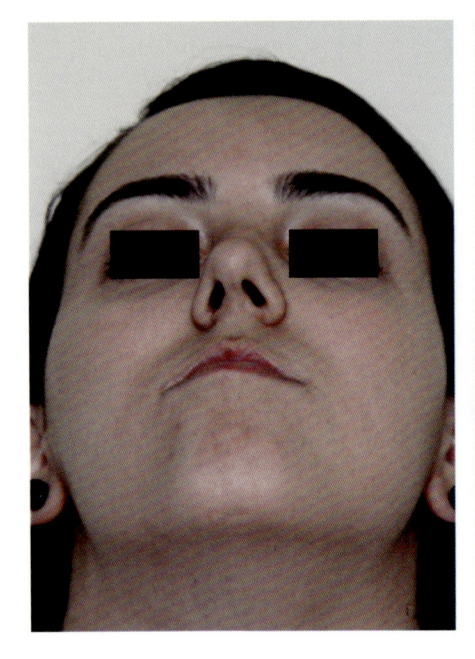

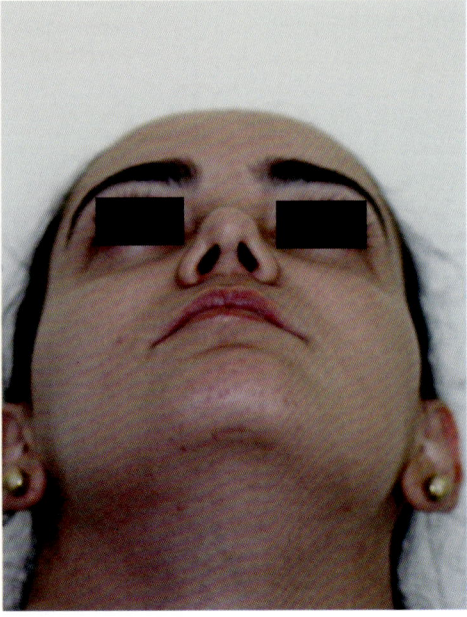

Fig. 10-6. Pré e pós-operatório de paciente submetida à rinosseptoplastia concomitante com a cirurgia ortognática.

TÉCNICA CIRÚRGICA
Osteotomias

Parte fundamental na estruturação do nariz desviado, as osteotomias da pirâmide nasal seguem um padrão definido previamente na avaliação clínica.[6] O uso de osteotomias convencionais realizadas por instrumentos universais, como osteótomos, cinzéis e martelo, é o padrão ouro.[7] Recentemente, abriu-se um novo horizonte técnico com a introdução de osteotomias com motores piezoelétricos (Fig. 10-7).[8-13]

Em rinoplastias estruturadas, as osteotomias devem ser realizadas para promover a correção do nariz desviado retificando a pirâmide óssea e, concomitantemente, fechando ou abrindo o teto nasal ou mesmo estreitando a abóbada como um todo. O acesso cirúrgico varia de acordo com a quantidade de exposição óssea. Alguns cirurgiões optam rotineiramente por osteotomias percutâneas. Outros preferem osteotomias internas, sendo que uma parte destes pode optar por descolamento total da pirâmide, além dos limites laterais e superiores das osteotomias para o uso de piezo, conhecido como *full degloving*.[8]

As osteotomias laterais levam ao estreitamento das paredes nasais laterais largas além do fechamento ou abertura das deformidades do teto da pirâmide óssea nasal, facilitando a mobilização durante a cirurgia (Fig. 10-8). A preservação do triângulo de Webster é fundamental para evitar o colapso na área valvular.[6]

As osteotomias transversas são combinadas para evitar fraturas cominutivas e facilitar a mobilização. A combinação de descolamento subperiosteal com ampla exposição da pirâmide e uso de ponteiras ultrassônicas levam a um maior controle das osteotomias, facilitando o desenho a ser realizado, evitando traços de fraturas cominutivas, e preservam a mucosa nasal (Fig. 10-9).[6]

As osteotomias paramedianas (ou oblíquas) devem ser realizadas nas pirâmides nasais desviadas e quando o dorso ósseo é excessivamente largo ou estreito, permitindo neste último caso o uso de *spreader grafts* para estabilizar a zona K e o terço médio nasal (Fig. 10-10).[6,14]

Instrumentos usados na rinoplastia convencional

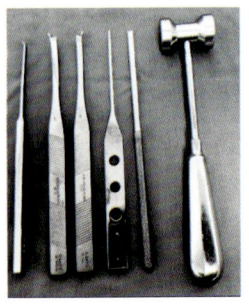

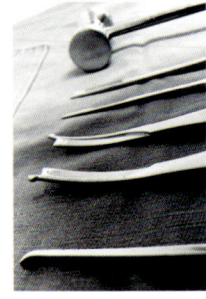

Lâminas usadas na rinoplastia ultrassônica

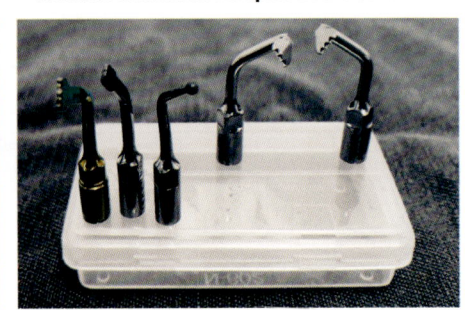

Fig. 10-7. Instrumentais para realização de osteotomias nasais.

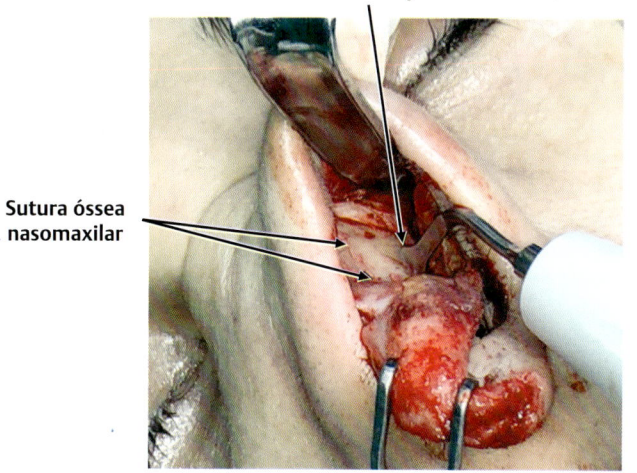

CAPÍTULO 10 ■ ALINHANDO A PIRÂMIDE NASAL

Fig. 10-8. Osteotomia lateral.

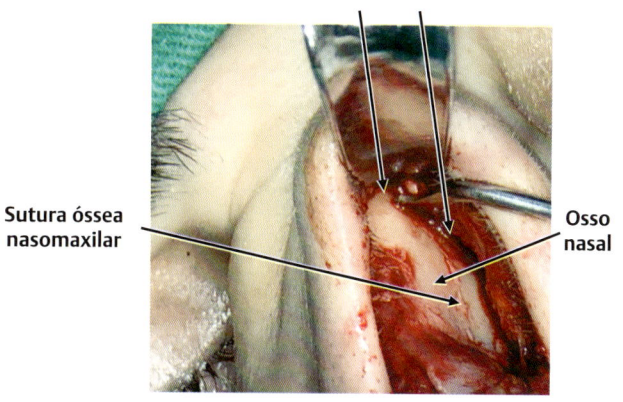

Fig. 10-9. Osteotomia transversa.

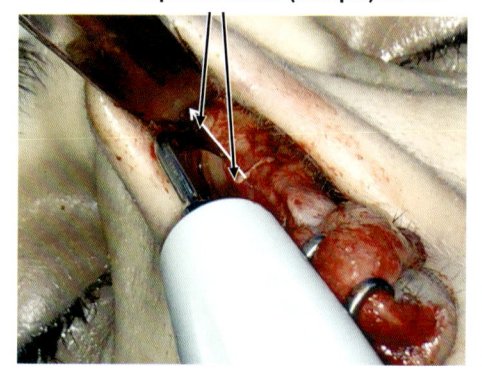

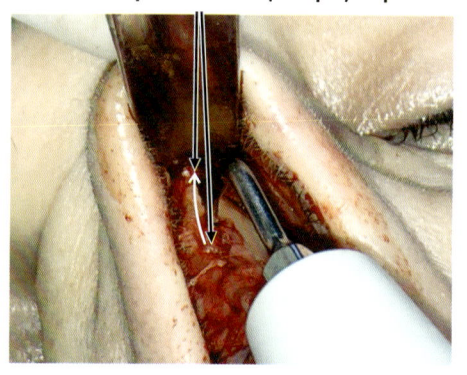

Fig. 10-10. Osteotomia paramediana.

Spreader Grafts

O uso de enxertos especiais como *spreader grafts* é fundamental para a manutenção da integridade da válvula nasal interna. Estes enxertos contribuem diretamente para se obter o desenho ideal das linhas dorsais estéticas e são cruciais para retificar e dar suporte ao septo nasal desviado (Fig. 10-11).

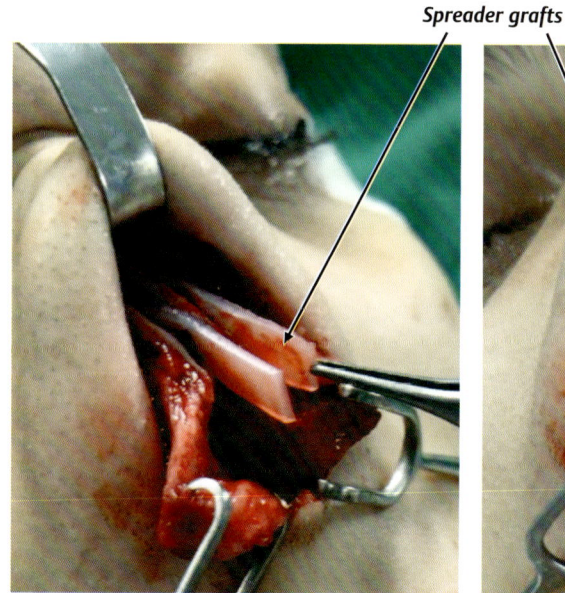

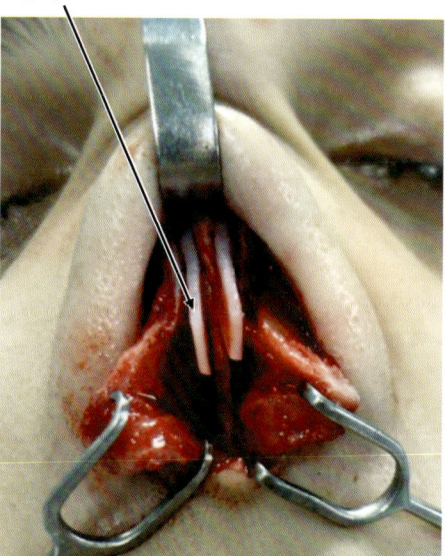

Fig. 10-11. Uso de *spreader grafts*.

Deve-se destacar que alterações de partes moles são muito comuns em laterorrininias em especial nas congênitas. Nestas, torna-se necessário uso de *spreader grafts* assimétricos tanto de tamanho, quanto espessura para conseguir simetrizar o nariz.[14]

Após suturados no local, as cartilagens laterais superiores devem ser suturadas juntamente aos enxertos e ao septo nasal, em posição simétrica (*spanning suture*) ou obliquamente para corrigir assimetrias residuais (*clocking suture*).[15,16]

Septo Nasal

A correção do desvio de septo nasal é parte indispensável na correção das laterorrinias.[17] Técnicas de septoplastia são discutidas no capítulo específico. Destaca-se o uso de enxertos de extensão septal (EES) para estabilização, especialmente em desvios caudais (Fig. 10-12).

Toriumi (1995) descreveu o EES para corrigir a retração columelar e, em seguida, expandiu para correção das deformidades da ponta.[18] Nessas últimas décadas, o EES se mostrou mais estável para conferir essa estabilidade à ponta nasal, permitindo ainda maior controle sobre a magnitude de rotação e de projeção que se deseja no pós-operatório.[19]

O objetivo principal com estes enxertos é transferir a estabilidade do septo nasal até a ponta nasal. São enxertos estruturais projetados para fornecer suporte ao terço distal do nariz; assim, eles representam uma substituição ou reforço tanto do septo caudal, quanto da columela.

Os EES são grandes segmentos do septo osteocartilaginoso (30 mm de altura × 20 mm de comprimento). A estrutura do enxerto é fixada ao septo de maneira superposta (laterolateral) ou caudalmente (término-terminal) com múltiplos pontos de sutura. O EES é contornado cefalicamente para ajustar-se ao arranjo do *supratip*. Portanto, o procedimento inclui: 1. fixação no septo anterior, 2. fixação do enxerto as *crura* mediais, inferiormente ao ponto de divergência, e 3. fixação perto da aposição domal no ponto de máxima projeção.

No caso de um septo caudal rígido e estável, pode-se fazer a fixação do EES diretamente nele. Por outro lado, a fixação combinada com *spreaders* ou *splinting grafts* pode ser utilizada quando o suporte proporcionado pelo septo caudal não é suficiente ou quando se deseja obter aumento de comprimento significativo com a utilização do EES. Em casos de septo caudal desviado, pode-se optar por fixar o EES no lado contralateral ao desvio (Fig. 10-13).

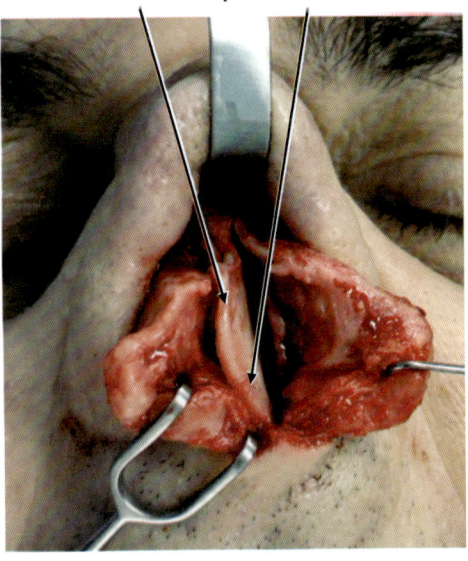

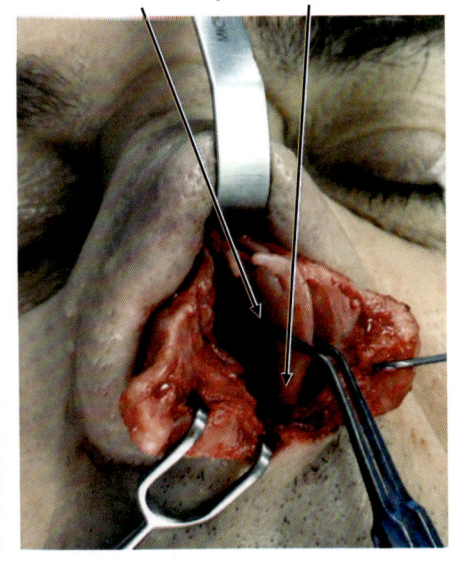

Fig. 10-12. Desvio de septo caudal.

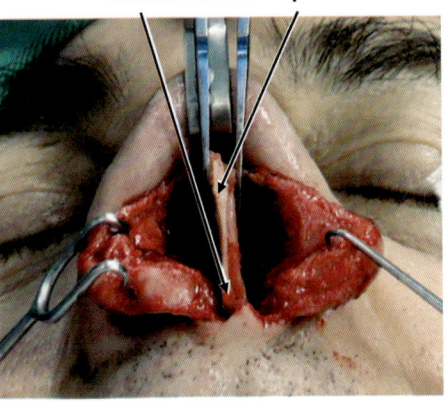

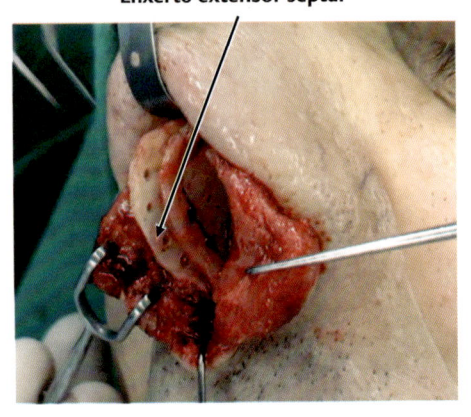

Fig. 10-13. Uso de enxerto de extensão septal.

Rinosseptoplastia Extracorpórea

Dentre as diversas técnicas para tratar uma laterorrinia verdadeira cabe destacar que a rinosseptoplastia extracorpórea tem resultados estéticos semelhantes em diversos estudos, mas com um resultado funcional significativamente superior em diversos estudos.[20-22] Porém como depende de uma experiência de execução mais avançada, esta técnica muitas vezes não é utilizada ou realizada de forma errônea. Ademais, a fixação do septo cartilaginoso na pirâmide óssea estável, com a utilização do piezo e suas diversas ponteiras (*insert*), fez com que esta cirurgia seja facilitada (Fig. 10-14).[6]

A cirurgia inicia-se com o acesso *full open*,[6] seguido de remoção do septo nasal osteocartilaginoso em monobloco (Fig. 10-15). As osteotomias são individualizadas para cada caso, trazendo o nariz novamente para uma anatomia mais próxima do normal. Em geral, inicia-se com as osteotomias paramedianas com piezo ou broca Lindemann (Fig. 10-16). As osteotomias laterais e transversas com o piezo evitam fraturas cominutivas em um osso já instável e permitem posicionar o osso na posição desejável e estável o suficiente para receber o novo septo (Figs. 10-17 e 10-18).

O próximo passo é a colocação do novo septo nasal, sempre que possível, com fixação dupla no osso próprio do nariz (Fig. 10-19).[23] Em seguida, prossegue-se a fixação do neossepto na espinha nasal anterior (Fig. 10-20).[24] Realizando estas fixações do septo novamente no seu leito anatômico, a cirurgia pode proceder para a parte das técnicas clássicas da rinoplastia moderna.

Técnicas Adjuvantes

O uso de camuflagem no dorso nasal com o objetivo de mascarar pequenas imperfeições estéticas e ainda corrigir assimetrias ou retrações cicatriciais é muito recomendado. Fáscia temporal, pericôndrio costal e ainda cartilagem septal ou costal picada ou raspada são os principais métodos utilizados.[25,26]

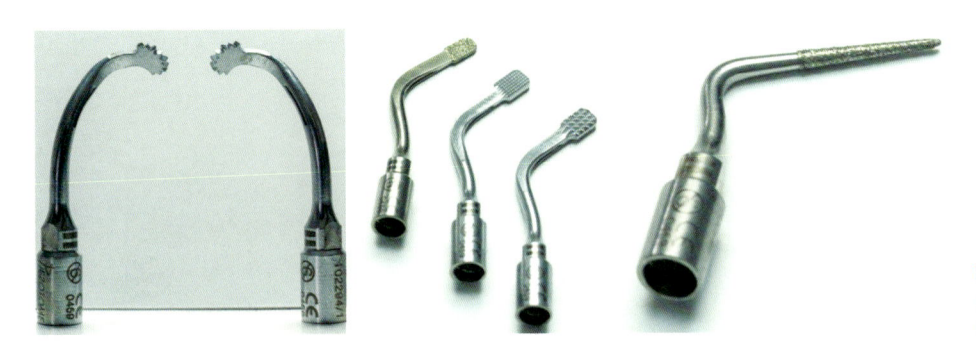

Fig. 10-14. Ponteiras (*inserts*) de piezo para uso na rinosseptoplastia extracorpórea.

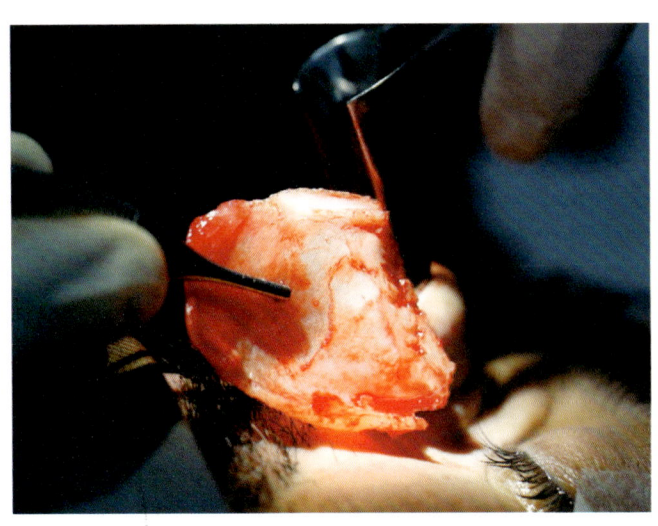

Fig. 10-15. Remoção do septo nasal osteocartilaginoso em monobloco.

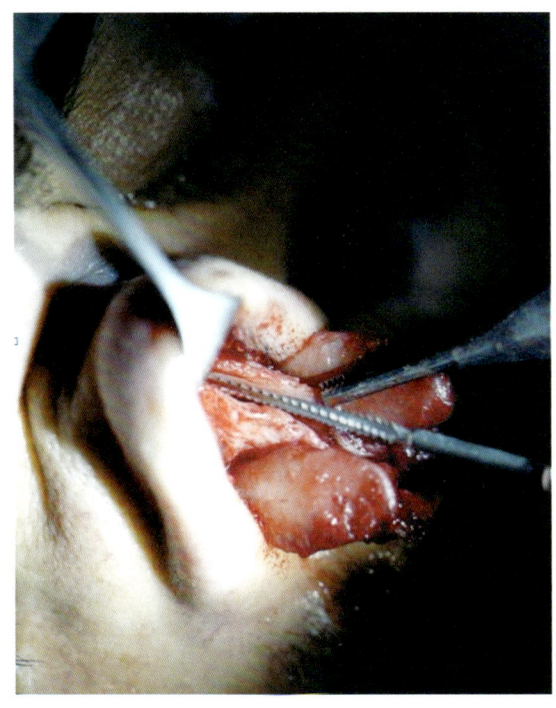

Fig. 10-16. Osteotomia paramediana com uso de broca Lindemann.

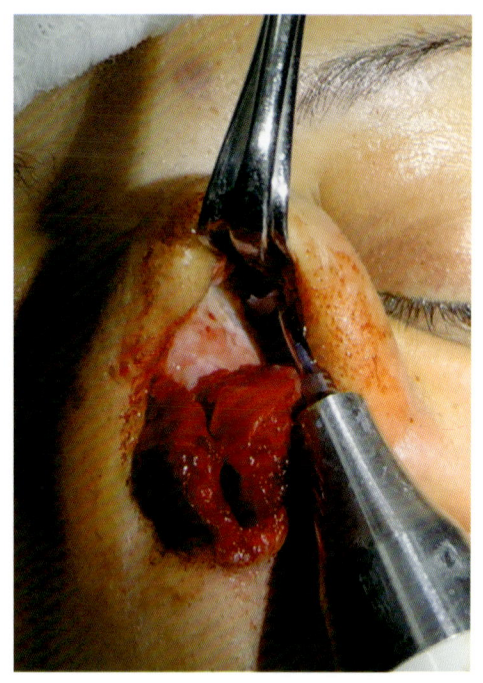

Fig. 10-17. Osteotomia transversa com uso de piezo.

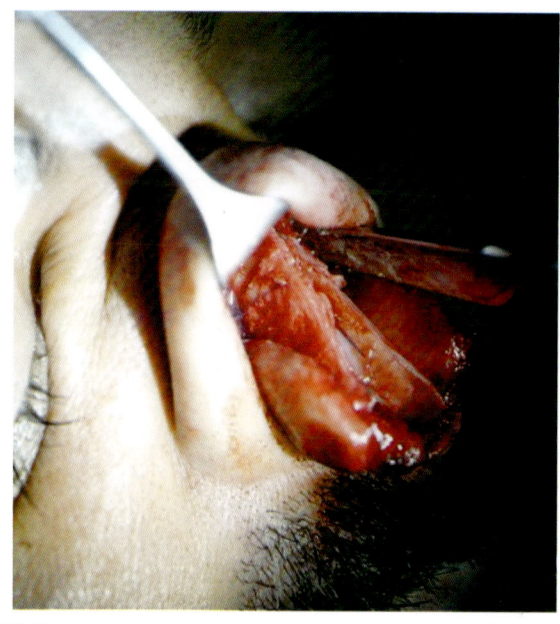

Fig. 10-18. Osso nasal em posição desejável e estável o suficiente para receber o novo septo.

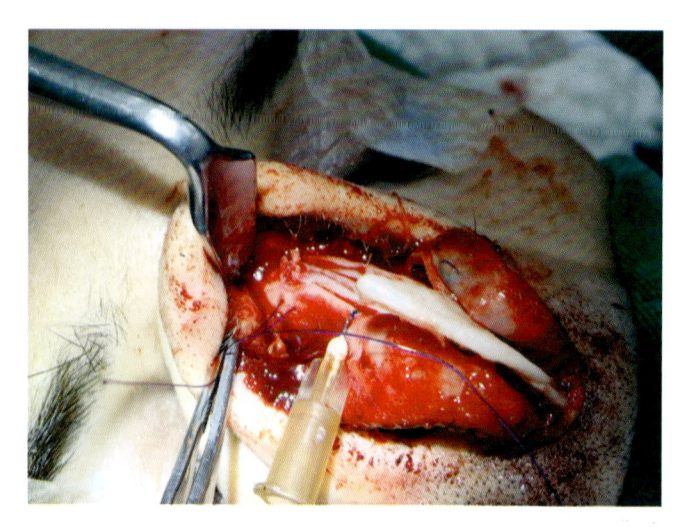

Fig. 10-19. Colocação do novo septo nasal com fixação dupla no osso próprio do nariz.

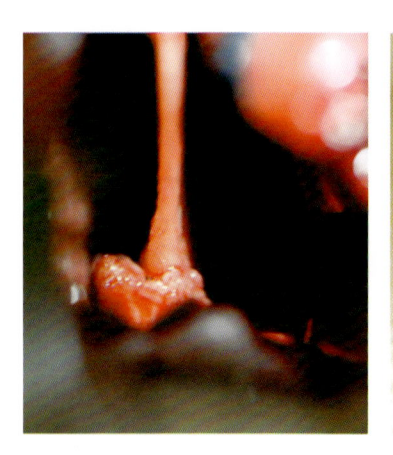

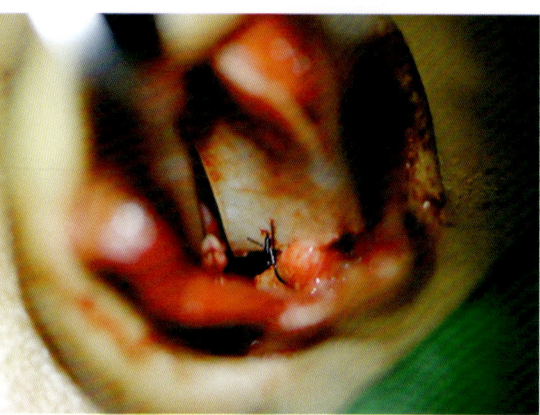

Fig. 10-20. Fixação do neossepto na espinha nasal anterior.

CASOS

Nariz com Dorso Nasal Reto e Inclinado para a Esquerda ou Direita

Neste primeiro caso nota-se desvio do nariz em bloco comprometendo os terços superior, médio e inferior, levando à inclinação reta do nariz para a direita. Foi realizada rinosseptoplastia com abordagem da pirâmide óssea composta por osteotomias laterais *low-to-low*, paramedianas e transversas bilateralmente. O suporte do terço médio do nariz foi realizado com *spreader grafts* e *spanning suture* das cartilagens laterais superiores, com o objetivo de retificar o dorso nasal e corrigir a válvula nasal interna. A estabilização do septo na porção central foi realizada com sutura na pré-maxila (Fig. 10-21).

Nariz com Deformidade do Dorso Tipo Concavidade em C

Neste segundo caso nota-se desvio do nariz que acomete principalmente os terços superior e médio, levando à inclinação do dorso nasal com formato em C. Foi realizada rinosseptoplastia com abordagem da pirâmide óssea composta por osteotomias laterais *low-to-low*, paramedianas e transversas bilateralmente, além de osteotomias intermédias pontuais e localizadas paralelamente à sutura óssea nasomaxilar para corrigir a convexidade do lado direito e a concavidade do lado esquerdo. O suporte do terço médio do nariz foi realizado com *spreader grafts* e *spanning suture* das cartilagens laterais superiores, com o objetivo de retificar o dorso nasal e corrigir a válvula nasal interna. A estabilização do septo original com extensor septal duplo de cartilagem na porção central foi realizada com sutura na pré-maxila (Fig. 10-22).

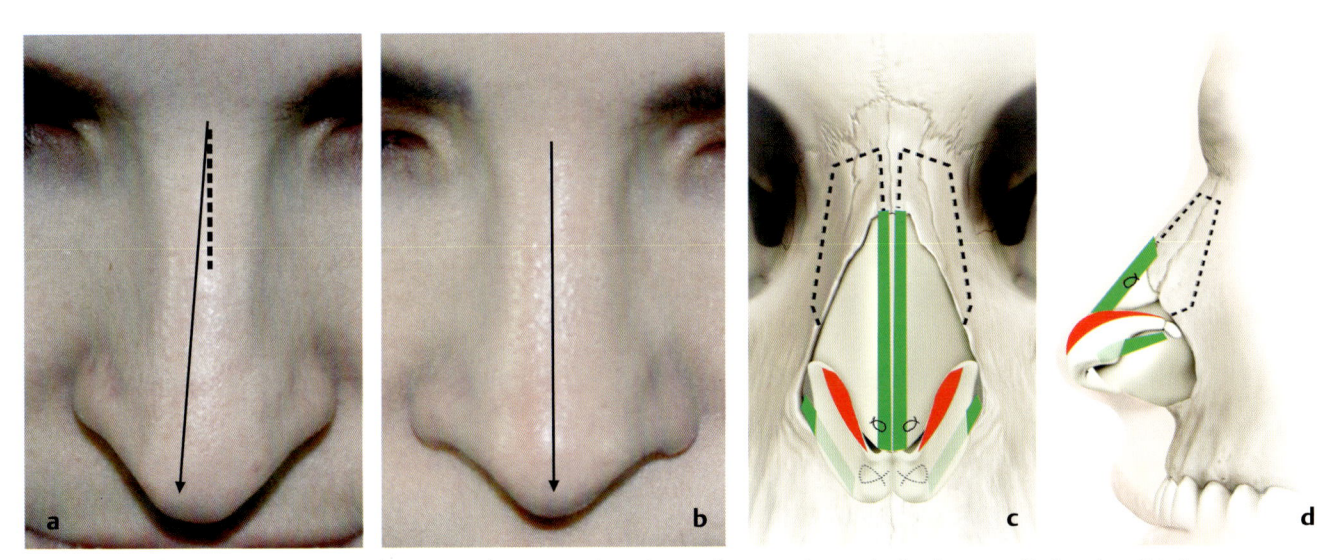

Fig. 10-21. (**a, b**) Pré e pós-operatório demonstrando um caso de nariz com dorso nasal reto e inclinado para a direita submetido à rinosseptoplastia. (**c, d**) Esquema: suporte do 1/3 médio do nariz com *spreader grafts* e estabilização do septo com sutura na pré-maxila.

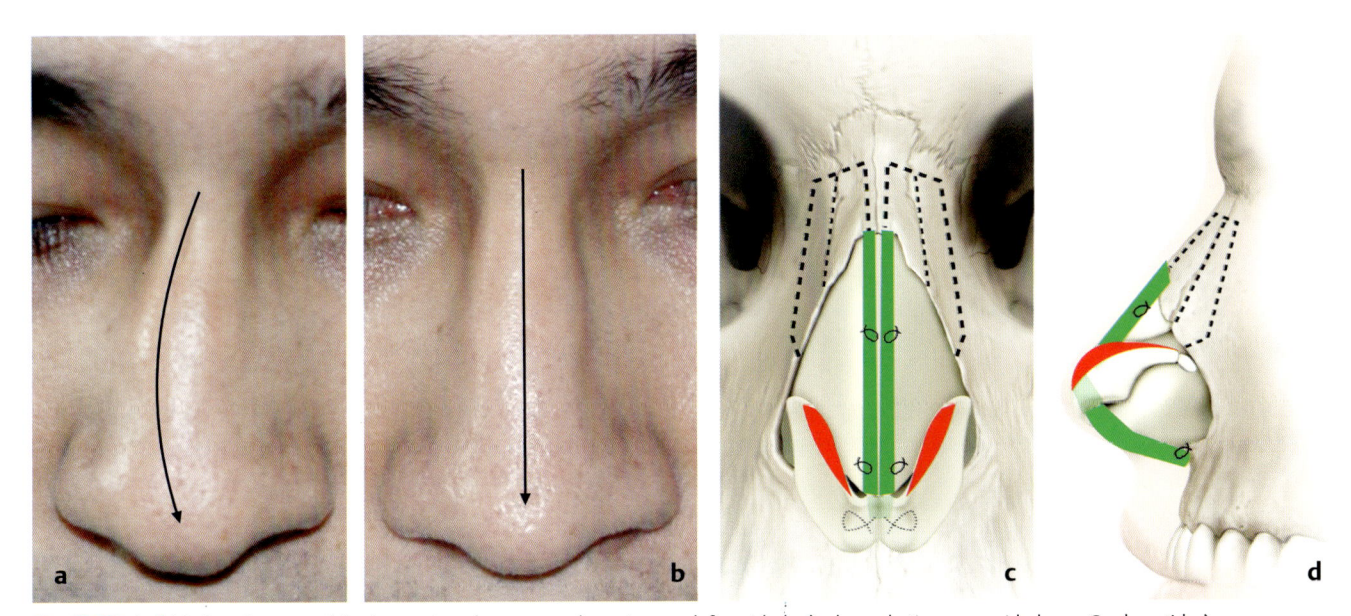

Fig. 10-22. (**a, b**) Pré e pós-operatório demonstrando um caso de nariz com deformidade do dorso do tipo concavidade em C submetido à rinosseptoplastia. (**c, d**) Esquema: suporte do 1/3 médio do nariz com *spreader grafts* e estabilização com enxerto de extensão septal duplo e osteotomias.

Nariz com Deformidade do Dorso com Concavidade em C-Reverso

Neste terceiro caso nota-se desvio do nariz que acomete principalmente os terços superior e médio, levando à inclinação do dorso nasal com formato em C-reverso. Foi realizada rinosseptoplastia com abordagem da pirâmide óssea composta por osteotomias laterais *low-to-low*, paramedianas e transversas bilateralmente, além de osteotomias intermédias pontuais e localizadas paralelamente à sutura óssea nasomaxilar esquerda para corrigir a convexidade. O suporte do terço médio do nariz foi realizado com fortes *spreader grafts* e *spanning suture* das cartilagens laterais superiores, com o objetivo de retificar o dorso nasal e corrigir a válvula nasal interna. A estabilização do septo original com extensor septal duplo de cartilagem na porção central foi realizada com sutura na pré-maxila (Fig. 10-23).

Nariz com Deformidade do Dorso em S

Neste quarto caso nota-se desvio complexo do nariz que acomete os terços superior, médio e inferior, levando à inclinação do dorso nasal com formato em S. Foi realizada rinosseptoplastia com abordagem da pirâmide óssea composta por osteotomias laterais *low-to-low*, paramedianas e transversas bilateralmente, além de osteotomias intermédias pontuais e localizadas paralelamente à sutura óssea nasomaxilar bilateralmente. Este é um caso em que o enxerto costal é fundamental para o sucesso funcional e estético. O suporte do terço médio do nariz foi realizado com fortes *spreader grafts* e *spanning suture* das cartilagens laterais superiores, com o objetivo de retificar o dorso nasal e corrigir a válvula nasal interna. A estabilização do septo original com extensor septal duplo de cartilagem costal na porção central foi realizada com sutura na pré-maxila. O suporte das cartilagens laterais inferiores com *lateral crural strut graft* foi crucial para a estabilização do terço inferior e correção da assimetria da ponta (Fig. 10-24).

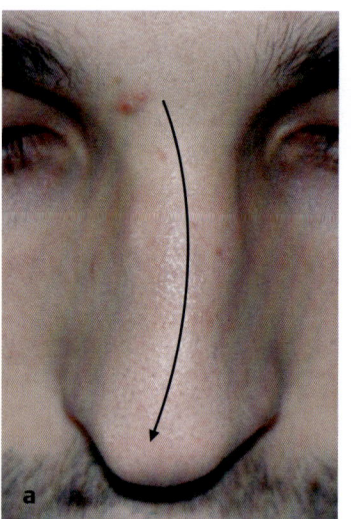

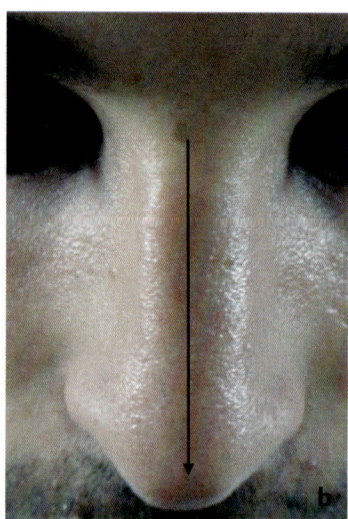

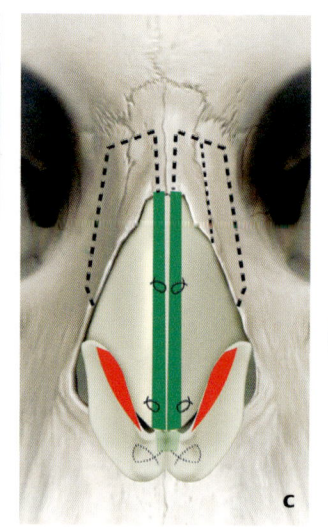

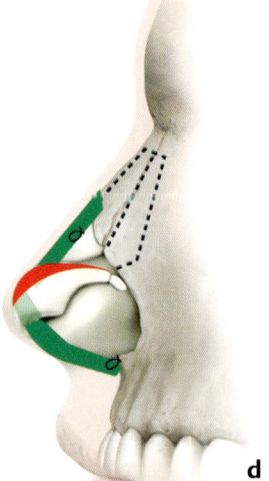

Fig. 10-23. (**a, b**) Pré e pós-operatório demonstrando um caso de nariz com deformidade do dorso do tipo concavidade em C-reverso submetido à rinosseptoplastia. (**c, d**) Esquema: suporte do 1/3 médio do nariz com *spreader grafts* e estabilização com enxerto de extensão septal duplo e osteotomias.

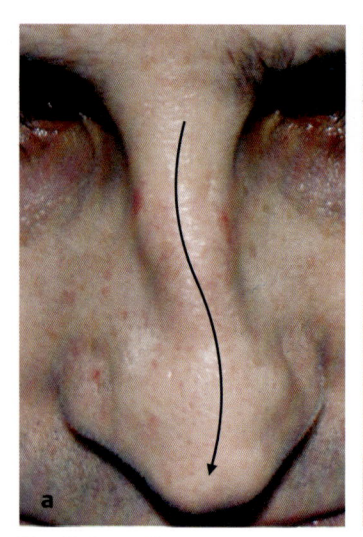

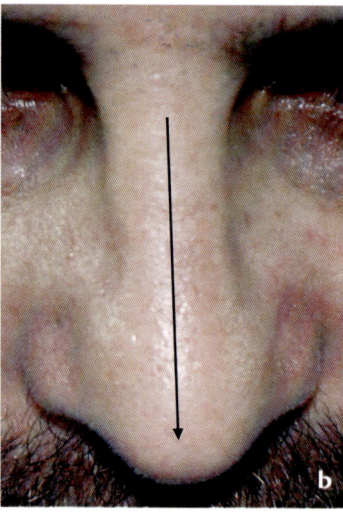

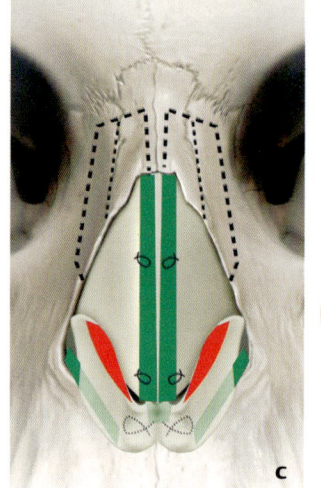

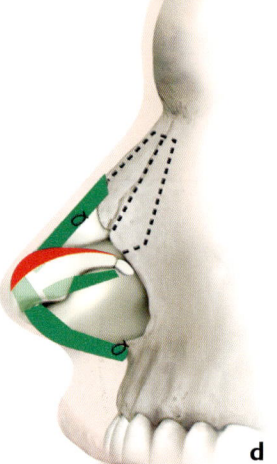

Fig. 10-24. (**a, b**) Pré e pós-operatório demonstrando um caso de nariz com deformidade do dorso em S submetido à rinosseptoplastia. (**c, d**) Esquema: suporte do 1/3 médio do nariz com *spreader grafts* e estabilização com enxerto de extensão septal duplo, osteotomias e posicionamento de lateral *crural grafts*.

REFERÊNCIAS BIBLIOGRÁFICAS

1. Loyo M, Wang TD. Management of the Deviated Nasal Dorsum. Facial Plast Surg. 2015;31(3):216-27.
2. Davis RE, Foulad AI. Treating the Deviated or Wide Nasal Dorsum. Facial Plast Surg. 2017;33(2):139-156.
3. Kosins AM, Daniel RK, Nguyen DP. Rhinoplasty: The Asymmetric Crooked Nose - An Overview. Facial Plast Surg. 2016;32(4):361-73.
4. Raffaini M, Cocconi R, Spinelli G, Agostini T. Simultaneous Rhinoseptoplasty and Orthognathic Surgery: Outcome Analysis of 250 Consecutive Patients Using a Modified Le Fort I Osteotomy. Aesthetic Plast Surg. 2018;42(4):1090-1100.
5. Cho GS, Jang YJ. Deviated nose correction: different outcomes according to the deviation type. Laryngoscope. 2013;123(5):1136-42.
6. Bloom JD, Immerman SB, Constantinides M. Osteotomies in the crooked nose. Facial Plast Surg. 2011;27(5):456-66.
7. Gruber RP, Garza RM, Cho GJ. Nasal Bone Osteotomies with Nonpowered Tools. Clin Plast Surg. 2016;43(1):73-83.
8. Gerbault O, Daniel RK, Kosins AM. The Role of Piezoelectric Instrumentation in Rhinoplasty Surgery. Aesthet Surg J. 2016;36(1):21-34.
9. Ilhan AE, Cengiz B, Caypinar Eser B. Double-Blind Comparison of Ultrasonic and Conventional Osteotomy in Terms of Early Postoperative Edema and Ecchymosis. Aesthet Surg J. 2016;36(4):390-401.
10. Koc B, Koc EA, Erbek S. Comparison of clinical outcomes using a Piezosurgery device vs. a conventional osteotome for lateral osteotomy in rhinoplasty. Ear Nose Throat J. 2017;96(8):318-326.
11. Taşkın Ü, Batmaz T, Erdil M, Aydın S, Yücebaş K. The comparison of edema and ecchymosis after piezoelectric and conventional osteotomy in rhinoplasty. Eur Arch Otorhinolaryngol. 2017;274(2):861-865.
12. Ghavimi MA, Nezafati S, Yazdani J, Pourlak T, Amini M, Pourlak T, Ghoreishizadeh A, Negahdari R. Comparison of edema and ecchymosis in rhinoplasty candidates after lateral nasal osteotomy using piezosurgery and external osteotomy. J Adv Pharm Technol Res. 2018;9(3):73-79.
13. Fallahi HR, Keyhan SO, Fattahi T, Mohiti AK. Comparison of Piezosurgery and Conventional Osteotomy Post Rhinoplasty Morbidities: A Double-Blind Randomized Controlled Trial. J Oral Maxillofac Surg. 2019;77(5):1050-1055.
14. Kim L, Papel ID. Spreader Grafts in Functional Rhinoplasty. Facial Plast Surg. 2016;32(1):29-35.
15. Geissler PJ, Roostaeian J, Lee MR, Unger JJ, Rohrich RJ. Role of upper lateral cartilage tension spanning suture in restoring the dorsal aesthetic lines in rhinoplasty. Plast Reconstr Surg. 2014;133(1):7e-11e.
16. Keeler JA, Moubayed SP, Most SP. Straightening the Crooked Middle Vault With the Clocking Stitch: An Anatomic Study. JAMA Facial Plast Surg. 2017;19(3):240-241.
17. Most SP, Rudy SF. Septoplasty: Basic and Advanced Techniques. Facial Plast Surg Clin North Am. 2017;25(2):161-169.
18. Toriumi DM. Caudal septal extension graft for correction of the retracted columella. Op Tech Otolaryngol Head Neck Surg. 1995;6:311-8.
19. Byrd HS, Andochick S, Copit S, Walton KG. Septal extension grafts: a method of controlling tip projection shape. Plast Reconstr Surg. 1997;100:999-1010.
20. Gubisch W. The extracorporeal septum plasty: a technique to correct difficult nasal deformities. Plast Reconstr Surg. 1995;95(4):672-82.
21. Gubisch W. Treatment of the scoliotic nose with extracorporeal septoplasty. Facial Plast Surg Clin North Am. 2015;23(1):11-22.
22. Lee SB, Jang YJ. Treatment Outcomes of Extracorporeal Septoplasty Compared With In Situ Septal Correction in Rhinoplasty. JAMA Facial Plast Surg. 2014;16(5):328-334.
23. Rezaeian F, Gubisch W, Janku D, Haack S. New Suturing Techniques to Reconstruct the Keystone Area in Extracorporeal Septoplasty.Plast Reconstr Surg. 2016;138(2):374-82.
24. Baykal B, Erdim I, Guvey A, Oghan F, Kayhan FT. Caudal Septal Stabilization Suturing Technique to Treat Crooked Noses. J Craniofac Surg. 2016;27(7):1830-1833.
25. Hoehne J, Gubisch W, Kreutzer C, Haack S. Refining the Nasal Dorsum with Free Diced Cartilage. Facial Plast Surg. 2016;32(4):345-50.
26. Kreutzer C1, Hoehne J, Gubisch W, Rezaeian F, Haack S. Free Diced Cartilage: A New Application of Diced Cartilage Grafts in Primary and Secondary Rhinoplasty. Plast Reconstr Surg. 2017;140(3):461-470.

Parte III Ponta Nasal

DINÂMICA CIRÚRGICA DA PONTA NASAL

CAPÍTULO 11

Fábio Duro Zanini ▪ Marcelo Zanini
Michelle Lavinsky Wolff ▪ Oswaldo Luiz Fontoura Carpes

O domínio das técnicas para ajuste da projeção e rotação da ponta nasal depende do completo entendimento da anatomia e da dinâmica da ponta nasal. Algumas teorias fundamentais, para a compreensão da lógica da transformação desses parâmetros durante a rinoplastia, serão detalhadas neste Capítulo.

MECANISMOS DE SUPORTE DA PONTA NASAL

A manutenção do suporte da ponta nasal continua sendo um dos aspectos mais desafiadores para a obtenção de um resultado estético e funcional duradouro na rinoplastia. Tardy e Brown estabeleceram conceitos de mecanismos maiores e menores de suporte e as consequências de suas alterações na estabilidade da ponta nasal.[1] São eles:

A) Mecanismos maiores de suporte da ponta:
- Tamanho, formato e resiliência das *crura* mediais e laterais.
- Tecido fibroso entre as *crura* mediais e a borda caudal da cartilagem quadrangular (septo nasal).
- Tecido fibroso entre as cartilagens laterais superiores (borda caudal) e as cartilagens laterais inferiores (borda cefálica).

B) Mecanismos menores de suporte da ponta:
- Dorso septal cartilaginoso.
- Faixa de tecido fibroso entre os dois *domus*, conectando-os ao ângulo septal anterior (ligamento interdomal).
- Espinha nasal anterior.
- Complexo sesamoide ou cartilagens alares menores das cartilagens laterais inferiores.
- Adesão das cartilagens laterais inferiores à pele e ao envelope de tecidos moles que envolvem a ponta nasal.

ANATOMIA APLICADA

Anatomicamente, as duas cartilagens alares inferiores formam um tripé funcional que promove o principal suporte da ponta nasal. Essa estrutura trapezoidal é formada pela *crus* lateral, direita e esquerda, juntamente com as *crura* intermediárias e mediais (Fig. 11-1). O tecido fibroso que conecta as *crura* medial e intermediária ao longo de todo o seu comprimento, fornece unidade e funcionalidade às mesmas, que passam a atuar como uma estrutura única, conforme aventado pela teoria do tripé de Anderson e do modelo *M-Arch*.[2,3]

Além desta estrutura principal, a ponta nasal apresenta particularidades em relação a seus ligamentos e músculos que podem influenciar na projeção, rotação, sustentação e refinamento.

Neste sentido, são importantes o ligamento dermocartilaginoso (ligamento de Pitanguy) e o músculo depressor do septo,[4] detalhados a seguir.

1. O ligamento dermocartilaginoso (descrito por Pitanguy, em 1958) é um tecido de aspecto histológico mais semelhante à fáscia.[5] Inicia-se como continuação do sistema músculo aponeurótico superficial nasal (SMAS nasal), a partir da extremidade caudal do músculo transverso nasal (Fig. 11-2).[6] Em sequência deste ponto, o ligamento dermocartilaginoso se bifurca caudalmente em dois segmentos, divididos pelo ligamento interdomal (Fig. 11-3). Um segmento superficial, distal à borda caudal das *crura* intermédia e medial, corre em direção e se conecta com o músculo depressor do septo, e outro profundo, que passa entre o ligamento interdomal e o ângulo septal anterior.[7]

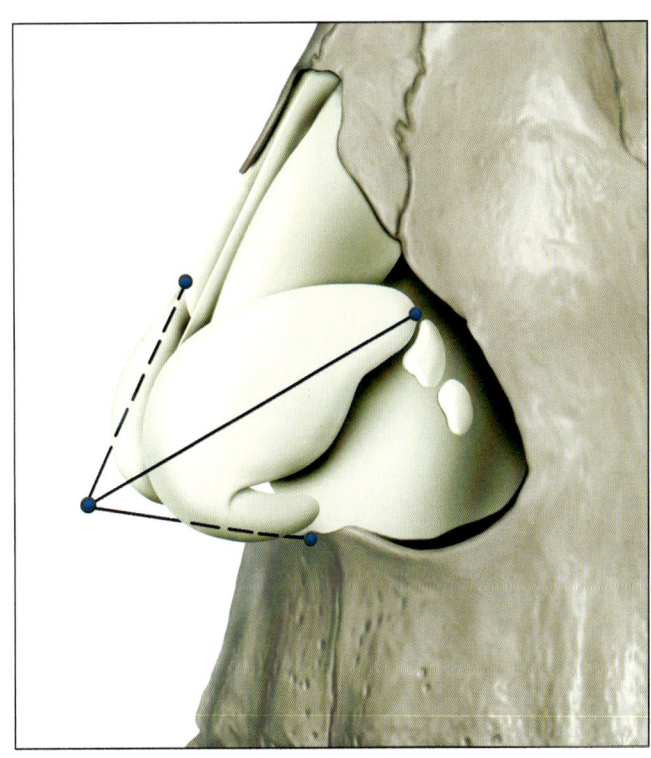

Fig. 11-1. Representação esquemática do tripé de Anderson.

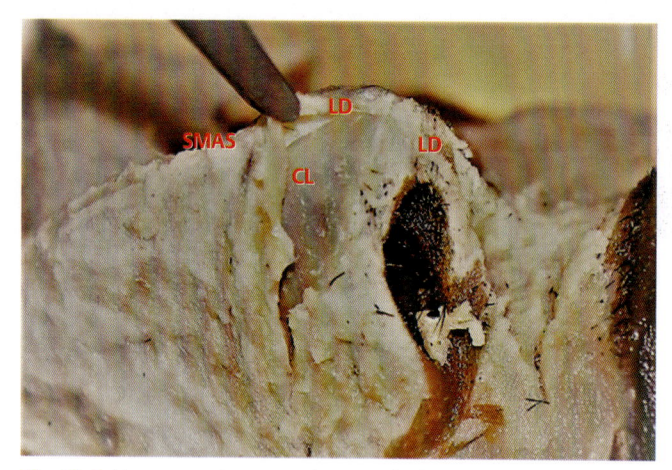

Fig. 11-2. Ligamento dermocartilaginoso (LD) surgindo a partir do sistema músculo aponeurótico superficial nasal (SMAS) e progredindo ao longo da columela. CL: *Crus* lateral.

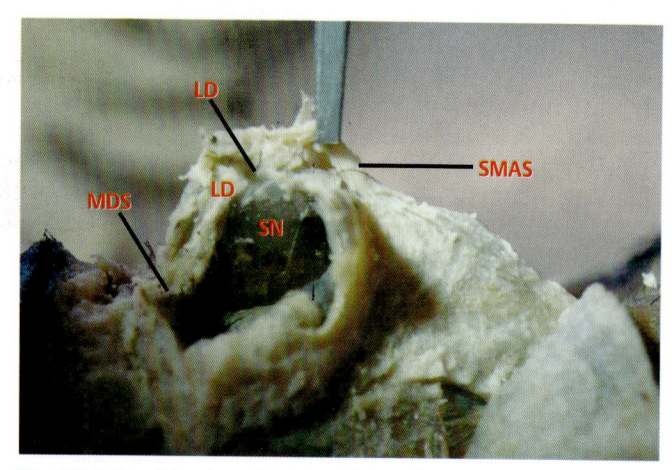

Fig. 11-4. Face lateral nasal com cartilagem lateral inferior esquerda removida, mostrando ligamento dermocartilaginoso (LD) que surge a partir do sistema músculo aponeurótico superficial nasal (SMAS) e segue ao longo da borda caudal do septo nasal (SN) entre as duas *crura* mediais e se relaciona com músculo depressor do septo (MDS).

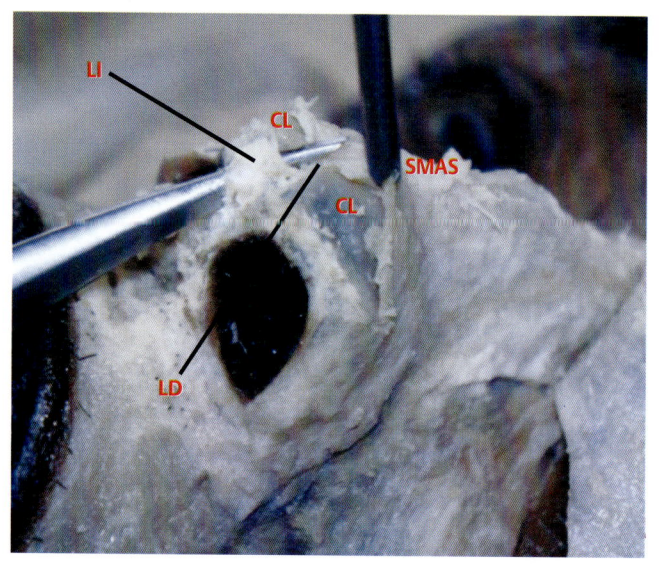

Fig. 11-3. Segmento profundo do ligamento dermocartilaginoso (LD) originando-se do sistema músculo aponeurótico superficial nasal (SMAS) e seguindo profundamente abaixo do ligamento interdomal (LI). CL: *Crus* lateral.

Estes dois segmentos estendem-se posteriormente, penetram entre as *crura* mediais e terminam juntos ao septo caudal e ao músculo depressor do septo, próximo à base das *crura* mediais (Fig. 11-4).

2. O músculo depressor do septo está inserido na extremidade posterior das *crura* mediais e do ligamento dermocartilaginoso, e na sua outra extremidade, no músculo orbicular e abaixo da espinha nasal anterior. Rohrich *et al.* realizaram um estudo anatômico, descrevendo três tipos de músculo depressor do septo:[6]
   - Tipo 1 – a maioria dos casos. O músculo está completamente inserido no músculo orbicular (62%).
   - Tipo 2 – segundo mais frequente. Inserção mínima ou nenhuma no músculo orbicular (22%).
   - Tipo 3 – músculo depressor do septo rudimentar ou ausente.

Pela íntima relação entre o ligamento dermocartilaginoso e o músculo depressor do septo, ambos agem em consonância, podendo causar efeitos indesejados na ponta nasal, como diminuição da projeção, menor rotação cefálica e abaulamento (má definição). Desta maneira, autores descrevem a secção do ligamento dermocartilaginoso como manobra que objetiva uma melhora nas qualidades mencionadas anteriormente, embora não se tenha como prever com segurança um valor quantitativo nesses ganhos. A secção do ligamento dermocartilaginoso pode ser realizada tanto por rinoplastia aberta, quanto por rinoplastia fechada. Assim como no ligamento dermocartilaginoso, a secção do músculo depressor do septo também confere melhorias no terço inferior do nariz. Dependendo de sua inserção e atividade, o músculo depressor do septo pode causar depressão da ponta nasal ao sorrir e falar. Além disso, nas situações em que o músculo depressor do septo se insere na musculatura orbicular, a dinâmica dessa unidade pode levar a alterações que abrangem o lábio superior em conjunto com a ponta nasal. Um exemplo é a síndrome rinogengivolabial, onde além da depressão da ponta nasal existem a retração e a deformidade do lábio superior.[4]

TEORIA DO TRIPÉ

Desde a década de 1960, o conceito do tripé tem sido a teoria predominante usada para explicar a dinâmica da ponta nasal, auxiliando na orientação da prática cirúrgica e no aprendizado da rinoplastia. Como a ponta nasal apresenta um comportamento elástico, suas cartilagens podem ser comparadas a um tripé de mola em balanço que possui um único ponto de fixação rígida, que seria o septo caudal.

Descrito, em 1969, o conceito do tripé de Anderson, estrutura formada pelas *crura* mediais em combinação com as *crura* laterais das cartilagens laterais inferiores, nos orienta em relação às condutas cirúrgicas a serem adotadas em situações, onde a ponta nasal possa ou deva ser alterada.[1,8] Atualmente, muitas técnicas cirúrgicas de reposicionamento da ponta nasal com uso de extensores, estabilizações, deprojeções, têm sido difundidas, entretanto, elas ainda têm sua filosofia com base na teoria original de Anderson.

Para entendermos a teoria de Anderson, devemos visualizar a ponta nasal como uma estrutura piramidal, localizada no centro da face humana, composta por um complexo conjunto de cartilagens articuladas, músculos e ligamentos, rodeados por um coxim gorduroso. Ao propor sua teoria, o objetivo do autor foi fornecer uma completa compreensão da dinâmica, projeção, rotação e os mecanismos de suporte da ponta nasal, nos orientando quanto aos diferentes fatores que devem ser avaliados nas técnicas cirúrgicas para correção das diferentes alterações da ponta nasal, pois segundo o autor, após a abordagem cirúrgica, vários vetores surgirão nessa estrutura, resultando em comportamento imponderável com o decorrer do tempo, caso não tenhamos domínio dessas variáveis. Portanto, a correção cirúrgica da ponta nasal requer um profundo conhecimento da sua tridimensionalidade.

Segundo Anderson,[1,8] em seu artigo original, toda a estrutura formada pelas cartilagens alares gêmeas se assemelha a um tripé preso ao plano frontal da face, estando o ápice do tripé colocado excentricamente". Cada cartilagem lateral inferior se assemelha a uma ferradura suspensa, onde o segmento medial é mais curto e situado em um nível mais baixo que seu segmento lateral, sendo este pelo menos duas vezes maior que o pilar medial. As *crura* mediais se aproximam na linha média e se estendem em distâncias variáveis na columela (Fig. 11-1).

A base deste tripé tem vários suportes de grande importância, alguns ou todos, podem ser enfraquecidos ou destruídos durante as abordagens cirúrgicas, tanto estética, como funcional do nariz. Esses suportes foram determinados por Anderson da seguinte forma:

1. O tecido mole que une as extremidades mediais das *crura* das cartilagens laterais inferiores tem um arranjo ligamentar. Este tecido abrange a porção distal do dorso septal, portanto, o suporte do tripé será enfraquecido quando a projeção da parte do dorso septal for reduzida, mesmo que o próprio ligamento não seja comprometido.
2. Uma estrutura ligamentar semelhante ocorre na *crus* medial; isto é particularmente importante na área onde sua extremidade inferior se sobrepõe à extremidade caudal da cartilagem septal. Excisão da cartilagem septal nesta área de sobreposição diminuirá drasticamente o apoio da ponta que descerá em direção ao plano facial.
3. As extremidades caudais das cartilagens laterais superiores são estruturas de suporte, à medida que são sobrepostas pelas *crura* laterais. Assim, a excisão de cartilagem nesta área de sobreposição enfraquece o suporte do tripé.
4. O septo membranoso também pode ser considerado um dos suportes do tripé; sua função pode ser alterada pela contratura cicatricial após incisões transfixantes.
5. O comprimento da *crus* medial é outro fator importante no suporte basal; principalmente, se os outros elementos forem fracos.
6. Abaixo da base da columela, na área pré-maxilar, localiza-se um bloco de gordura que tem função de suporte. Se houver atrofia, como resultado de trauma cirúrgico (p. ex., caso a incisão transfixante se estenda para a pré-maxila) ou envelhecimento, o tripé se acomodará com depressão da ponta nasal. Esse processo depende do comprimento da *crus* medial e da eficiência da estrutura de sobreposição crural-septal, explicando porque as gibas nasais podem aparecer de forma insidiosa à medida que as pessoas envelhecem.
7. As *crura* laterais também auxiliam na projeção da ponta nasal. Quando elas são curtas, a projeção da ponta é reduzida; quando não possuem rigidez, a definição da ponta é insuficiente. Ainda, mais importante, é o efeito que elas têm no ápice do tripé quando o suporte columelar é enfraquecido: seu comprimento e direção podem empurrar o ápice para baixo. Esta projeção dada pela *crus* lateral não é menos relevante em indivíduos com pele espessa.

Pensar em modificações deste tripé pela dinâmica de rotação e mudança na sua projeção é fácil de entender. De forma simplificada, podemos fazer uma analogia com um tripé usado para suporte de câmeras fotográficas: se aumentarmos o segmento medial do tripé alcançaremos um aumento de projeção e da rotação. Ao passo que, se, ao contrário, reduzirmos esse segmento medial, vamos observar uma deprojeção e perda da rotação. As *crura* laterais quando modificadas em seu eixo vertical, isto é, encurtadas, puxarão todo o tripé para trás, aumentando a rotação e perdendo a projeção da ponta nasal.

É claro que outros mecanismos complexos capazes de influenciar o resultado cirúrgico não estão sendo considerados nesse modelo, como: o comprimento, a largura e direção da *crus* lateral, as extremidades caudais das cartilagens laterais superiores, a qualidade da pele e outros tecidos moles, a curvatura das cartilagens, o comprimento do septo, e, principalmente, a desarmonização entre os níveis destas estruturas gêmeas entre outras variáveis.

Apesar de estes conceitos terem sido descritos há 50 anos, ainda hoje, concordamos que a rigidez deste tripé é determinada principalmente pela cartilagem alar inferior, que é dividida anatomicamente em segmentos medial, intermediário e lateral. Apoiada medialmente na espinha nasal anterior e sustentada lateralmente por tecidos conectados na abertura piriforme, assim como as cartilagens sesamoides. Ainda, medialmente, estrutura-se por conexões com o septo caudal e ligamentos intercrurais para auxiliar na sua estabilidade.

Estudos recentes vêm ao encontro da teoria de Anderson, demostrando que incisões intercartilaginosas isoladas que alterem as conexões entre as cartilagens alares e o septo caudal e/ou com os ligamentos intercrurais, interferindo na rigidez fisiológica da ponta nasal, poderão gerar perdas na estabilidade, causando transtornos estéticos e funcionais imponderáveis.[9-11]

Vale ressaltar que técnicas cirúrgicas agressivas, com base na ressecção de estruturas com o objetivo de diminuir o volume e rotação da ponta nasal, podem ter resultados estéticos e funcionais desastrosos em longo prazo.[11] Na tentativa de diminuir esses riscos, a tendência atual é preservar estruturas e, algumas vezes, com a finalidade de um resultado cirúrgico mais previsível, atingindo um contorno nasal harmonioso com uma boa permeabilidade aérea.

MODELO *M-ARCH*

O modelo *M-Arch*, proposto por Adamson, em 2006,[3] aprimorou a compreensão da dinâmica da ponta nasal em relação às teorias anteriores, especialmente, ao conceito do tripé de Jack Anderson (1969).[2] Esta moderna concepção da dinâmica da ponta nasal tornou-se uma importante ferramenta para o cirurgião. Descreve, de forma mais abrangente, detalhes sobre as *crura* mediais, intermediárias e laterais, quando submetidas à intervenção cirúrgica ou manobras de sutura, com suas variações sutis na elaboração da definição da ponta, assim como, nos parâmetros mais apurados de comprimento, projeção e rotação nasais. Amplia o conceito do tripé de Anderson, por considerá-lo como um arco único, contínuo, separado sagitalmente do lado contralateral, que possui um comprimento específico, enfatizando a peculiaridade de cada elemento anatômico (*crura* medial, intermediária e lateral) deste arco cartilaginoso e suas relações entre si, além das estruturas anatômicas ao redor. Define o lóbulo nasal, formado pelo arco domal, sendo este, realmente, um arco dentro de um arco, que consiste nas *crura* intermediárias e o componente anterior da cartilagem lateral inferior (Fig. 11-5).[12]

O modelo do *M-Arch* propõe um entendimento minucioso das cartilagens laterais inferiores e suas tensões dinâmicas, provocadas pelas curvaturas das *crura* lateral e medial, incluindo as intermediárias, onde se criam forças de empuxo contrárias e complementares. A tensão anterior na borda lateral da cartilagem lateral inferior faz com que se projete a ponta nasal, empurrando-a anterior e inferiormente. A *crus* medial, em movimento contrário, neutraliza aquela força de tensão com um movimento que empurra em direções anterior e superior (Fig. 11-6).[13] Forças adicionais, como músculos, ligamentos e tecido conjuntivo circundante, contribuem para o equilíbrio entre as forças opostas cartilaginosas referidas, influenciando, desta maneira, na determinação do comprimento, projeção, rotação e definição da ponta nasal.

O arco cartilaginoso pode ser trabalhado em qualquer lugar dentro do próprio arco, causando efeito no seu comprimento, mudando, também, a projeção, rotação e definição lobular. Estas mudanças podem ser efetuadas pela divisão vertical em qualquer ponto do arco, e não apenas nos pés das *crura* medias ou laterais. Por divisão vertical, entende-se qualquer incisão no arco, perpendicularmente ao longo de si mesmo. Isto diferencia o sentido dessa incisão da incisão horizontal que é usada mais comumente para a ressecção da porção cefálica da cartilagem lateral inferior para refinar o lóbulo ou para efetuar alguma rotação. A divisão vertical possui um grande potencial de alteração nas medidas angulares da ponta nasal.

Dependendo da distância da divisão vertical do arco, dentro do lóbulo, em relação ao ponto da definição da ponta nasal, ocorrerão efeitos de diminuição dos maiores componentes no sentido horizontal do arco ou no sentido vertical, refletindo em desdobramentos de ação sobre a rotação, projeção e refinamento da ponta (Fig. 11-7). Divisões próximas ao lóbulo provocam maior efeito no estreitamento deste e um menor grau de rotação da ponta, entretanto, observaremos o contrário, se mais distantemente forem aplicadas as divisões. Quanto mais lateralmente ocorrer a ressecção da *crus* lateral da cartilagem lateral inferior, maior será a rotação, menor comprimento nasal, e, consequente, diminuição da projeção. Divisões mediais do arco, localizadas caudalmente ao ponto de definição da ponta, produzirão redução na rotação, aumento do comprimento nasal e diminuição da projeção.

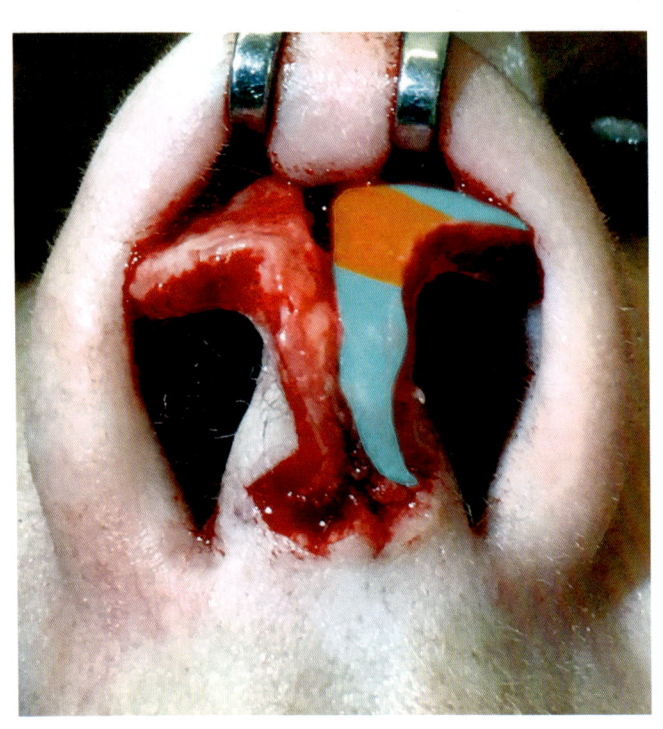

Fig. 11-5. Arco domal, lado esquerdo: composto pela *crus* intermediária e componente anterior da cartilagem lateral inferior.

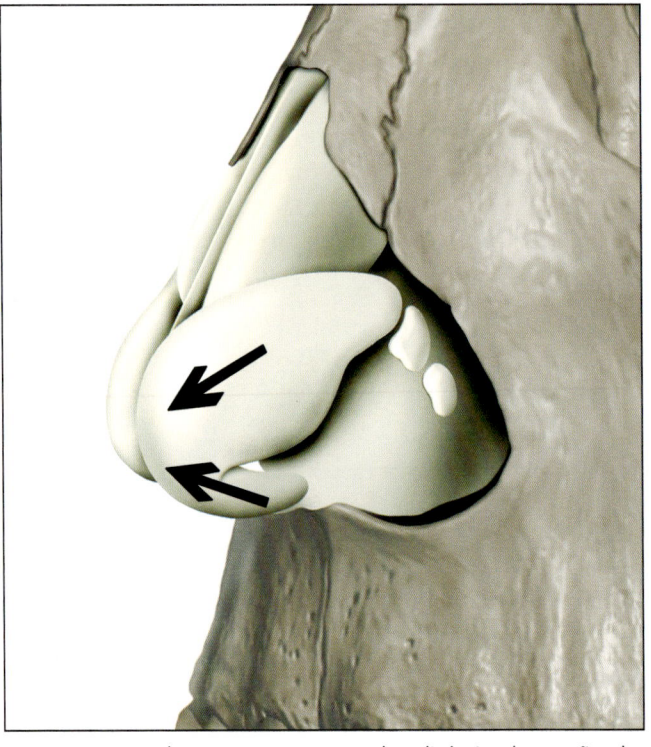

Fig. 11-6. Forças de empuxo representando a dinâmica das tensões da cartilagem lateral inferior.

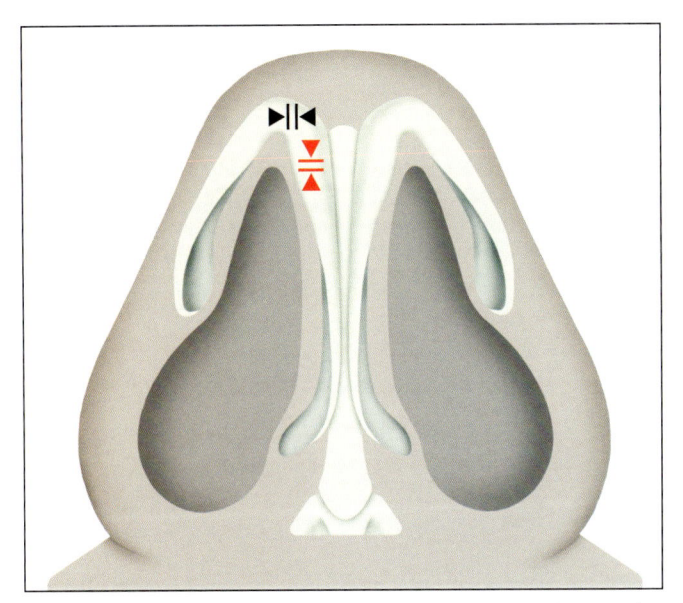

Fig. 11-7. No arco domal, as maiores diminuições no sentido vertical do arco (em vermelho) estão nas *crura* intermediárias ou situadas em direção aos pés das *crura*. As diminuições horizontais do arco (em preto) localizam-se nas *crura* intermediárias e na face anterior das cartilagens laterais inferiores.

A partir do conhecimento dos efeitos obtidos pela divisão vertical na *crus* intermediária, assim como, da divisão no terço médio na *crus* medial e/ou realização da divisão vertical lateral do arco, podemos conseguir mudanças significativas, e, igualmente, preditivas das deformidades anatômicas da ponta nasal conforme a planificação cirúrgica. Adamson,[2] também, utiliza o termo *vertical arch division,* para designar qualquer divisão vertical do arco em quaisquer posições no arco cartilaginoso.

Muitas vezes, necessitamos somente de algumas manobras específicas, como o uso de suturas na região lobular para definição da ponta nasal,[14] sem, obrigatoriamente, lançar mão da divisão do arco, mantendo-se, assim, o comprimento do M-Arch. Nestes casos, encontramos cartilagens laterais inferiores de tamanho adequado, com poucas deformidades anatômicas na relação entre o lóbulo e a base nasal.

Quando nos deparamos com um M-Arch longo e necessidade de diminuição da projeção, poderá ser realizada uma divisão vertical em qualquer local ao longo do arco cartilaginoso. Na existência de M-Arch longo com definição lobular adequada, embora esta situação não seja frequentemente encontrada, tendo em vista que alguma deformidade lobular esteja associada, podemos realizar uma ressecção na base ou porção média da *crus* medial, sem interferência na *crus* intermediária. Nos casos de M-Arch longo, geralmente, a ponta está superprojetada, porém, como citado anteriormente, apresentando-se com irregularidades anatômicas lobulares que necessitam tratamento pela divisão vertical na região do arco lobular, efetuando-se, desta maneira, o ajuste da ponta nasal com a devida diminuição da projeção concomitantemente. A filosofia do modelo M-Arch está amparada justamente nesta multiplicidade de opções de divisões e ações ao longo do eixo cartilaginoso. Como não existe um nariz igual ao outro, considerando as inúmeras alterações anatômicas encontradas na ponta nasal, toda a dinâmica do conjunto das forças envolvidas, isto é, das cartilagens alares inferiores, do envelope dos tecidos moles circundantes, dos músculos, dos ligamentos e pele, deverá ser levada em conta, em maior ou menor grau, para o acabamento final a ser alcançado. Conforme o objetivo, poderemos realizar uma ou mais ações, no sentido de ajustar apropriadamente, de forma harmônica, todos estes elementos relacionados.

De modo diverso ao anterior, quando o arco cartilaginoso se apresenta curto, subprojetado, a tática mais utilizada é a divisão lobular vertical com roubo lateral das *crura* laterais. Neste procedimento, a *crus* lateral é medializada, originando um novo ponto de definição da ponta nasal, projetando-a. Deve-se ressaltar que esta ação poderá causar colapso valvular se não forem respeitados os limites específicos para o suporte alar lateral. Em determinadas situações anatômicas, com menor grau de subprojeção da ponta nasal, suturas poderão ser utilizadas para um pequeno aumento da projeção. Em alguns casos, com maior grau de subprojeção, a opção de enxerto de extensão septal estará indicada, com a liberação da porção articulada dos pés das *crura* laterais (*hinge area*), conforme necessário, no intuito de se obter um melhor ajuste, tendo em conta a possibilidade anatômica, obviamente. Embora a utilização de *strut* columelar seja rotineira, nos arcos curtos, sua colocação isolada não será suficientemente efetiva em alguns casos, tanto no ganho para o alongamento desejado, quanto para o resultado harmônico entre as outras partes deficientes, como relação alar, lóbulo e base nasal.

Ações complementares, muitas vezes, serão necessárias em rinoplastias prévias, onde grande perda estrutural é constatada, ou naquelas deformidades maiores de origem genética. Quando identificada quantidade débil de cartilagem do M-Arch e esgotadas todas as manobras possíveis de reconstrução dentro do próprio arco, enxerto para ponta nasal deve ser empregado, como, por exemplo, o escudo de Sheen ou *cap graft*, somados um ao outro, se necessário, na intenção de criar projeção, contrarrotação, definir o lóbulo e restituir o comprimento nasal ideal. Ao utilizarmos um ou mais enxertos, pois poderá ser necessário mais de uma unidade, ou ainda tipos diferentes, como exemplificado anteriormente, estes deverão ser alinhados e suturados adequadamente. No procedimento de divisão vertical domal, especialmente nos pacientes de pele fina, as bordas incisadas devem ser unidas com precisão, evitando sobreposição das mesmas. Outros detalhes específicos sobre a utilização dos enxertos na ponta nasal seriam pertinentes, entretanto, noutra parte deste manual o tema será tratado de forma mais aprofundada.

Como medida compensatória, na busca da reconstituição do arco e dos ângulos ideais em relação às demais subunidades estéticas do nariz, após todos procedimentos descritos anteriormente, se, ainda assim, não forem suficientes de acordo com o objetivo proposto da análise pré-operatória, teremos como alternativa o aparente aumento do M-Arch pela colocação de enxerto no ângulo nasolabial e/ou redução da área do *supratip*. Estas duas opções propiciarão projeção e rotação (pseudoprojeção e pseudorrotação) dentro do contexto que estão imbricados.

A aplicação confiável do modelo M-Arch na complexa dinâmica da ponta nasal, de maneira especial, em relação ao seu arcabouço cartilaginoso, tem-se mostrado, cada vez mais, um conceito utilizado. Facilita a compreensão cirúrgica das inúmeras técnicas que envolvem a ponta nasal, favorecendo resultados previsíveis, independentemente da via de acesso escolhida. Podemos afirmar, ser este, um valioso recurso para se pensar, de forma elaborada, as ações sobre a ponta nasal, um *State of Art* para a rinoplastia.

REFERÊNCIAS BIBLIOGRÁFICAS

1. Shamouelian D, Leary RP, Manuel CT, Harb R, Protsenko DE, Wong BJF. Rethinking nasal tips Support: A finite element analysis. Laryngoscope. 2015;125:326-30.
2. Anderson JR. The dynamics of rhinoplasty. Proceedings of the Ninth International Congress of Otolaryngoly. Excerpta Medica International Congress Series, No. 206. Amsterdam; 1969. p. 708-710.
3. Adamson PA, Litner JA, Dahiya R. The M-Arch model: a new concept of nasal tip dynamics. Arch Facial Plast Surg 2006;8(1):16-25.
4. Benlier E, Top H, Aygif AC. A new approach to smiling deformity: cutting of the superior part of the orbicularis oris. Aesth Plast Surg. 2005;29:373-7.
5. Pitanguy I, Salgado F, Radwanski HN, Bushkin SC. The surgical importance of the dermocartilaginous ligament of the nose. Plastic and Reconstructive Surgery. 1995;apr:790-4.
6. Rohrich RJ, Huynh B, Muzaffar AR, Adams WP Jr, Robinson JB Jr. Importance of the depressor septi nasi muscle in rhinoplasty: anatomic study and clinical application. Plast Reconstr Surg. 2000;105:376-383.
7. Saban Y, Amodeo CA, Hammou JC, Polselli R. An anatomical study of the nasal superficial musculoaponeurotic system. Surgical applications in rhinoplasty. Arch Facial Plast Surg. 2008;10(2):109-15.
8. Anderson JR. A reasoned approach to nasal base surgery. Arch Otolaryngol. 1984;110(6):349-358.
9. Davis RE. Revision of the overresected nasal tip complex. Facial Plast Surg. 2012;28(4):427-439.
10. Davis RE. Nasal tip complications. Facial Plast Surg. 2012;28(3):294-302.
11. Ballin AC, Kim H, Chance E, Davis RD. The articulated alar rim graft: reengineering the conventional alar rim graft for improved contour and support. Facial Plast Surg. 2016;32:384-397.
12. Funk E, Chauhan N, Adamson PA. Refining vertical lobule division in open septorhinoplasty. Arch Facial Plast Surg. 2009;11(2):120-125.
13. Sands NB, Adamson PA. Nasal tip deprojection with crural cartilage overlap: the M-Arch model. Facial Plast Surg Clin N Am. 2015;23:93-104.
14. Adamson PA, Funk E. Nasal tip dynamics. Facial Plast Surg Clin N Am. 2009;17:29-40.

TÉCNICAS PARA ESTRUTURAÇÃO E POSICIONAMENTO DA PONTA NASAL

Eduardo Landini Lutaif Dolci ▪ Antonio Carlos Cedin
José Eduardo Lutaif Dolci ▪ Vinícius Suguri

INTRODUÇÃO

O tratamento da ponta nasal tem sofrido grandes modificações principalmente após os anos 1980. Movimento iniciado por Jack Sheen que difundiu o uso de enxertos cartilaginosos para a modelação da ponta nasal.[1]

No início dos anos 1980 era comum observar ponta nasal estreita e pinçada, excessos de ressecção das cartilagens nasais, característica que evoluiu para uma ponta ligeiramente mais larga e de aspecto mais natural, transições mais suaves e sem distorções excessivas, e ligeiramente mais alta que dorso nasal. Tivemos o período da rinoplastia de redução, seguida pela rinoplastia estruturada e hoje estamos conhecendo a "era" da rinoplastia de preservação. Os antigos conceitos de destruição e ressecção estão sendo atualmente substituídos por preservação e reposicionamento.[2]

A cirurgia da ponta nasal pode-se tornar extremamente complexa, por causa das grandes variações anatômicas, desejos dos pacientes e opções cirúrgicas, tornando ainda mais importante a minuciosa avaliação estética pré-operatória para o devido planejamento cirúrgico.

Apesar de a avaliação estética ser bastante subjetiva, é importante determinar as características básicas da ponta nasal e sua relação com o dorso, sua variação em relação a um ideal estético e as limitações da cirurgia. Tudo isso deve ser detalhadamente explicado e discutido com o paciente no pré-operatório, levando sempre em consideração as características anatômicas de cada nariz, tipo de pele e etnia do paciente.

Os conceitos de projeção/rotação e as medidas utilizadas como parâmetros nas proporções do nariz e sua relação com a face são indispensáveis a todos os cirurgiões de nariz. O ângulo nasolabial é o principal parâmetro a ser analisado para definirmos a rotação do nariz. Compreende-se o ângulo formado entre a linha perpendicular do plano horizontal da face e a linha entre as extremidades da narina (Fig. 12-1). Em mulheres o ângulo ideal é de 95 a 110° e em homens entre 90 e 95°.

A projeção pode ser definida de diversas maneiras, como a distância entre o plano facial vertical, passando pela borda alar até a ponta nasal (Fig. 12-2), ou uma linha perpendicular ao plano vertical facial, que se inicia na junção alar-malar até a ponta nasal (Fig. 12-3). A maneira mais usual para se estimar projeção desejada da ponta nasal considera: Projeção = 2/3 do comprimento ideal do dorso nasal. De uma forma mais subjetiva, a ponta nasal na visão de perfil ou mesmo 3/4s deve ficar levemente mais alta que o dorso, definindo o *supratip break*, importante referência no resultado cirúrgico para uma aparência agradável (Fig. 12-4).

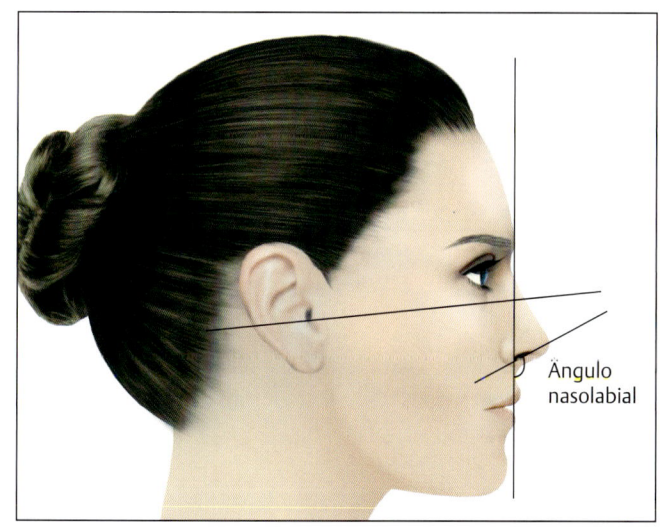

Fig. 12-1. Plano vertical e formação do ângulo nasolabial.

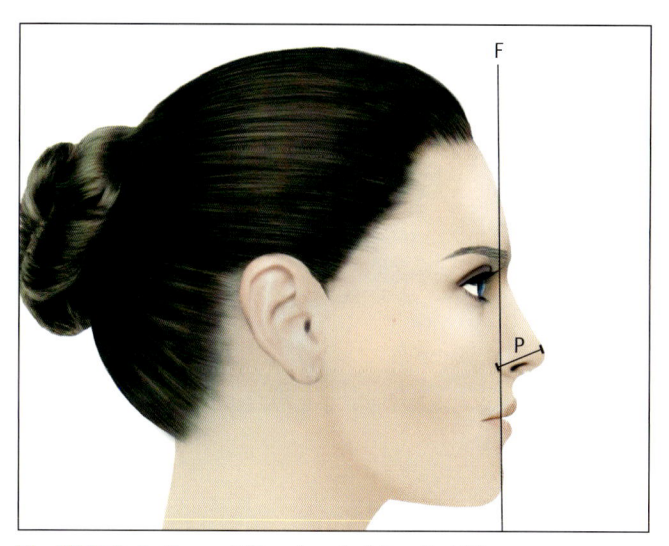

Fig. 12-2. Projeção nasal (P) e plano facial vertical (F).

Outro ponto anatômico importante no perfil da ponta nasal é o *double break* ou ângulo lóbulo-columelar, que representa a transição da columela para o lóbulo por meio da quebra da linha reta da columela. Anatomicamente, representa a transição da *crus* medial para a *crus* intermédia (Fig. 12-5).[3]

Um grande desafio na rinoplastia é determinar a correta posição da ponta nasal, tanto em sua projeção, como em sua rotação. Desta forma, torna-se essencial na rinoplastia o suporte da ponta basal para que todas as manobras subsequentes sejam efetivas e duradouras. As etapas da cirurgia da ponta nasal devem ser sempre iniciadas com a estabilização da base nasal, sendo este o alicerce para podermos a seguir definir a rotação e a projeção finais do nariz.

Temos três opções para a sustentação da ponta nasal: manobra de *tongue in groove*, *strut* columelar e enxerto de extensão septal ou extensor caudal de septo (*septal extension graft – SEG*).

O *tongue in groove* é uma manobra em que utilizamos a própria porção caudal do septo nasal como suporte para as cartilagens alares (Fig. 12-6). Existem várias definições na literatura, porém a manobra clássica é realizada sem o uso de enxertos.[4] Desta forma, para a manobra ser bem-sucedida deve ser bem indicada em casos selecionados, em que a anatomia e a configuração do nariz e da cartilagem quadrangular sejam adequadas para a sua realização. A manobra de *tongue and groove*, que muitos cirurgiões utilizam inadequadamente

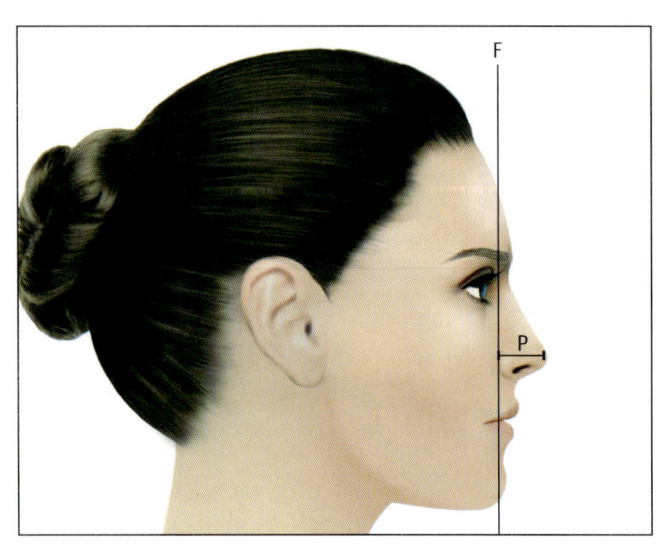

Fig. 12-3. Projeção nasal (P) e plano facial vertical (F).

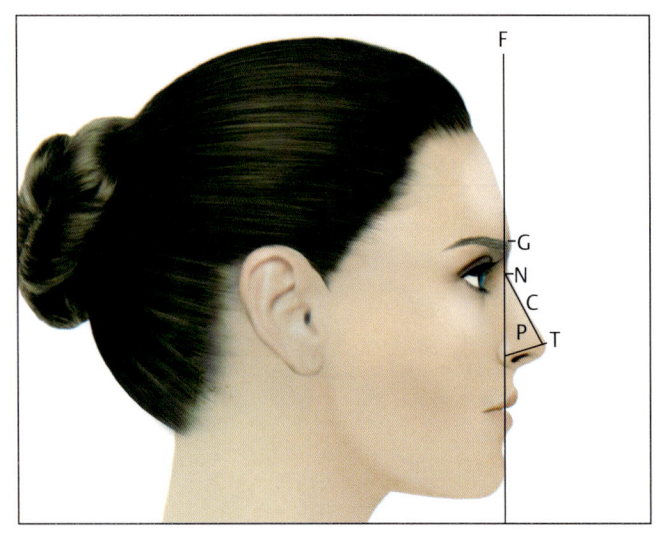

Fig. 12-4. Projeção nasal (P), plano facial vertical (F), glabela (G), ponta nasal (T), comprimento do dorso nasal (C), raiz nasal (N), P/N = 0,67.

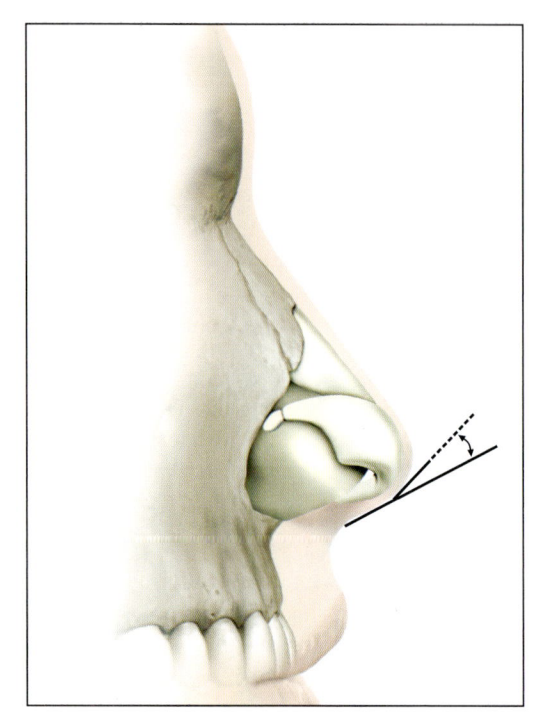

Fig. 12-5. *Double break* ou ângulo lóbulo-columelar.

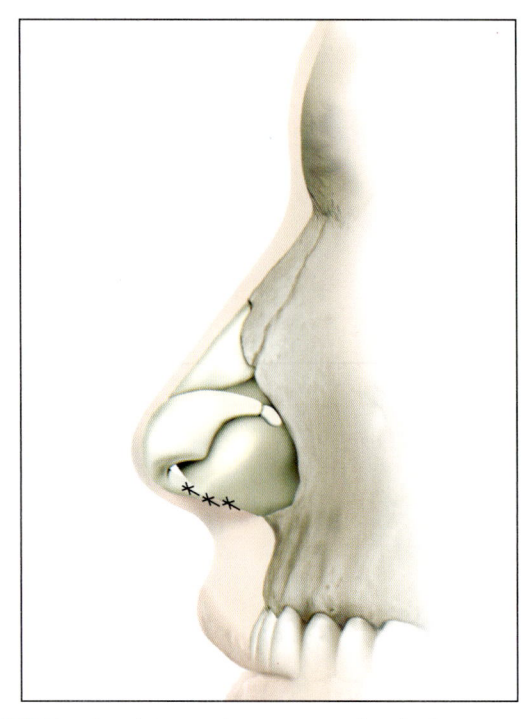

Fig. 12-6. Manobra de *tongue in groove*, com fixação das *crura* mediais no septo caudal.

como *togue in groove* para definir a fixação das *crura* mediais no enxerto, refere-se ao uso de um enxerto fixado à porção caudal do septo com posterior fixação das *crura* mediais no mesmo.[5]

O *strut* columelar é um enxerto em formato retangular, preferencialmente de cartilagem septal ou de costela e posicionado entre as *crura* mediais. Deve apresentar pelo menos 1 mm de espessura, ter ao menos a largura das *crura* mediais, e o seu comprimento deve corresponder a toda extensão das *crura* mediais.[6] Pode ser utilizado tanto em rinoplastia aberta, quanto fechada.

Para que este enxerto seja efetivo na sustentação da ponta nasal, é fundamental que a cartilagem utilizada tenha uma consistência adequada (rígida), apresente o tamanho citado anteriormente e que a fixação seja realizada de maneira correta. Para realizar esta fixação correta, a *crus* medial deve ser toda dissecada, até a região do *footplate* (porção mais inferior da *crus* medial, que normalmente apresenta uma divergência em relação ao restante da *crus* medial). Devem ser realizados 3 a 4 pontos intracrurais (*nylon* 5-0 ou PDS 5-0) unindo o enxerto às porções caudais das duas *crura* mediais, desde a região subdomal até os *footplates* (Fig. 12-7).[7] Cuidado deve ser tomado para que a porção inferior do enxerto não fique em contato com a espinha nasal anterior, o que pode causar um efeito de *clicking* referido por alguns pacientes. A falha deste enxerto em seu propósito ocorre quando este é fixado apenas superiormente nos *domus* das cartilagens laterais inferiores, permanecendo com toda a sua extensão anterior e inferior livre (*floating columelar strut*).

O enxerto de extensão septal (*SEG*) é atualmente o mais utilizado para estabilizar e sustentar a ponta nasal. Além disso, também tem grande importância na rotação da ponta nasal, definição do *infratip break* e projeção da ponta.[8] Ele é utilizado principalmente nas rinoplastias abertas, mas também pode ser utilizado na técnica fechada. A fonte de cartilagem é preferencialmente o septo nasal, mas em casos de narizes étnicos com pouco material septal disponível ou em cirurgias revisionais, a costela é a principal opção, podendo também ser utilizada a concha auricular em camada dupla.

A grande vantagem deste enxerto é proporcionar um alicerce estável e rígido na ponta nasal, atuando como um prolongador do septo caudal. O formato do enxerto também pode variar bastante, dependendo dos objetivos necessários. Neste primeiro momento iremos descrever o modelo tradicional, em formato retangular. Ele pode ser fixado de 2 maneiras: término-terminal ou laterolateral. A opção varia de acordo com a preferência do cirurgião, anatomia do paciente e material disponível para enxerto.

A fixação término-terminal normalmente envolve o uso de *spreader grafts* alongados para estabilizar a porção superior do enxerto, associado a suturas em figura de 8 e/ou alguns *splints* cartilaginosos ou ósseos inferiores (lâmina perpendicular do etmoide com múltiplas perfurações).[9] Utilizamos para estas suturas o PDS 5/0 ou *nylon* 5-0 (Fig. 12-8). Este modelo de fixação normalmente requer uma quantidade maior de enxertos, e o septo caudal deve obrigatoriamente estar centrado na linha média. Qualquer desvio caudal do septo deve ser adequadamente corrigido.

A outra opção é a fixação laterolateral, com o enxerto sobrepondo a porção caudal do septo nasal. O formato do enxerto está relacionado com a porção que ficará excedente ao septo caudal, sendo o formato sobreposto ao septo caudal dependente da quantidade de material disponível e necessidade para estabilizar o enxerto. Neste caso, a fixação é realizada com 3-4 suturas em "U" utilizando PDS 5-0 ou *nylon* 5-0 (Fig. 12-9). Cuidado deve ser tomado para o enxerto não causar um deslocamento lateral na ponta nasal e consequente assimetria,

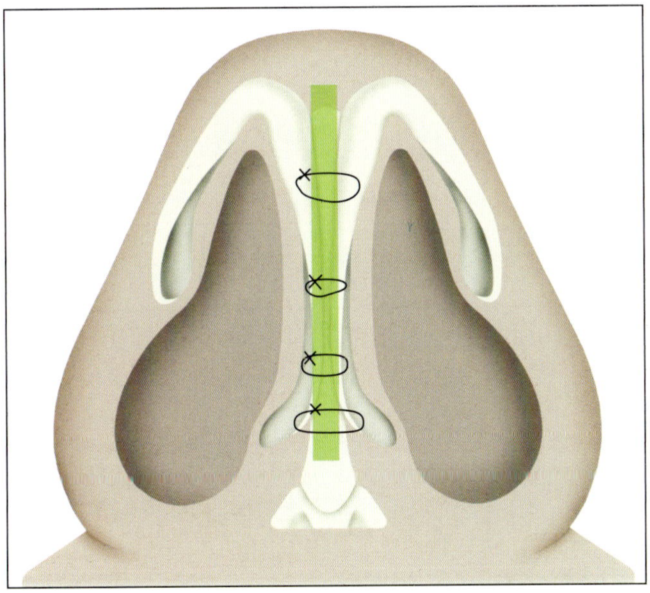

Fig. 12-7. Fixação do *strut* columelar com 4 pontos unindo o enxerto com as *crura* mediais, sendo o ponto mais inferior na platina das *crura* mediais.

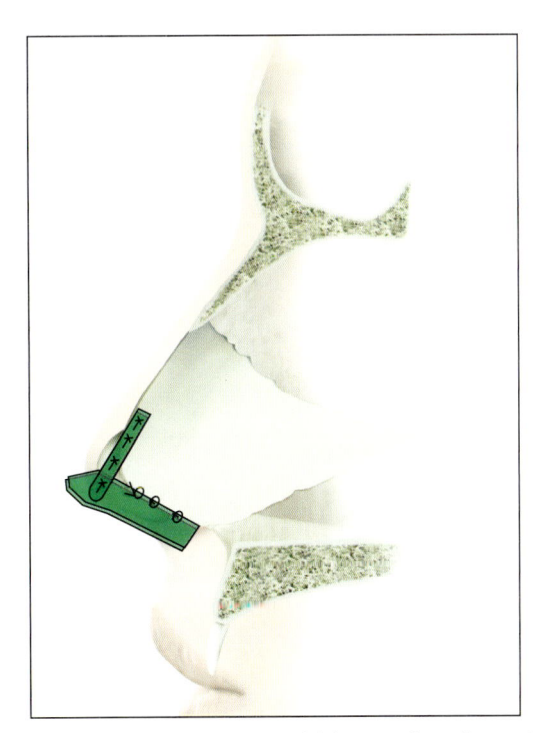

Fig. 12-8. Fixação de um extensor caudal de septo (*septal extension graft* – SEG) em formato retangular término-terminal, com *spreader graft* e suturas em figura de 8 unindo o enxerto ao septo caudal.

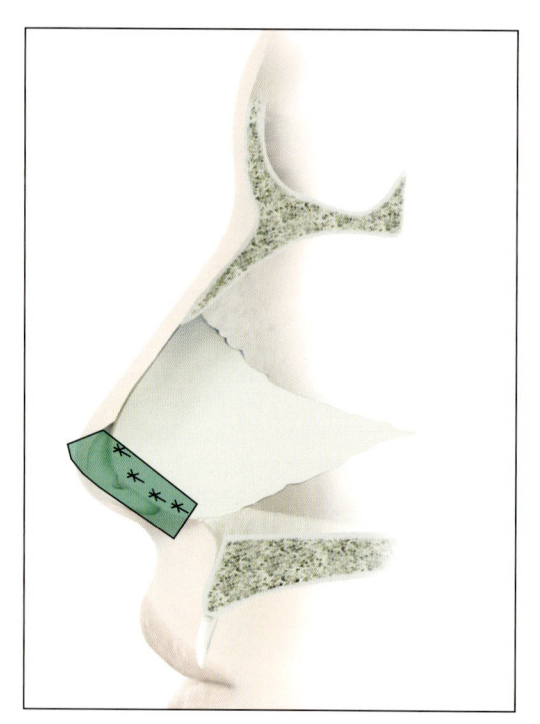

Fig. 12-9. Fixação de um extensor caudal de septo (SEG) em formato retangular laterolateral, sobrepondo a porção caudal do septo, com pontos simples.

e também para evitar obstrução na região da válvula nasal interna (atentar para o excesso de cartilagem nesta região).[10] Se o paciente apresentar algum mínimo desvio na região caudal do septo, o enxerto pode ser fixado no lado contralateral contribuindo para sua retificação e posicionamento correto.

MANOBRAS DE ROTAÇÃO

As manobras para aumento da rotação da ponta nasal estão relacionadas com o correto diagnóstico pré-operatório da necessidade de melhora do ângulo nasolabial.[11] Importante sempre lembrarmos que independentemente da técnica de rotação que iremos utilizar, para que ela seja efetiva, devemos realizar manobras para estabilizar a ponta nasal, dar adequada sustentação para que as técnicas subsequentes sejam efetivas. Estas manobras irão depender diretamente da opção de técnica/enxerto utilizada pelo cirurgião: *tongue in groove*, *strut* columelar ou enxerto de extensão septal (SEG).

Quando a técnica de estabilização da ponta nasal for apenas o **tongue in groove**.

Manobra muito utilizada atualmente principalmente em rinoplastias abertas, mas que pode ser uma ótima opção em casos selecionados de rinoplastia fechada em que não necessitamos realizar manobras para a definição da ponta nasal. Iremos descrever a manobra que realizamos em casos sem o uso do SEG ou *strut* columelar, denominada de *tongue in groove* (clássica). Está indicada em pacientes que apresentam ângulo nasolabial agudo (pouca rotação da ponta nasal) e que apresentam septo caudal longo. É fundamental que o septo caudal esteja na linha média, sem desvios, para não causar alteração na ponta nasal. Pode ser realizada por técnica aberta ou fechada, e consiste na sutura das *crura* mediais no septo caudal. Desta forma, conseguimos aumentar a rotação

do nariz ao realizar esta tração posterior das *crura* mediais e dar sustentação para a ponta nasal. A projeção pode ser manejada de acordo com a altura que realizamos as suturas na região do septo caudal.[12] Para um resultado adequado, devemos sempre observar a relação asa-columelar, já que esta manobra contribui para um retroposicionamento da região da columela (Fig. 12-6).

Optando pelo **strut columelar**, cuidado especial deve ser tomado para evitar hiper-rotação da ponta nasal principalmente quando utilizada a manobra de lateralização de *domus*. O *strut* columelar promove sustentação das crura mediais, mas não promove a estabilização completa da ponta nasal, tornando dinâmica as manobras nas *crura* mediais e laterais. Desta forma, as técnicas utilizadas para mudanças de rotação e projeção da ponta nasal são com base no conceito do "Tripé de Anderson".[13,14] Neste, as duas *crura* mediais representam uma das pernas do tripé, e cada *crus* lateral representa as outras duas pernas do tripé. Sendo assim, as manobras para a dinâmica da ponta nasal estão relacionadas com o aumento ou redução das pernas do tripé, em conjunto ou isoladamente (Fig. 12-10).

- *Lateralização de domus (lateral crural steal):* esta manobra está indicada em pacientes com ângulo nasolabial agudo e ponta subprojetada. Inicialmente o *domus* original é marcado e, a seguir, marcamos sua nova posição lateralmente ao *domus* original.[15] Ou seja, desta forma, estamos transformando parte da *crus* lateral em *crus* medial. Encurtamos a *crus* lateral, promovendo rotação da ponta nasal, e aumentamos a *crus* medial, levando a aumento da projeção da ponta nasal. A quantidade da lateralização irá depender da necessidade de aumento do ângulo nasolabial. Geralmente utilizamos a medida já definida, a cada 2 mm aumentamos

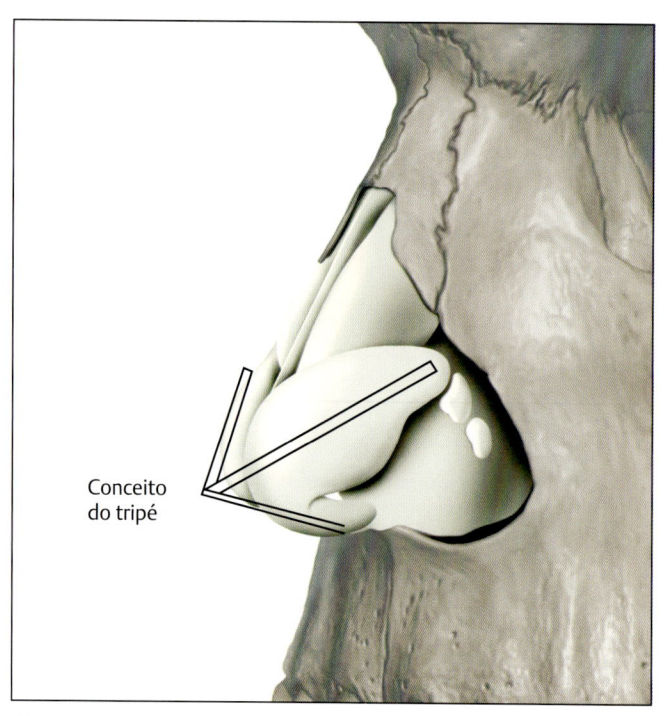

Fig. 12-10. Conceito do tripé, as duas *crura* mediais formam o apoio central e cada *crus* lateral forma os dois apoios laterais.

5 graus de rotação.[16] Da mesma forma que é importante estabilizar a *crus* medial com enxerto e/ou manobras, devemos sempre nos atentar para as características das *crura* laterais, para não fragilizá-las, causando alterações estéticas e funcionais (Figs. 12-11 a 12-13).

- *Overlapping de crus lateral:* esta técnica pode ser utilizada em pacientes com ângulo nasolabial agudo e que apresentam projeção adequada ou ligeiramente hiperprojetada.[17] O conceito utilizado nestes casos é encurtar simetricamente as *crura* laterais para que consigamos rodar a ponta nasal e aumentar o ângulo nasolabial. Mantendo a *crus* medial inalterada, podemos ter uma leve diminuição da projeção pela redução das pernas laterais do tripé da ponta nasal. Iniciamos com a marcação do *domus*, a seguir determinamos um ponto no meio de toda a extensão da *crus* lateral. Manobra idêntica realizada no lado contralateral deve ser efetuada. Realizamos uma incisão transfixando toda a cartilagem, porém preservando a mucosa subjacente. A seguir, realizamos um descolamento medial e lateral da mucosa da *crus* lateral. Realizamos a marcação da quantidade de *crus* lateral que será encurtada (normalmente de 2-5 mm). Com a mucosa descolada, realizamos um *overlapping*/sobreposição da porção medial em relação à porção lateral da *crus*. Para estabilizá-la na nova posição, realizamos dois pontos simples com fio PDS 5-0 ou *nylon* 5-0 (Figs. 12-14 a 12-17).

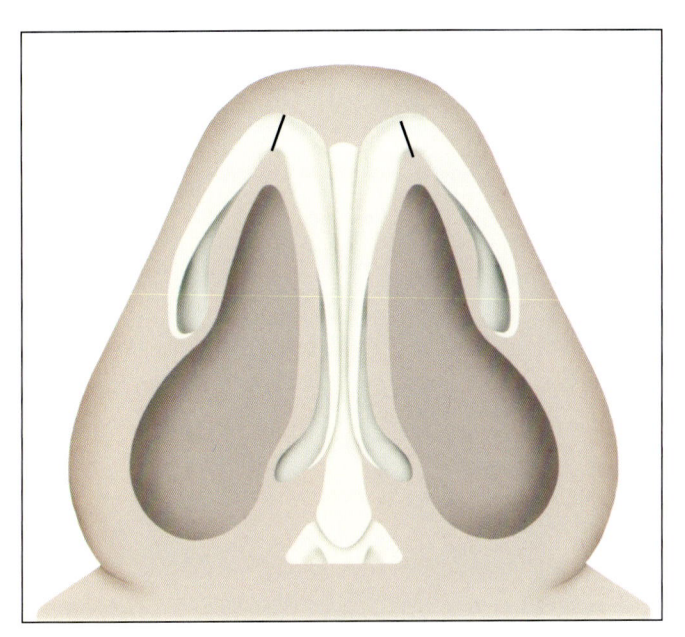

Fig. 12-11. Identificação do *domus* original.

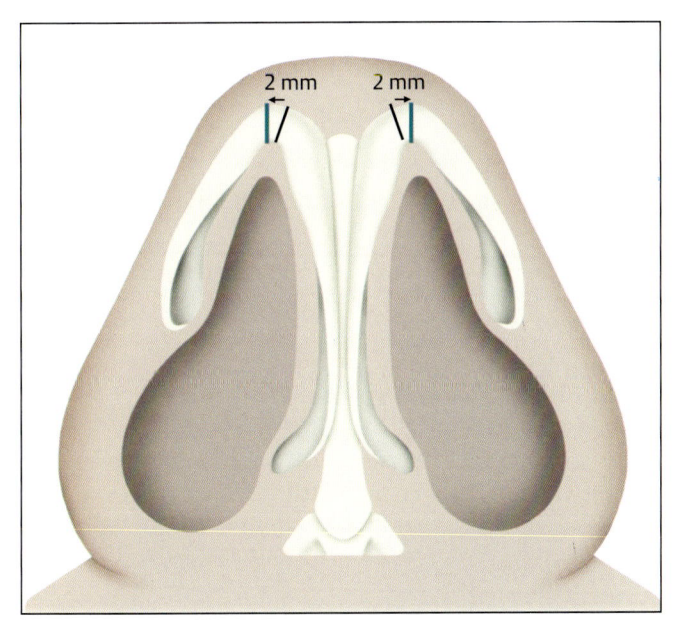

Fig. 12-12. Marcação do novo *domus* 2 mm ▪ lateral ao *domus* original.

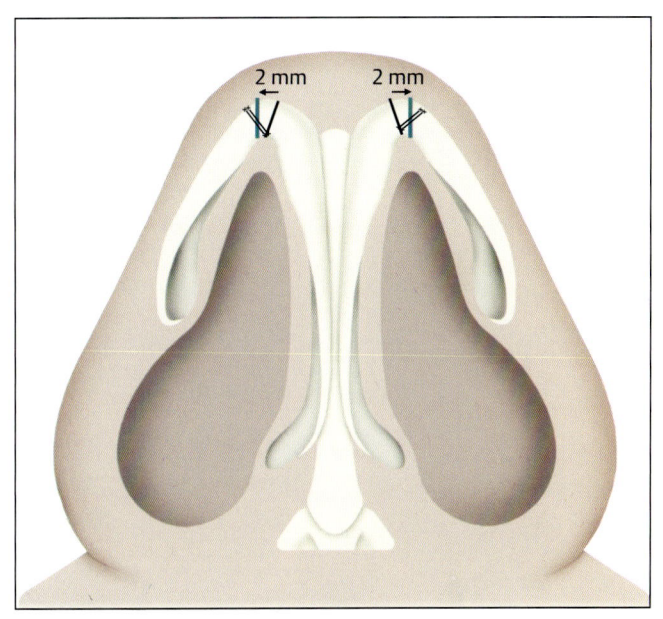

Fig. 12-13. Suturas domais no novo *domus*.

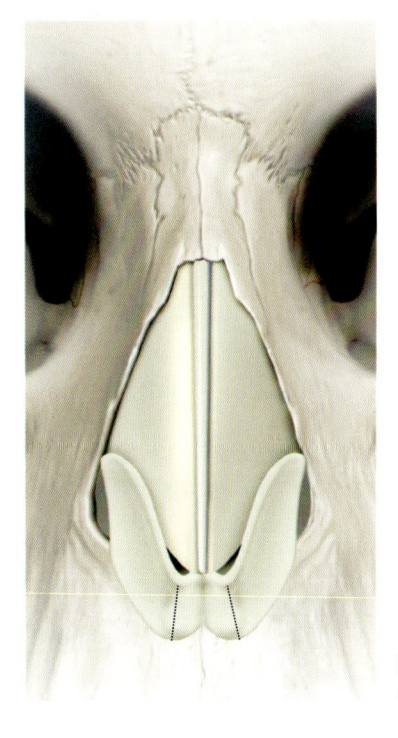

Fig. 12-14. Identificação do *domus* original.

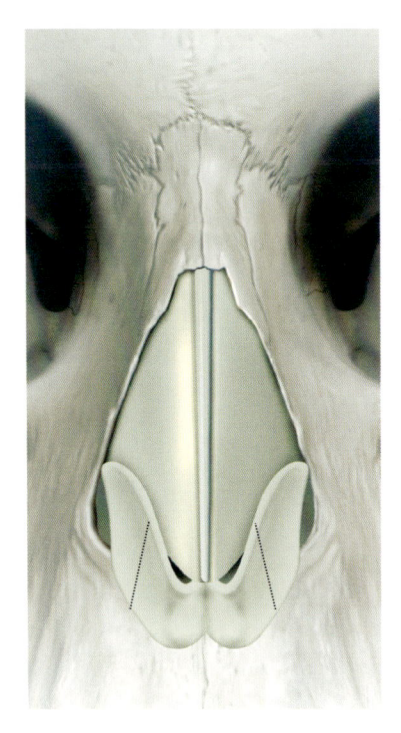

Fig. 12-15. Marcação de região no ponto médio da extensão das *crura* laterais.

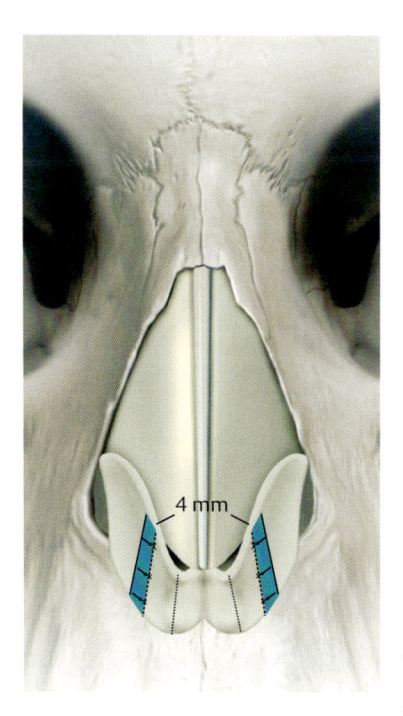

Fig. 12-17. Incisão na marcação original e sutura desta porção com a porção mais medial, sobrepondo 4 mm de *crus* lateral.

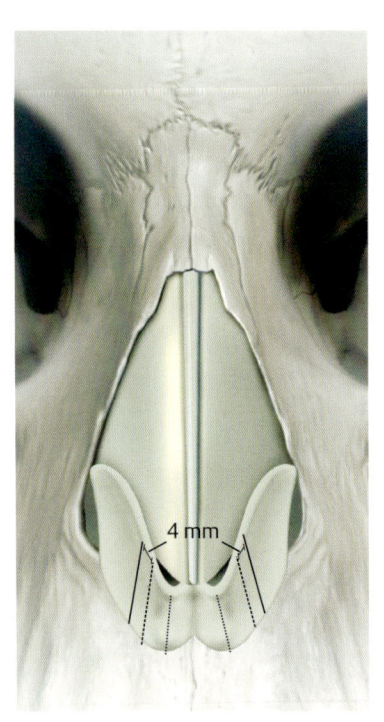

Fig. 12-16. Demarcada a região de 4 mm para medial que será sobreposta.

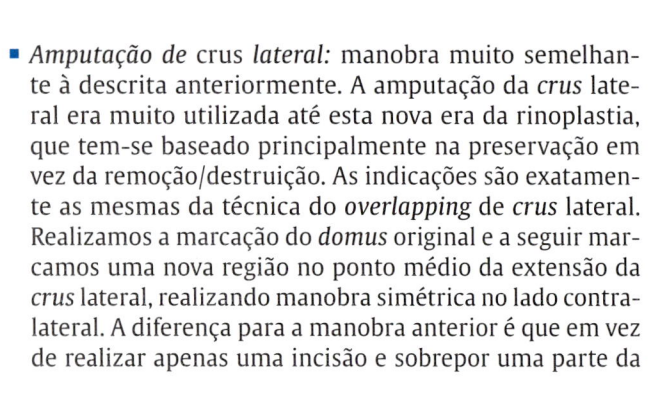

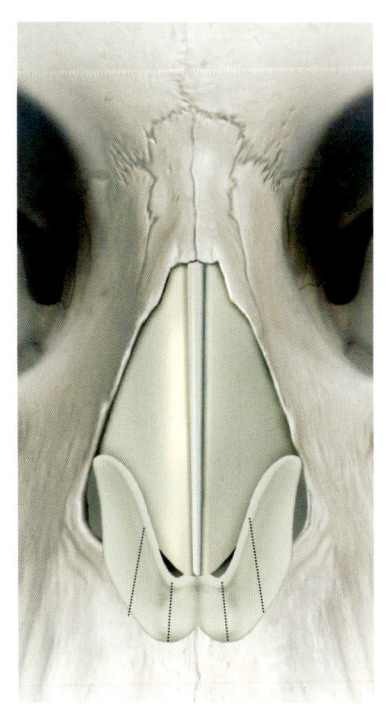

Fig. 12-18. Identificação do *domus* original e marcação de região no ponto médio da *crus* lateral.

- *Amputação de* crus *lateral:* manobra muito semelhante à descrita anteriormente. A amputação da *crus* lateral era muito utilizada até esta nova era da rinoplastia, que tem-se baseado principalmente na preservação em vez da remoção/destruição. As indicações são exatamente as mesmas da técnica do *overlapping* de *crus* lateral. Realizamos a marcação do *domus* original e a seguir marcamos uma nova região no ponto médio da extensão da *crus* lateral, realizando manobra simétrica no lado contralateral. A diferença para a manobra anterior é que em vez de realizar apenas uma incisão e sobrepor uma parte da cartilagem, aqui marcamos lateralmente à região definida a quantidade de cartilagem que será removida (normalmente 2 a 5 mm). Realizamos as duas incisões na cartilagem, transfixando completamente e preservando a mucosa subjacente e removemos o fragmento de cartilagem para encurtarmos a *crus* lateral. Suturamos os dois cotos com dois pontos simples utilizando fio PDS 5-0 ou *nylon* 5-0. Esta manobra pode enfraquecer a *crus* lateral, causando alterações estéticas e funcionais, por causa da insuficiência de válvula nasal externa em médio e longo prazos (Figs. 12-18 a 12-20).

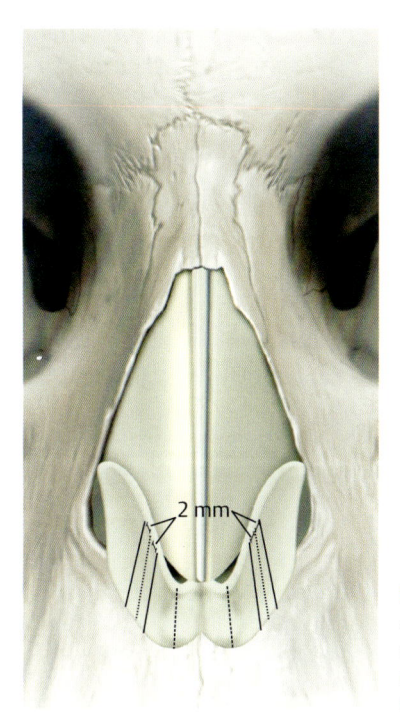

Fig. 12-19. Marcação de 4 mm de *crus* lateral que será amputada. 2 mm medial e 2 mm lateral à região inicial.

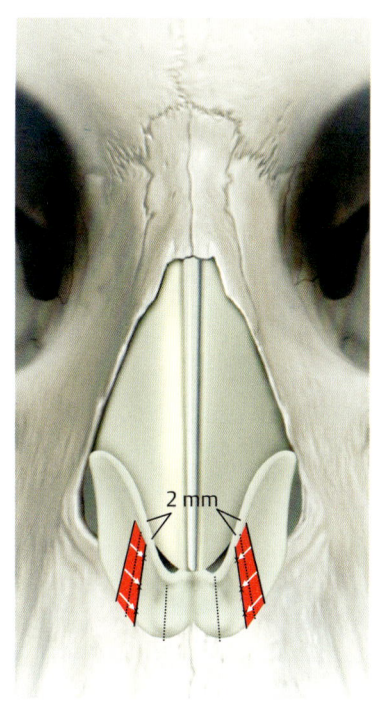

Fig. 12-20. Incisões realizadas nas duas marcações finais, com remoção de 4 mm de *crus* lateral e sutura dos dois cotos.

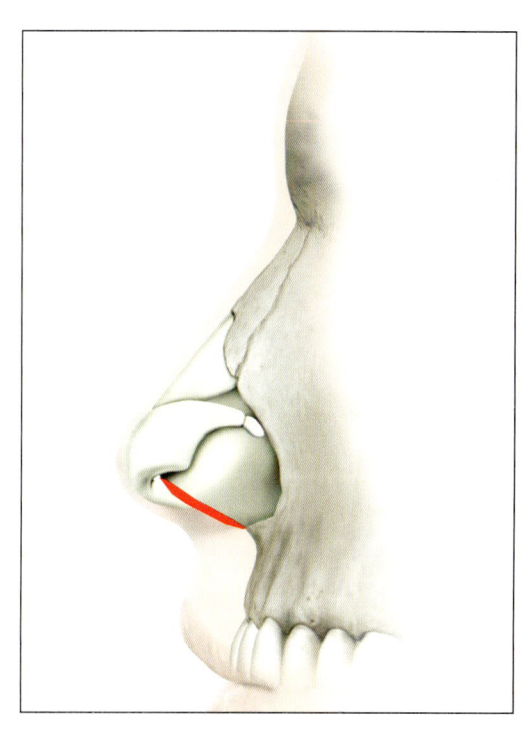

Fig. 12-21. Remoção do septo caudal.

- *Remoção de septo caudal:* esta manobra deve ser utilizada com muita cautela em casos muito selecionados, e como uma manobra complementar às manobras realizadas na ponta nasal. Podemos ressecar uma pequena porção de septo caudal (1-2 mm) em pacientes que apresentam septo caudal muito longo, e que necessitam de um ângulo nasolabial um pouco mais obtuso. Devemos descolar o mucopericôndrio bilateralmente nesta região caudal do septo e remover uma quantidade equivalente de septo caudal tanto inferior, quanto superior (Fig. 12-21).

Quando a técnica utilizada for o **extensor caudal de septo**:

- O extensor caudal de septo é atualmente o enxerto mais utilizado para estabilizar a ponta nasal e definir diversos parâmetros da visão lateral da ponta nasal relacionados com sua rotação e demais ângulos vistos no perfil: *supratip break*, *tip defining points* (TDP) e *columelar double break*.[18] Todos estes parâmetros podem ser definidos por simulação em *software* pré-cirúrgico ou então com o uso de moldes no intraoperatório para a correta definição destes pontos anatômicos. A grande diferença em relação ao *strut* columelar nas manobras de rotação da ponta nasal está relacionado com a mudança na utilização do "tripé de Anderson". Utilizando o *strut* columelar devemos realizar manobras objetivando sempre alterações nas *crura* mediais e laterais, já que o *strut* mantém a ponta nasal dinâmica. Já quando utilizamos o SEG, este tem o papel fundamental em fornecer um pilar central e uma estrutura estática para a ponta nasal.
- Confeccionando o formato e a configuração do SEG determinaremos a rotação e a projeção do nariz que desejamos de acordo com todas as características analisadas previamente à cirurgia.
- Após a fixação do *domus* no SEG, teremos posicionado a ponta nasal de acordo com o planejamento, no que diz respeito à sua projeção e rotação.
- A seguir, podemos definir a extensão das *crura* laterais tracionando-as em direção à posição *tip defining points* do SEG, o que proporcionará uma *crus* lateral plana e tensionada. Estas características (tensão e ausência de convexidade indesejada) são concretizadas pela fixação da borda cefálica da *crus* lateral ao SEG criando uma nova dobra (*neo-fold*). A seguir as *crura* mediais serão fixadas ao SEG, avaliando ou não a necessidade de amputar uma porção da platina destas *crura* (Fig. 12-22).[19]

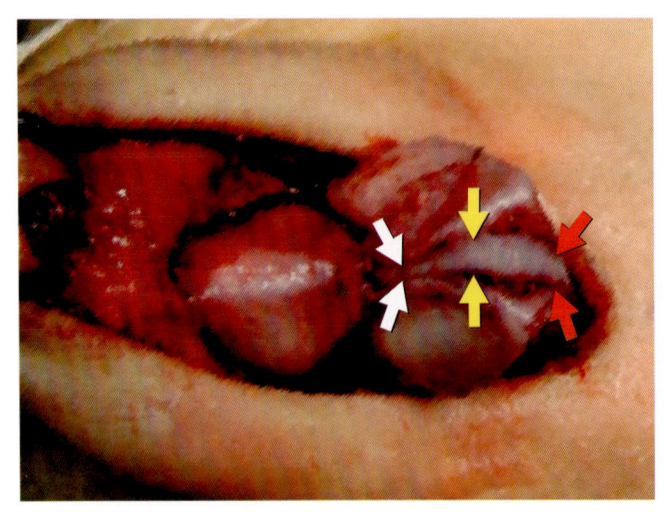

Fig. 12-22. Locais de fixação dos pontos para melhor aparência estética da ponta nasal. *Double break point* (setas vermelhas), borda cefálica do *neodomus* fixada ao SEG (setas amarelas) e *supratip break point* (setas brancas). (Davis RE, Ostby ET. How to Create Ideal Alar Form and Function. Facial Plast Surg. 2020 Feb;36(1):34-45.)

Em narizes em que necessitamos pouca rotação, o enxerto pode ser triangular com base superior, com uma curvatura discreta em sua face anterior para definição do ângulo definido como *columelar double break* (Fig. 12-23). Em pacientes com necessidade de grande aumento do ângulo nasolabial, o enxerto pode ser moldado em formato retangular ou triangular, com base ligeiramente maior, inferior (Fig. 12-24). Para fixação das *crura* mediais no SEG nestes pacientes com ângulo nasolabial agudo, podem-se avançar as *crura* mediais para abrir este ângulo e aumentar a projeção da ponta nasal. A fixação é realizada sempre mantendo a porção intermédia das *crura* mediais com seu ângulo de divergência preservado, não aproximando demais estes dois segmentos. Realizamos 2-3 pontos fixando as *crura* mediais na porção caudal do SEG e 1 sutura fixando a porção cefálica do *domus* na porção mais superior do SEG, que iremos definir como o TDP. O *domus* pode ser fixado na altura da porção mais superior do SEG, ou então 1-2 mm abaixo para poder dar mais definição para a ponta nasal em pacientes com pele espessa. Utilizamos fio PDS 5-0 ou *nylon* 5-0.

MANOBRAS PARA AUMENTO DA PROJEÇÃO

É importante ressalvar que as características da ponta nasal, como volume, largura, projeção, rotação e definição, estão relacionadas com as características anatômicas das cartilagens laterais inferiores e sua relação com o septo nasal e que suas modificações são interdependentes e inter-relacionadas, ou seja, a depender da técnica utilizada, a mudança de projeção pode modificar a rotação e/ou definição e vice-versa. Para tal, devemos levar em consideração características como o comprimento da columela, comprimento e força da *crus* medial das cartilagens laterais inferiores, sua distância até a porção caudal do septo nasal e o tamanho da espinha nasal.

Manobras para Projeção Utilizando o *Strut* Columelar

Ao longo do tempo identificou-se o potencial de perda de projeção e de rotação da ponta nasal em longo prazo com o *strut* columelar, optando-se então pelo enxerto de extensão septal, por promover uma estabilização mais previsível em longo prazo.

Reserva-se, portanto, o *strut* columelar para pacientes que precisam de pouco ganho de projeção nasal, porção anterior do septo centrada, *crus* medial com boa sustentação e sem

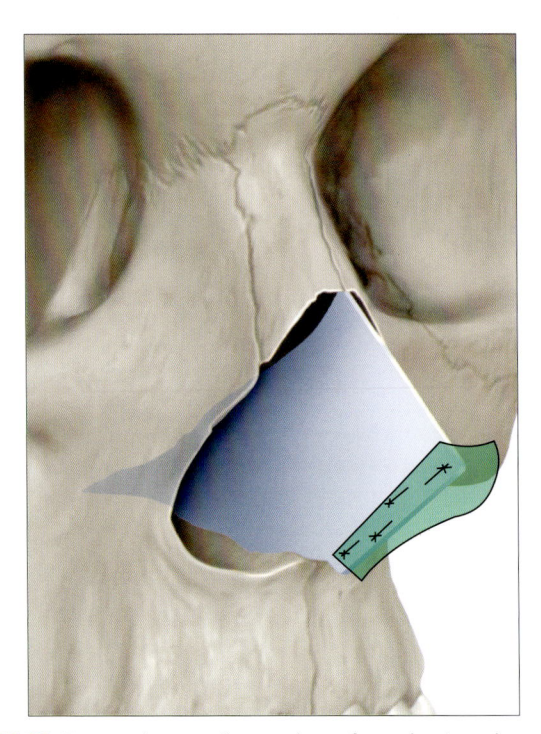

Fig. 12-23. Enxerto de extensão septal com formado triangular com base maior superior fixado de maneira laterolateral.

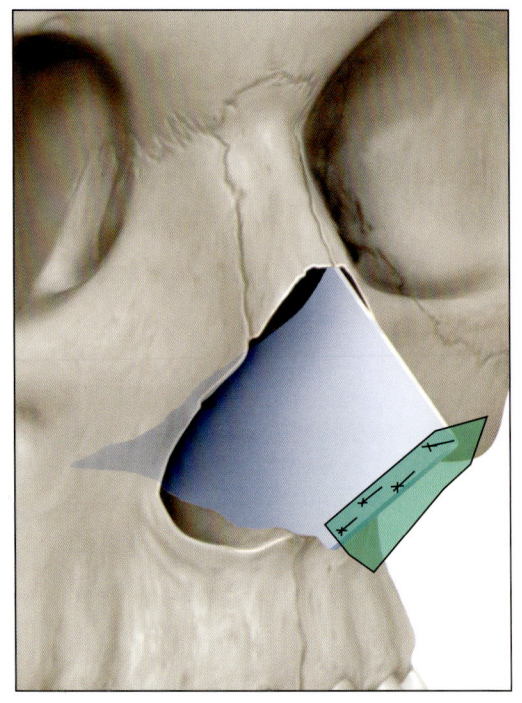

Fig. 12-24. Enxerto de extensão septal com formado triangular com base maior inferior fixado de maneira laterolateral.

desvios, apropriada relação alar columelar e bom contorno lábio-columelar.

O *strut* columelar, mais comumente, é feito em forma retangular e é suturado entre as *crura* mediais utilizando-se PDS 5-0 ou *nylon* 5-0, estendendo-se desde a porção mais inferior das *crura* mediais, o *footplate*, até 1-2 mm abaixo do *domus*. Para que seu uso seja efetivo, é de fundamental importância a fixação correta entre as *crura* mediais, com pelo menos 3 a 4 pontos unindo as cartilagens ao enxerto. Uma forma trapezoide ou triangular pode também ser utilizada em casos que desejamos destacar e/ou alongar a columela.

Para aumentar a *crus* medial e consequentemente projetar o nariz, pode-se utilizar a manobra de lateralização do *domus*, que está associada a uma rotação da ponta nasal. Para que seja efetivo, o *strut* columelar deve ter toda a extensão da *crus* medial e ser adequadamente fixado. Enxertos adicionais para pequenos ganhos de projeção podem ser utilizados após a fixação do *strut* columelar e suturas domais, sendo o escudo de *sheen* e o *cap graft* os mais utilizados (discutidos em maiores detalhes em outros capítulos).

Um ponto importante é evitar que o *strut* columelar se apoie ou fique muito próximo à espinha nasal, sob o risco de o paciente ter a sensação de um *clicking* ao mover a ponta nasal. O fato de o *strut* columelar ser um enxerto sem fixação ao septo caudal, expõe o paciente ao risco de perda de projeção em longo prazo.

Diante desse panorama, é cada vez mais indicado o uso do enxerto de extensão septal, fixo ao septo nasal, e não mais fixo apenas as *crura* mediais, como o *strut* columelar, promovendo um melhor controle e estabilização.[20]

Manobras para Projeção Utilizando o Enxerto de Extensão Septal (SEG)

O enxerto de extensão septal pode ter diversos formatos dependendo do perfil que se quer realizar no paciente. Para ser efetivo, o enxerto deve ser de uma porção do septo mais forte, deve ser fixado utilizando-se *splints* de cartilagem ou *spreaders* alongados, se for fixado término-terminal ao septo nasal, ou então pode ser fixado laterolateral.

O enxerto de extensão septal pode ser retangular quando se pretende um aumento de projeção, avanço de columela retraída, ou mesmo um nariz curto (Figs. 12-25 e 12-26). Em casos onde o nariz apresenta um ângulo nasolabial muito agudo, ou mesmo uma ponta ptótica, e columela retraída, pode-se utilizar um enxerto de extensão septal com uma base mais larga e o ápice mais estreito. Nesses casos a fixação da porção mais inferior deve ser a mais firme possível, podendo também utilizar osso da lâmina perpendicular do etmoide, *splints* de cartilagens, tomando-se o cuidado de não ficarem volumosos pelo risco de alargamento da columela ou obstrução da via aérea (Fig. 12-27).

Outro formato importante é o triangular ou trapezoide com a base superior, situação em que se pretende avançar a ponta nasal, seja em nariz curto, ou quando se deseja atenuar a curvatura do *double break* das *crura* mediais (Fig. 12-28).

A fixação das *crura* mediais no SEG pode ser realizada com movimento em sentido posterior (*set back*) para diminuir a projeção e criar um ângulo nasolabial mais agudo.

Atualmente para atingirmos um *supratip break* ideal temos como referência o ápice do SEG ficando 6-8 mm acima do dorso

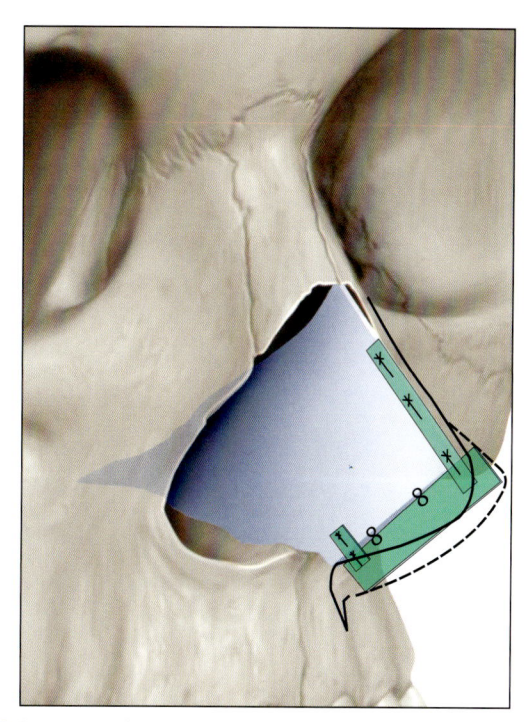

Fig. 12-25. Fixação do enxerto de extensão septal em formato retangular com *spreader graft* estendido, e *splint* inferior e pontos em figura de 8. A linha preta cheia mostra o formato do perfil antes do posicionamento do enxerto. A linha pontilhada ilustra a modificação promovida pela técnica.

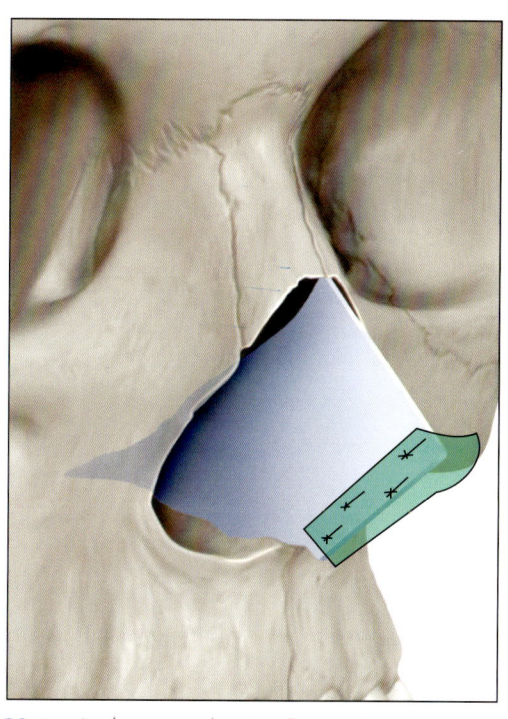

Fig. 12-26. Fixação do enxerto de extensão septal em formato retangular laterolateral à porção caudal do septo, com 4 pontos em "U".

cartilaginoso nasal em narizes de pele mais fina e 8-10 mm acima do dorso cartilaginoso nasal em pacientes de pele espessa. Enxertos adicionais para pequenos ganhos de projeção podem ser utilizados após toda a estruturação da ponta nasal, sendo o escudo de Sheen e o *cap graft* os mais utilizados (discutidos em maiores detalhes em outros capítulos).[21]

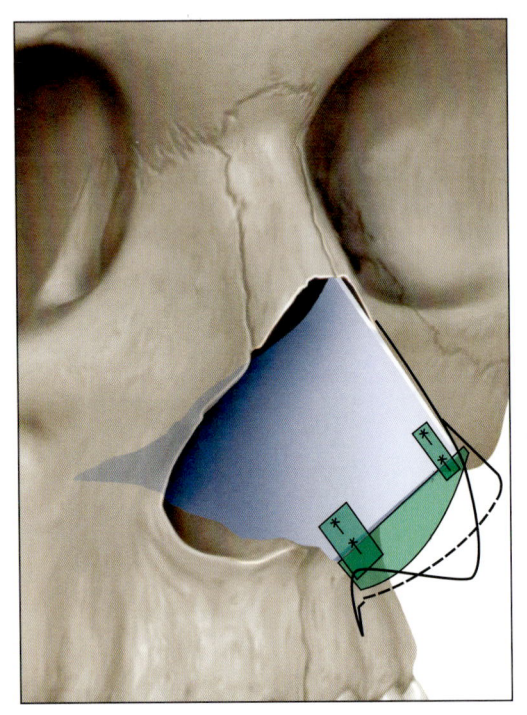

Fig. 12-27. Nariz com ângulo agudo e columela retraída e enxerto de extensão septal com base inferior e fixação mais resistente nessa região. A linha cinza cheia mostra o formato do perfil antes do posicionamento do enxerto. A linha pontilhada ilustra a modificação promovida pela técnica. (Ver Vídeo 5.)

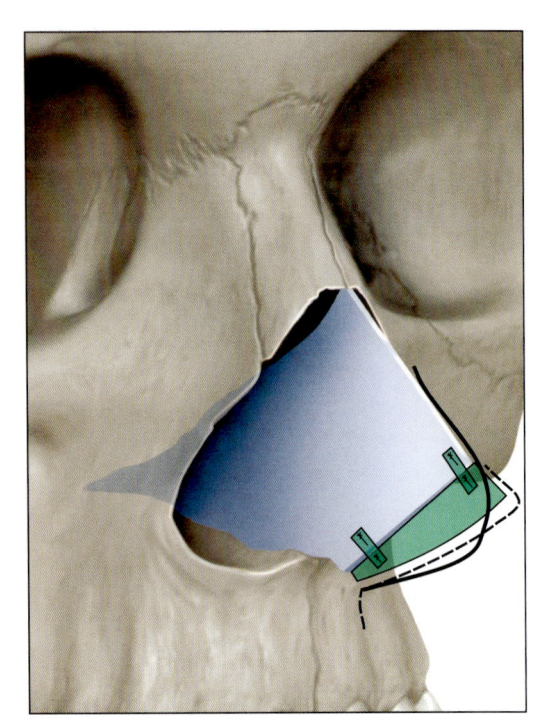

Fig. 12-28. Nariz com *double break* acentuado e enxerto de extensão septal com base superior. A linha preta cheia mostra o formato do perfil antes do posicionamento do enxerto. A linha pontilhada ilustra a modificação promovida pela técnica.

MANOBRAS PARA DIMINUIÇÃO DA PROJEÇÃO

O nariz hiperprojetado pode ser diagnosticado por alguns parâmetros faciais. A projeção do nariz se refere ao quanto que o nariz se projetado em relação ao plano facial da face. Existem diversas técnicas para a correção do nariz hiperprojetado.

Também se faz necessária a utilização de uma das manobras de sustentação da ponta nasal: *tongue in groove*, *strut* columelar ou SEG. Porém, na grande maioria dos pacientes que apresentam ponta hiperprojetada, as cartilagens laterais inferiores (especialmente suas porções intermédia e medial) são fortes e bem sustentadas. Desta forma, podemos utilizar o *strut* columelar apenas para estabilizar a ponta após manobras que enfraqueçam os mecanismos de sustentação da ponta nasal e as cartilagens laterais inferiores.

O SEG pode ser utilizado para estabilizar também a ponta nasal após estas manobras e como um ponto de fixação estático para tracionarmos todo o complexo das cartilagens laterais inferiores posteroinferiormente para redução da projeção da ponta nasal. Este último conceito também pode ser utilizado em pacientes com septo caudal longo em que podemos realizar a manobra de *tongue in groove* e fixar a *crus* medial inferoposteriormente na porção mais inferior do septo nasal, promovendo redução da projeção e abertura do ângulo nasolabial.

Algumas manobras cirúrgicas pequenas podem contribuir para mínimas reduções da projeção nasal, como: incisão transfixante e redução da espinha nasal anterior. Porém, para efetivamente diminuirmos a projeção da ponta nasal, devemos agir na posição das cartilagens alares. Também utilizando o conceito do "Tripé de Anderson", podemos utilizar algumas manobras que visam diminuir isoladamente ou em associação às pernas do tripé. Seguem abaixo algumas técnicas utilizadas:

Amputação de Domus (*Dome Truncation*)

Manobra utilizada em casos de ponta hiperprojetada, em que precisamos reduzir tanto as *crura* laterais quanto mediais. Nesta manobra conseguimos também controlar a rotação da ponta nasal de acordo com a quantidade de *crus* lateral removida. Basicamente a manobra realizada aqui é a amputação do topo das cartilagens alares, reduzindo sua projeção pela porção domal das alares. A técnica cirúrgica consiste na marcação do *domus* original simetricamente. A seguir, definimos a quantidade de cartilagem alar que será removida. Neste momento podemos fazer as marcações de acordo com a necessidade de rotação do nariz. Por exemplo, se a rotação do nariz já estiver adequada, removemos simetricamente *crus* medial e *crus* lateral. Caso desejemos uma maior rotação do nariz, podemos remover uma porção maior de *crus* lateral em relação à *crus* medial. Desta forma, caso optemos por amputar 4 mm de *domus*, podemos marcar 2 mm para medial e 2 mm para lateral do *domus* original na primeira opção (rotação prévia adequada). Na segunda opção, podemos marcar 3 mm para lateral do *domus* original e 1 mm em direção à *crus* medial (ponta com necessidade de rotação). Realizadas as duas marcações, seccionamos a cartilagem nas duas regiões, preservando a mucosa subjacente, removemos estes 4 mm de cartilagem e suturamos os dois cotos com dois pontos simples PDS 5-0 ou *Nylon* 5-0 (Figs. 12-29 a 12-31). É uma manobra que está sendo cada vez menos utilizada em razão das possíveis irregularidades no pós-operatório em pacientes com pele mais fina.

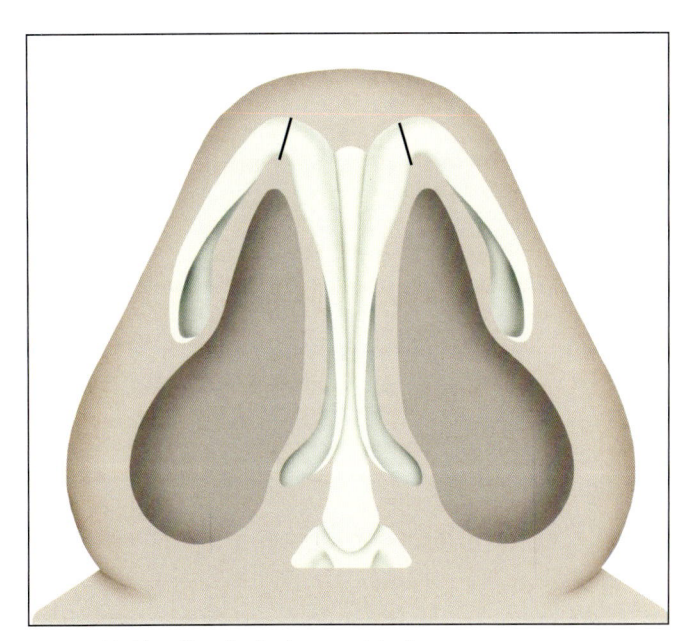

CAPÍTULO 12 ■ TÉCNICAS PARA ESTRUTURAÇÃO E POSICIONAMENTO DA PONTA NASAL 145

Fig. 12-29. Identificação do *domus* original.

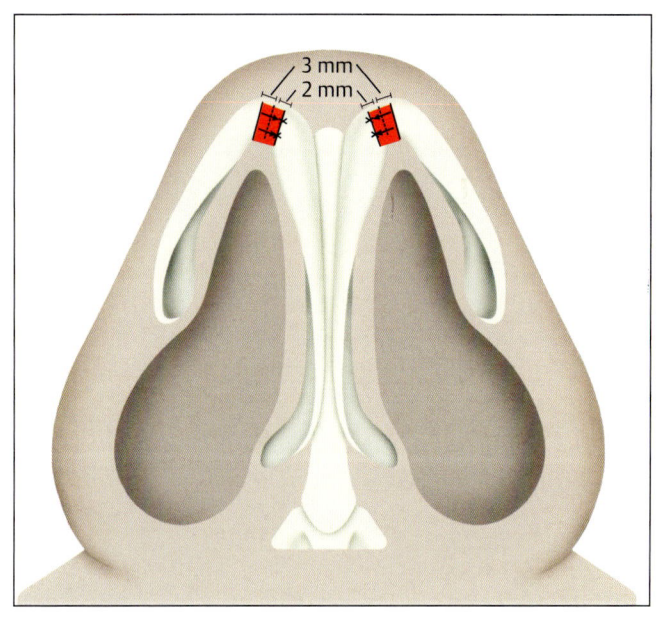

Fig. 12-31. Incisão no local das duas marcações, com remoção de 5 mm de cartilagem alar, e sutura dos cotos a seguir.

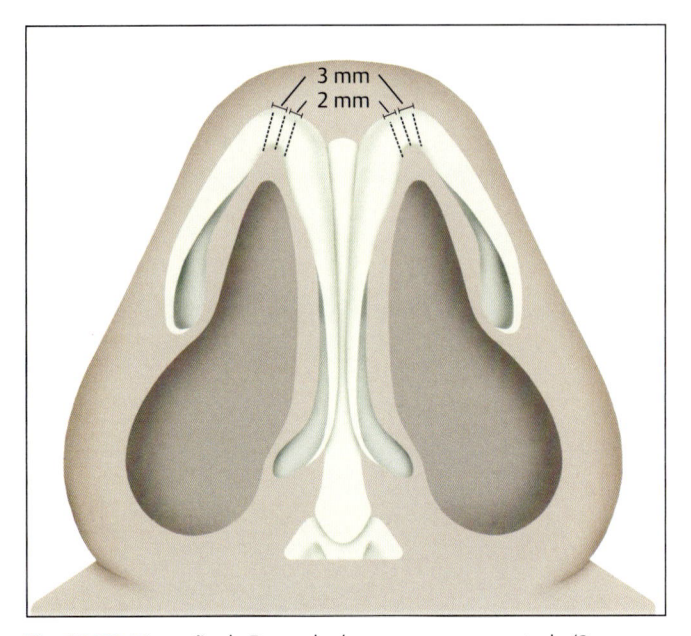

Fig. 12-30. Marcação de 5 mm de *domus* para ser amputado (3 mm para lateral e 2 mm para medial).

Overlapping de *Crus* Lateral

Manobra já descrita anteriormente. Com base no "Tripé de Anderson", o encurtamento das *crura* laterais promove rotação da ponta nasal e diminuição de sua projeção.

Overlapping de *Crus* Medial

Esta manobra tem sido a preferência atualmente visto que preservamos principalmente a integridade da *crus* lateral. Pode ser utilizada das seguintes maneiras: isoladamente em paciente com nariz hiperprojetado e ângulo nasolabial obtuso; em conjunto com o *overlapping* de *crus* lateral quando desejamos manter o ângulo nasolabial inalterado ou aumentá-lo (realizando um *overlapping* de *crus* lateral maior do que na *crus* medial); ou em conjunto com a lateralização de *domus* quando desejamos aumentar o ângulo nasolabial, devendo neste caso ser realizado um *overlapping* grande de *crus* medial com o objetivo de preservar a *crus* lateral. Realizada a definição de um ponto nas *crura* mediais, simetricamente em ambos os lados, no ponto médio da extensão da *crus* medial. Realizamos a marcação da quantidade de *overlapping* que iremos promover (geralmente 2-5 mm). A seguir, realizamos a incisão do segmento marcado, preservando a mucosa subjacente, e fazemos a sobreposição do segmento marcado para encurtar a *crus* lateral. Suturamos com um ou dois pontos simples utilizando PDS 5-0 ou *nylon* 5-0 (Figs. 12-32 a 12-34).

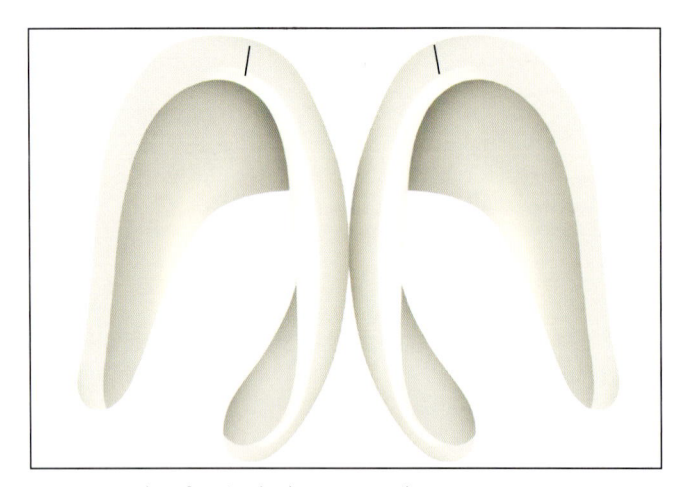

Fig. 12-32. Identificação do *domus* original.

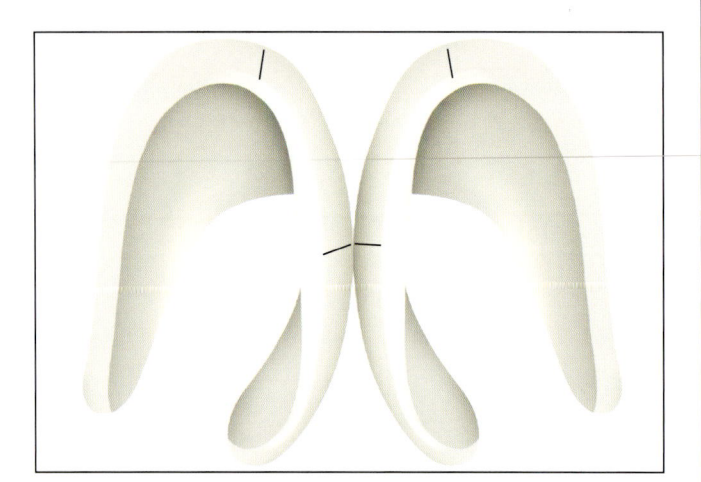

Fig. 12-33. Marcação de região no ponto médio da *crus* medial.

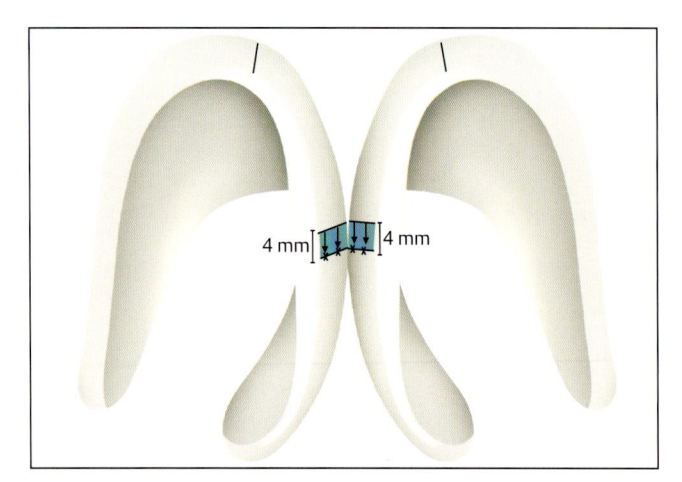

Fig. 12-34. Marcação de 4 mm inferior à marcação inicial na *crus* medial, incisão na primeira marcação com sobreposição de 4 mm de *crus* medial e sutura dos cotos.

Medialização de *Domus*

Manobra utilizada em associação a outras manobras, como *overlapping* de *crus* lateral ou reposicionamento de *crus* lateral (descrito em outro capítulo). Está indicada em pacientes com ponta hiperprojetada e com a necessidade de alteração da rotação da ponta nasal. Também utilizando o conceito do "Tripé de Anderson", identificamos o *domus* original e a seguir mudamos o novo *domus* para uma posição mais medial em relação ao original. Desta forma, estamos encurtando a perna do tripé representada pelas *crura* mediais, diminuindo a projeção do nariz. A quantidade de medicalização dependerá da necessidade de diminuição da projeção. A seguir devemos tratar as *crura* laterais, já que elas ficam mais longas com esta manobra. Podemos encurtá-las realizando um *overlapping* de *crus* lateral ou pela manobra de descolamento da mucosa subjacente, secção próxima às cartilagens sesamoides e reposicionamento da *crus* lateral (com ou sem o uso do *lateral crural strut graft*) (Figs. 12-35 a 12-38).

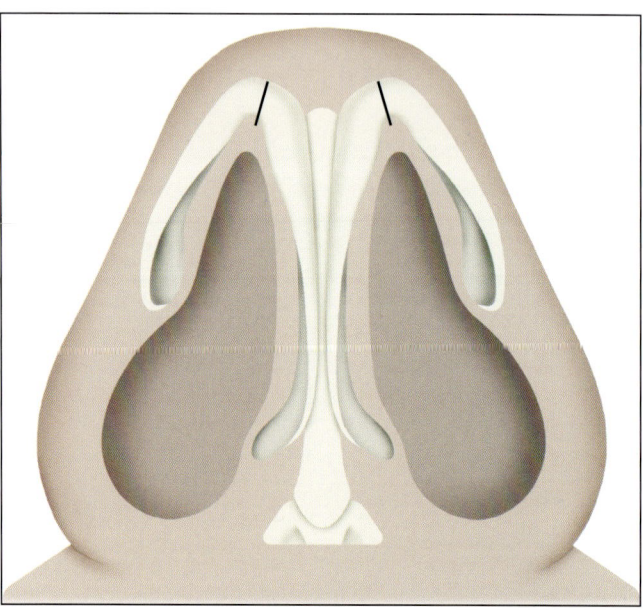

Fig. 12-35. Identificação do *domus* original.

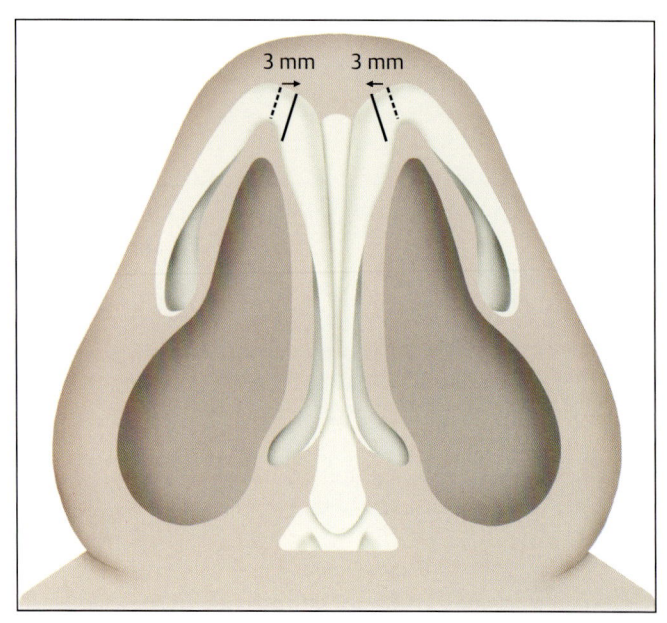

Fig. 12-36. Mudança na posição do *domus*, 3 mm para medial, medializando o *domus*.

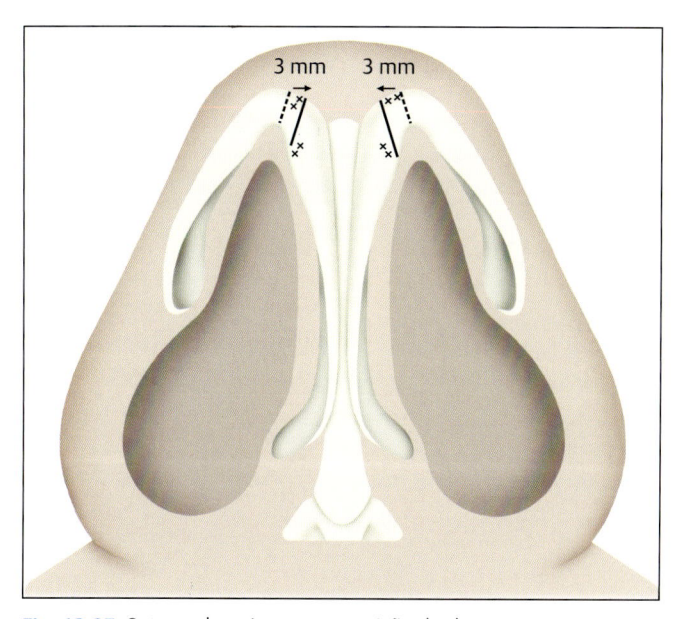

Fig. 12-37. Suturas domais na nova posição do *domus*.

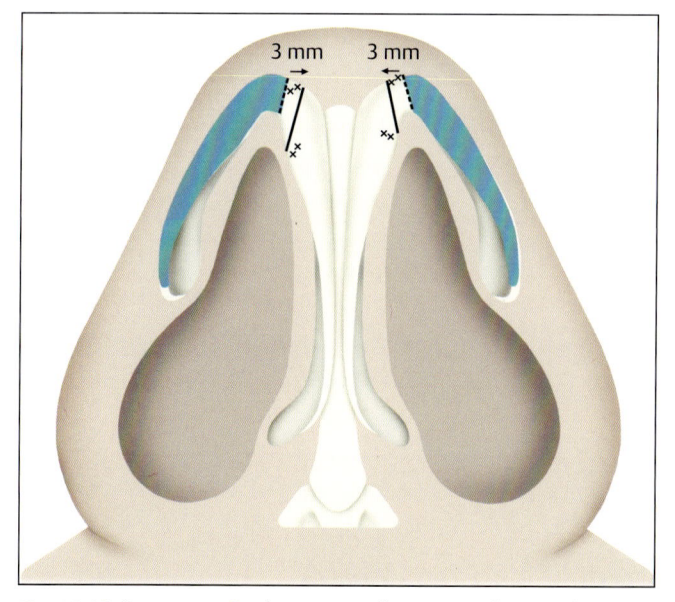

Fig. 12-38. Demonstração do aumento da extensão das *crura* laterais, após a manobra de medialização dos *domi*.

MANOBRAS PARA O TRATAMENTO DO NARIZ CURTO

A avaliação pré-operatória é essencial e deve ser cuidadosa quando diante de um nariz curto. Um aumento do ângulo nasolabial determina uma ponta nasal excessivamente rodada cefalicamente e uma redução do comprimento nasal, associada à exposição da abertura narinária. Um cuidado especial deve ser tomado para diferenciar o ângulo nasolabial do ângulo nasocolumelar, formado pela junção entre a columela e o lábio superior, que é influenciado pela proeminência do septo caudal e espinha nasal e pela projeção da maxila. Ou seja, é possível que esse ângulo seja agudo ou obtuso na presença de ângulo nasolabial normal. Outro fator importante é que o nariz pode ser curto, com ângulo nasolabial normal.

O nariz curto pode ser congênito ou secundário à rinoplastia, decorrente de manobras como ressecção excessiva da porção caudal do septo, lateralização do *domus*, ressecção excessiva da margem cefálica da cartilagem lateral inferior (CLI) ou *strut* columelar muito longo.

O conceito do tripé, formado pelo complexo das CLI, onde as *crura* laterais formam as pernas laterais do tripé, e as *crura* mediais formam a perna central, e seu devido suporte é de fundamental importância tanto no tratamento do nariz curto, quanto na prevenção de retrações cicatriciais pós-cirúrgicas que podem levar a um encurtamento do nariz no pós-operatório.

O reestabelecimento ou a preservação das características anatômicas favoráveis, como o ângulo de divergência entre as CLI, ao redor de 35°, margem caudal mais elevada que a margem cefálica, e *crura* laterais planas, também são objetivos do tratamento, assim como a adequação da projeção, rotação e definição da ponta nasal.[22]

Para se tratar um nariz curto, com ou sem rotação excessiva é necessário o uso do enxerto de extensão septal, fixo e estabilizado por um par de *spreader grafts* alongados, a fim de se evitar que esse enxerto mova-se lateralmente pressionado pela contração cicatricial da pele, ou mesmo pelo encurtamento prévio das estruturas do complexo alar. Esse é o passo inicial e fundamental da cirurgia (Fig. 12-39). É preferencial que o enxerto de extensão septal seja término-terminal em relação à porção caudal do septo, porém em casos de laterorrinia associados pode-se fixá-lo término-lateralmente.[23]

O enxerto de extensão septal pode ser obtido a partir do septo nasal, ou em casos secundários a partir de enxerto costal. O comprimento e a forma do enxerto variam de acordo com o quanto se deseja rodar caudalmente a ponta, e o quanto

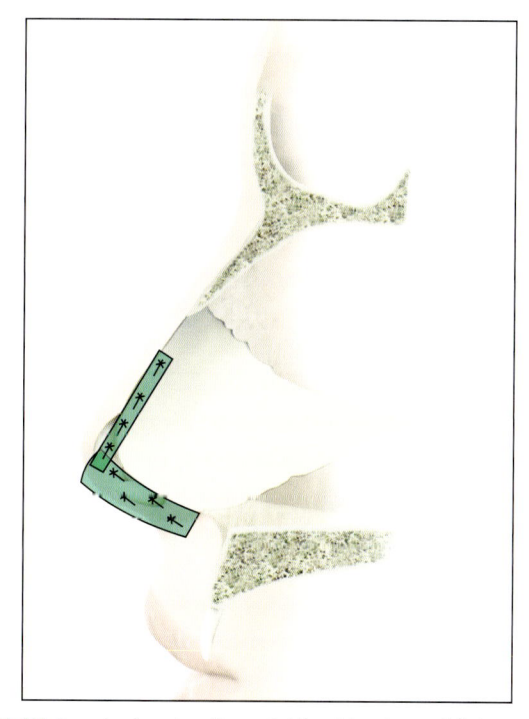

Fig. 12-39. Enxerto de extensão septal fixo à borda caudal do septo e a *spreader graft* alongado.

se pretende alongar o nariz, podendo-se rodar tanto *domus* e columela, como pode-se mover caudalmente a junção lábio-columelar superior.[24]

É importante diferenciar entre a necessidade de contrarrotação da ponta nasal e de alongamento do nariz. Para a contrarrotação o enxerto de extensão septal é tipicamente triangular, e para o alongamento ele é tipicamente retangular ou trapezoide. Esse último move caudalmente tanto a ponta, quanto a columela e encurta o filtro do lábio superior (Figs. 12-40 e 12-41).

Em alguns casos pode ser necessário o alongamento das *crura* laterais através de *strut* alares ou enxertos de contorno articulados para que a ponta se mova caudalmente.[25]

Ao se alongar ou fazer a contrarrotação, as *crura* laterais continuam fixas em sua porção mais lateral, ficando sob tensão. Como consequência podemos ter o rebaixamento da margem caudal e pode produzir sua verticalização, com diminuição do ângulo entre elas, nesse momento tornam-se necessárias a desinserção da cartilagem e a reinserção mais caudal e sustentação com *strut* alar (Fig. 12-42).[26]

Com o avanço do complexo alar, eventualmente pode-se criar um *gap* entre a cartilagem lateral inferior e a superior, em alguns casos pode ser necessária a colocação de *batten graft* a fim de se evitar que a retração cicatricial mova a *crus* lateral em sentido cefálico e haja uma retração alar.

Em casos em que o nariz é muito curto, e o alongamento necessário é maior, ou quando há retração associada da borda narinária, um enxerto condrocutâneo deve ser colocado na incisão marginal em sua face vestibular. Uma exceção a esta situação são narizes de origem asiática e negra que apresentam borda alar pendente, por vezes escondendo a columela na visão lateral. Nesses casos por vezes também não se faz necessária a desinserção das cartilagens alares e reposicionamento caudal.

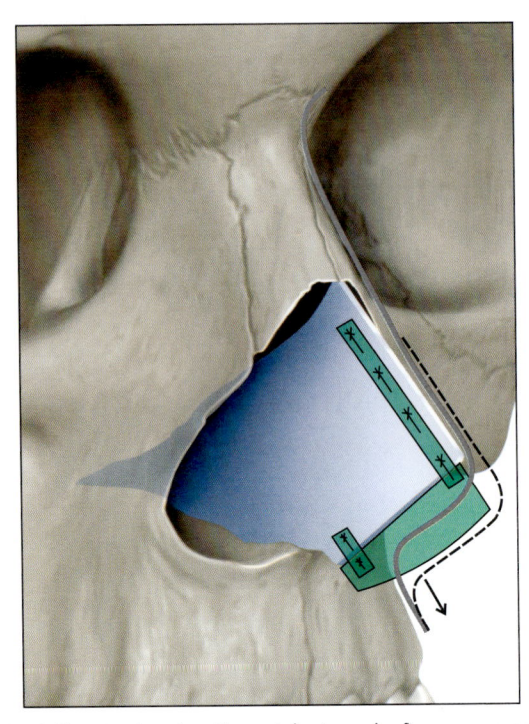

Fig. 12-41. Enxerto de extensão septal retangular fixo com *spreader graft* alongado e enxerto tipo *splint* para melhor estabilização da base com consequente contrarrotação e rebaixamento da junção lábio-columelar. A linha cinza cheia mostra o formato do perfil antes do posicionamento do enxerto. A linha pontilhada ilustra a modificação promovida pela técnica.

Fig. 12-40. Enxerto de extensão septal de forma triangular, contrarrotação da ponta nasal sem alteração expressiva da base da columela.

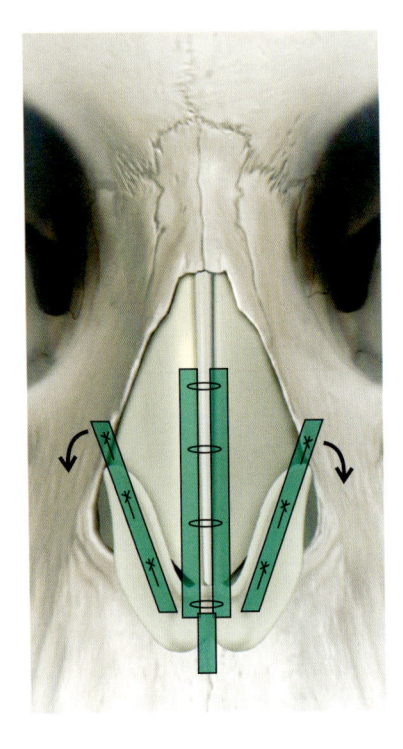

Fig. 12-42. Enxerto de extensão septal e *strut* alar e direção do reposicionamento das alares a fim de se evitar sua tração e verticalização.

REFERÊNCIAS BIBLIOGRÁFICAS

1. Sheen JH. Rhinoplasty: personal evolution and milestones. Plast Reconstr Surg. 2000 Apr;105(5):1820-52.
2. Daniel RK. The Preservation Rhinoplasty: A New Rhinoplasty Revolution. Aesth Surg J. 2018 Feb 17;38(2):228-229.
3. Toriumi DM, Checcone MA. New concepts in nasal tip contouring. Facial Plast Surg Clin North Am. 2009 Feb;17(1):55-90, vi.
4. Kridel RW, Scott BA, Foda HM. The tongue-in-groove technique in septorhinoplasty. A 10-year experience. Arch Facial Plast Surg. 1999;1(4):246-256.
5. Guyuron B, Varghai A. Lengthening the nose with a tongue-and-groove technique. Plast Reconstr Surg. 2003;111:1533-1539; discussion 1540-1541.
6. Carron MA, Zoumalan RA, Pastorek NJ. Measured gain in projection with the extended columellar strut-tip graft in endonasal rhinoplasty. JAMA Facial Plast Surg. 2013;15(3):187-191.
7. Gandy JR, Manuel CT, Leary RP, Wong BJ. Quantifying Optimal Columellar Strut Dimensions for Nasal Tip Stabilization After Rhinoplasty via Finite Element Analysis. JAMA Facial Plast Surg. 2016 May 1;18(3):194-200.
8. Davis RE. Lateral crural tensioning for refinement of the wide and underprojected nasal tip: rethinking the lateral crural steal. Facial Plast Surg Clin North Am 2015;23(01):23-53.
9. Byrd HS Andochick S, Copit S, Walton KG. Septal extension grafts: A method of controlling tip projection shape. Plast Reconstr Surg. 1997;100:999-1010.
10. Toriumi DM. Caudal septal extension graft for correction of the retracted columella. Oper Tech Otolaryngol Head Neck Surg. 1995;6:311-318.
11. Brown M, Guyuron B. Redefining the ideal nasolabial angle: part 2. Expert analysis. Plast Reconstr Surg 2013;132(2):221e-225e.
12. Kridel RW, Konior RJ. Dome truncation for management of the overprojected nasal tip. Ann Plast Surg. 1990 May;24(5):385-96.
13. Gunter JP, Yu YL. The tripod concept for correcting nasal-tip cartilages. Aesthet Surg J. 2004 May-Jun;24(3):257-60.
14. Anderson JR A reasoned approach to nasal base surgery. Arch Otolaryngol 1984;110(6)349-358.
15. Wise JB, Becker SS, Sparano A et al. Intermediate crural overlay in rhinoplasty: a deprojection technique that shortens the medial lego f the tripod without lengthening the nose. Arch Facial Plast Surg 2006;8:240-244.
16. Patrocínio LG, Patrocínio TG, Barreto DM, Subhan YS, Patrocínio JA. Evaluation of lateral crural steal in nasal tip surgery. JAMA Facial Plast Surg. 2014 Nov-Dec;16(6):400-4.
17. Foda HM, Kridel RW. Lateral crural steal and lateral crural overlay: an objective evaluation. Arch Otolaryngol Head Neck Surg. 1999;125:1365-70.
18. Ballin AC, Kim H, Chance E, Davis RE. The articulated alar rim graft: reengineering the conventional alar rim graft for improved contour and support. Facial Plast Surg 2016;32(04):384–397.
19. Davis RE, Ostby ET. How to Create Ideal Alar Form and Function. Facial Plast Surg. 2020 Feb;36(1):34-45.
20. Toriumi DM. Nasal Tip Contouring: Anatomic Basis for Management. Facial Plast Surg Aesthet Med. 2020 Jan/Feb;22(1):10-24.
21. Toriumi DM. New concepts in nasal tip contouring. Arch Facial Plast Surg. 2006;8:156-185.
22. Toriumi DM, Bared A. Revision of the surgically overshortened nose. Facial Plast Surg. 2012 Aug;28(4):407-16.
23. Gunter JP, Friedman RM. Lateral crural strut graft: technique and clinical applications in rhinoplasty. Plast Reconstr Surg. 1997 Apr;99(4):943-52; discussion 953-5
24. Gunter JP, Rohrich RJ. Lengthening the aesthetically short nose. Plast Reconstr Surg. 1989 May;83(5):793-800.
25. Toriumi DM, Asher SA. Lateral crural repositioning for treatment of cephalic malposition. Facial Plast Surg Clin North Am. 2015 Feb; 23(1):55-71.
26. Toriumi DM, Patel AB, DeRosa J. Correcting the short nose in revision rhinoplasty. Facial Plast Surg Clin North Am. 2006 Nov;14(4):343-55, vi. Review.

TÉCNICAS DE SUTURA

CAPÍTULO 13

Renato Alves de Sousa ▪ Rubens Sabóia da Silva ▪ Thiago Bittencourt Ottoni de Carvalho
Tomas Gomes Patrocinio ▪ Virgilio Silveira Carneiro Leão Filho ▪ Cláudia Ciuff

INTRODUÇÃO

Para entendermos as suturas nas cartilagens laterais inferiores deveremos compreender a sua anatomia, a sua dinâmica fisiológica e as suas variações de posição. Desta forma estaremos aptos a escolher, entre as opções, quais as melhores aplicáveis a cada caso.

ANATOMOFISIOLOGIA DA CARTILAGEM LATERAL INFERIOR (CLI)

A cartilagem lateral inferior inicia-se como PEDESTAL (ou *footplates*) anterolateralmente à espinha nasal anterior (ENA), sofrendo alargamentos e/ou assimetrias decorrentes do formato e do posicionamento desta última (ENA). Suturas de suporte, de aproximação, de retração e de melhora da simetria (forma triangular basal) poderão ser feitas para a sua correção.[1]

A seguir temos o segmento vertical da cartilagem lateral inferior (CLI-*crura* mediais) que pode-se apresentar com as suas bordas caudais e cefálicas equidistantes entre si; ou com afastamento das suas bordas caudais. Esse formato de afastamento das margens caudais da CLI-*crura* mediais estará presente nos pacientes com CLI-*crura* laterais de posicionamento verticalizado.[1]

A CLI-*crus* medial termina no ponto "C", que é sua junção com a CLI-*crus* intermédia e coincide com o teto narinário.

Esse segmento da CLI habitualmente sofre um giro semi-helicoidal com o intuito de aumentar a força anticolabamento da válvula externa. Este giro será tanto maior quanto for o posicionamento verticalizado das CLI-*crura* laterais e produz duas consequências: o colapso do trígono mole e a retração da borda caudal da CLI-*crus* lateral. Quaisquer manobras de aproximação entre as bordas caudais das CLI-*crura* mediais e principalmente das CLI-*crura* intermédias terão como consequência um agravamento do colapso do trígono mole e aumento da verticalização da CLI-*crus* lateral, produzindo impacto negativo na válvula externa. Diversas manobras foram descritas para corrigir isso. Entre elas: 1. a divisão/formatação e sutura do *domus* (como muito utilizado por Wilson Dewes); 2. as suturas domais, intra/inter/transdomais.[1]

A CLI-*crura* laterais sofre uma variação gigantesca de apresentações na sua forma, decorrente de dois componentes intrínsecos principais: a sua flexibilidade e a sua posição. Assim, ela poderá ser exageradamente convexa, mal posicionada, sinuosa ou côncava, necessitando de manobras e suturas para que assuma o aspecto plano, bem posicionado e resiliente desejado. Descreveremos as principais suturas para o controle da concavidade, da rotação e da convexidade.[1] Alguns dos detalhes da anatomia das CLIS estão ilustrados na Figura 13-1.

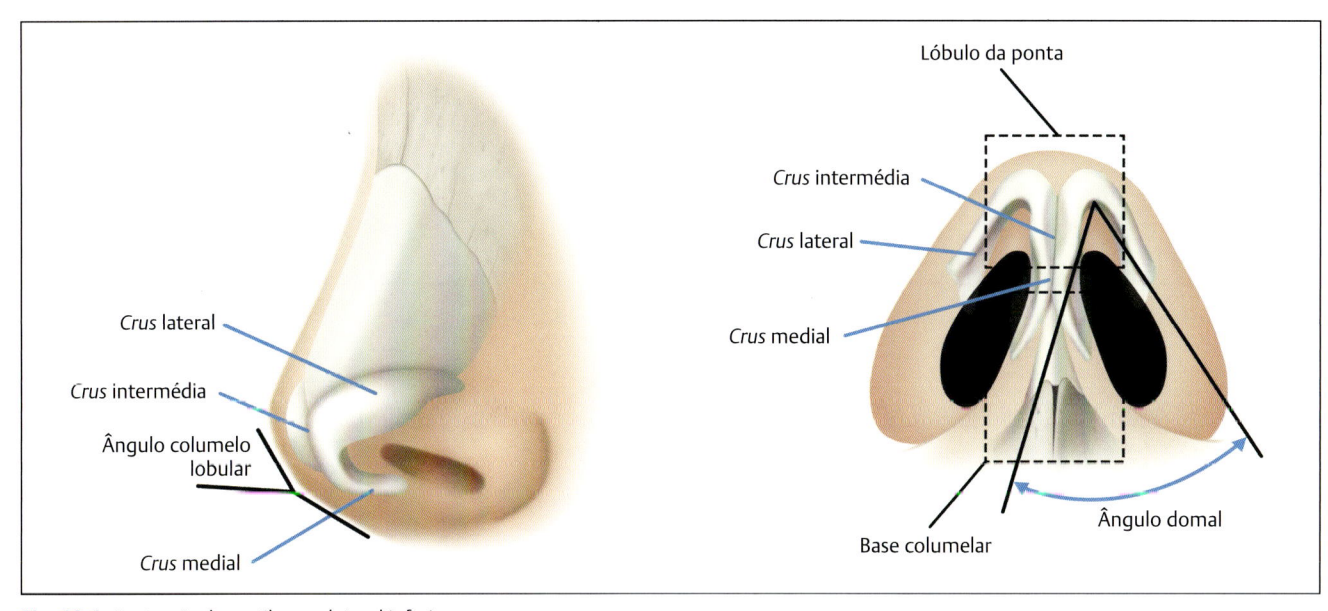

Fig. 13-1. Anatomia da cartilagem lateral inferior.

SEQUÊNCIA DE SUTURAS DA CARTILAGEM LATERAL INFERIOR (CLI)

Assim, apresentaremos as principais suturas da CLI de forma sequencial iniciando pelo pedestal da CLI-*crura* mediais (*footplates*), a CLI-*crura* mediais, a CLI-*crura* intermédias (que envolve as suturas domais) e, por fim, a CLI-*crura* laterais.

- CLI-*footplates:* a sutura de ancoragem septal (sutura de Wright) e a sutura do pedestal da CLI.[1]
- CLI-*crura* mediais: a sutura *tongue-in-groove* de Kridel e a columelar *breakpoint suture* (*C point suture*).[2,3]
- CLI-*crura* intermédias: a sutura transdomal, a sutura interdomal,[4] a técnica *lateral crural steal* de R. Kridel (1989).[5]
- CLI-*crura* laterais: as suturas de controle de convexidade/concavidade da CLI-*crura* laterais (*flip-over flap* de Tardy,[6] a sutura *turnover flap/turn-under flap* de McCollough,[7,8] a *lateral crural Convexity Suture* de Gruber) e as suturas de aplanamento/rotação da CLI-*crura* laterais (a *Alar Spanning Suture* de Tebbetts, a *Lateral Crural Tensioning* de R. Davis).[9-13]

Descreveremos à parte, pois são manobras/conceitos que envolvem um conjunto de suturas aplicado a todos os segmentos das cartilagens laterais inferiores, o conceito dos polígonos nasais de Baris Çakir (2013),[3] por via de acesso endonasal; e a *lateral crural tensioning* de R. Davis (2015),[13] por via de acesso aberta.

Suturas das CLI-*Crura* Mediais

Sutura do Footplate *das CLI*-Crura *Mediais*

A sutura dos *footplates* é um ponto em U que é realizado por uma incisão no septo membranoso bilateralmente. Os efeitos são a aproximação dos pés das CLI, o estreitamento da base da columela e a melhora da forma da narina. Se os *footplates* forem aproximados sem ressecção do tecido mole entre eles, ocorre um ligeiro avanço caudal da base da columela. A remoção de tecido mole evita este efeito.

Esta mesma sutura pode ser realizada transcutânea e deverá ser removida em 6 semanas.

A sutura em U transcutânea englobando o mucopericôndrio bilateral, o septo caudal e o periósteo da linha média da crista maxilar é chamada de sutura de Wright ou *septal anchor suture*. Ela é utilizada para manter a base nasal reta.[1]

Fio indicado: absorvível ou inabsorvível 5-0 (Fig. 13-2).

Sutura Tongue-in-Groove *de KRIDEL (1999)*

Descrita por R. Kridel, em 1999, essa sutura se mostrou eficaz por utilizar o septo caudal (natural ou estendido) como suporte columelar.

É realizada a dissecção retrógrada entre a CLI-*crura* mediais criando um espaço entre elas (Fig. 13-3). As CLI-*crura* mediais são então avançadas cefaloposteriormente, colocando o septo caudal entre elas. Se a largura columelar for excessiva no pré-operatório, o tecido mole entre as CLI-*crura* mediais pode ser removido para ajudar no estreitamento da columela. Uma vez obtida a exata relação desejada entre as CLI-*crura* mediais e o septo, as *crura* são fixadas com suturas ao septo. Tipicamente, 3 ou 4 suturas são realizadas. Esta sutura pode ser realizada em rinoplastias abertas e fechadas (Figs. 13-4 e 13-5).[2]

Ela permite:

- Controlar a abertura do ângulo nasolabial (abrir, fechar, manter).
- Corrigir as deformidades da base columelar (assimetrias, desvios, alargamentos).
- Corrigir as deformidades da forma, da força, da posição e simetria das *crura* mediais.
- Mudança calculada da projeção da ponta nasal (aumento, manutenção, redução).
- Mudança na rotação da ponta nasal.

Fio indicado: absorvível ou inabsorvível 5-0 (Figs. 13-3 a 13-5).

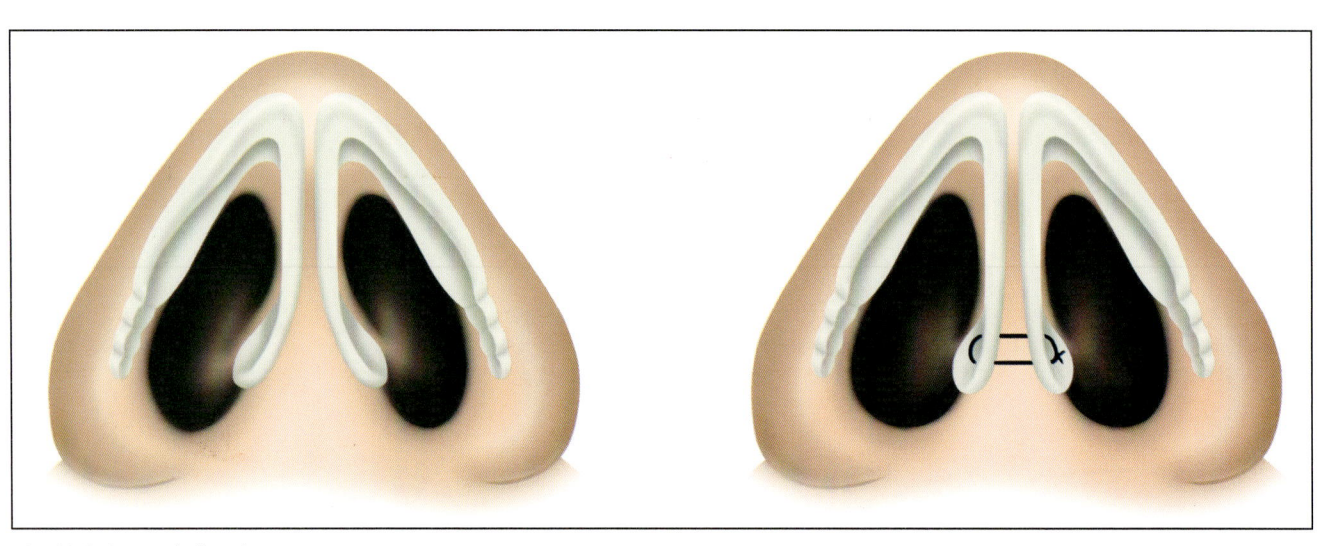

Fig. 13-2. Sutura do *footplate*.

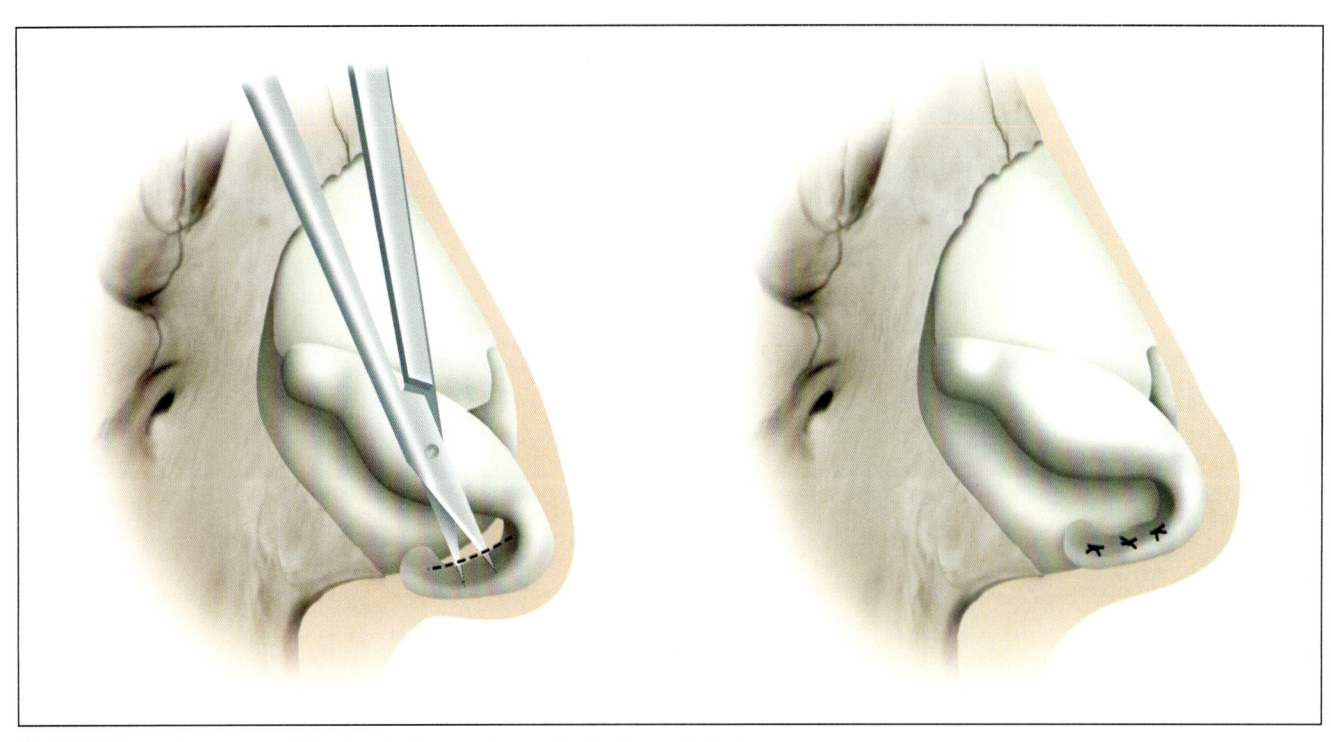

Fig. 13-3. *Tongue-in-groove* – efeito de rotação para cima, pela abordagem fechada.

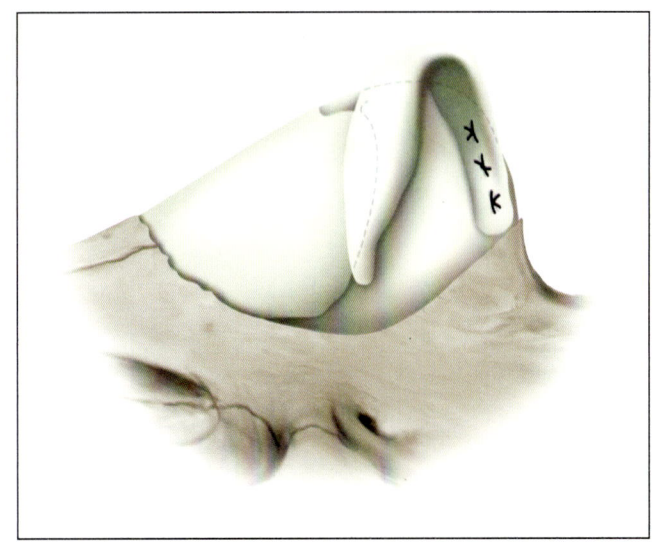

Fig. 13-4. *Tongue-in-groove.*

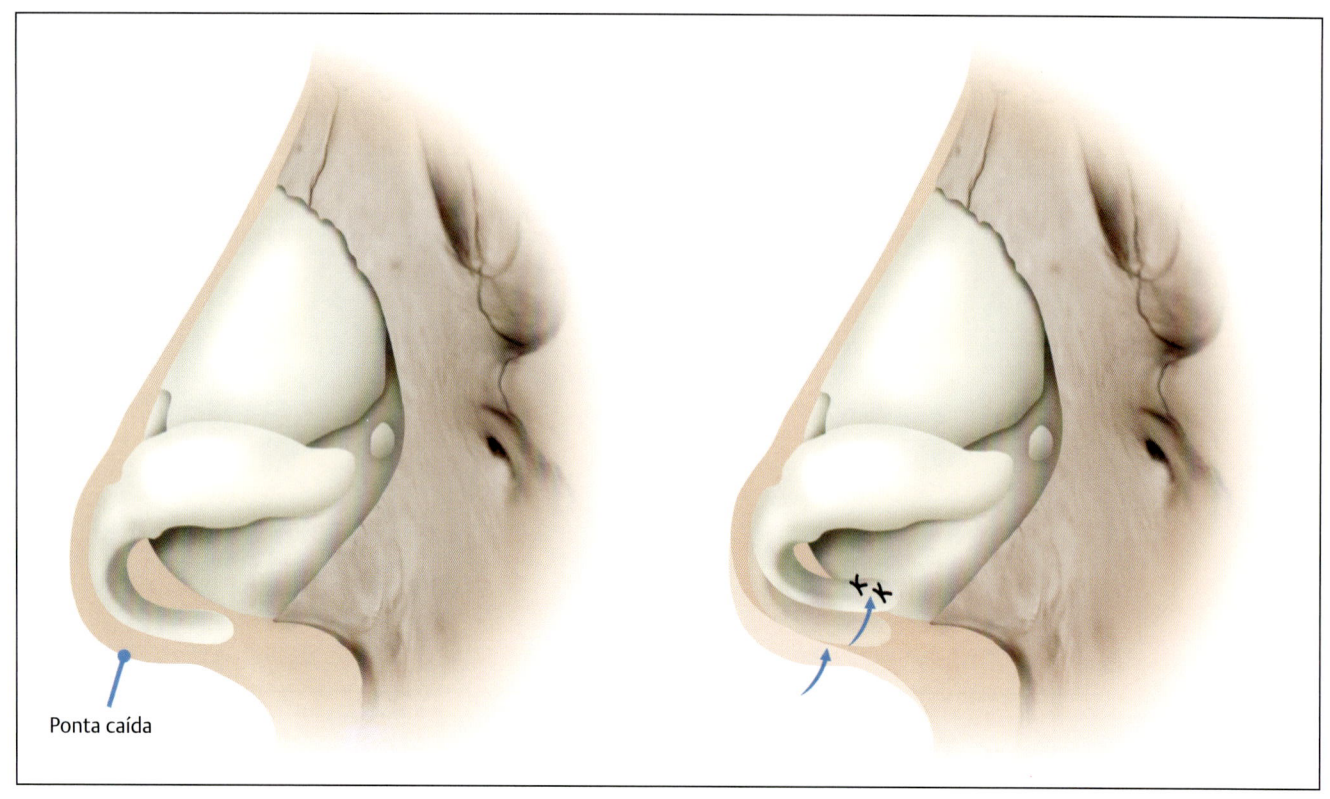

Fig. 13-5. *Tongue-in-groove* – utilizado para corrigir a ponta caída.

Medial Crural Suture ou Sutura de Fixação das CLI-Crura Mediais

Essa sutura é realizada entre as CLI-*crura* mediais e pode:

A) Modificar a metade cefálica.
B) a metade caudal.
C) ou toda a distância entre as CLI-*crura* mediais.

Isto dependerá de onde a sutura for realizada.

O nó deve ser posicionado entre elas. A sutura realizada no terço médio une as CLI-*crura* mediais, estreita a columela, fortalece e oferece suporte adicional à ponta. Esta sutura pode ainda ser realizada para fixar o *strut columelar*.[4]

Fio indicado: absorvível ou inabsorvível 5-0 (Fig. 13-6).

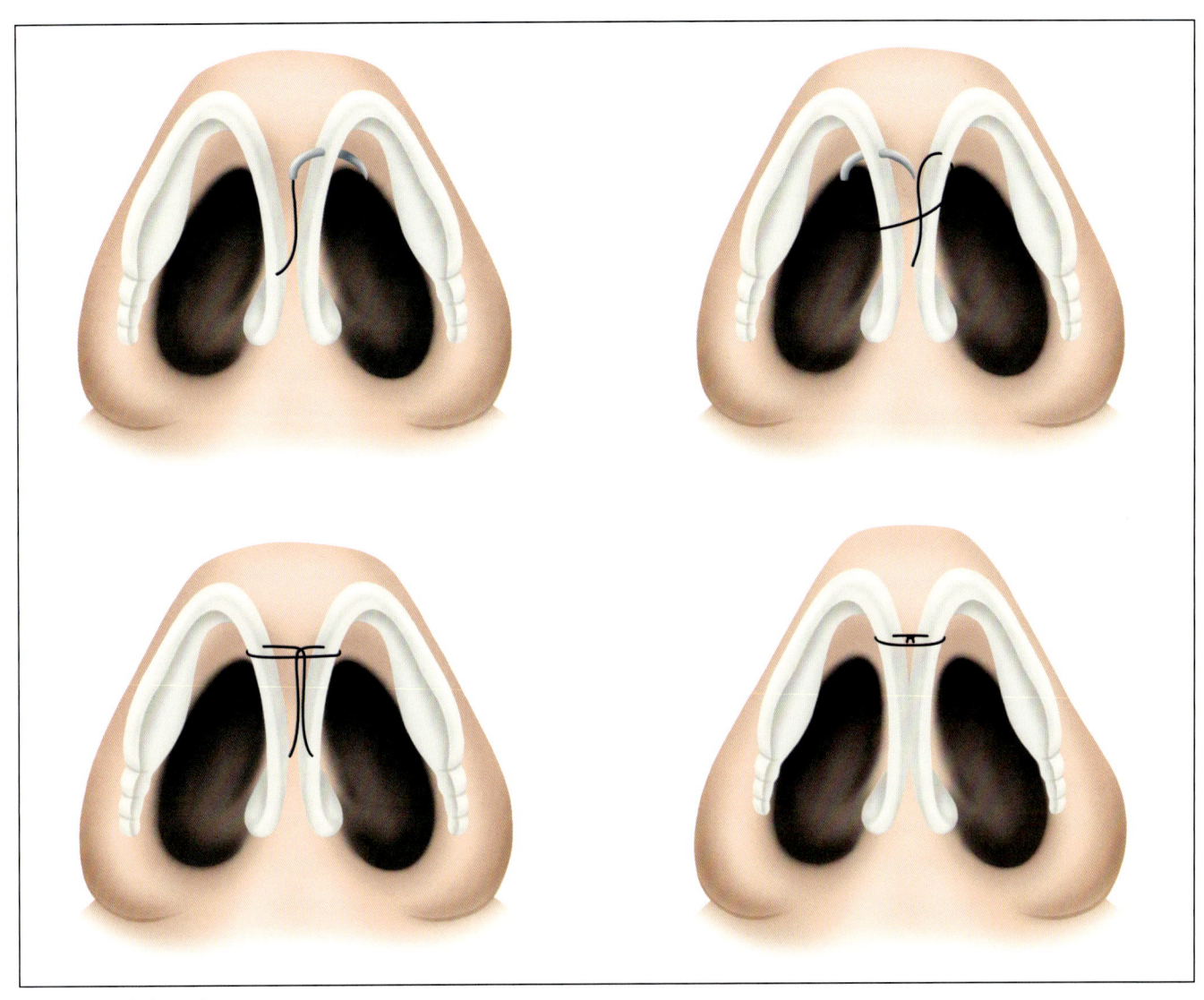

Fig. 13-6. *Medial crural suture.*

Columelar Breakpoint Suture (C Point Suture)

O ponto "C" marca a transição entre a CLI-*crus* medial e a CLI-*crus* intermédia. A partir desse ponto (que coincide com o teto narinário) a CLI-*crus* intermédia começa a se afastar uma da outra sofrendo um giro em hélice para possibilitar um posicionamento mais cefálico da CLI-*crus* lateral.

Para manter esse afastamento (e reproduzir os pontos luminosos da ponta nasal) as suturas entre a CLI-*crus* intermédia e o septo nasal (o *strut* columelar ou o extensor septal) devem ser posicionadas na margem cefálica, mantendo as margens caudais livres, mais afastadas. Dessa maneira, elas sofrerão uma inflexão na direção cefálica, resultando no cobiçado decaimento anterior, ou *infratip break* (ângulo columelo-lobular).

Fio indicado: absorvível ou inabsorvível 5-0 (Fig. 13-7).[3]

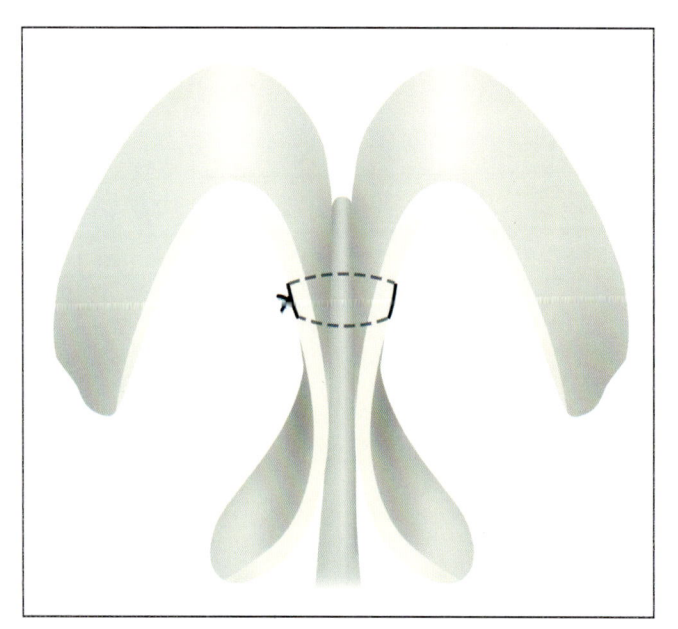

Fig. 13-7. *Breakpoint C suture.*

Suturas da CLI-*Crura* Intermédias
Sutura Transdomal

A sutura transdomal é indicada quando o paciente possui o ângulo domal indesejadamente largo (Fig. 13-1). Consiste em uma sutura horizontal através do *domus*. Com essa sutura, as CLI-*crura* medial e lateral da mesma cartilagem lateral inferior são aproximadas. Com as *crura* mediais bem estabilizadas, o resultado é o estreitamento da ponta, aumento do lóbulo nasal e aumento da projeção da ponta (Fig. 13-8).

Sempre que se utilizar a sutura transdomal é necessário uma atenção cuidadosa à sua localização. Como a CLI-*crus* medial e lateral estão em planos cefalocaudais diferentes, a posição da sutura transdomal pode afetar ainda mais a posição da *crus* lateral da cartilagem lateral inferior. A rotação caudal da CLI-*crus* lateral pode ser observada quando a sutura é colocada na metade caudal do *domus*.

Quando a sutura é colocada na porção cranial do *domus*, pode ocorrer, também, uma rotação cefálica da CLI-*crus* lateral.

Deve ser notado que a concavidade lateral que pode ocorrer com a sutura transdomal frequentemente demanda o uso de um enxerto de rebordo alar para fortalecer a válvula externa e prevenir a retração alar. Além disso, deve-se tomar cuidado para não haver exposição vestibular da sutura.[4]

De acordo com D. Toriumi,[14] a sutura transdomal dos *domi* é uma boa maneira de diminuir a largura horizontal da ponta nasal bulbosa. As suturas domais agem para estreitar de forma variável o ângulo de divergência do *domus*, dependendo da rigidez da CLI-*crus* lateral e da firmeza com que as suturas são amarradas.

O autor advoga o uso de duas suturas transdomais separadas para evitar que os *domi* se unam excessivamente. As suturas são colocadas em direção horizontal na porção cefálica, amarrando os nós medialmente. A colocação simétrica ao longo do eixo do *domus* anatômico girará levemente o lóbulo da ponta nasal. Usando duas suturas de cúpula separadas, a divergência normal da CLI-*crus* intermédia pode ser preservada.[14]

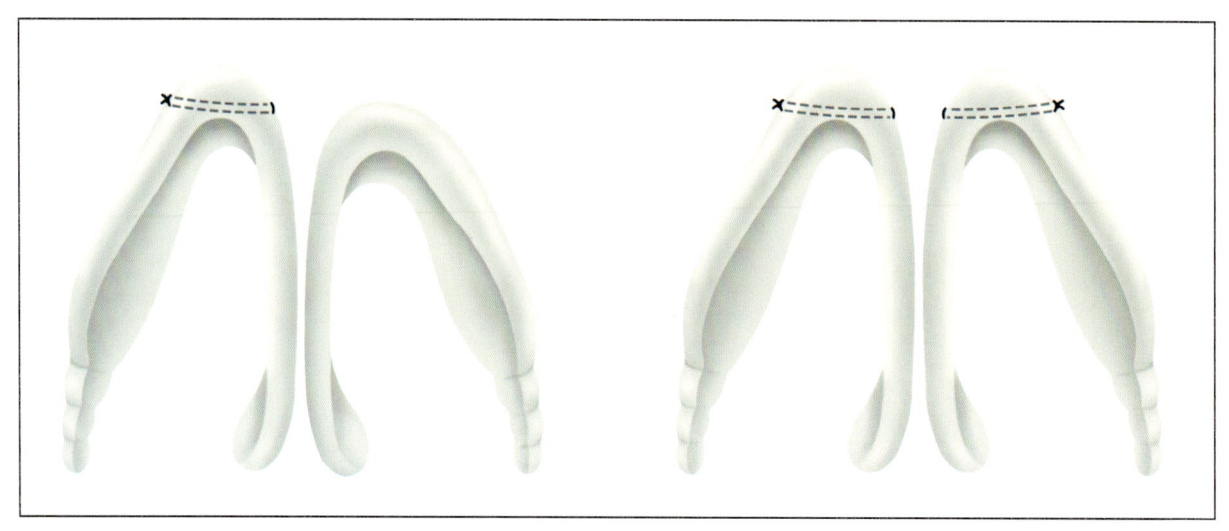

Fig. 13-8. Suturas transdomais. (Ver Vídeo 6.)

Recentemente M. Kovacevic descreveu a sutura cranial transdomal. A sutura cranial é realizada com o primeiro ponto de entrada da agulha aproximadamente 3 mm abaixo do *domus* e aproximadamente 3 mm distante da borda medial da CLI-*crus* intermédia. A sutura é então direcionada para a CLI-*crus* lateral, a agulha sai aproximadamente 1,5 a 2 mm lateral ao *domus*, aproximadamente a 2 mm da margem cefálica. A diferença crucial em relação à sutura oblíqua descrita anteriormente está no retorno da sutura, que é realizada paralelamente à margem cefálica da CLI-*crus* lateral, aproximadamente 2 mm atrás do primeiro ponto de saída, e, portanto, fica na vertical. A sutura agora é direcionada para a CLI-*crus* intermédia, e o ponto de saída está aproximadamente no mesmo nível, mas com 2 mm de distância do ponto de entrada inicial (Fig. 13-9).[15]

De acordo com o autor os principais efeitos alcançados pela sutura cranial são a rotação da margem caudal da CLI-*crus* lateral se aproximando do mesmo plano da margem cefálica, a redução da convexidade da CLI-*crus* lateral, rebaixamento da porção cefálica do *domus* em relação à porção caudal, criando um *supratip break* mais delicado e o reforço da transição do lóbulo para a asa mantendo o contorno natural do rebordo alar sem a necessidade de enxertos.[15]

Fio indicado: absorvível ou inabsorvível 5-0 ou 6-0.

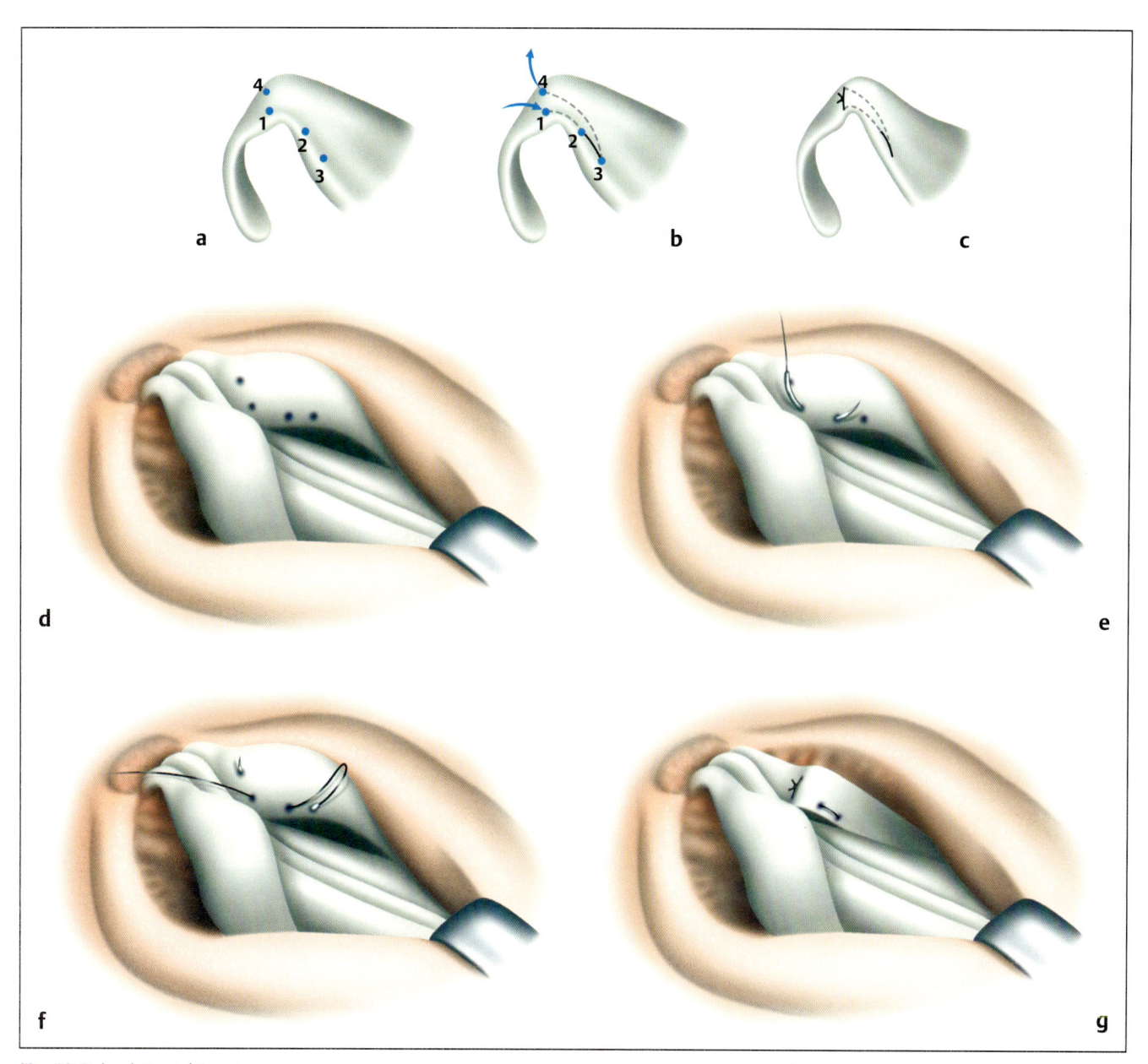

Fig. 13-9. (**a-g**) *Cranial tip suture.*

Interdomal Suture ou Suturas Interdomais

Esta sutura é realizada com o objetivo de diminuir a distância entre os *domi* divergentes, aumentando a sua força, melhorando a sua simetria e a definição da ponta nasal. Ela é aplicada entre as CLI-*crura* intermédias nas suas margens cefálicas aproximadamente 3 a 4 mm abaixo do *domus*, de forma que o nó não ficará exposto.[4]

Quando for suturada no centro dos *domi*, reduzirá a distância entre eles, sem rotação das CLI-*crura* laterais. Se a sutura for realizada ao longo da borda cefálica, produzirá ligeira rotação cefálica das CLI-*crura* laterais. Se ela for realizada ao longo da borda caudal, rodar-se-á caudalmente. O resultado desta sutura é uma ponta nasal mais definida, estruturada, simétrica e estreita.[4]

Fio indicado: absorvível ou inabsorvível 5-0 ou 6-0 (Fig. 13-10).

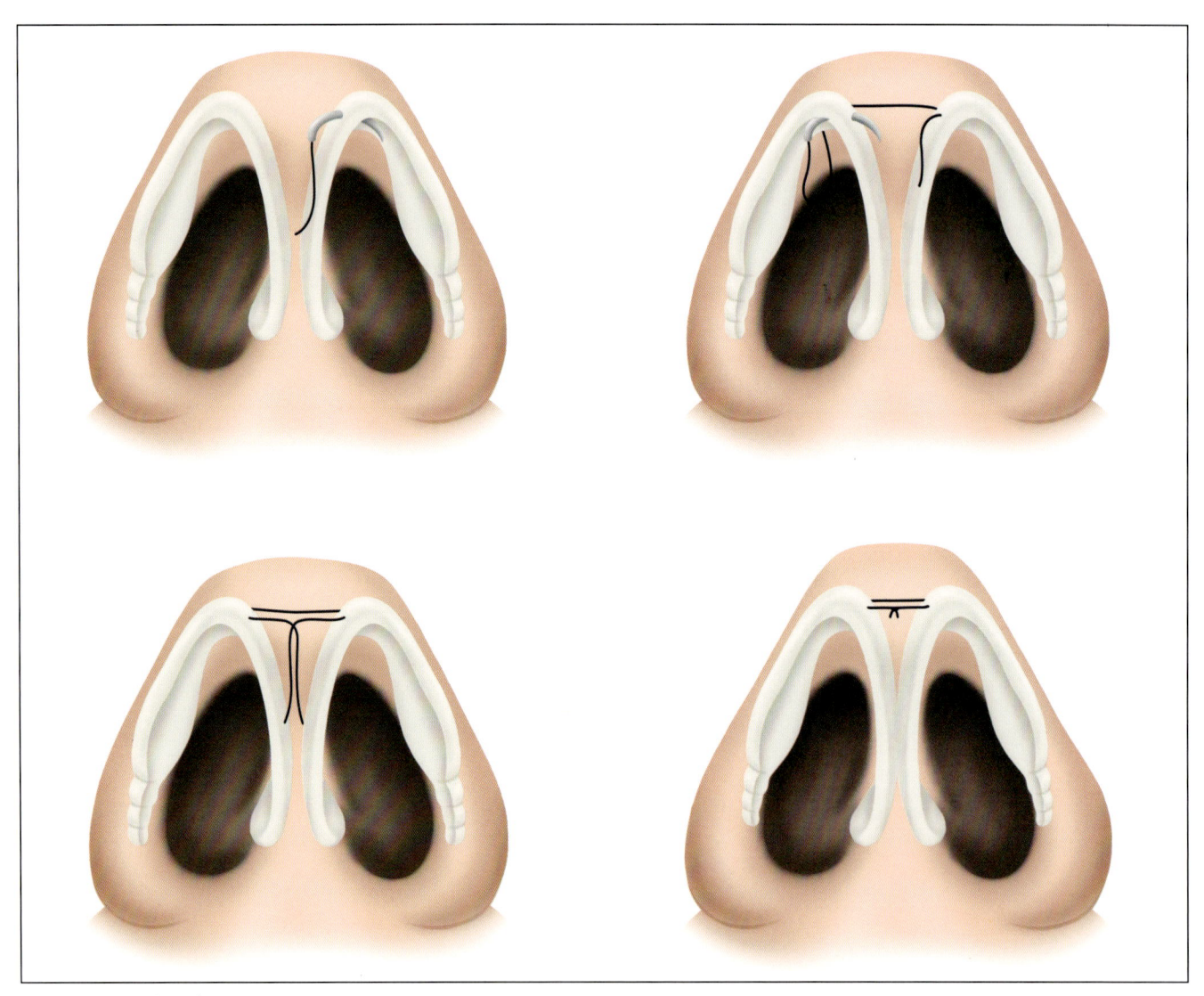

Fig. 13-10. *Interdomal suture.*

Lateral Crural Steal de R. Kridel (1989)

A técnica *lateral crural steal* de R. Kridel (1989) foi desenvolvida com o objetivo de aumentar a projeção e a rotação da ponta nasal sem alterar significativamente as estruturas de sustentação do tripé da base nasal. É indicado para os narizes que necessitam de projeção, de rotação e de melhor definição do lóbulo da ponta. Inicia-se com o descolamento das CLI-*crura* intermédias das peles dorsal e vestibular. A seguir, define-se o ponto de confecção dos novos *domi* (lateralização dos *domus*). Utilizando fios inabsorvíveis 5-0 realiza-se *mattress sutures* intra e interdomais (obedecendo-se as regras específicas dessas suturas). Assim, teremos como resultado o alongamento das CLI-*crura* mediais com decorrente aumento da projeção da ponta nasal e o encurtamento das CLI-*crura* laterais com o decorrente aumento da tensão das mesmas e da rotação da ponta nasal.[5]

Fio indicado: absorvível ou inabsorvível 5-0 (Fig. 13-11).

Suturas da CLI-*Crura* Laterais

Flip-Over Flap (Lateral Crural Flip) de E. Tardy (1990)

E. Tardy (em 1990) publicou o *Flip-Over Flap* (*Lateral Crural Flip*), que consiste na excisão e rotação (*flip*) da CLI-*crus* lateral. Descola-se completamente a CLI-*crus* lateral da pele do vestíbulo separando-a, por incisão na sua margem cefálica, da zona do *scroll* e lateralmente por incisão na sua junção com a cartilagem acessória. Depois, secciona-a completamente na sua junção com a CLI-*crus* intermédia, faz-se uma rotação de 180 graus e a sutura novamente com PDS 6-0 na CLI-*crus* intermédia em *Overlap/Overlay/Vis-à-Vis*, na extensão das bordas cefálica e caudal (fixando a cartilagem na pele vestibular).[6]

Outra possibilidade é a transferência da CLI-*crus* lateral do lado esquerdo para o direito e vice-versa, quando a concavidade é bilateral.

É recomendável (e quase sempre necessário) associar essa manobra ao *Lateral Crural Strut Graft*.[15]

É necessário reforçar e corrigir as suas deformidades intrínsecas, pois raramente as convexidades da CLI serão tão regulares que possam ser corrigidas apenas pelo giro dorsal-ventral dela. Serão frequentemente necessárias outras ações como, por exemplo: enxerto tipo *strut*, tipo *batten* ou secções na própria área de deformidade da cartilagem. Esse enxerto deve ser colhido preferencialmente do septo nasal, deve ser reto, fino, com espessura menor que 1 mm e deve ser suturado com PDS 6-0, produzindo a "retificação" da CLI-*crus* lateral. Nesse caso deve-se usar *Splint* alar para prevenir a formação

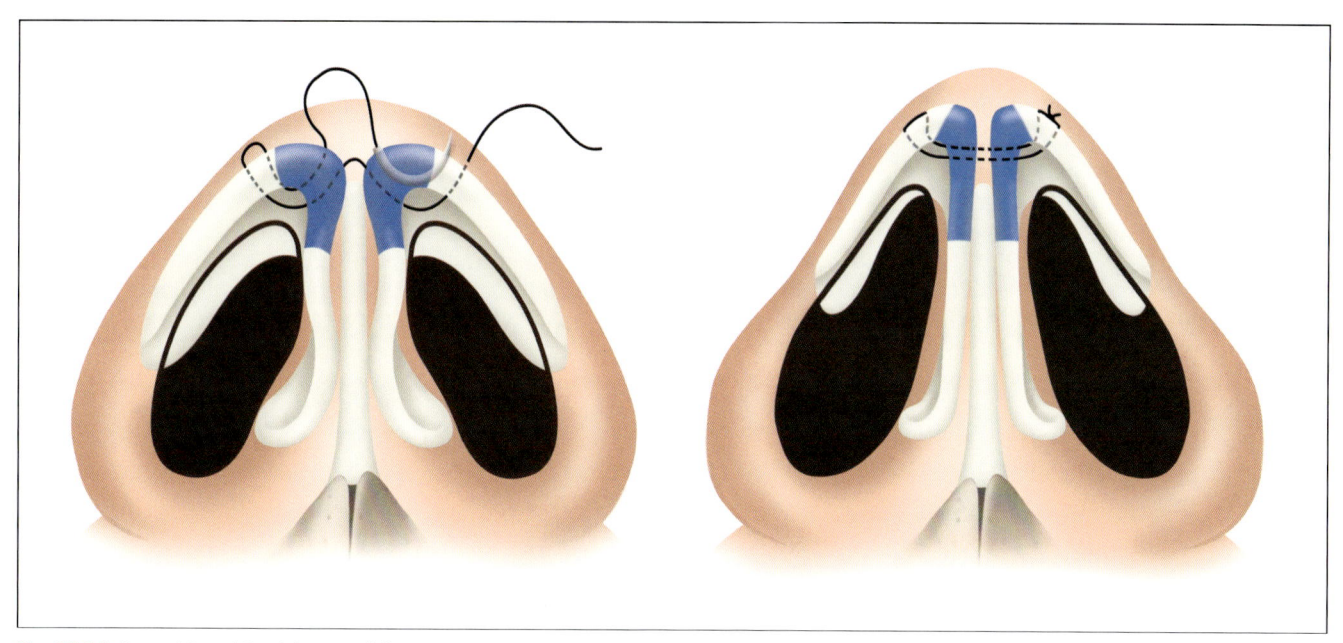

Fig. 13-11. *Lateral Crural Steal* de R. Kridel

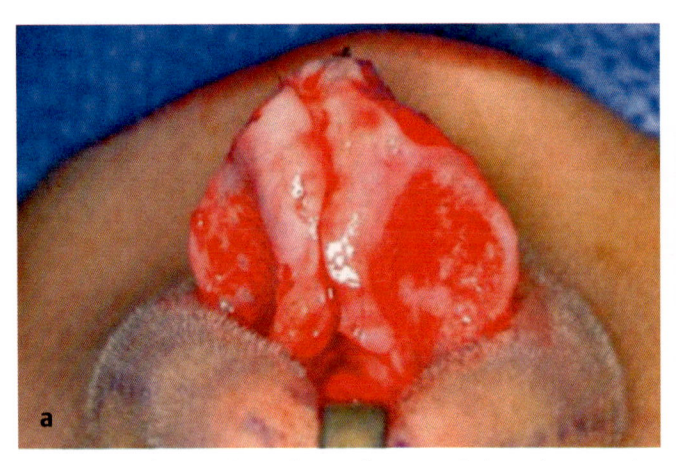

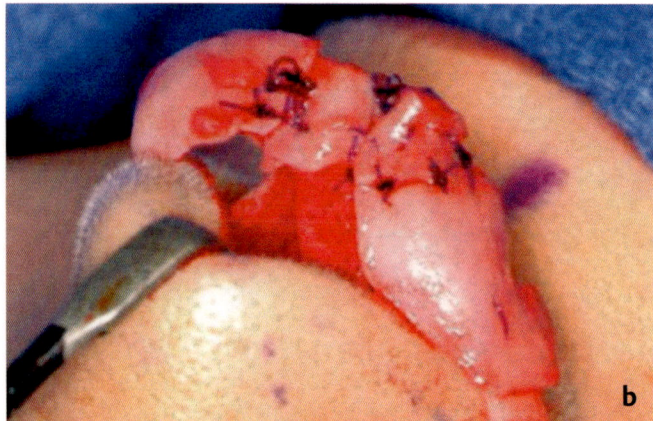

Fig. 13-12. (**a**, **b**) Lateral *Crus*: *flip over flap* – transferência da CLI-*crus* lateral do lado direito para o lado esquerdo e vice-versa.

de "bossa vestibular" decorrente do descolamento da pele nessa área.[15]

Assim, quando se decidem corrigir as deformidades da CLI-*crus* lateral, deve-se ficar atento aos seguintes detalhes:

- A forma final desejável é que ela seja plana (ou muito discretamente convexa).
- A borda caudal tornar-se-á mais fraca, necessitando de enxertos de borda (a consistência original da CLI apresenta sua borda cefálica mais fraca/flexível, e nesta manobra ela ocupará a posição caudal).
- O *Lateral Crural Strut Graft* auxilia muito a aplanar e a fortificar a cartilagem. Deve ser suturado com PDS 6-0 em toda a sua extensão, aderindo totalmente à cartilagem.
- O descolamento da pele vestibular deve ser justa ao pericôndrio com a preservação cuidadosa do plano vascular, sob o risco de formação da bossa vestibular.
- Se for necessário seccionar a CLI-*crus* lateral, os locais são: medialmente na transição da CLI-*crus* intermédia com a CLI-*crus* lateral; lateralmente na transição da CLI-*crus* lateral com a CLI-cartilagem alar menor.
- A cartilagem descolada deve ser suturada à pele vestibular nas bordas cefálica e caudal (com PDS 6-0) cuidando para que a pele vestibular fique esticada (previne o espessamento da pele vestibular); a sutura medialmente com a CLI-*crus* intermédia poderá ser *Vis-à-Vis* ou por cavalgamento abaixo ou acima (*Overlap/Overlay*) desta forma aumentando a força do contorno domal (Fig. 13-12).
- O *splint* alar é obrigatório nesses casos, evitando o edema, o espessamento permanente, a bossa vestibular. Ao fixar o *splint* alar deve-se cuidar da pele, minimizando a úlcera de contato (o uso de micropore ou Gelfoam entre o *splint* e a pele, bem como a retirada do mesmo em 5 dias previne essa intercorrência).

Fio indicado: absorvível ou inabsorvível 6-0.

Sutura Turnover Flap/Turn-Under Flap de McCollough (1993)

Inicialmente descola-se a cartilagem lateral superior a partir da sua borda cefálica, separando-a da zona do *scroll* (essa zona do *scroll*, ou "rolamento" é composta por cartilagem muito flexível e redundante, componente maior da válvula interna, funcionando como uma falsa articulação entre o terço médio, a cartilagem lateral superior, e o terço inferior, a CLI-*crura* laterais). Esse descolamento pode ser parcial, subtotal ou total (quando se quer reposicioná-la). Em seguida, faz-se uma incisão longitudinal no ponto que se decidiu dobrá-la (sem transfixar; ela continua presa pelo pericôndrio e parte da espessura da cartilagem de um dos lados, e isto melhora a sua capacidade de

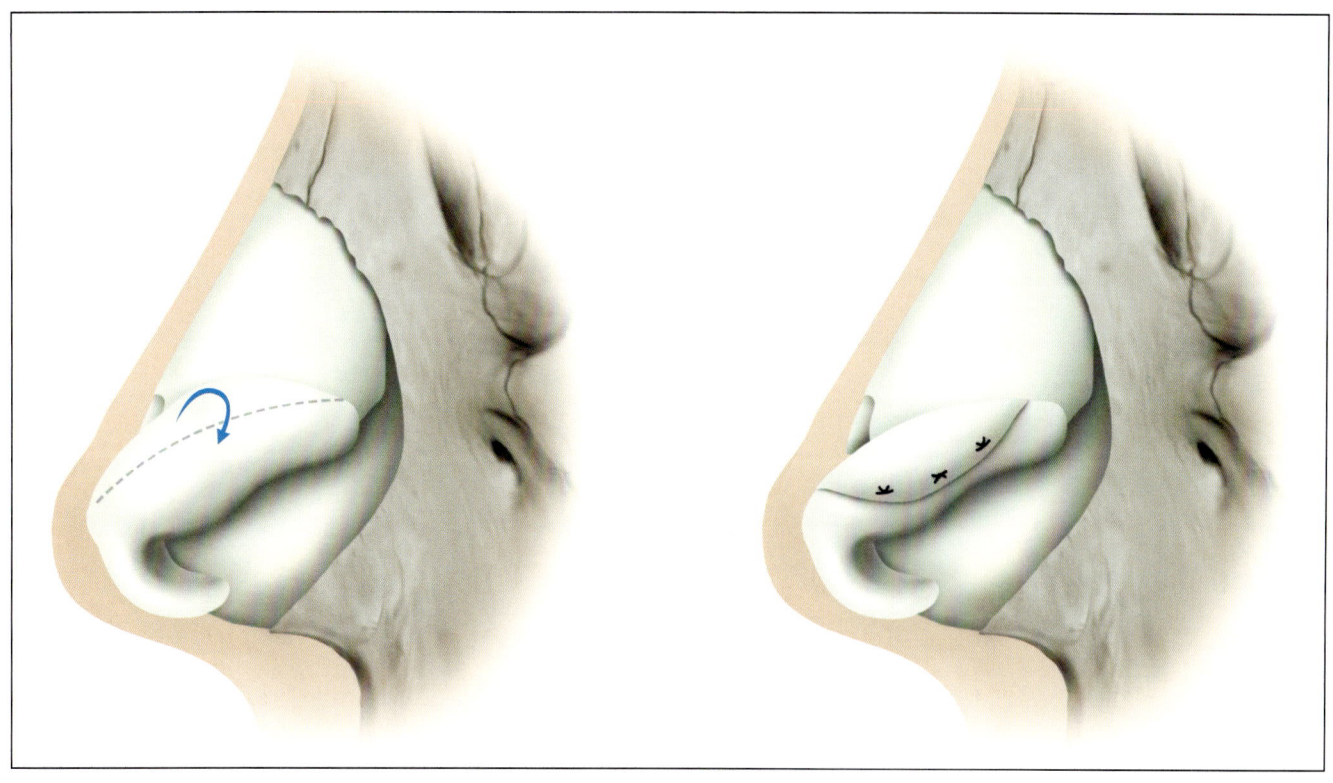

Fig. 13-13. Esquema mostrando o *turn-over flap*.

estruturação; essa força estrutural é diminuída sensivelmente quando se transfixa totalmente a cartilagem, tornando-a um enxerto livre). Assim, o segmento cefálico é dobrado sobre/sob o segmento caudal da CLI, e a fixação é feita com PDS 6-0 ou Prolene 6-0. Desta forma, consegue-se aumentar a força estrutural das CLI-*crura* laterais e minimizar as suas deformidades.[7,8]

As limitações:

- Esta manobra é inadequada quando a deformidade das CLI-*crura* laterais é muito complexa, ou a cartilagem é muito estreita, ou muito flexível/fraca.
- É inadequada (contraindicada) nos narizes originalmente curtos, como os asiáticos e os afrodescendentes, sob o risco de produzir encurtamento excessivo da parede lateral do nariz.
- É necessário adicionar outras manobras de suturas para corrigir problemas criados por esta, como a suspensão da borda cefálica das CLI-*crura* laterais (necessitando de adição da *alar spanning suture* de Tebbetts ou da *lateral crural mattress suture* de Gruber).[9-12]

Considerando isso, é uma técnica de sutura muito bem indicada nos narizes longos, como os do mediterrâneo, onde se deseja encurtar o comprimento da parede lateral do nariz.

Fio indicado: absorvível ou inabsorvível 6-0 (Fig. 13-13).

Lateral Crural Convexity Mattress Suture de Gruber (2005)

Gruber (em 2005) publicou a *lateral crural convexity mattress suture* com o objetivo de redução da convexidade das CLI-*crura* laterais, aplanando-as.[9] Visa à redução de volume das pontas bulbosas, amplas, alargadas, quadradas sem a necessidade de incisão ou excisão da cartilagem, prevenido a formação de bossas na pele vestibular ou o colapso das CLI-*crura* laterais.

Localiza-se o ponto de maior convexidade das CLI-*crura* laterais para realizar a sutura. Marcam-se quatro vértices de um quadrilátero, englobando a região de maior convexidade. Com um fio inabsorvível tipo Prolene 6-0 trespassamos a CLI-*crus* lateral no primeiro vértice do quadrilátero, a 1 mm da borda caudal; emergimos no segundo vértice a 1 mm da borda cefálica; trespassamos novamente a CLI-*crus* lateral no terceiro vértice localizado a 6-8 mm lateralmente (novamente a 1 mm da borda cefálica) e emergimos novamente a 1 mm da borda caudal. Pronto, está feito um polígono de quatro lados onde o fio está externo ao longo das margens caudal e cefálica e interno nas porções do quadrilátero que estão transversas às CLI-*crura* laterais. Assim, ao forçarmos o ponto tenderemos a fazer uma concavidade onde antes era uma convexidade (o fio deve ser apertado para se formar uma retificação das CLI-*crura* laterais, não uma concavidade). Múltiplas suturas como essa podem ser feitas para uma melhor retificação das CLI-*crura* laterais.

Consideramos esta sutura bastante útil como auxílio na planificação das CLI-*crura* laterais (e especialmente para prevenir as convexidades alares residuais mesmo depois de realizada a *lateral crural spanning suture* de Tebbetts ou mesmo da *lateral crural tensioning* de R. Davis), mas temos que levar em conta os seguintes parâmetros:[10-13]

- Ela se aplica a convexidades regulares, são pouco úteis nas deformidades mais complexas (com formação de "quinas de cartilagens", difíceis de desfazer com suturas apenas.
- Os narizes mistos afrodescendentes geralmente apresentam CLI-*crura* laterais convexas, alargadas, porém muito frágeis, necessitando frequentemente de adição de enxertos de sustentação.
- Na dinâmica/mobilidade alar em longo prazo essas suturas tendem a se desfazer se a confluência de forças que produziu a convexidade ainda estiver presente (cartilagem mais larga, menos firme; deformidades de espessura, de mau posicionamento).

Enfim, é uma técnica de sutura destinada a corrigir as convexidades das CLI-*crura* laterais quando estas se apresentam mais firmes (como nos narizes caucasianos) e que não necessitem de sustentação. É uma boa manobra auxiliar a ser considerada também quando se tem deficiência de enxertos para a sustentação alar.

Fio indicado: absorvível ou inabsorvível 5-0 (Fig. 13-14).

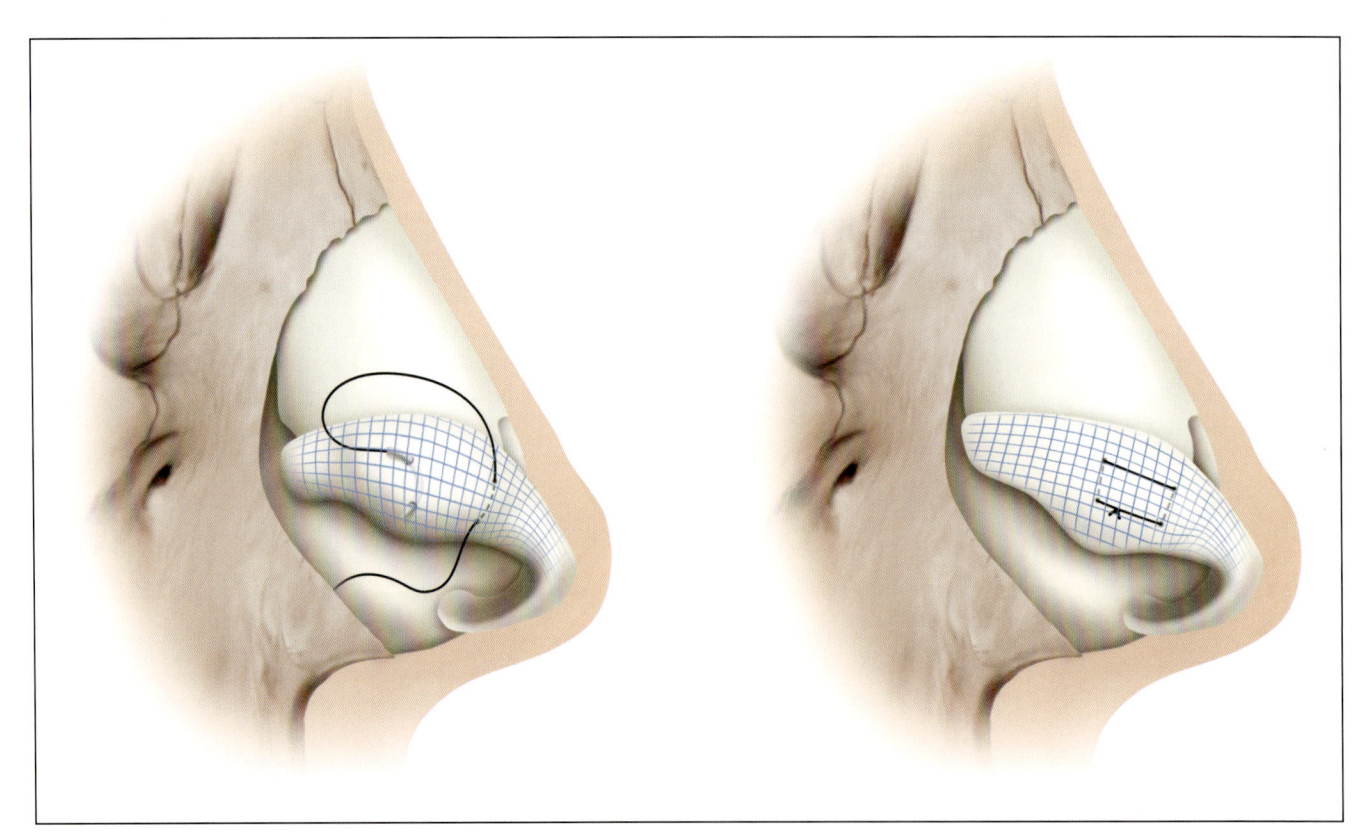

Fig. 13-14. *Matress Suture*, Sutura de Gruber

Alar (Lateral Crura) Spanning Suture de Tebbetts (1998)

Concebida por Tebetts a sutura de CLI-*crus* lateral (ou *lateral crura spanning suture* – LCSS) pode ser pensada para tratar a convexidade das CLI-*crura* laterais, como é visto em pacientes com ponta em caixote ou bulbosa.[10-12] Nestes pacientes, a convexidade da cartilagem alar produz um alargamento e arredondamento do lóbulo na vista basal. A descrição desta sutura foi uma alternativa às técnicas mais antigas e destrutivas que propunham ressecções excessivas das cartilagens alares, levando a um enfraquecimento dos fatores de sustentação e, em muitos casos, perda do suporte da ponta e colapso com consequente complicações estéticas e funcionais.

A LCSS corrige as deformidades moderadas de convexidade sem sacrificar o suporte e integridade das CLI-*crura* laterais.[16]

A LCSS é uma sutura em U, horizontal, com fios inabsorvíveis, passada pela área de maior convexidade. À medida que o nó é apertado, forças diretas corrigem a convexidade e forças indiretas ao longo do eixo das CLI-*crura* laterais aumentam a projeção da ponta. A agulha é introduzida na superfície medial da *crus* direita, passando acima da pele, saindo na superfície externa da cartilagem. O fio é reintroduzido na porção externa da cartilagem, podendo atravessar o septo dorsal, e faz o mesmo percurso na cartilagem esquerda.[10-12,16]

Enquanto o objetivo principal da sutura é reduzir a convexidade das CLI-*crura* laterais, ela também pode:[10-12,16]

A) Reduzir a distância interdomal.
B) Retrair o rebordo alar e alongar a porção central do nariz.

Os efeitos da sutura podem variar em função da sua distância em relação aos *domi*, quanto mais próximos deste:

A) Menor será retração alar e mau posicionamento das CLI--*crura* laterais.
B) Maior será redução da distância interdomal.
C) Maior será a redução do espaço morto no *supratip*.
D) E menor será o efeito na convexidade.

Fio indicado: absorvível ou inabsorvível 5-0 (Fig. 13-15).

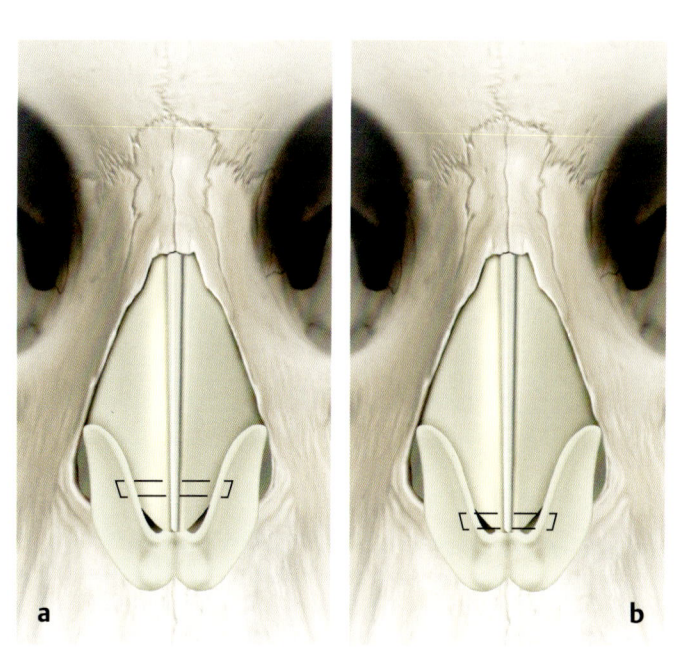

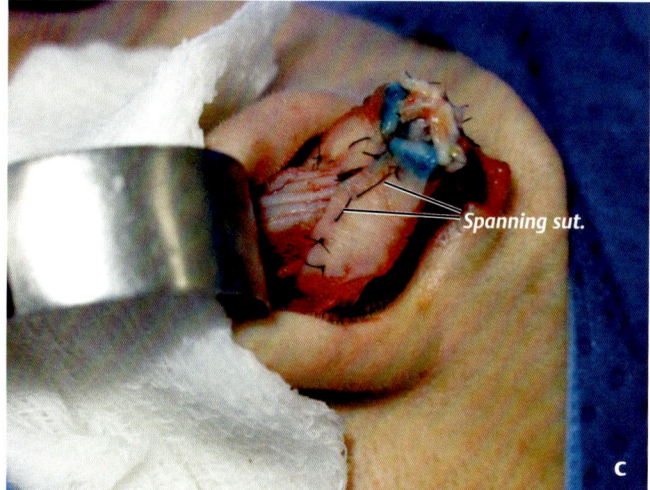

Fig. 13-15. (a-c) *Spanning suture*.

Conceito dos Polígonos Nasais de Baris Çakir (2013)

A anatomia tridimensional do nariz é muito complexa, e um novo conceito foi difundido por Baris Çakir.[3] A sua abordagem de eleição é a rinoplastia fechada, com base na anatomia topográfica observada pelos reflexos que as formas das cartilagens definem na pele, dividindo didaticamente o nariz em polígonos. Na ponta nasal, essa divisão é muito interessante (Figs. 13-16 a 13-19):

- Polígono da *crus* lateral (bilateral).
- Triângulo domal (bilateral).
- Triângulo interdomal (Fig. 13-19).
- Polígono da faceta (bilateral).
- Polígono infralobular.
- Polígono da columela.
- Polígono do *footplate*.

Esse modelo considera que o *domus* é triangular e descreve a formação de dois *tip breakingpoints* na visão de perfil do nariz, localizados no mesmo plano vertical, denominados Ts e Ti (Fig. 13-18). O Ts (tip superior) é o ponto mais alto da porção cefálica do *domus*, e o Ti (tip inferior) é a borda caudal interna do *domus*. Na mulher, o Ti pode ser 1 a 2 mm mais anterior que o Ts. O triângulo domal apresenta ainda um terceiro vértice, denominado Rm, que seria a borda caudal externa do *domus*. O triângulo domal é percebido na visão frontal do nariz. O triângulo interdomal e o polígono da faceta são espaços preenchidos por tecidos moles.[3]

O polígono da faceta é um espaço que não requer preenchimento. A distância entre os pontos Ti e Rm deve estar entre 2 a 3 mm.[3]

O ângulo superior do triângulo interdomal tem aproximadamente 100 graus no nariz feminino e 80 graus no masculino. Quanto maior a rotação do nariz, mais afastadas as bordas caudais dos *domi*. Os triângulos domais só se unem nos pontos Ts. Deve haver espaço entre os pontos Ti, para que se forme o triângulo interdomal.[3]

O polígono infralobular é um retângulo entre os pontos Ti e o C (*infratip*), e é o local de maior fragilidade da CLI na *crus* medial, preenchido pelo SMAS. Nessa região podem-se colocar *strut grafts* desde que sejam suturados mais cefalicamente, do contrário, conferem um aspecto arredondado à columela.[3]

O polígono columelar está entre os pontos C e os *footplates*. A *crus* medial se direciona lateralmente e para cima para formar os *footplates*. Se o polígono columelar for curto, pode-se alongá-lo suturando um *footplate* ao outro. Se essa sutura aproximar muito os *footplates*, ocorrerá um alongamento excessivo do polígono columelar e desaparecimento do polígono do *footplate*, evidenciando um estigma de rinoplastia.[3]

O *domus* e o ponto de encontro entre a *crus* lateral e a medial, num ângulo aproximado de 15 a 20 graus, o que o faz ser triangular.[3]

Se forem colocadas suturas nessa região para forçar uma curvatura, haverá mau posicionamento das *crura* medial e lateral. Ocorrerão expansão do polígono infralobular, fechamento do polígono da faceta, e a borda caudal das *crura* laterais se projetará para dentro das narinas.[3]

A sutura cefálica do *domus* forma um triângulo porque estreita sua borda cefálica e não se colocam suturas na borda caudal do *domus*. A base desse triângulo deve ter aproximadamente 3 mm e constitui a parte superior do polígono da faceta.[3]

Segundo essa filosofia, a sutura interdomal faz um estreitamento do polígono da faceta. A *spanning suture* também destrói o polígono da faceta e impacta o *resting angle*.

A forma da ponta é dada pela sutura cefálica do *domus* (sutura hemidomal). É uma sutura simples, 3 mm abaixo da borda cefálica do *domus*, pegando a *crus* lateral e a medial. Pode ocorrer um *dog ear* no ponto Ti, elevando-o. Podem-se dissecar 2 a 3 mm da pele vestibular para garantir que o ponto ficará apenas na cartilagem. Algumas vezes, um só ponto não é o suficiente. Como essa sutura corrige o ângulo de repouso da *crus* lateral, podem ser necessários mais dois ou três pontos a 5 e 7 mm (Fig. 13-20), respectivamente sem apertar muito. Se esses pontos estiverem muito apertados, podem estreitar a luz do vestíbulo nasal. Observe que estes pontos são realizados com o auxiliar tensionando os *domi*. Assim que esta tensão for liberada, as *crura* medial e lateral devem estar nas suas posições normais. Quando houver certeza sobre a posição dos *domi*, pode-se cortar o *dog ear* com bisturi ou tesoura.[3]

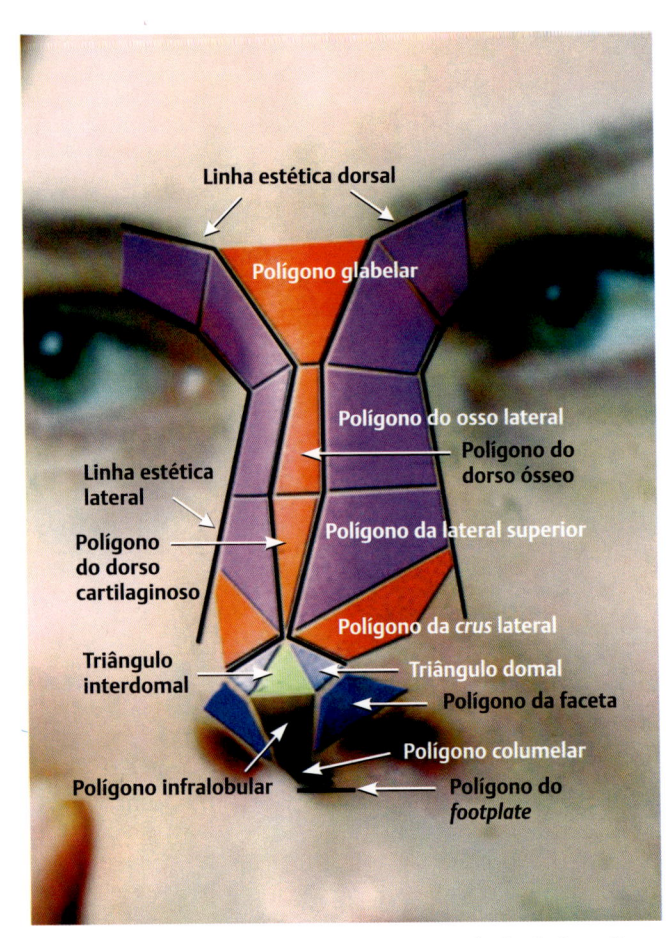

Fig. 13-16. Polígonos nasais descritos por Baris Çakir (visão frontal). (Fonte: Çakir B. Aesthetic Septorhinoplasty, Springer, 2016.)

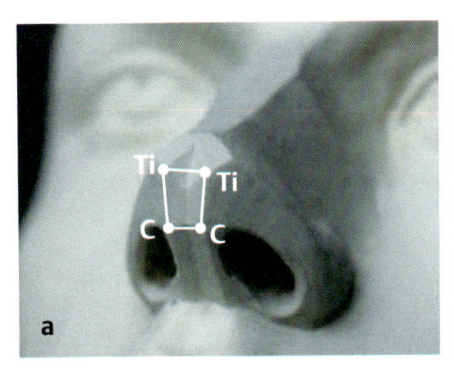

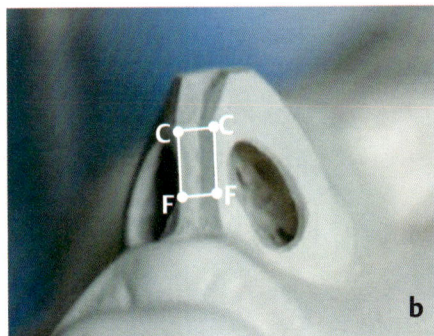

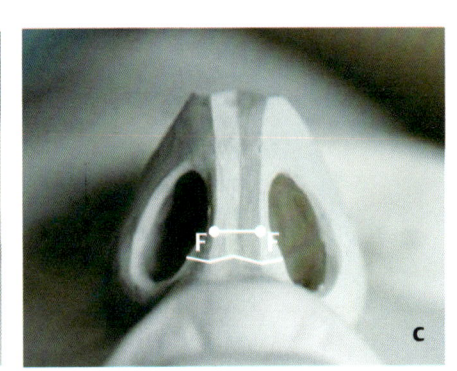

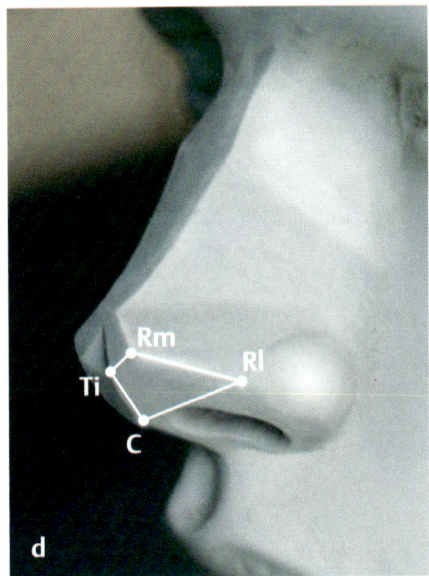

Fig. 13-17. Polígonos nasais descritos por Baris Çakir (visão de base). (**a**) Polígono infralobular. (**b**) Polígono columelar. (**c**) Polígono do *footplate*. (**d**) Polígono da faceta. Ti, *Tip* inferior. C, *infratip*. F, *footplate*. Rm, *medial rim*. Rl, *lateral rim*. (Fonte: Çakir B. Aesthetic Septorhinoplasty, Springer, 2016.)

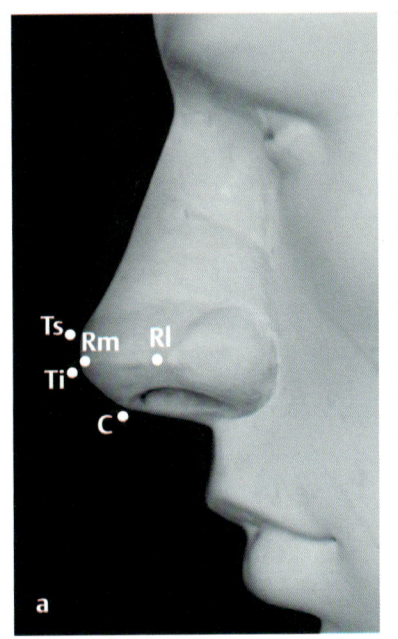

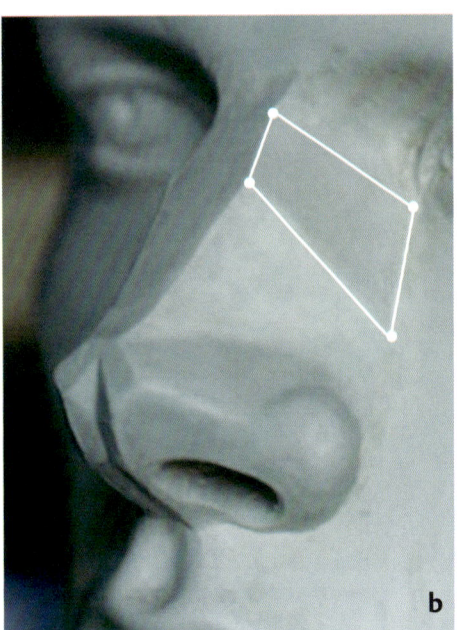

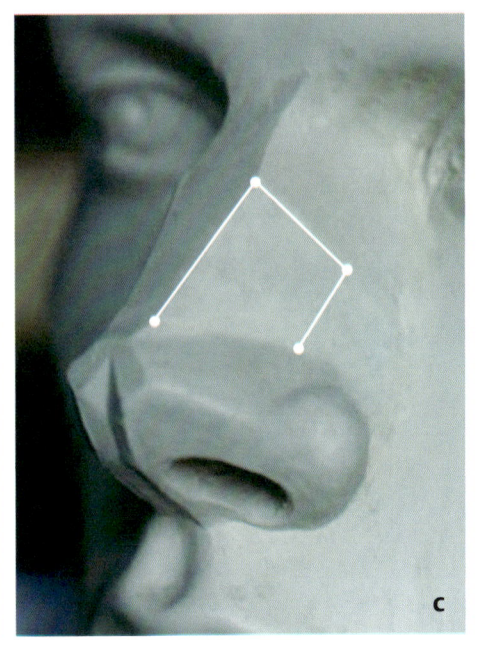

Fig. 13-18. (**a**) Polígonos nasais descritos por Baris Çakir (visão lateral) – pontos *tip* inferior (Ti), *tip* superior (Ts), *infratip* (C) e *medial rim* (Rm). (**b**) Polígono do osso lateral. (**c**) Polígono da lateral superior. Rl: *Lateral rim*. (Fonte: Çakir B. Aesthetic Septorhinoplasty, Springer, 2016.)

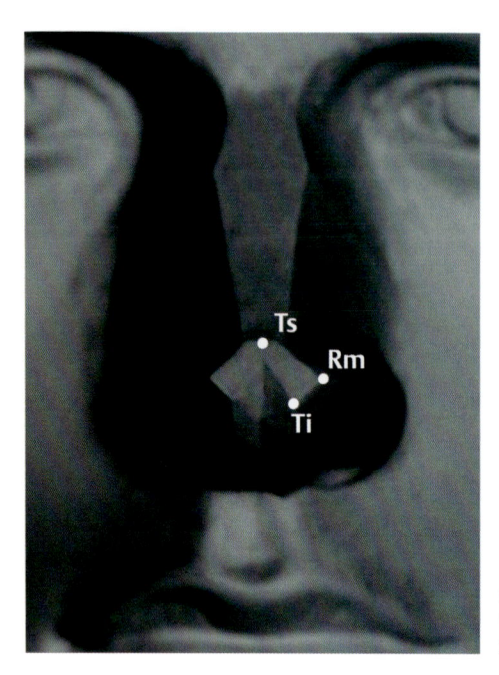

Fig. 13-19. Triângulo domal (conceito dos polígonos nasais descritos por Baris Çakir). Ts, *Tip* superior; Ti, *tip* inferior; Rm, *medial rim*. (Fonte: Çakir B. Aesthetic Septorhinoplasty, Springer, 2016.)

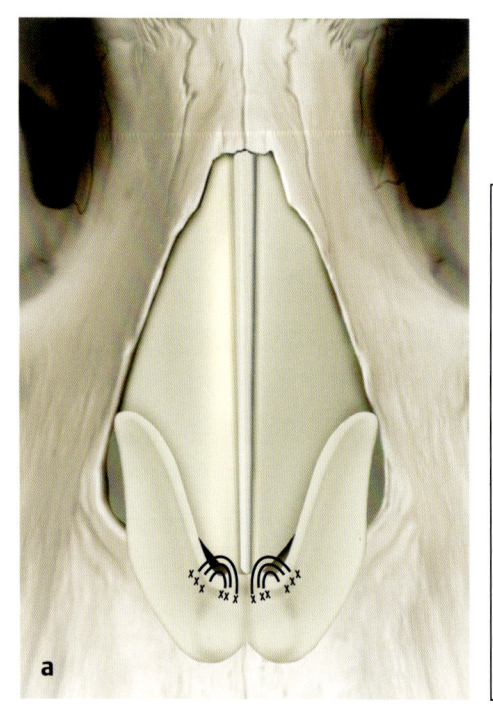

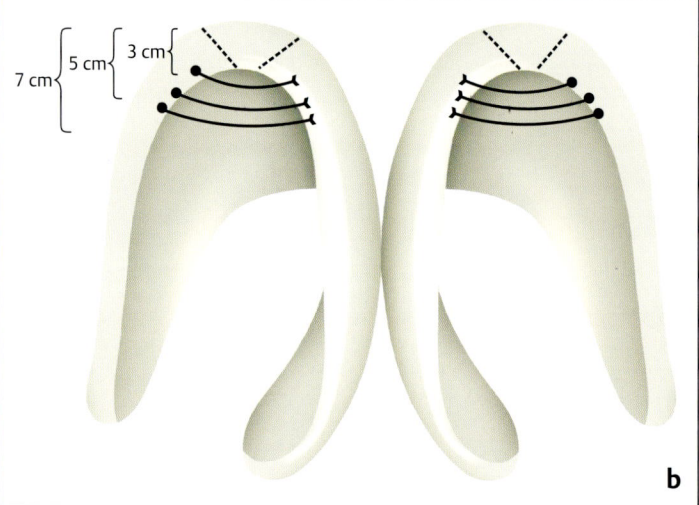

Fig. 13-20. Sutura cefálica dos *domi* (descrita por Baris Çakir). (**a**) Visão do helicóptero da sutura cefálica dos *domi* (descrita por Baris Çakir). (**b**) Visão da sutura cefálica dos *domi* (descrita por Baris Çakir).

Os *domi* direito e esquerdo são unidos na sua porção cefálica com uma sutura em figura de oito e não são suturados ao septo (Fig. 13-21). Essa sutura previne que um *domus* se mova em direção ao outro, deixando-os no mesmo nível. Não se sutura os *domi* sem visualização direta. Esse ângulo de junção é muito importante.[3]

Durante a dissecção se separa os tecidos moles entre os *domi*, então, deve-se repará-los com três suturas: entre as *crura* mediais, próximo aos *domi* e imediatamente próximo à borda cefálica dos *domi*. Depois dessas suturas, faz-se uma dissecção romba entre as *crura* mediais para colocar um *strut*, fixado com suturas passando pela *crus* medial e *domus*. O *strut* deve ficar entre os *domi* para manter o triângulo interdomal.[3] Faz-se outra sutura em figura de oito passando pelas bordas das *crura* mediais na altura do ponto C, que forma o polígono infralobular, para formar o *infratip break* (Fig. 13-22).

Vantagens da sutura cefálica dos *domi*:

- Os triângulos se formam facilmente.
- Corrige o *resting angle*.
- É uma técnica simples.
- Como dá suporte às bordas narinárias, raramente será necessário um enxerto de margem alar.
- É mais controlada.
- Não afeta o polígono da faceta.
- O efeito de curvatura é melhor que a sutura transdomal.
- Estabiliza as *crura* mediais e laterais.
- Soluciona a *crus* medial pendente e a *crus* lateral cefalizada.

Fio indicado: absorvível ou inabsorvível 5-0 ou 6-0.

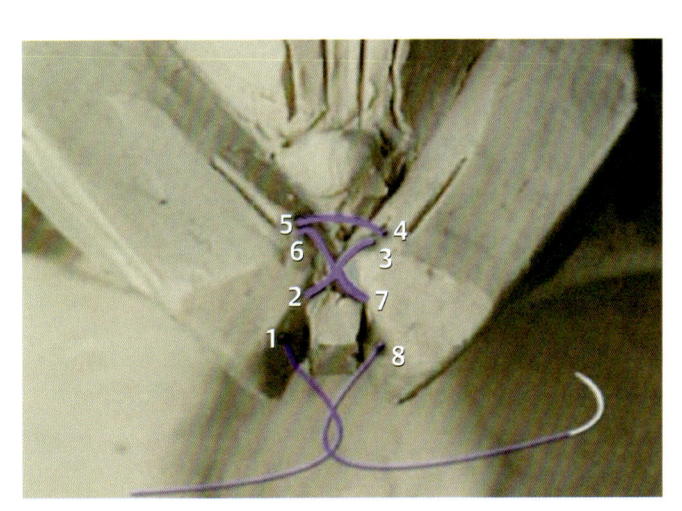

Fig. 13-21. Sequência da sutura em oito (os pontos de entrada e saída do fio realizado seguindo a ordem numérica de 1 a 8). (Fonte: Çakir B. Aesthetic Septorhinoplasty, Springer, 2016.)

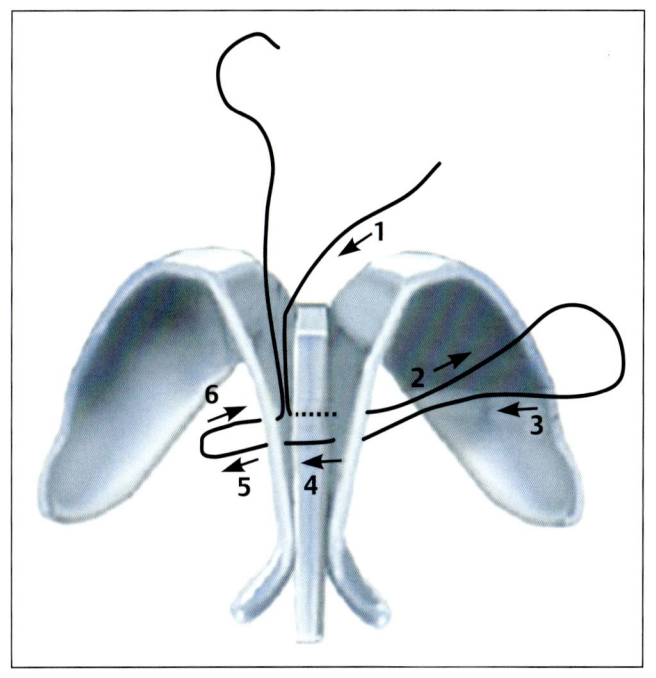

Fig. 13-22. *Strut* columelar e sutura em figura de oito no ponto C do polígono columelar (descrita por Baris Çakir). (Fonte: Çakir B, Oreroglu AR, Daniel RK. Surface aesthetics in tip rhinoplasty: step-by-step surgery. Aesthet Surg J. 2014;34(6):941-55.)

Lateral Crural Tensioning de R. Davis (2015)

A *lateral crural tensioning* de R. Davis (2015) é uma combinação da **lateral crural steal** de R. Kridel (1989) com o **septal extension graft** de H.S. Byrd (1997) e com o **TIG – tongue-in-groove** de R. Kridel (1999).[2,5,13,17]

O que se pretende: o refinamento da ponta nasal nos narizes de ponta bulbosa/alargada/caixote produzindo seu estreitamento evitando excisões/ressecções dela, preservando-a e mantendo a sua estabilidade (melhor patência da válvula nasal). Ao mesmo tempo, se consegue aumento da projeção e da rotação da ponta nasal.

Indicação: a mesma do *lateral crural steal suture* de R. Kridel,[5] mas com mais preditividade, por adicionar o enxerto extensor septal de H.S. Byrd (quando se usa o *strut* columelar a ponta nasal será muito rodada, e o ângulo nasolabial aberto,[17] por isso a necessidade do *septal extension graft*) e, quase sempre, o **tongue-in-groove** de R. Kridel (o TIG nesse caso tem sua aplicação modificada do encurtamento nasal original para suporte de deprojeção da ponta nasal/complexo columelar com sutura na espinha nasal anterior).[2]

A ponta bulbosa, a largura lobular excessiva, a ptose da ponta nasal, a inadequada projeção da ponta nasal e as assimetrias/deformidades domais intrínsecas.

A técnica: inicia-se com a execução do SEG (*septal extension graft* ou *enxerto extensor septal*) seguido pela lateralização/formação de novos *domi* da mesma maneira que a sutura intradomal (de maneira independente, podendo assim corrigir as diferenças de forma e simetria). A seguir faz-se a aproximação dos novos *domi* na linha média, produzindo o estreitamento da ponta nasal. Então, sutura-se com o SEG. Este, via sutura *tongue-in-groove* de R. Kridel,[2] passará a sustentar todas as CLI-*crura* mediais e CLI-*crura* intermédias, ou seja, a columela e a ponta nasal, resultando num poderoso suporte de toda a estrutura anterior do nariz (Figs. 13-23 a 13-26).

Assim, em grande parte das vezes dispensa-se o uso de enxertos estruturais acessórios, como o *lateral crural strut graft* ou o *crural batten graft*.[14] Para tanto, precisa-se ter nas CLI-crura laterais uma força intrínseca considerável (como se observa nos narizes caucasianos e ausentes nos afrodescendentes).

Não há ressecção da borda cefálica das CLI-*crura* laterais na zona do *scroll* (ou do "rolamento" entre as CLI-*crura* laterais e a Cartilagem Lateral Superior - CLS). Assim, há preservação da válvula nasal interna.[13]

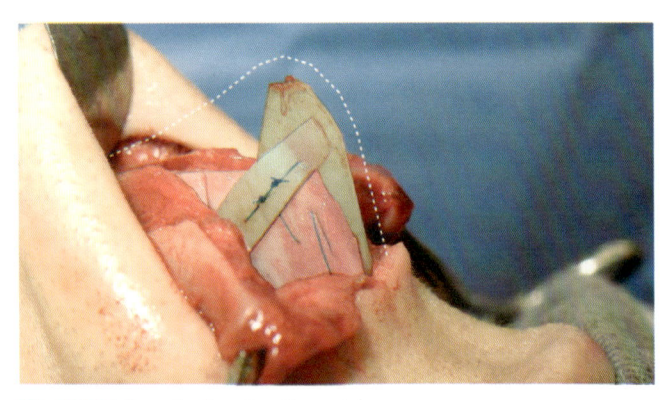

Fig. 13-23. Enxerto de extensão septal.

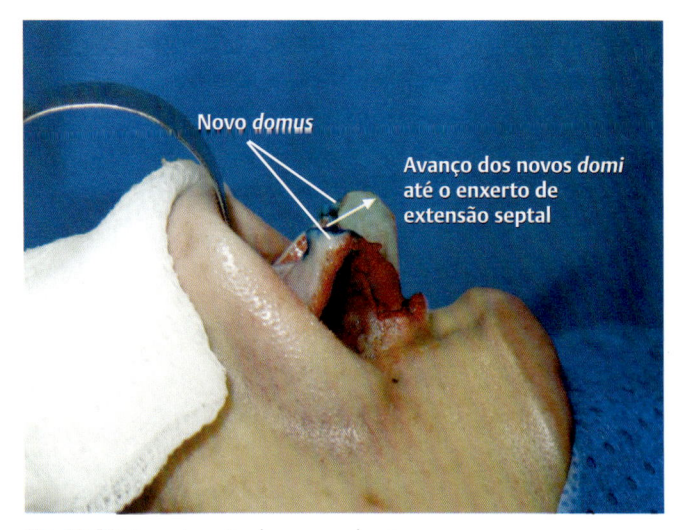

Fig. 13-25. Aproximação dos novos *domi*.

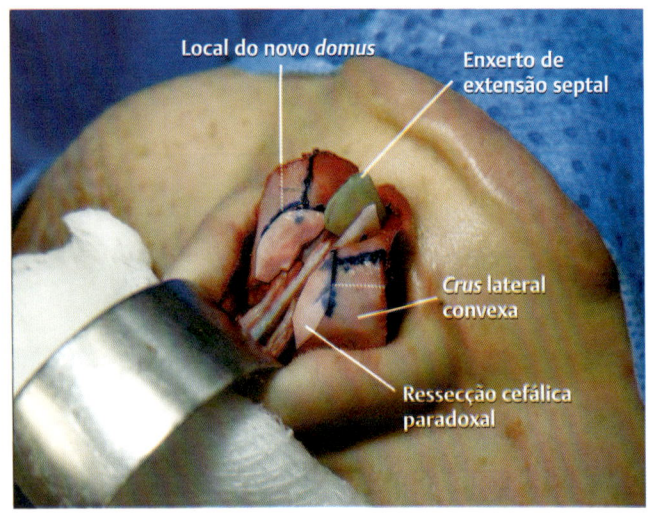

Fig. 13-24. Definição dos novos *domi*.

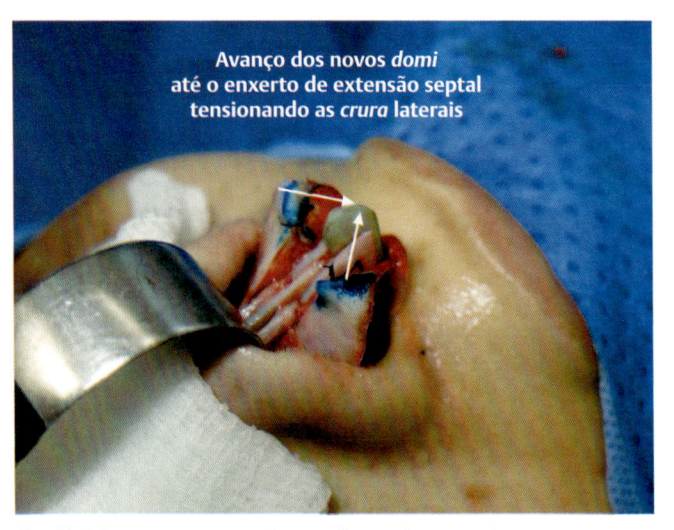

Fig. 13-26. Tensionamento das cartilagens laterais inferiores.

Para o efeito *tensioning*, ou seja, o "esticar" das CLI-*crura* laterais, é necessário que elas se mantenham em continuidade com as CLI menores ou acessórias, que por sua vez são presas, por ligamentos, à estrutura óssea da abertura piriforme. Assim há aumento da força tênsil das CLI-*crura* laterais, com aumento da sua resiliência. Nos narizes de base alargada, como os afrodescendentes, esse efeito se perde pela necessidade de estreitamento da base óssea e migração medial dos lóbulos alares e consequente perda da fixação na estrutura óssea (Figs. 13-27 e 13-28).[13]

Assim, quando bem realizada, a *lateral crural tensioning* de R. Davis possibilita:[13]

- Preservar as estruturas de sustentação valvular, por preservar o esqueleto de sustentação original.

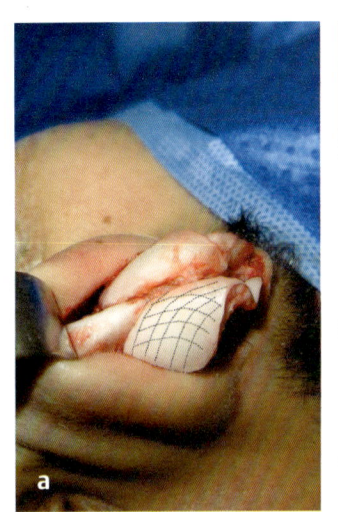

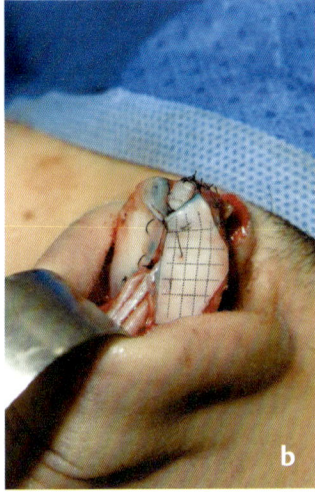

Fig. 13-27. (a) Aspecto inicial após descolamento por planos. (b) Aspecto final da ponta nasal após o *lateral crural tensioning*.

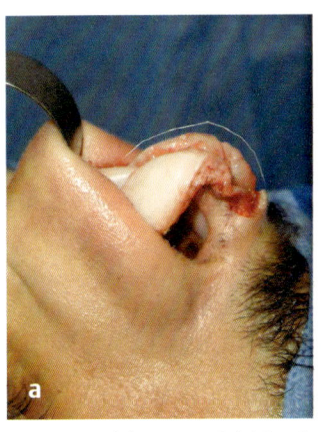

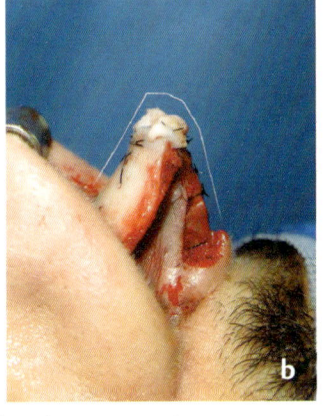

Fig. 13-28. (a) Aspecto inicial após descolamento por planos. (b) Aspecto final da ponta nasal após o *lateral crural tensioning* com *cap graft* adicional.

- "Esticar" as CLI-*crura* laterais, melhorando a sua força tênsil (resiliência). Essa manobra é decorrente/dependente do *septal extension graft* de Byrd.[17]
- Aumenta o tônus da parede lateral.
- Previne/corrige/minimiza a retração alar.
- Pode ser associado ao *lateral crural strut graft,* quando necessário.
- Estreita, projeta/deprojeta e aumenta a rotação da ponta larga, subprojetada e ptótica, preservando a sua integridade.

Fio indicado: absorvível ou inabsorvível 5-0 ou 6-0.

REFERÊNCIAS BIBLIOGRÁFICAS

1. Daniel RK, Pálházi P. Rhinoplasty An Anatomical and Clinical Atlas. Springer; 2018.
2. Kridel RW, Scott BA, Foda HM. The tongue-in-groove technique in septorhinoplasty. Arch Facial Plast Surg. 1999;1:246-56.
3. Çakir B, Doğan T, Öreroğlu AR, Daniel RK. Rhinoplasty: surface aesthetics and surgical techniques. Aesthet Surg J. 2013 Mar;33(3):363-75.
4. Guyuron B. Tip Sutures in Rhinoplasty. 2012(154).
5. Kridel RWH, Konior R, Shumrick K, Wright W. Advances in nasal tip surgery: the lateral crural steal. Arch Otolaryngol Head Neck Surg. 1989;115:1206-1212.
6. Tardy ME Jr, Brown RJ. Surgical anatomy of the nose. New York: Raven Press; 1990.
7. McCollough EG, English JL. A new twist in nasal tip surgery: an alternative to the Goldman tip for the wide or bulbous lobule. Arch Otolaryngol Head Neck Surg. 1985;111:524-529.
8. McCollough EG, Fedok FG. The lateral crural turnover graft: correction of the concave lateral crus. Laryngoscope. 1993;103:463-9.
9. Gruber RP, Nahai F, Bogdan MA et al. Changing the convexity and concavity of nasal cartilages and cartilage grafts with horizontal mattress suture: part II. Clinical results. Plast Reconstr Surg. 2005;115(2):595-606.
10. Tebbetts JB. Shaping and positioning the nasal tip without structural disruption: a new, systematic approach. Plast Reconstr Surg. 1994;94:61-77.
11. Tebetts JB. Secondary Tip Modifications: Shaping and Positioning the Nasal Tip using Nondestructive Techniques in Primary Rhinoplasty: A new approach to the logic and the techniques. St Louis: Mosby-Years Book; 1998. p. 261-441.
12. Tebbetts JB. Rethinking the logic and techniques of primary tip rhinoplasty: a perspective of the evolution of surgery of the nasal tip. Otolaryngol Clin North Am. 1999;32:741-754.
13. Davis RE. Lateral crural tensioning for refinement of the wide and underprojected nasal tip: rethinking the lateral crural steal. Facial Plast Surg Clin North Am. 2015;23:23-53.
14. Toriumi DM. New concepts in nasal tip contouring. Arch Facial Plast Surg. 2006;8(3):156-185.
15. Kovacevic M, Wurm J. Cranial Tip Suture in Nasal Tip Contouring. Facial Plast Surg. 2014;30:681-687.
16. Perkins, SW; Sufyan AS. The Alar Spanning Suture. A useful tool in Rhinoplasty to refine the nasal tip. Arch Facial Plast Surg. 2011 Nov/Dec;13(6).
17. Byrd HS, Andochick S, Copit S et al. Septal extension grafts: a method of controlling tip projection shape. Plast Reconstr Surg. 1997;100:999-1010.

ENXERTOS DE DEFINIÇÃO DA PONTA NASAL

Carlos Alberto Caropreso ▪ André Baraldo Rodrigues
Fernando Sasaki ▪ Luiz Carlos de Melo Barboza Junior
Marco Antonio Tuzino Signorini ▪ Perboyre Lacerda Sampaio

INTRODUÇÃO

A utilização de enxertos na rinosseptoplastia é de fundamental importância para o sucesso no resultado cirúrgico (estético e funcional) em médio e longo prazos. São inúmeros estes enxertos que vêm sendo desenvolvidos e aperfeiçoados, e cujos objetivos variam desde a melhora na sustentação/estrutura do nariz, a correção de irregularidades e até a melhora da sua forma e função.

CAP GRAFT

É um tipo de enxerto de definição da ponta nasal que tem como objetivos não apenas aumentar discretamente a projeção da ponta, mas, principalmente, melhorar a forma, deixando-a mais definida/triangular na incidência de base e acentua a definição do *supratip break* na incidência de perfil. É posicionado sobre os *domi*. Geralmente este enxerto deve ser discretamente maior que as dimensões dos *domi* unidos entre si pela sutura interdomal e pode ser confeccionado com mais de uma camada, dependendo do volume necessário. Assim, como os outros enxertos de cobertura, o *cap graft* é fixado no final da cirurgia e deve-se estar atento para que não fique visível após o reposicionamento da pele da ponta nasal. Para isso, os autores deste capítulo sugerem que a cartilagem do *cap graft* seja amassada, de forma que se acomode mais facilmente sobre os *domi* da ponta. Caso seja optada a utilização de cartilagem não amassada, esta deve ter suas bordas biseladas como vidro de relógio, fixadas sobre os *domi* por meio de suturas com fios PDS, *nylon* ou prolene (calibre 5-0) e ainda coberta por tecido mole (p. ex., o fragmento de músculo depressor do septo) (Fig. 14-1).[1,2]

ESCUDO DE *SHEEN*, *SHIELD GRAFT* OU ENXERTO INFRALOBULAR

Descrito por Jack Sheen,[3] é um enxerto de cartilagem íntegra e rígida confeccionado em forma de diamante, sendo que a sua porção mais larga é posicionada e fixada por meio de suturas (obrigatoriamente) na região do lóbulo da ponta nasal e anterior às *crura* intermédias. O comprimento deste enxerto varia conforme a necessidade, podendo se prolongar inferiormente até a porção final das *crura* mediais. Superiormente, pode-se estender até além da altura dos *domi*. Tem como objetivos dar definição na região do lóbulo da ponta (região do *double break*) e na região do *domus*, além de projeção da ponta. Por ser um enxerto íntegro e rígido, há uma maior chance de se tornar visível sob a pele, mesmo recobrindo-os com tecido mole (músculo depressor do septo ou fáscia temporal ou pericôndrio de cartilagem costal). Atualmente, este enxerto tem sido utilizado preferencialmente em pacientes com pele espessa (Fig. 14-2).

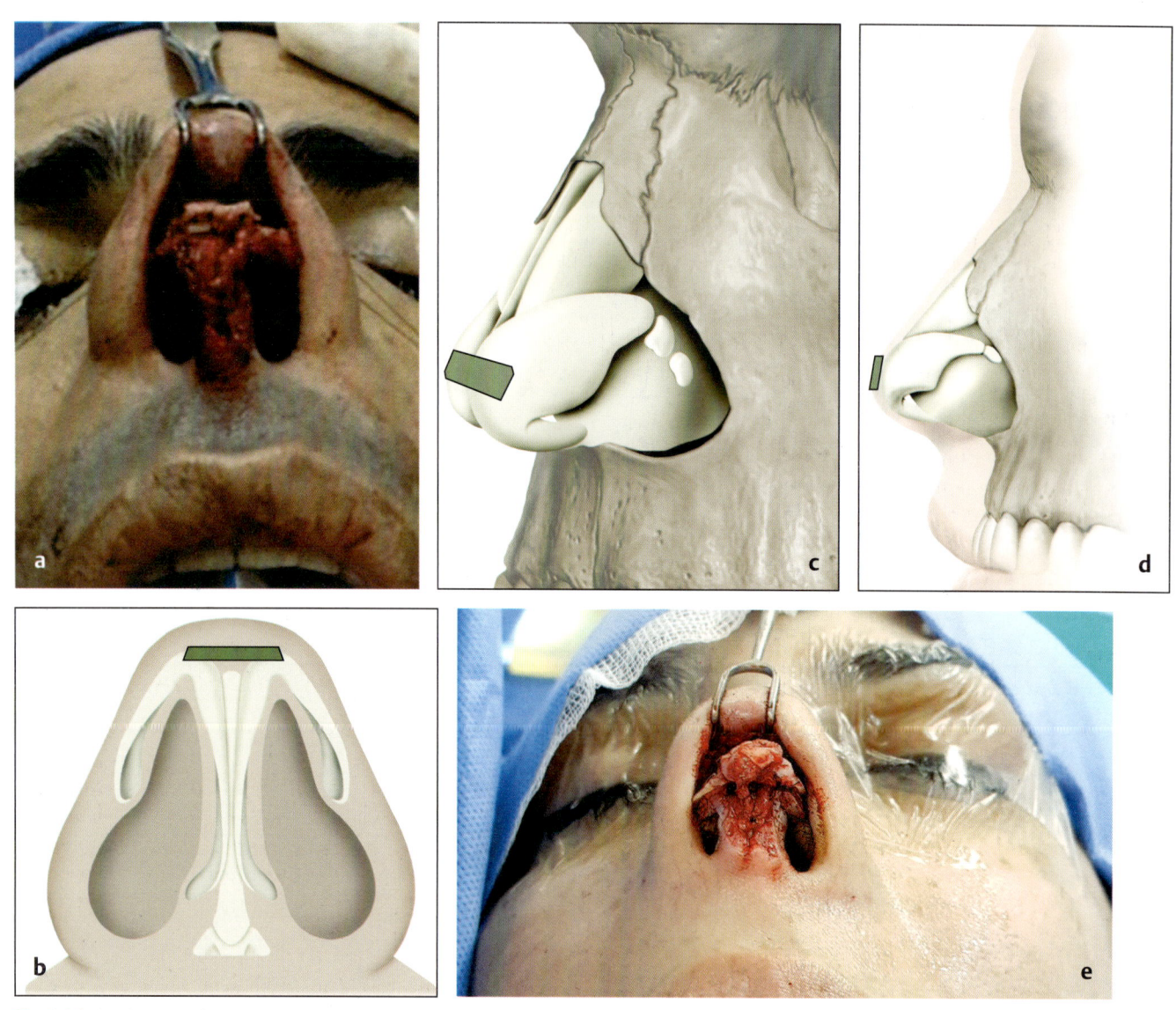

Fig. 14-1. (a-e) *Cap Graft*.

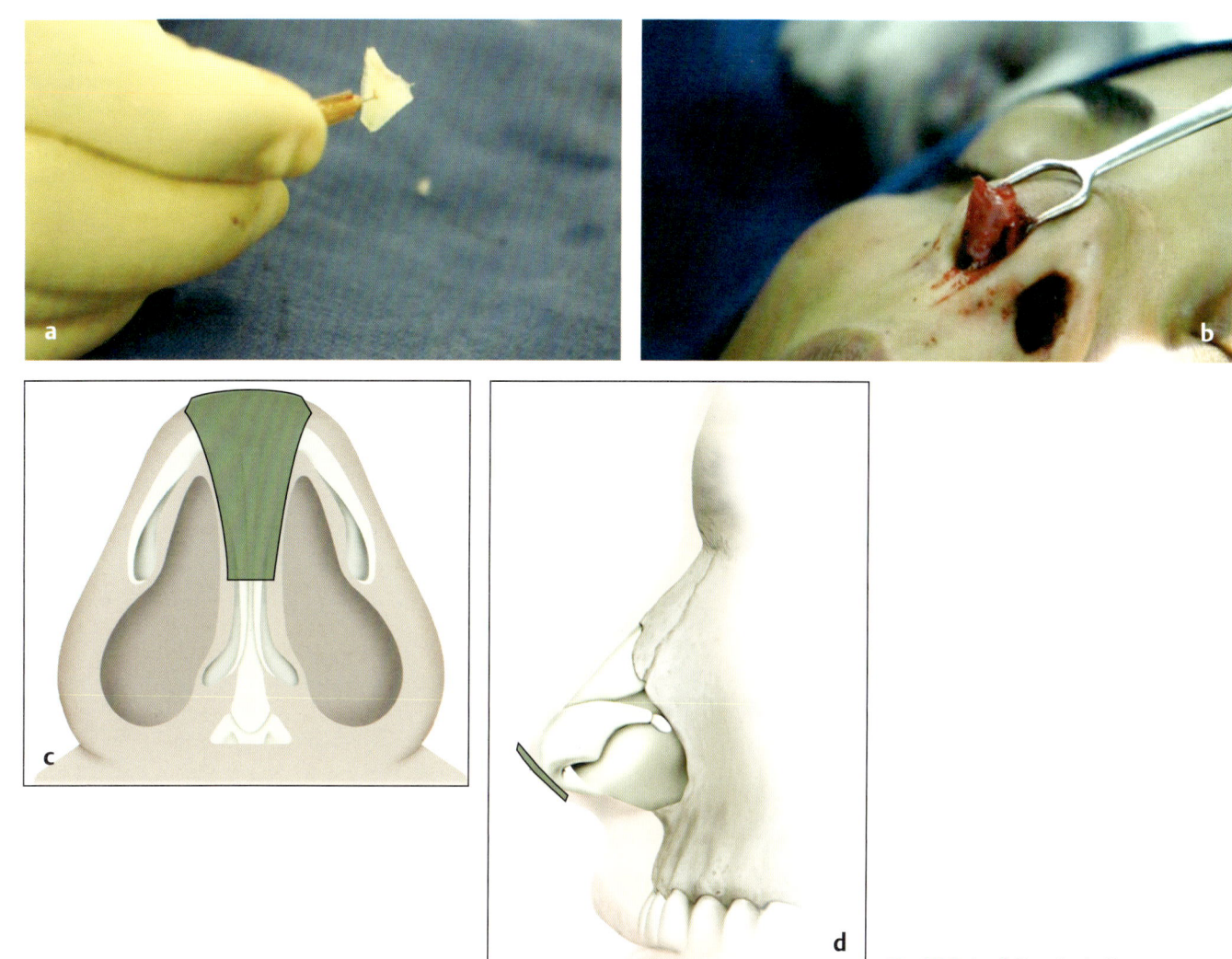

Fig. 14-2. (a-d) Escudo de Sheen.

ENXERTOS EM REGIÃO DE TRIÂNGULO MOLE

A região do triângulo mole – localizada na região perinarinária, entre as *crura* lateral e intermédia – apresenta como particularidade a ausência de cartilagem. É formada apenas por pele e tecido mole. Em determinadas situações, pode existir uma retração importante nesta região. Alterações, como aumento de projeção e rotação da ponta, que alteram a posição das cartilagens laterais inferiores, podem acarretar retração do triângulo mole. Até mesmo incisões marginais e o próprio descolamento desta região para acesso cirúrgico também podem levar a alterações. Para melhora deste tipo de deformidade, geralmente, são utilizados enxertos de cartilagem amassada que são posicionadas pelas incisões marginais próximas ao triângulo mole. Suturas pouco tensas com categute simples 5-0 podem ser realizadas para aproximar as bordas desta região e para manter o enxerto em posição (Fig. 14-3).[4]

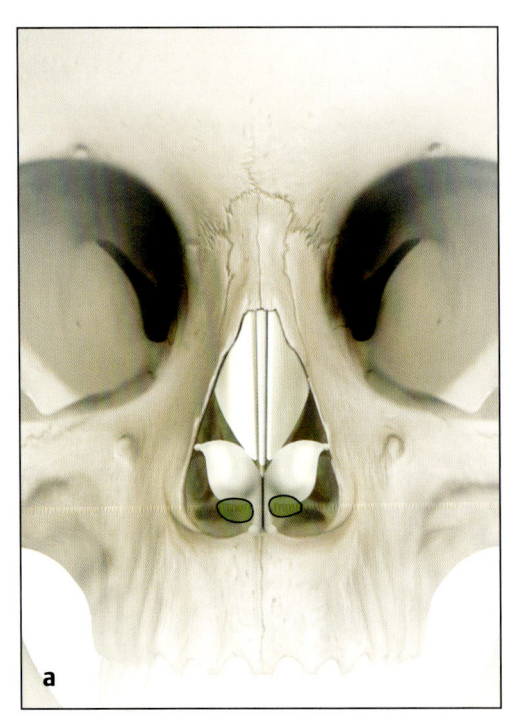

Fig. 14-3. (**a**, **b**) Enxerto em região de triângulo mole.

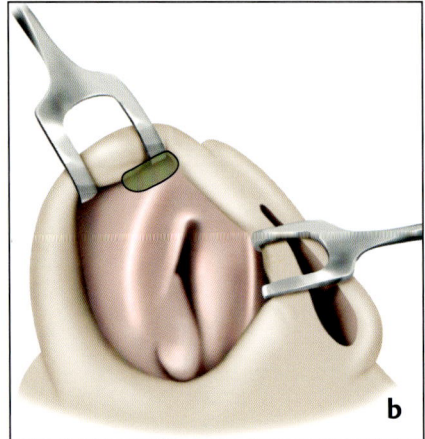

ENXERTO PARA CORREÇÃO DA REGIÃO INFRALOBULAR E TRIÂNGULO MOLE (*INFRATIP LOBULE BUTTERFLY GRAFT* – ROHRICH)

Em alguns casos em que se necessite melhorar a retração do triangulo mole, na falta de cartilagem suficiente para a confecção de enxerto de contorno alar, podemos usar um fragmento de cartilagem delicada, principalmente proveniente da ressecção da porção cefálica das cartilagens laterais inferiores.

Esse enxerto é esculpido em forma triangular ou lenticular, aproximadamente 15 × 5 mm (de acordo com a necessidade) e fixado na região infralobular, sendo que suas porções laterais se estenderão além das *crura* intermédias e se situam apenas caudalmente ao ápice dos *domi*, na área do triângulo mole. Com isso podemos dar volume nessa região e atingir um contorno suave na transição entre lóbulo da ponta e lóbulo alar (Fig. 14-4).[5]

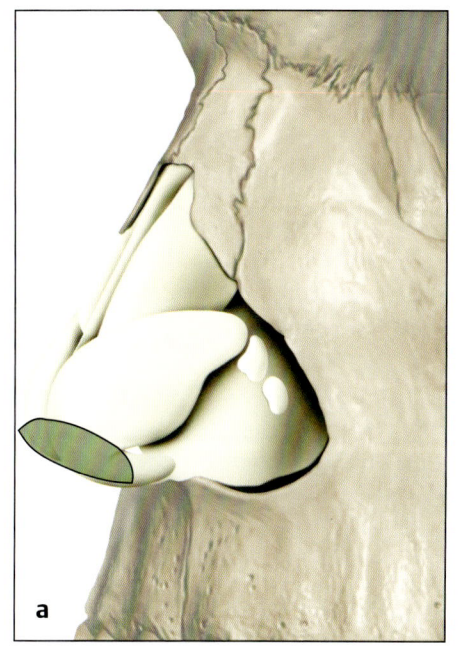

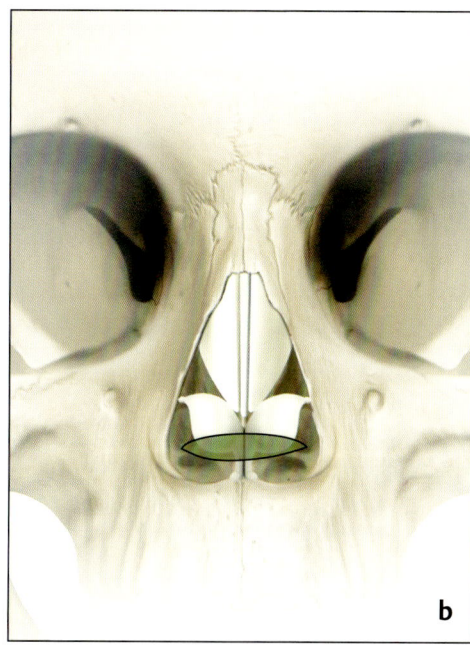

Fig. 14-4. (**a**, **b**) Enxerto para correção da região infralobular.

CARTILAGEM PICADA (*DICED CARTILAGE*)

A cartilagem picada é um tipo de enxerto muito prático e que pode substituir o uso de enxertos de cartilagem amassada. É formada por diminutos fragmentos de cartilagem (1 mm ou menos de dimensão), confeccionados com a ajuda de tesouras e lâmina de bisturi n° 11. Uma das vantagens é a utilização de qualquer tipo de fragmento de cartilagem, inclusive os pequenos e irregulares, para confecção deste tipo de enxerto. Colocam-se os fragmentos em uma seringa de 1 mL e utilizamos a própria seringa para introdução do enxerto em posição como se fosse um preenchedor. Por fim, com a pele posicionada, o cirurgião "molda" de maneira a corrigir irregularidades e melhora de definição do nariz. Este tipo de enxerto pode ser empregado para confecção do *cap graft* e do enxerto em triângulo mole. Uma das principais críticas é a possibilidade de os fragmentos saírem do lugar (migrarem para regiões não desejadas), principalmente quando utilizados em grandes quantidades ou quando posicionados próximos às incisões de acesso (Fig. 14-5).[6]

Fig. 14-5. (**a-c**) Enxerto de cartilagem picada.

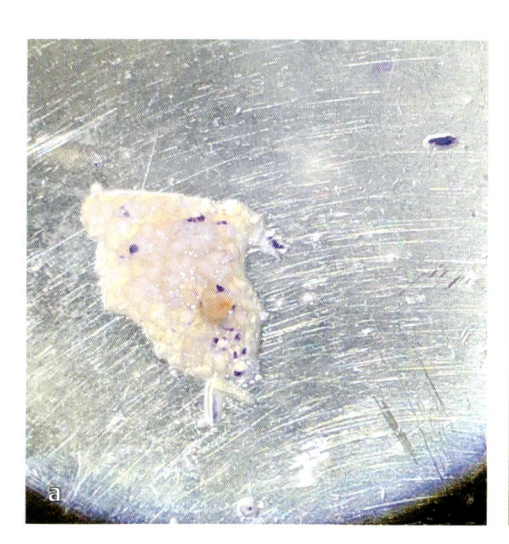

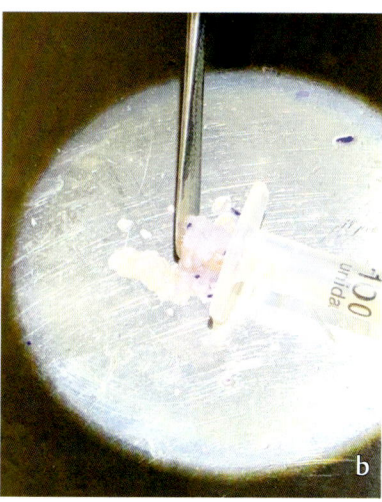

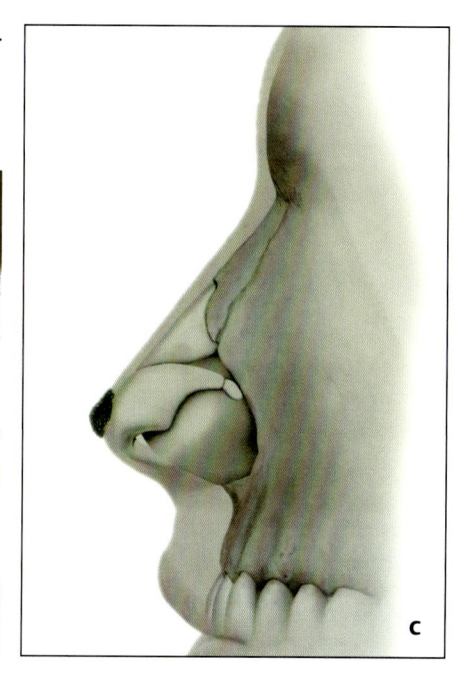

ALAR RIM GRAFT (ENXERTO DE BORDA ALAR)

Defini-se a borda alar como a região compreendida entre os lóbulos da ponta e da asa nasal. É uma região que faz parte dos limites do vestíbulo nasal e não apresenta nenhuma estrutura cartilaginosa em sua espessura, o que a caracteriza como uma área com pouca sustentação. Além disso, incisões marginais utilizadas para o acesso à ponta nasal são realizadas muito próximas a esta região, o que levam a traumas locais e potenciais retrações cicatriciais. Alterações desta região que podem ser vistas ao exame físico são: retrações de asa nasal (incidência de perfil), concavidade da região do *alar rim* (que leva a uma falta de continuidade visual entre a ponta e asa nasais, tanto na incidência de base quanto na incidência de frente).

Alar rim grafts são enxertos cartilaginosos retangulares que são colocados nesta região anatômica por estreitos túneis confeccionados com auxílio de tesouras de ponta fina (tesoura de íris). O efeito deste enxerto é dar sustentação e retificação desta região e melhorar o contorno da ponta nasal. O *alar rim graft* geralmente apresenta 2 mm de largura, e o comprimento deve ser longo o suficiente para dar suporte a toda borda alar. Suturas com categute 5-0 podem ser realizadas em uma das pontas do bolsão para auxiliar no posicionamento do enxerto (Fig. 14-6).[7]

Fig. 14-6. (a-d) Alar Rim graft.

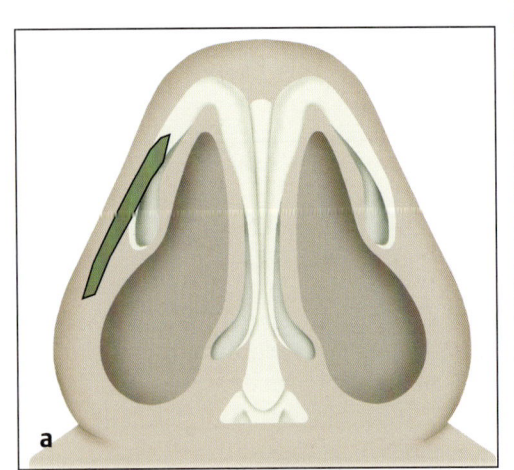

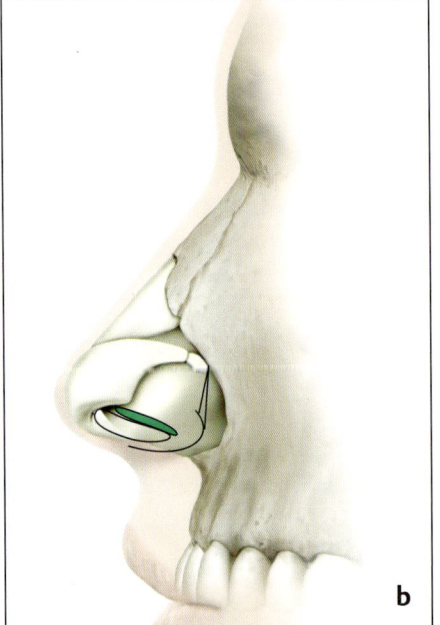

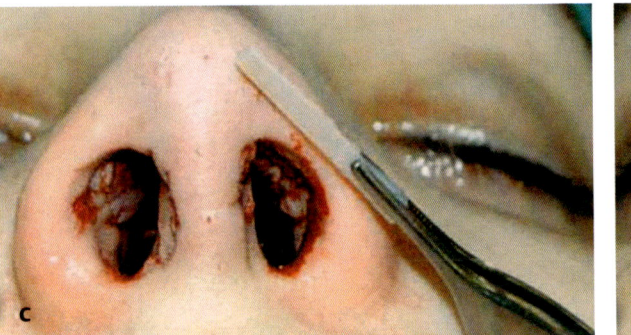

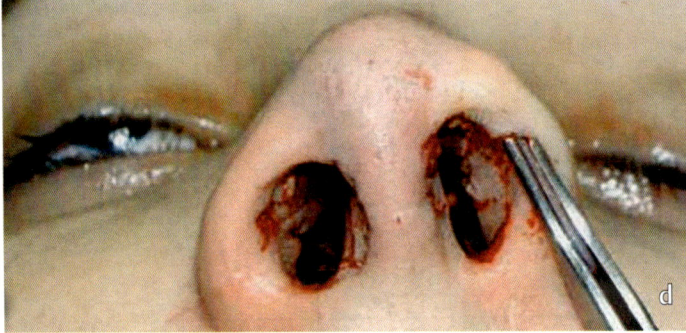

ALAR RIM ARTICULADO

É considerado uma modificação do *alar rim graft* convencional, pois ambos são posicionados em bolsões confeccionados na borda alar, e o que os diferencia é a fixação por sutura na região lateral aos *domi*. Julga-se que este enxerto seja mais eficaz no tratamento e profilaxia das deformidades alares, incluindo as retrações iatrogênicas, e fornece suporte na região do triângulo mole. Em relação às medidas, o comprimento pode variar de 20 a 25 mm (depende da distância entre os lóbulos da ponta e da asa nasal), largura de 4 a 5 mm, espessura na sua porção central de 1,5 a 2 mm, sendo biselados e mais finos na extremidade medial. A fixação é realizada com, no mínimo, duas suturas com fio de PDS 5-0, sendo uma junto ao *domus*, e outra na *crus* lateral. É importante ressaltar que a orientação da borda livre do *alar rim* articulado é paralela à região anatômica da borda alar e não à borda livre da *crus* lateral mais precisamente na região lateral aos *domi* (Fig. 14-7).[8]

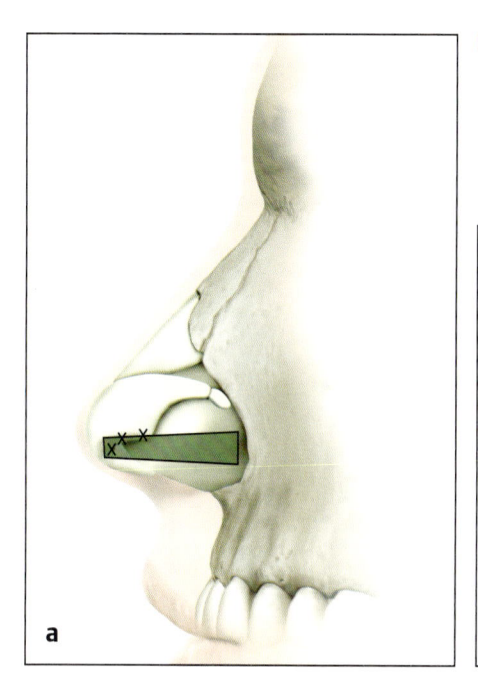

Fig. 14-7. (**a**, **b**) *Alar rim* articulado.

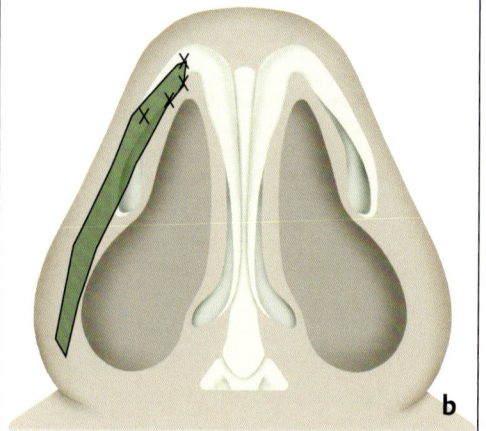

LATERAL CRURAL STRUT GRAFT (ENXERTO DE GUNTER)

Lateral crural strut graft, descrito por Jack Gunter,[9] é um enxerto de cartilagem fixado na *crus* lateral em sua face vestibular. Este enxerto dá sustentação e retifica a *crus* lateral. O uso deste enxerto está indicado em casos em que as *crura* laterais se apresentam convexas, causando bulbosidade da ponta nasal; e em casos em que a *crus* lateral é frágil e sem sustentação.

A via de acesso preferencial para a utilização deste enxerto é a aberta, muito embora seja possível pela via do *delivery*.

A técnica consiste em descolar a pele do vestíbulo nasal com o auxílio de tesouras e bisturi de lâmina 15. A infiltração da pele do vestíbulo com solução de lidocaína e adrenalina auxilia na realização deste passo. Após o descolamento, faz-se a fixação do enxerto de Gunter com suturas utilizando fios PDS ou *nylon* (Calibre 5-0). A cartilagem escolhida deve ser a mais reta e firme possível. Não deve apresentar fraturas que possam comprometer a integridade do enxerto. Deve ser também o menos espesso possível (para não criar volume na região do vestíbulo nasal), mas que seja resistente o suficiente para retificar a *crus* lateral. Deve apresentar 4 mm de largura no mínimo. O comprimento pode variar, de acordo com a necessidade, entre 2 a 3 cm.

Existe ainda a opção do uso do enxerto de Gunter em conjunto com o reposicionamento das *crura* laterais.

Cabe ressaltar que, nos casos em que o reposicionamento se faz necessário, o enxerto de Gunter deve ser idealmente mais longo que o comprimento da *crus* lateral. Isto se faz necessário uma vez que, para o reposicionamento das *crura* laterais, o complexo *crus* lateral-enxerto de Gunter será colocado em um bolsão (*pocket*) confeccionado em uma região mais lateral que a inserção original. Um enxerto de Gunter mais longo facilita o seu posicionamento e auxilia no apoio sobre a região da abertura piriforme, o que diminui o risco de queda das estruturas cartilaginosas para dentro do vestíbulo nasal.

A confecção do bolsão (*pocket*) é de extrema importância uma vez que definirá a nova disposição do tripé. Este passo é realizado com auxílio de uma tesoura de íris. Descola-se o tecido mole em uma posição mais lateral, geralmente entre a inserção original e a região do *alar rim*. É importante que o bolsão/*pocket* seja do tamanho exato para a colocação do complexo *crus* lateral-enxerto de Gunter e que ambos sejam realizados na mesma posição (simétricos).[10] Para auxiliar na manutenção do posicionamento das *crura* laterais-enxertos de Gunter, os autores sugerem uma sutura com fio *nylon* 4-0 na porção mais lateral da *crus* lateral, de maneira que uma das pontas da sutura (mais longa) transfixe a pele do nariz (geralmente na região do *alar groove*) e seja fixada no curativo externo.

Um outro passo importante, realizado no final da cirurgia, após o fechamento de todas as incisões, é a confecção e fixação de *splints* nasais de vestíbulo. São posicionados nas faces vestibulares das *crura* laterais e têm como objetivo posicionar a pele descolada do vestíbulo nasal e diminuir o espaço morto, o que também diminui as chances de formação de tecido cicatricial entre a pele do vestíbulo, que pode levar ao aumento de espessura desta região e causar uma insuficiência de válvula nasal externa. A fixação deste *splint* pode ser feita com fio de *nylon* 4-0 e deve ser com pouca tensão para evitar isquemia de tecido mole (pele). Remove-se o *splint* no 7º dia pós-operatório (Fig. 14-8).

Como complicações observadas nesta técnica, têm-se:[11]

1. Assimetria entre as *crura* laterais.
2. Aumento de volume (espessura) na região do vestíbulo nasal por causa da espessura do enxerto de Gunter, da formação de tecido fibroso cicatricial entre sob a pele do vestíbulo ou ainda da queda de todo complexo *crus* lateral-enxerto de Gunter para dentro do vestíbulo.
3. Assimetria entre as narinas.
4. Edema prolongado na região de vestíbulo nasal.

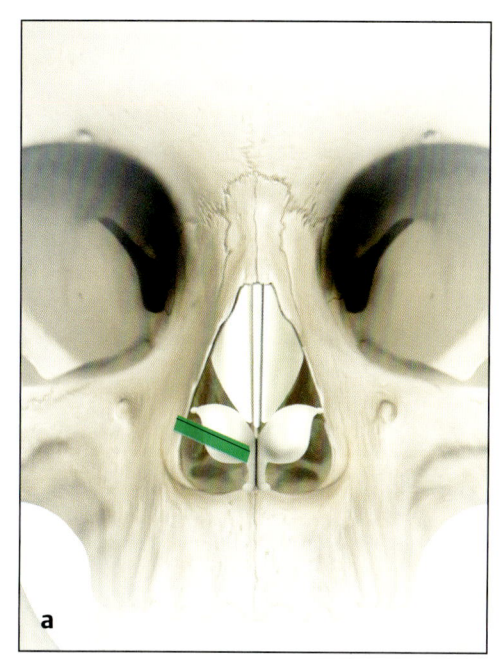

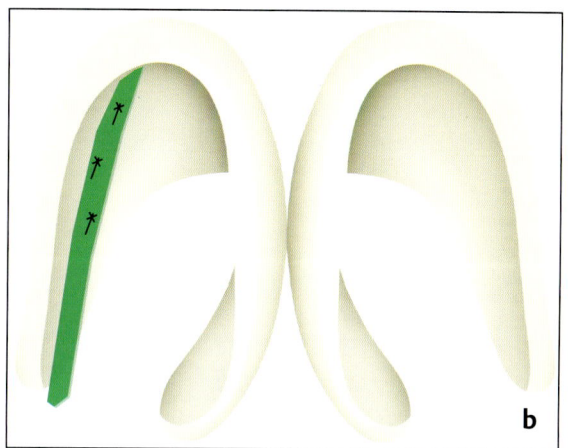

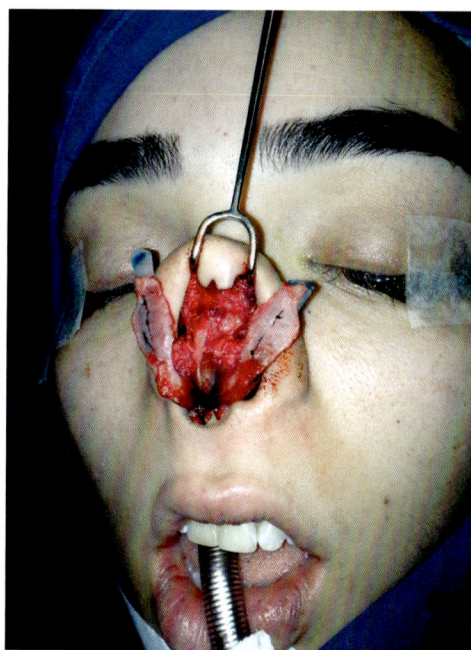

Fig. 14-8. (a-c) *Lateral crural strut graft* (enxerto de Gunter).

ENXERTO DE EXTENSÃO SEPTAL

Em rinoplastia, um dos aspectos mais desafiadores é a previsibilidade da projeção e da rotação da ponta. Alguns estudos mostram que há perda de projeção em número significativo de pacientes submetidos à rinoplastia, principalmente naqueles que há incisões transfixantes, separando as *crura* mediais do septo.

O *strut* columelar foi longamente usado no intuito de aumento de projeção da ponta nasal, porém em estudo de Rohrich,[12] mostrou que 65% dos pacientes apresentavam perda de projeção, mesmo resultado encontrado por Bird em estudo similar.[13] Assim tais autores publicaram que o enxerto de extensão septal era mais previsível para controle da projeção da ponta do que *strut* columelar. Além disso, havia também a possibilidade de controle não só da projeção, como rotação e formato da ponta nasal. Este autor preconiza que os *domi* estejam de 6-10 mm anterior (acima) do plano do dorso (dependendo da espessura da pele) e em ângulo de 45 graus de rotação. O enxerto de extensão pode ser fixado na borda caudal do septo (término-terminal) ou lateralmente ao mesmo (laterolateral), sendo esta mais estável. O comprimento do enxerto varia, a depender da maior ou menor necessidade, por causa de um septo caudal mais curto ou mais longo.

Pode-se encaixar esta extensão entre as duas *crura* mediais e suturar todo este complexo, dando grande sustentação da ponta. Tal manobra é denominada *Tongue in Groove* (TIG).[14]

No entanto, em 2016, Davis e Ballin publicaram maximização da extensão septal associada ao tensionamento das cartilagens laterais inferiores e ao enxerto de *alar rim* articulado, conseguindo manter além de projeção e rotação adequados, estabilidade das bordas alares, preservando ou restaurando contorno alar e aplainamento das *crura* laterais côncavas ou convexas (Fig. 14-9).[8]

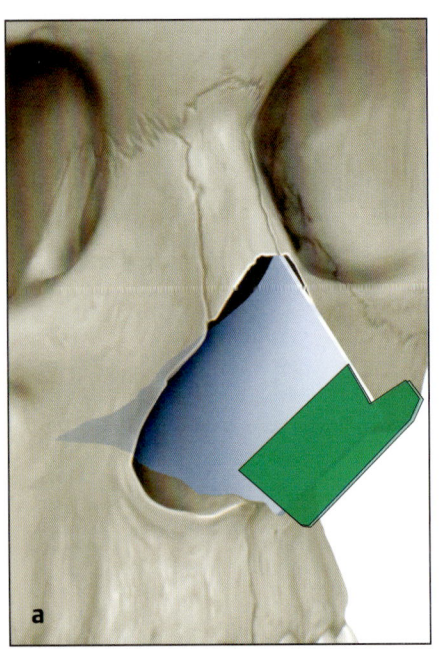

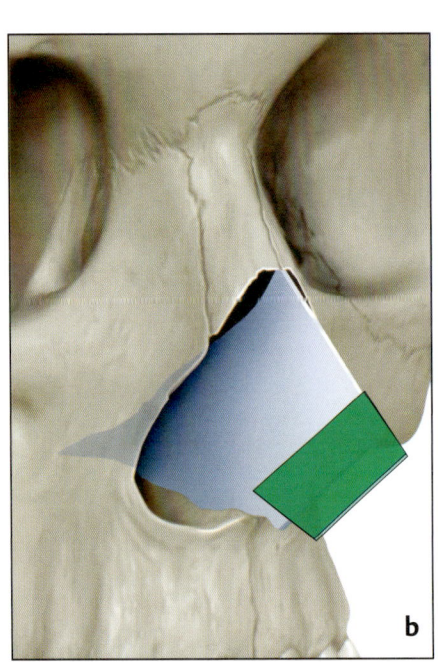

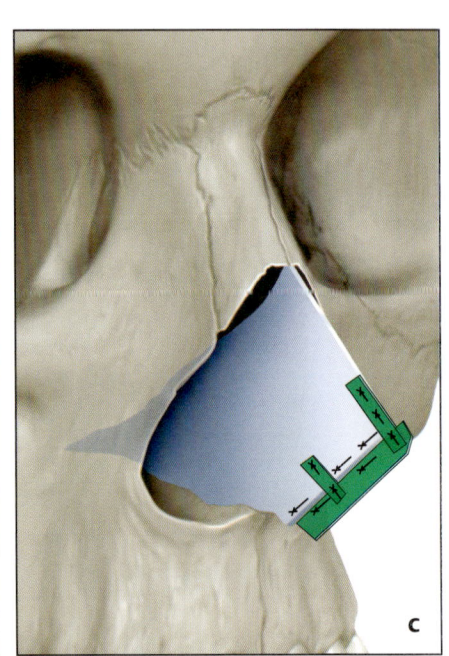

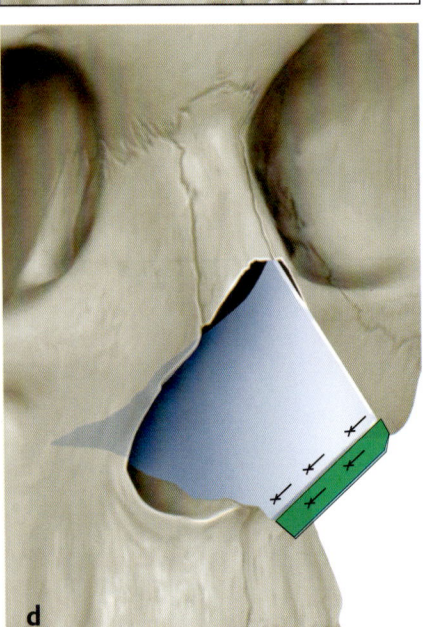

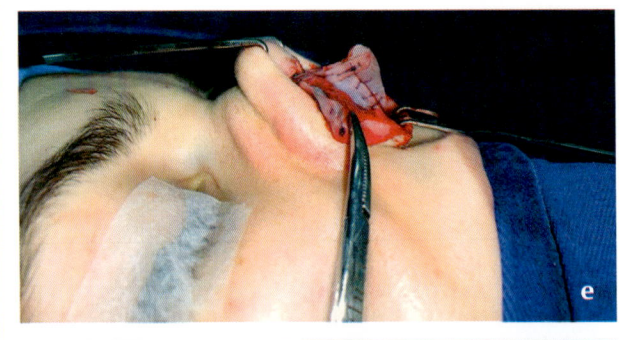

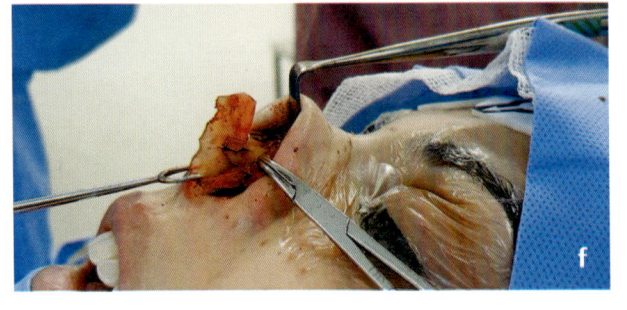

Fig. 14-9. (a-f) Enxerto de extensão septal.

ENXERTO COMPOSTO

Em casos de retração alar severa e estenoses vestibulares, o uso dos enxertos compostos é necessário. Consistem em uma peça contendo pele, cartilagem e pericôndrio e que são removidos do pavilhão auricular (regiões possíveis: *cymba* ou *cavum* da concha). Para melhor integração e estabilidade do enxerto, deixa-se a porção cartilaginosa com o diâmetro maior que a área de pele. O enxerto composto é interposto com sutura na incisão marginal lateral em retração alar severa. O fechamento da área doadora é realizada por sutura primária, após descolamento da pele, utilizando-se enxertos de pele ou com retalho retroauricular (*Flip-Flop-Flap*) (Fig. 14-10).[14,15]

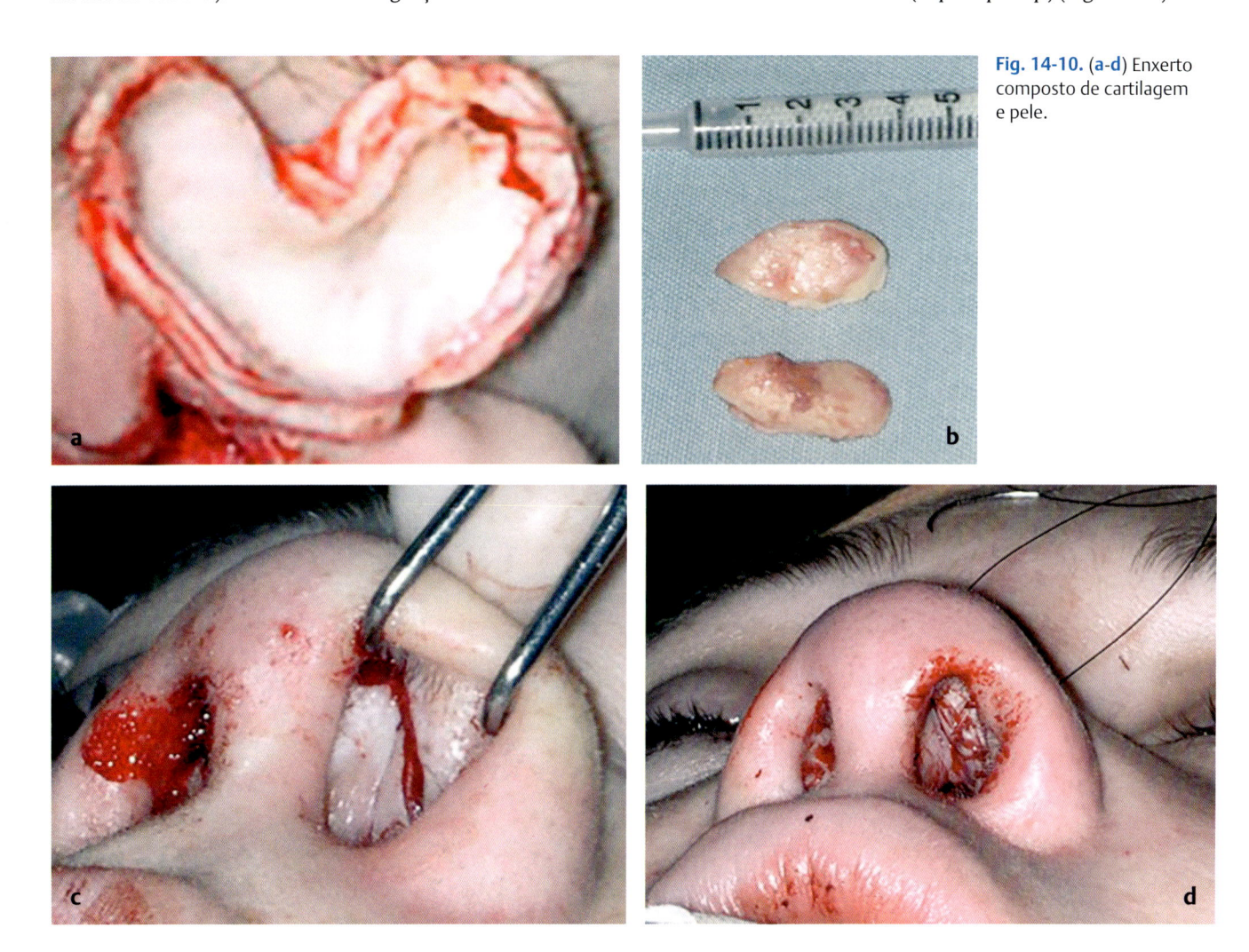

Fig. 14-10. (a-d) Enxerto composto de cartilagem e pele.

STRUT COLUMELAR

Enxerto ainda muito utilizado, porém, vem perdendo espaço para o TIG com ou sem extensão septal. Idealmente tem forma semelhante a um taco de golfe com comprimento de aproximadamente 20 mm, largura de 4 mm e espessura entre 1 a 2 mm. É suturado entre as *crura* mediais com a convexidade voltada caudalmente. Estende-se desde próximo da espinha nasal até próximo dos *domi*. Para maior efetividade desse enxerto, os autores sugerem associá-lo sempre ao ponto septocolumelar (Fig. 14-11).[16]

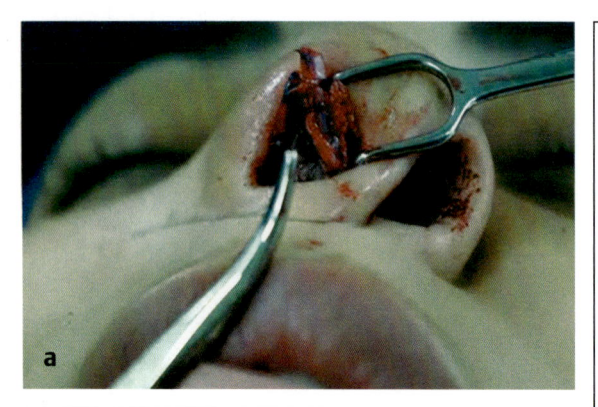

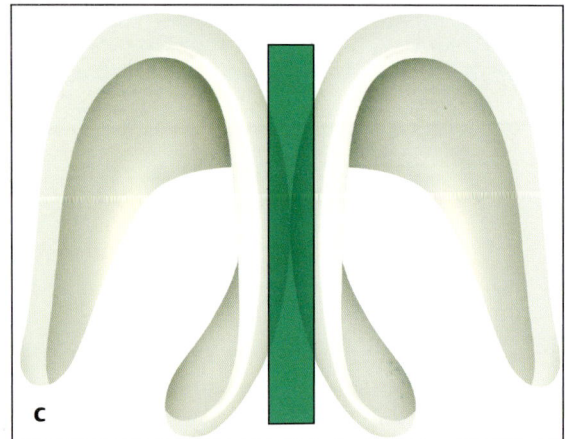

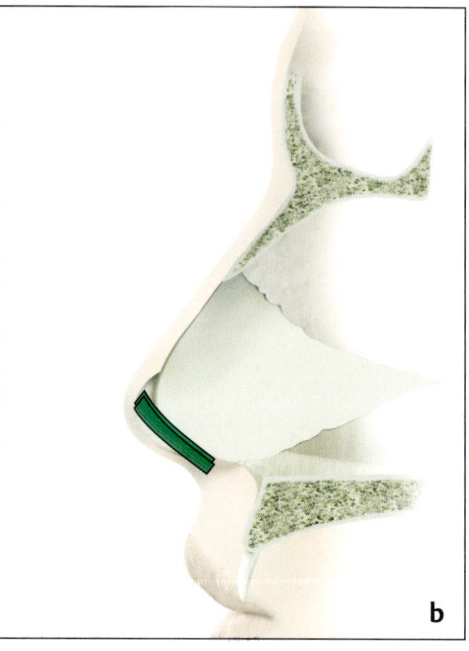

Fig. 14-11. (**a-c**) *Strut* columelar.

ASA DE GAIVOTA

Este enxerto tem como objetivo reconstruções da ponta nasal, quando as cartilagens laterais inferiores estão ausentes ou muito destruídas. Descrito por Fernando Pedrosa, é confeccionado a partir da cartilagem conchal da orelha. É essencial que as cartilagens sejam retiradas com o pericôndrio aderido em suas duas faces. Normalmente a cartilagem de um lado é suficiente para modelar tal enxerto, dividindo-a em dois fragmentos. Alguns cirurgiões preferem remover um fragmento de cada lado, da mesma região da concha, para tentar conseguir uma melhor simetria. Cada fragmento deve medir aproximadamente 1 a 2 cm de comprimento por 5 a 7 mm de largura na porção que substituirá a *crus* lateral e 4 mm na porção da *crus* medial. Estes são unidos, pelas suas convexidades, por sutura com fio *mononylon* 5-0 ou PDS 5-0 na região que será a nova *crus* medial. Podem-se realizar suturas domais e interdomais para definir melhor a ponta (Fig. 14-12).[17]

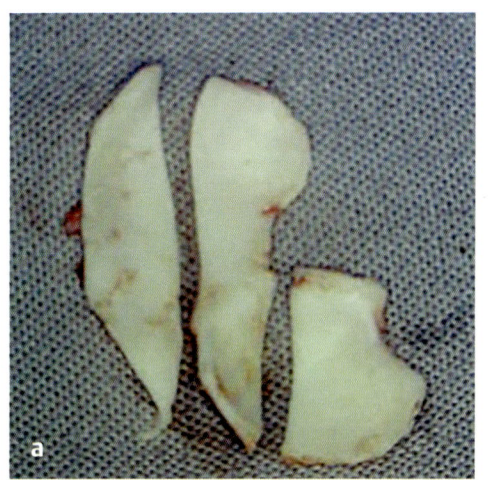

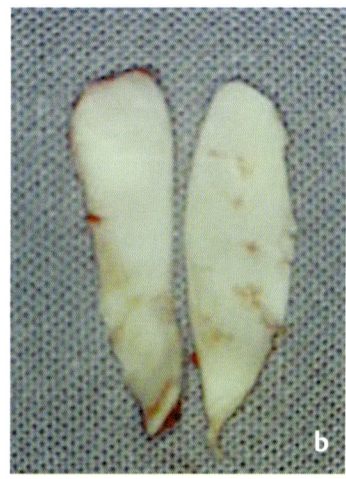

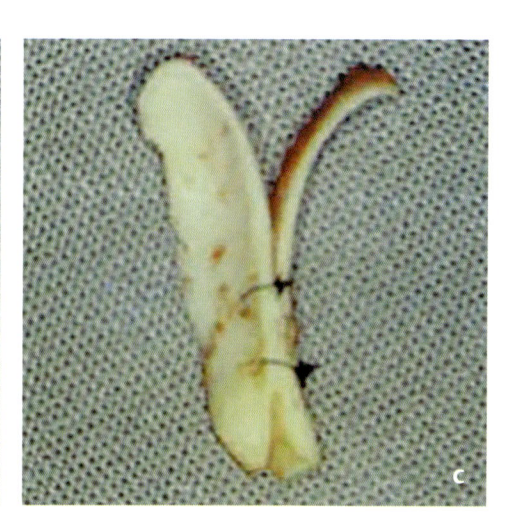

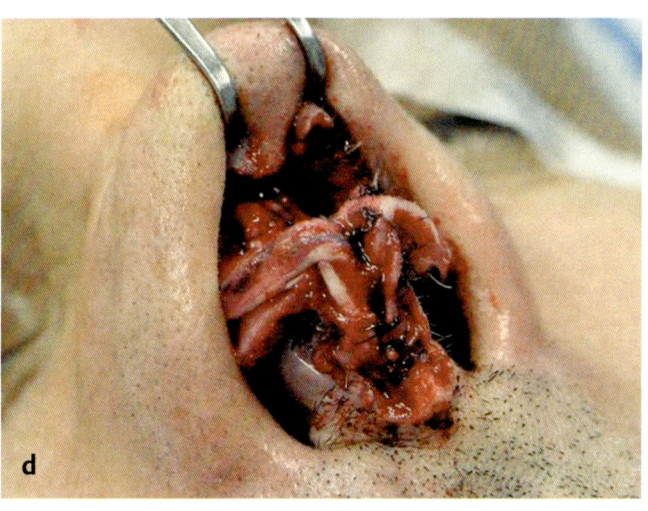

Fig. 14-12. (a-d) Asa de gaivota.

CONCLUSÃO

Com o crescente aumento do grau de exigência dos resultados funcionais e estéticos na rinoplastia, tanto por parte dos pacientes, quanto dos cirurgiões, vários enxertos têm sido desenvolvidos para que sejam atingidos tais objetivos em curto, médio e longo prazos. Portanto, o domínio na indicação e realização de tais técnicas é imprescindível para o cirurgião que realizará uma rinoplastia.

REFERÊNCIAS BIBLIOGRÁFICAS

1. Cingi C, Bayar N, Winkler A, Thomas JR. Nasal Tip Grafts. J Craniofac Surg. 2018;29:1914-1921.
2. Jang YJ, Kim SH. Tip Grafting for the Asian Nose. Facial Plast Surg Clin N Am. 2018;26:343-356.
3. Sheen JH. Tip graft: a 20-year retrospective. Plast Reconstr Surg. 1993;91(1):48-63.
4. Campbell CF, Pezeshk RA, Basci DS, Scheuer JF, Sieber DA, Rohrich RJ. Preventing Soft-Tissue Triangle Collapse in Modern Rhinoplasty. Plastic and Reconstructive Surgery. 2017;140(1):33-42.
5. Rohrich RJ, Afrooz PN. The Infratip Lobule Butterfly Graft. Plast Reconstr Surg. 2018;141(3):651-654.
6. Gubisch W, Kreutzer C, Haack S, Hoehne J. Refining the Nasal Dorsum with Free Diced Cartilage. Facial Plastic Surgery. 2016;32(4):345-350.
7. Boahene KD, Hilger PA. Alar rim grafting in Rhinoplasty: Indications, Techniques and Outcomes. Arch Facial Plast Surg. 2009;11(5):285-289.
8. Ballin AC, Kim H, Chance E, Davis RE. The Articulated Alar Rim Graft: Reengineering the Conventional Alar Rim

Graft for Improved Contour and Support. Facial Plast Surg. 2016;32(4):384-97.
9. Gunter JP, Friedman RM. Lateral crural strut graft: technique and clinical applications in rhinoplasty. Plast Reconstr Surg. 1997;99(4):943-955.
10. Toriumi DM, Asher SA. Lateral crural repositioning for treatment of cephalic malposition. Facial Plast Surg Clin North Am. 2015;23(1):55-71.
11. Ilhan AE, Saribas B, Caypinar B. Aesthetic and Functional Results of Lateral Crural Repositioning. JAMA Facial Plast Surg. 2015;17(4):286-92.
12. Rodich RJ, Ahmad J, Kurkjian TJ, Byrd HS. Predictable control of tip projection and rotation: septal extension grafts. In: Dallas Rhinoplasty: Nasal Surgery by the Masters. 3. ed. Boca Raton: CRC Press. 2014;23:495-514.
13. Byrd HS, Andochik S, Copit S, Walton KG. Septal extension grafts: a method of controlling tip projection shape. Plast Reconstr Surg. 1997;100:999-1010.
14. Toriumi D, Patel A, DeRosa J. Correcting the Short Nose in Revision Rhinoplasty. Facial Plast Surg Clin N Am. 2006;14:343-55.
15. Brenner M, Hilger P. Grafting in Rhinoplasty. Facial Plast Surg Clin N Am. 2009;17:91-113.
16. Sadeghi M, Saedi B, Arvin A, Amiri M. The role of columellar struts to gain and maintain tip projection and rotation: a randomized blinded trial. Am. J. Rhinol Allergy. 2009;23(6):47-50.
17. Pedroza F, Anjos GC, Patrocinio LG, Barreto JM, Cortes J, Quessep S. Seagull wing graft: a technique for the replacement of lower lateral cartilages. Arch Facial Plast Surg. 2006;8(6):396-403.

PREVENÇÃO E TRATAMENTO DA INSUFICIÊNCIA DA VÁLVULA NASAL EXTERNA

Lucas Gomes Patrocinio ▪ Lessandro Paiva Martins ▪ José Antonio Patrocinio

INTRODUÇÃO

O paciente sempre deve respirar bem depois de uma rinoplastia. A função nasal é inseparável da cirurgia estética do nariz. A dificuldade para respirar se deve, em geral, a desvios do septo nasal, hipertrofia de conchas nasais e alterações das válvulas nasais.[1]

A forma sempre segue a função. Como a forma e a função são inseparáveis, quando se realiza uma rinoplastia, o cirurgião deve estar consciente que alterações da forma podem repercutir na função, levando a uma melhor ou a uma pior respiração.

Entender o funcionamento da válvula nasal externa, suas repercussões estético-funcionais e seu tratamento cirúrgico são de extrema importância para o cirurgião especialista em rinoplastia.

ANATOMIA

A válvula externa foi definida por Sheen (1978),[2] expandida por Constantian (1994) e codificada por Rhee *et al.* (2010).[1,3]

A válvula externa é composta pelas estruturas que se formam e se projetam na abertura da narina. Os colapsos, em geral, ocorrem na junção entre a *crus* lateral em seu ponto de virada (*turning point*) e a base alar (Fig. 15-1). Não há suporte cartilaginoso abaixo do ponto de virada; portanto, o colapso da válvula externa começa no ponto de dobradiça, ocorre lateralmente no assoalho da narina e depois se estende para um grau mais limitado cefalicamente, à medida que o entalhe domal fornece suporte cartilaginoso.[4]

O vestíbulo nasal e seu papel na respiração são bem reconhecidos desde a descrição clássica de Cottle (1955).[5] Encontra-se entre duas aberturas estreitas – a narina e a válvula interna. Medialmente, o septo pode ser deslocado para o vestíbulo; lateralmente, a *crus* lateral pode estar enfraquecida, ou a *crus* lateral e a cartilagem acessória podem bloquear as vias aéreas.

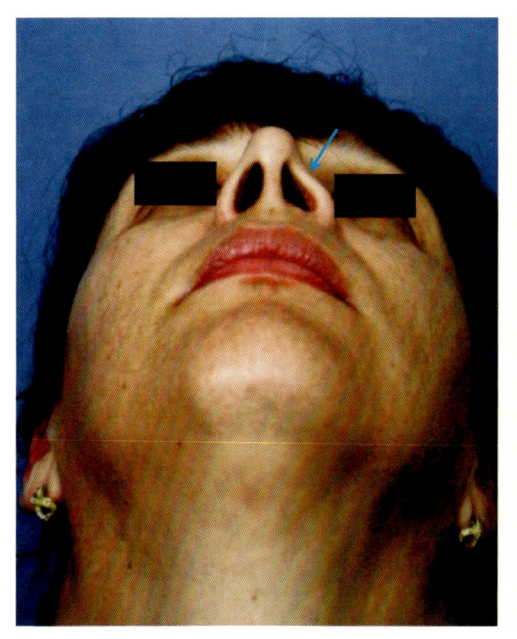

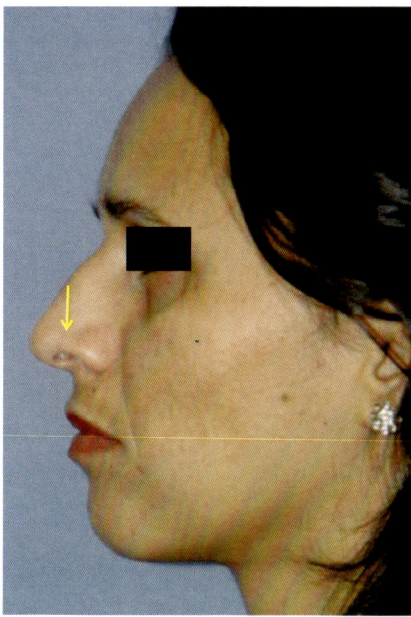

Fig. 15-1. Localização mais comum do colapso da válvula nasal externa (junção entre a *crus* lateral no *turning point* e a base alar) (seta).

REPERCUSSÕES ESTÉTICO-FUNCIONAIS

O colapso da válvula externa pode causar obstrução anatômica ou instabilidade anatômica.[6] São, portanto, causas estáticas ou dinâmicas.

As três causas mais comuns de obstrução anatômica nos casos primários são desvio septal caudal (Fig. 15-2), colapso da borda alar (Fig. 15-3) e estreitamento da narina decorrente do alargamento columelar (Fig. 15-4).

Cirurgias com ressecção excessiva da porção cefálica da *crus* lateral da cartilagem lateral inferior podem levar a um colapso da parede lateral do nariz (Fig. 15-5). Pelo efeito de Venturi, o ar passa mais rápido por um nariz obstruído,

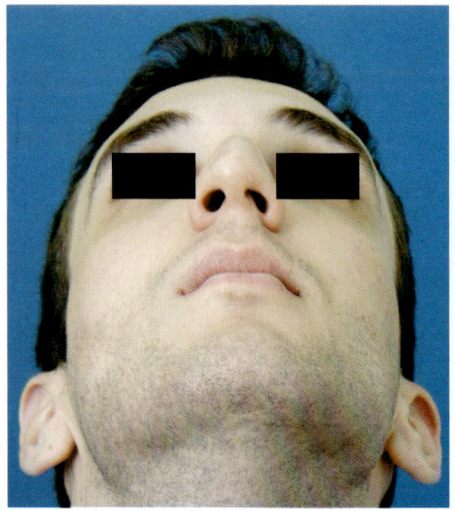

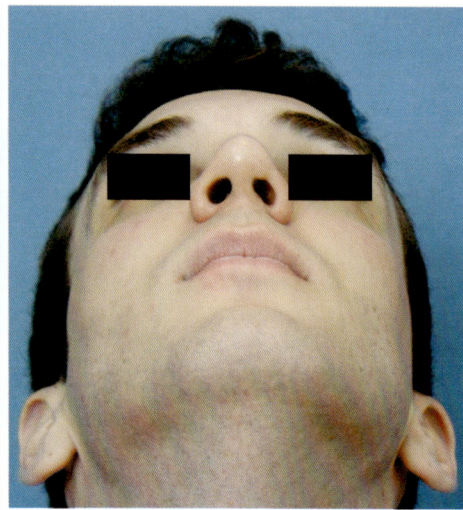

Fig. 15-2. Obstrução anatômica da válvula externa por desvio septal caudal (pré e pós-operatório).

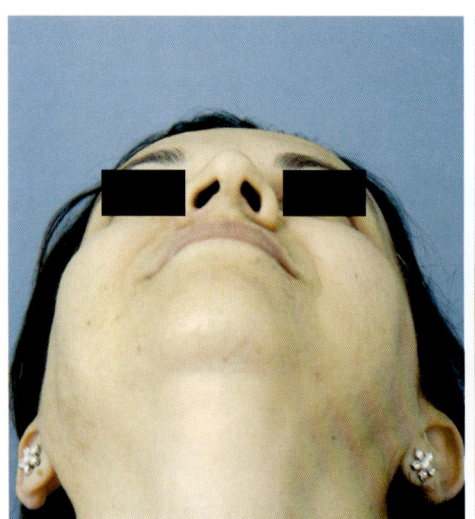

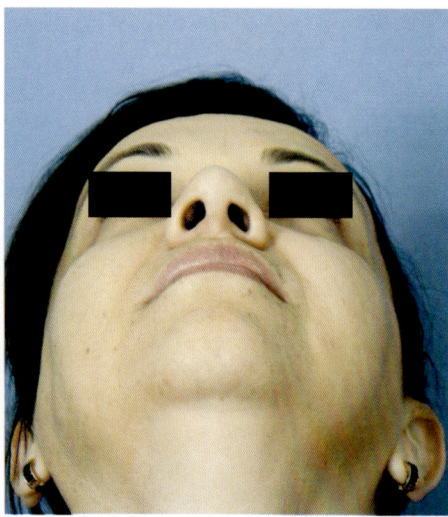

Fig. 15-3. Obstrução anatômica da válvula externa por colapso do rebordo alar (pré e pós-operatório).

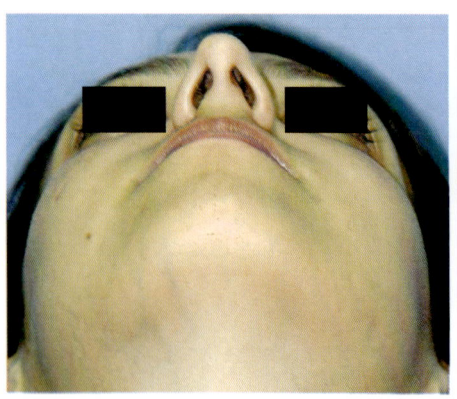

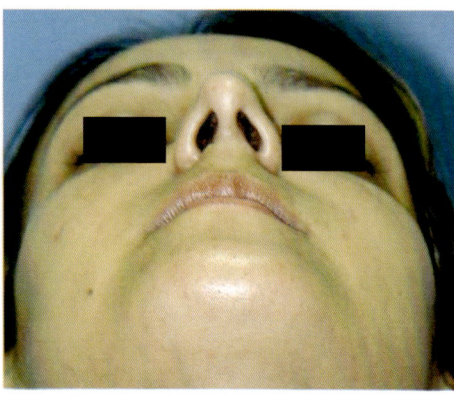

Fig. 15-4. Obstrução anatômica da válvula externa por estreitamento da narina decorrente do alargamento columelar (pré e pós-operatório).

fazendo com que a parede lateral colapse parcial ou totalmente.[7]

O ideal é corrigir a deformidade do contorno alar e ao mesmo tempo dar um suporte suficiente para manter a patência da válvula externa. A reconstrução da válvula externa com enxerto de cartilagem melhora o fluxo aéreo na maioria dos pacientes, corrigindo a instabilidade dinâmica (Fig. 15-6).

O colapso da válvula externa pode não ter relação com cirurgia prévia do nariz (Fig. 15-7). O mau posicionamento da *crus* lateral da cartilagem lateral inferior, isto é, a sua ro-

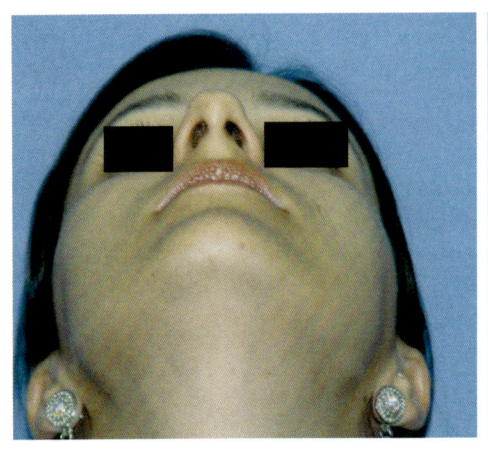

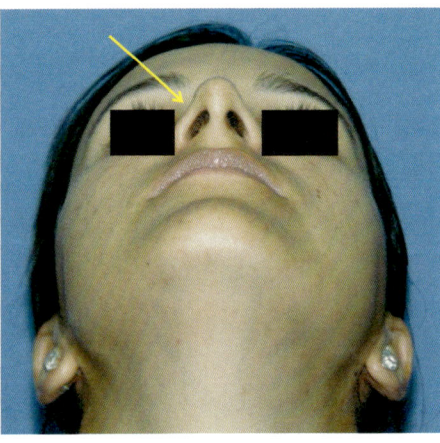

Fig. 15-5. Pré e pós-operatório de rinoplastia primária em que houve pinçamento da ponta nasal à direita.

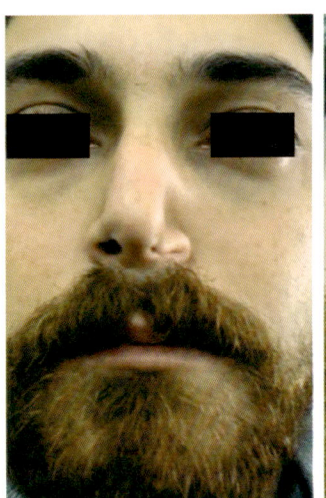

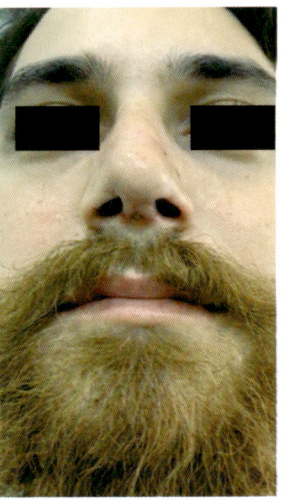

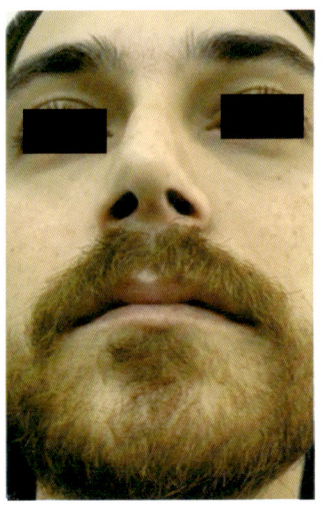

Fig. 15-6. Obstrução da válvula externa por instabilidade anatômica (pré-operatório) e a correção cirúrgica com enxerto de cartilagem septal (pós-operatório com 15 dias e 1 ano).

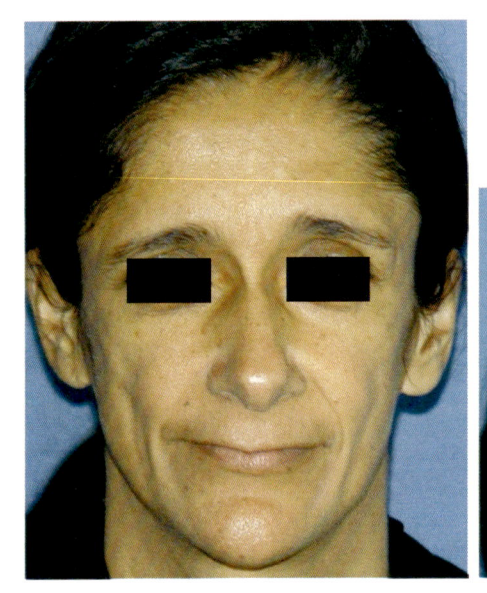

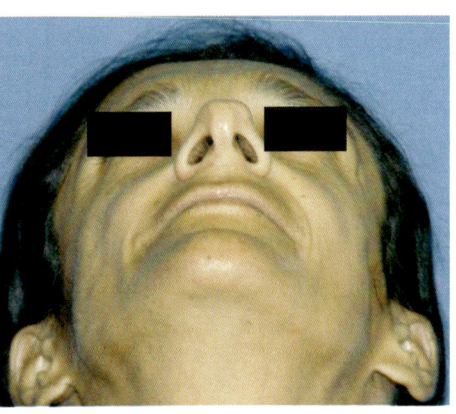

Fig. 15-7. Obstrução anatômica da válvula externa por colapso do rebordo alar de natureza congênita (mau posicionamento das cartilagens laterais inferiores).

tação cefálica, leva a uma incompetência da válvula externa, causando dificuldade respiratória.[6]

Outra situação comum são pacientes que depois de serem operados de septoplastia e turbinectomia ainda se queixam de obstrução nasal. A causa seria a não correção das válvulas nasais. A fraqueza congênita ou adquirida da parede lateral do nariz causa uma dificuldade à passagem do ar pela fossa nasal. Isto acontece mais em pacientes com narinas estreitas, ponta hiperprojetada e asa nasal fina.[1]

Todas estas alterações levam a repercussões estéticas importantes, principalmente localizadas no rebordo alar. Essas alterações se apresentam como pinçamentos da ponta nasal, isolamento da ponta nasal, retrações alares, descontinuadas em degrau no contorno alar entre outras. A correção cirúrgica deve ser sempre em busca de objetivos estéticos e funcionais.

TÉCNICA CIRÚRGICA

Os objetivos no tratamento cirúrgico da válvula nasal externa são:[8]

- Prevenção e tratamento de obstrução nasal pós-operatória em rinoplastia.
- Correção de obstrução nasal pós-rinoplastia ou de outra causa externa.
- Prevenção e tratamento de deformidades do contorno alar e de *crus* lateral.

As principais técnicas para tratamento da válvula externa são:[9]

- *Lateral crural strut graft* (LCSG).
- *Alar batten graft* (ABG).
- *Alar rim* (*Contour*) *graft* (ARG).
- Asa de gaivota.

Lateral Crural Strut Graft

O LCSG foi descrito originalmente, em 1997, como um enxerto autólogo muito versátil para reposicionar, remodelar ou reconstruir a parte lateral da cartilagem lateral inferior.[10] Este enxerto é suturado na superfície profunda da *crus* lateral, corrigindo o mau posicionamento da *crus* lateral e da retração e do colapso da borda alar, além de *crura* laterais côncavas e ponta "quadrada".

Ao longo do tempo algumas considerações foram acrescentadas, principalmente por perceberem que outros objetivos poderiam ser alcançados com esta técnica cirúrgica (controle da projeção, rotação e suporte da ponta que interferem diretamente no comprimento nasal, um novo desenho do contorno e a reconstrução total da ponta). O LCSG é, portanto, um enxerto semianatômico posicionado na superfície profunda da *crus* lateral próximo ao *domus* e estendendo-se lateralmente ate uma pequena bolsa criada na parede lateral do nariz.

O LCSG é indicado para os casos de ponta quadrada, mau posicionamento da *crus* lateral, retração de asa, colapso de asa e *crus* lateral côncava. Trata-se de uma fita de cartilagem de 3-4 mm de largura por 20-33 mm de extensão, suturada por baixo da porção lateral da *crus* lateral, com polidioxanona 5-0, por 3 pontos (Fig. 15-8). Esta cartilagem pode ser de septo, concha auricular ou costela. Normalmente este enxerto é colocado por acesso externo.

Tem como característica poder ser utilizado para retificar ou mesmo criar uma leve curvatura convexa da *crus* lateral. Ademais, deverá dar suporte para a parede lateral do nariz. E por fim, trata-se de um enxerto invisível, que contribui para o desenho estético de uma ponta nasal agradável.[11]

Tem como principal desvantagem a possibilidade de abaulamento no vestíbulo nasal e causar obstrução mecânica. Deve-se ter cuidado na confecção do enxerto, deixando o mais fino possível e biselando as bordas (Fig. 15-9).

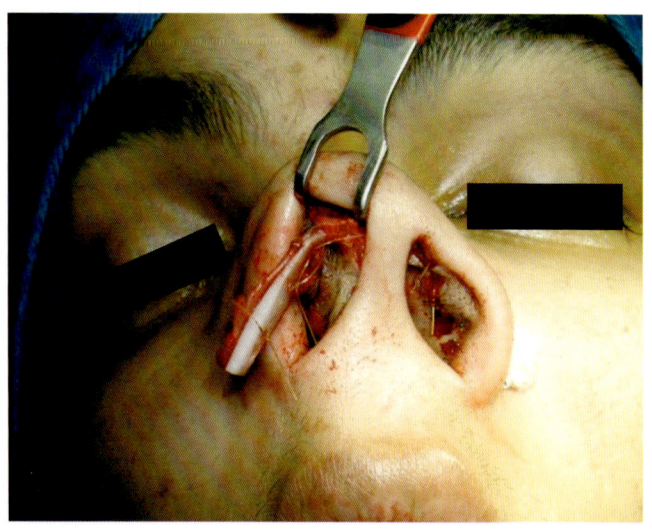

Fig. 15-8. Posicionamento do *lateral crural strut graft*.

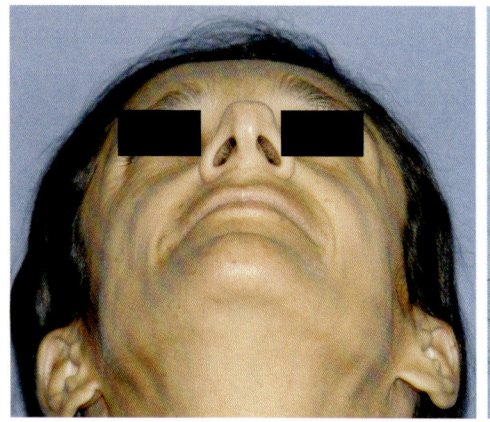

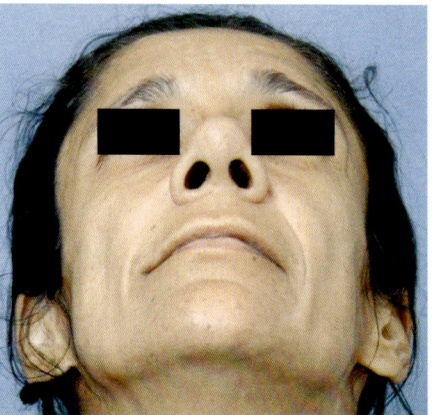

Fig. 15-9. Pré e pós-operatório de 1 ano de paciente submetido à rinoplastia secundária para correção de pinçamento de ponta nasal com *lateral crural strut graft*.

Alar Batten Graft

O ABG é um enxerto utilizado primariamente para corrigir um defeito funcional (da válvula interna e/ou da válvula externa), lateralizando a parede lateral colapsada.[12] É um enxerto de cartilagem que é colocado num bolsão no local do colapso lateral ou do pinçamento alar, cefalicamente à *crus* lateral. Pode ser colocado por via interna ou via externa.

O enxerto pode ser de septo, orelha ou costela. Deve-se aproveitar a convexidade do enxerto, posicionando-a para o vestíbulo. Esta cartilagem precisa ser forte o suficiente para resistir à força negativa da inspiração e não permitir o colapso da parede lateral do nariz, por isso, nos casos de colapso severo ela deve se estender até a abertura piriforme.[13]

Em geral estes enxertos medem de 10-15 mm de comprimento por 4-8 mm de largura (Fig. 15-10). Previamente marca-se na pele a posição que será colocado o enxerto para, em seguida, confeccionar um bolsão subcutâneo através de uma incisão de 6-8 mm intranasal. Se o bolsão for preciso para o tamanho do enxerto, não há necessidade de fixação deste com suturas. Quando se posiciona o enxerto por via externa, há a necessidade de fixá-lo com suturas para prevenir uma possível migração do mesmo (Fig. 15-11).

Alar Rim Graft

Uma das queixas comuns do paciente submetido à rinoplastia é a deformidade do rebordo alar. Isto é causado por um problema anatômico congênito ou adquirido durante uma cirurgia pelo enfraquecimento da *crus* lateral.[14]

A distância entre a columela e o rebordo alar, ao longo do eixo da narina, deve ser de 2 mm. E o ponto mais alto do afastamento do rebordo alar deve estar localizado no meio da distância entre a ponta e o ângulo lóbulo-columelar. A visão da base nasal ideal é de um triângulo equilátero. Quando ocorre o colapso do rebordo alar este triângulo aparece com afundamento pela falta do suporte cartilaginoso.

A deformidade alar pode-se manifestar pela retração alar resultando em um aumento da exposição da columela e pelo afundamento ou forma alar aberrante pelo mau posicionamento da *crus* lateral.[14]

O ARG, conhecido como enxerto de rebordo alar ou de contorno alar, foi inicialmente descrito, em 2000.[15] É utilizado para restabelecer a normalidade da função da válvula externa e melhora a estética do contorno alar, em rinoplastias primária ou secundária. Este enxerto é muito efetivo para a correção de retrações leves ou moderadas ou no caso de colapso.

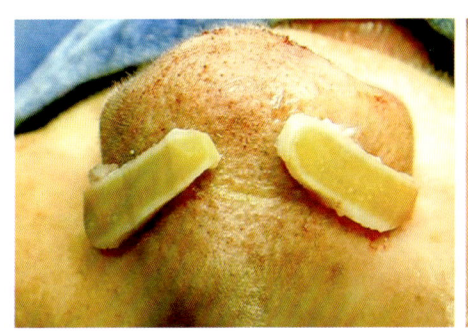

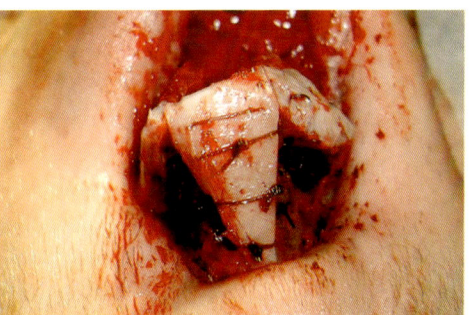

Fig. 15-10. Posicionamento do *alar batten graft*.

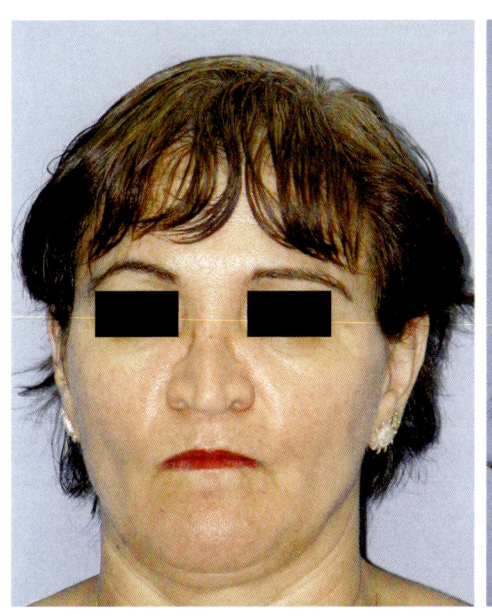

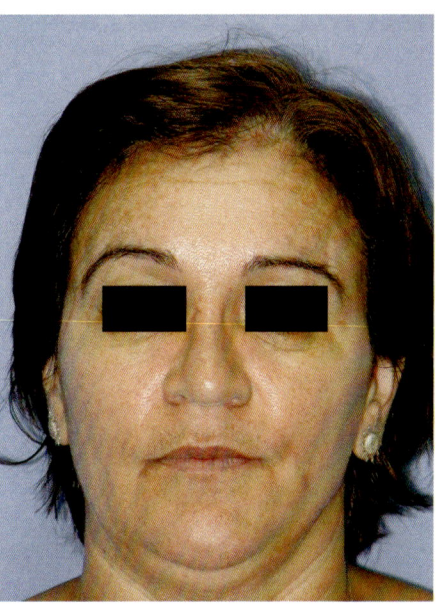

Fig. 15-11. Pré e pós-operatório de 2 anos de paciente submetida à rinoplastia secundária para correção de pinçamento de ponta nasal com *alar batten graft*. (Ver Vídeo 7.)

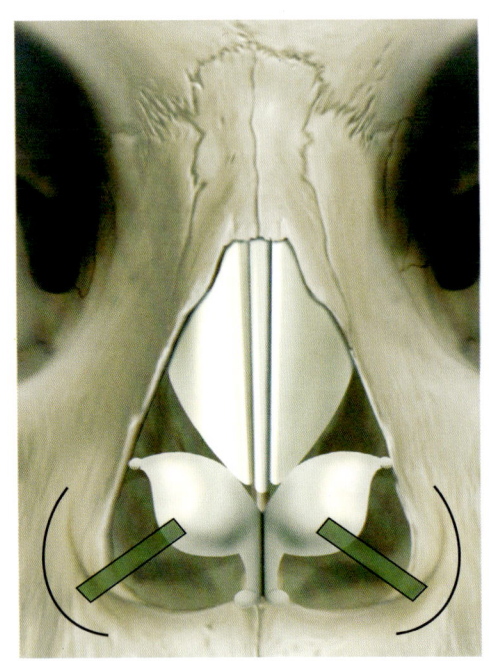

Fig. 15-12. Desenho esquemático demonstrando o posicionamento do *alar rim graft*.

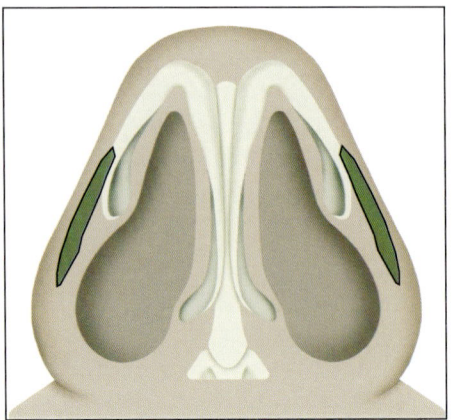

Este enxerto tem indicação em rinoplastias secundárias com até 3 mm de cartilagem lateral inferior residual, em rinoplastias primárias com afundamento congênita do rebordo alar, em rinoplastias primárias ou secundárias com mau posicionamento da cartilagem lateral inferior e profilaticamente em caso de cartilagem lateral inferior fraca, propensa a criar uma retração alar pós-operatória.[16]

Não tem indicação em casos com uma significativa retração da linha vestibular, com cicatrizes severas com retração e quando não existe cartilagem lateral inferior remanescente, causando o colapso da margem alar.

O enxerto de rebordo alar constitui a inserção não anatômica de um pilar ou suporte de cartilagem em um túnel alar-vestibular (Fig. 15-12). Pode ser utilizado para correção funcional e/ou estética do rebordo alar, tendo papel importante principalmente nos casos de retração alar de menor magnitude e em casos primários.[16,17]

O tamanho do enxerto pode variar, sendo fundamental a análise intraoperatória pela visão de base. De um modo geral, cada enxerto é confeccionado nas dimensões de 2,5-5,0 mm de largura por 8-15 mm de comprimento (Fig. 15-13). A largura depende da necessidade de força para prover o suporte suficiente, de forma que casos que precisem de leve melhora do contorno alar ou prevenção de pinçamento podem requerer 3-4 mm de largura do enxerto, enquanto que enxertos mais largos (6 mm) podem ser necessários para casos de insuficiência de válvula externa ou retração de maior grau. O material de escolha é a cartilagem septal pela fácil disponibilidade e sítio doador local. É feito um túnel ao longo da borda alar, inferior à incisão marginal, de modo que o enxerto seja inserido de maneira justa para que não ocorra deslocamento (Fig. 15-14). Se um enxerto não for suficiente para corrigir a alteração encontrada, pode ser usada uma nova camada de enxerto. Ambas as extremidades do enxerto devem ser biseladas.

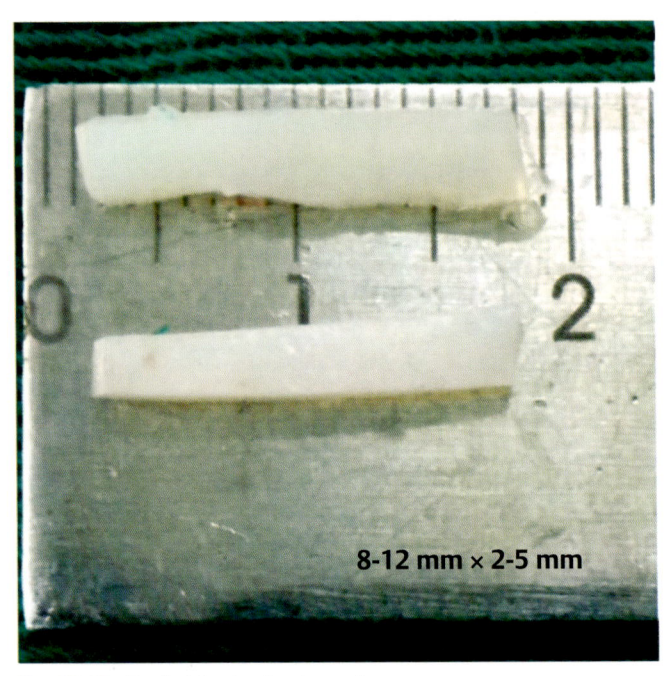

Fig. 15-13. Confecção do *alar rim graft*.

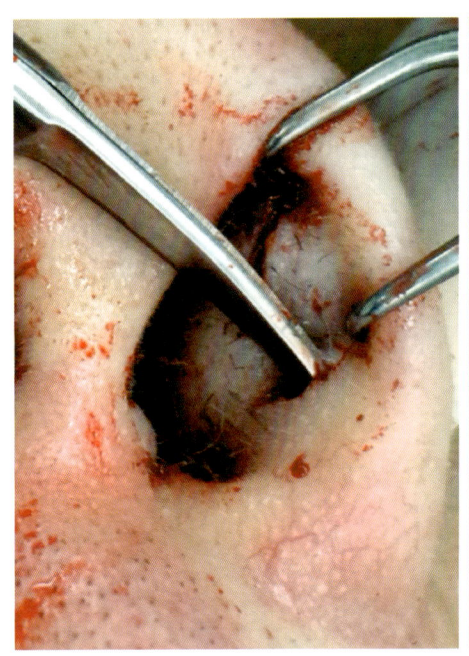

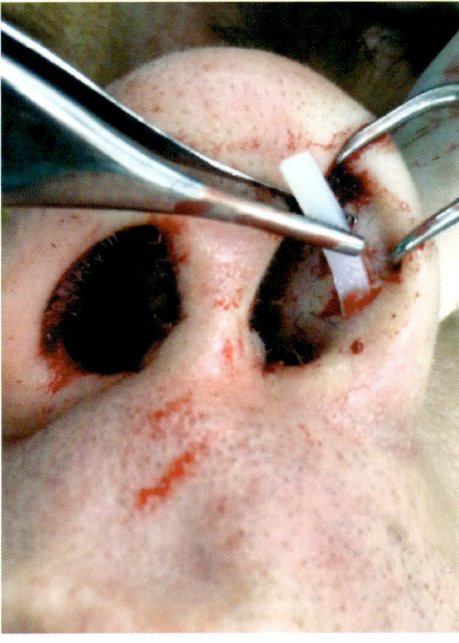

Fig. 15-14. Posicionamento do *alar rim graft*.

Uma variação deste enxerto foi descrita recentemente como *articulated alar rim graft* (enxerto articulado de rebordo alar).[18] Diferentemente do ARG convencional, este enxerto deve ser suturado na *crus* lateral e no extensor septal para permitir uma fixação em cantiléver e dar mais resistência ao rebordo alar (Fig. 15-15).

O enxerto articulado de rebordo alar é uma fita longa e estreita de cartilagem, com 20-25 mm de comprimento por 4-5 mm de largura, suturado com 3 pontos de polidioxanona à *crus* lateral e à ponta nasal (sendo este último transfixando o enxerto de extensão septal). O objetivo é melhorar o contorno e o suporte estrutural da margem alar. Ele deve ser biselado nas bordas como intuito de camuflagem e ser posicionado em ângulo de 90 graus com a linha média sagital.[19] Nos casos de septo frágil e com falta de rigidez, parece ser melhor utilizar cartilagem de costela para a confecção do enxerto (Fig. 15-16).

O enxerto de rebordo alar é de fácil de utilização, apresenta baixo índice de complicações e é um útil adjunto para preservar e/ou restaurar o contorno alar (Fig. 15-17). Entretanto, nas retrações alares mais severas este enxerto não é suficiente, devendo ser utilizadas outras técnicas cirúrgicas.

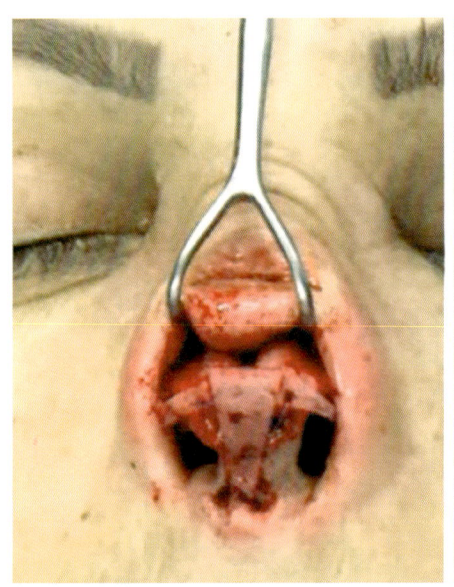

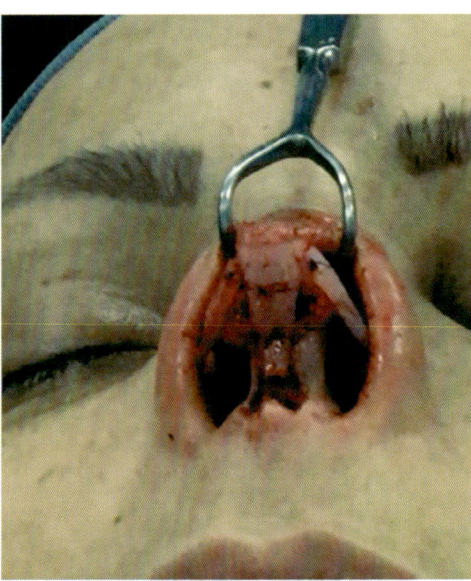

Fig. 15-15. Posicionamento do *articulated alar rim graft*.

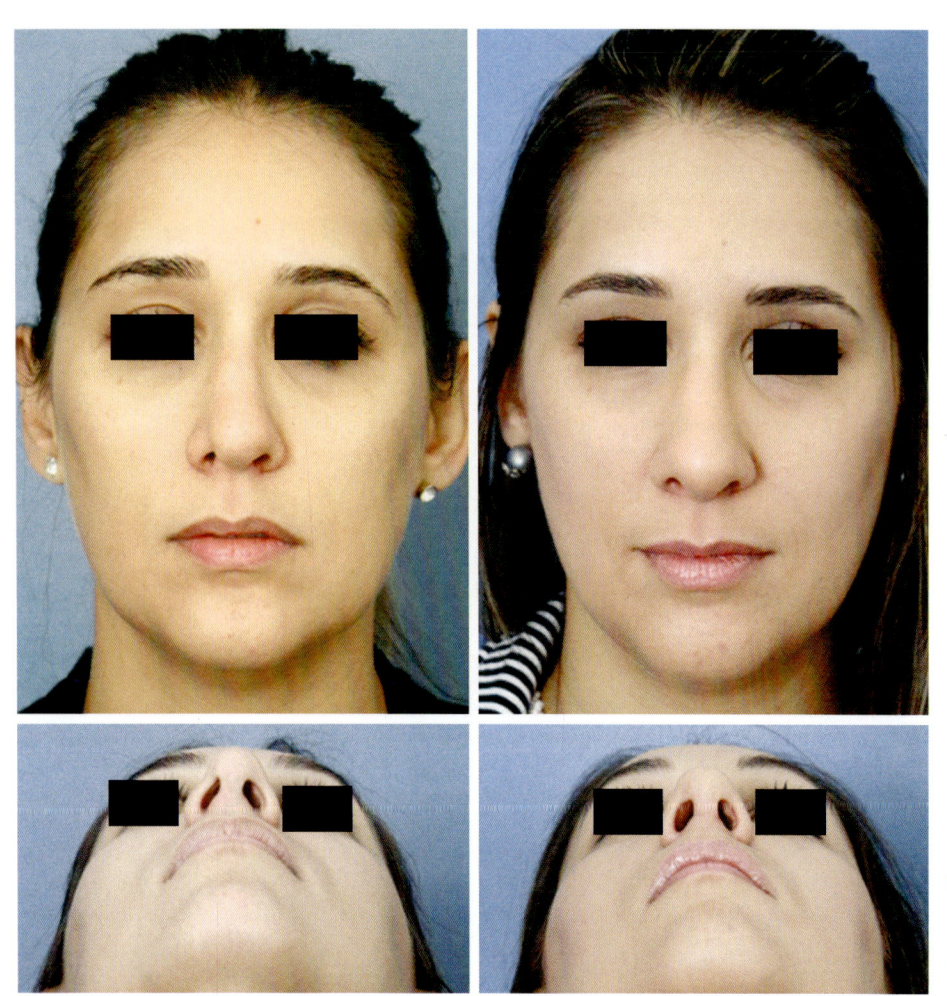

Fig. 15-16. Pré e pós-operatório de 1 ano de paciente submetida à rinoplastia secundária para correção de pinçamento de ponta nasal à direita com *articulated alar rim graft*.

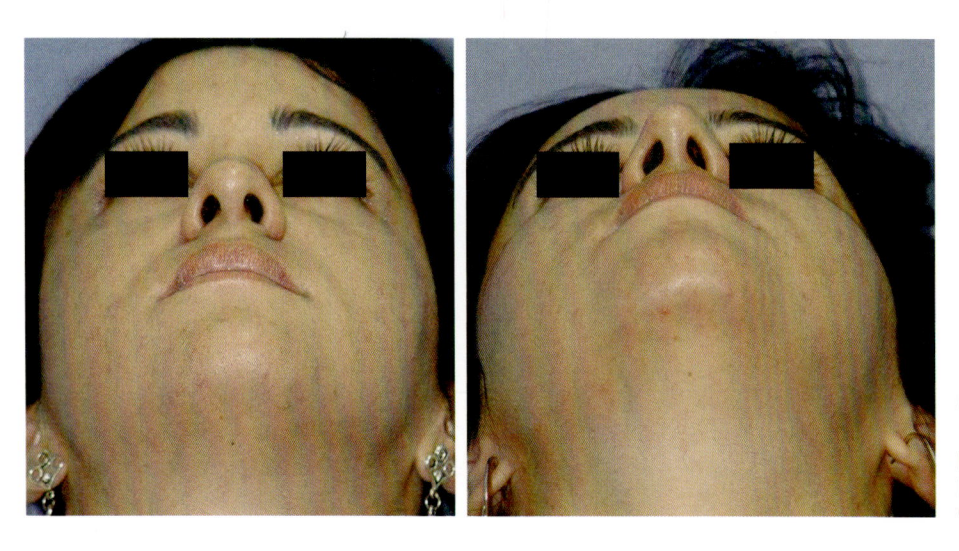

Fig. 15-17. Pré e pós-operatório de 1 ano de paciente submetida à rinoplastia primária com utilização de *alar rim graft* para melhorar a definição da ponta nasal e prevenir defeitos na válvula externa.

Asa de Gaivota

A técnica da asa de gaivota foi criada por Fernando Pedroza, em 1981, e muito difundida na América Latina.[20] Nesta técnica, utiliza-se cartilagem auricular para reconstruir a cartilagem lateral inferior defeituosa. É, portanto, uma técnica reconstrutiva com um enxerto anatômico (Fig. 15-18).

Tem indicação em disfunção valvar externa, ponta pinçada ou cirurgia prévia com diagnóstico intraoperatório de cartilagens laterais inferiores super-ressecadas. Apresenta bons resultados em pacientes de pele fina, porém os melhores resultados são em pacientes mestiços ou com pele grossa. Tem como grande vantagem também aumentar a definição da ponta nasal (Fig. 15-19).

A técnica cirúrgica consiste em confeccionar uma nova cartilagem lateral inferior com concha auricular. A concha *cymba* é dividida em 2 partes iguais ao longo de seu eixo mais longo. O local dos *domi* é marcado para criar 1 cm de *crus* medial e 2 cm de *crus* lateral. Uma sutura de podioxanona 5-0 em U é usada para modelar os novos *domi* no enxerto, 2 mm abaixo da marcação. A largura final moldada da CLI é de 7 mm na porção maior da *crus* lateral e 5 mm na região do *domus*. Os dois enxertos são suturados juntos por suas *crura* mediais com polidioxanona. Os pontos intercrurais são primeiro colocados posteriormente, 2 a 3 mm abaixo dos *domi* e, em seguida, anteriormente, 6 a 8 mm abaixo das cúpulas. Em seguida, o enxerto deve ser suturado na posição anatômica desejada de acordo com cada caso.

Apesar de ser um enxerto anatômico e fixo, deve-se moldar e suturar cuidadosamente o enxerto, especialmente em pacientes de pele fina, para evitar complicações, como deslocamento e visualização do enxerto (Fig. 15-20).

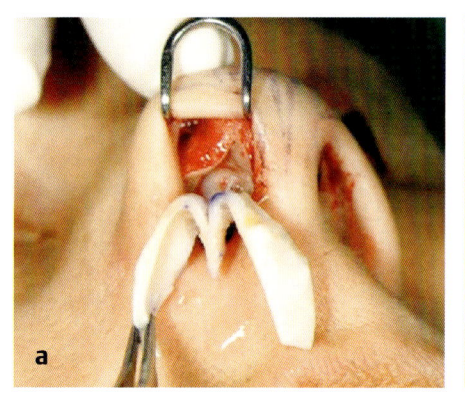

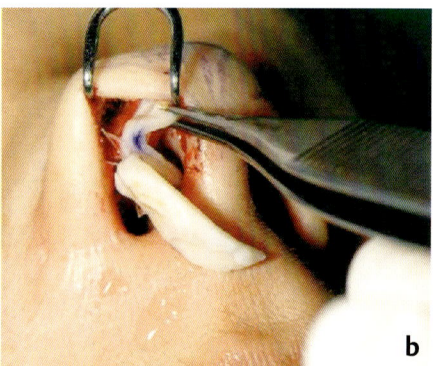

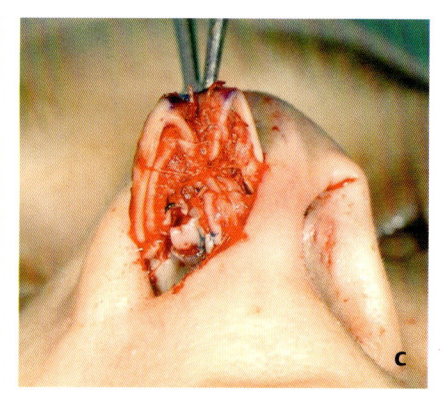

Fig. 15-18. (a-c) Posicionamento do enxerto em asa de gaivota.

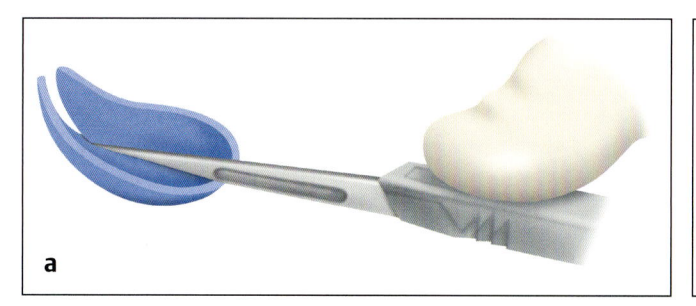

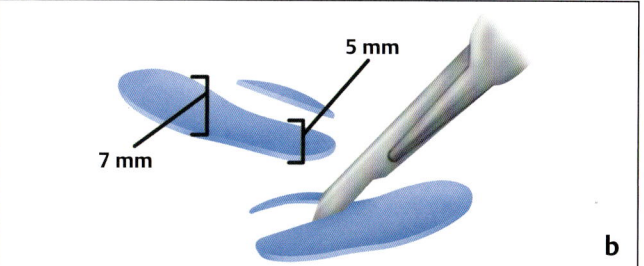

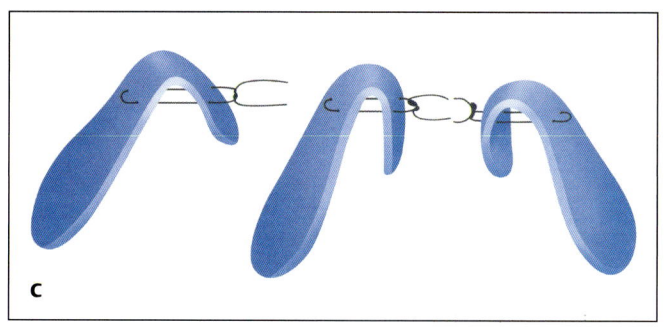

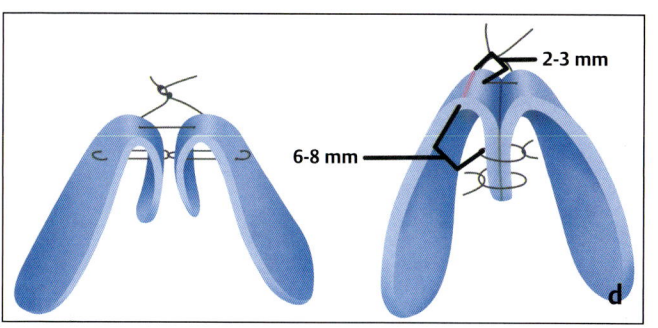

Fig. 15-19. (a) Aspecto da cartilagem *Cymba* após obtenção do enxerto; **(b)** *design* do enxerto (asa unilateral); **(c)** suturas trandomais; **(d)** enxerto estruturado, mostrando aspecto em asa de gaivota. (Adaptada de: Pedroza F, Anjos GC, Patrocinio LG, Barreto JM, Cortes J, Quessep SH. Seagull wing graft: a technique for the replacement of lower lateral cartilages. Arch Facial Plast Surg. 2006;8(6):396-403.)

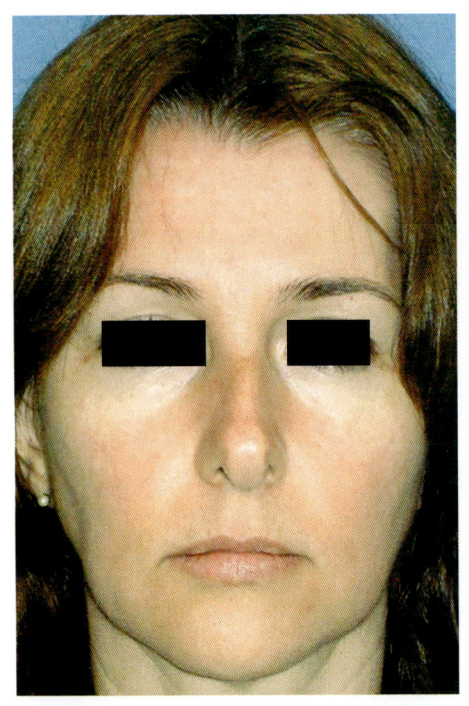

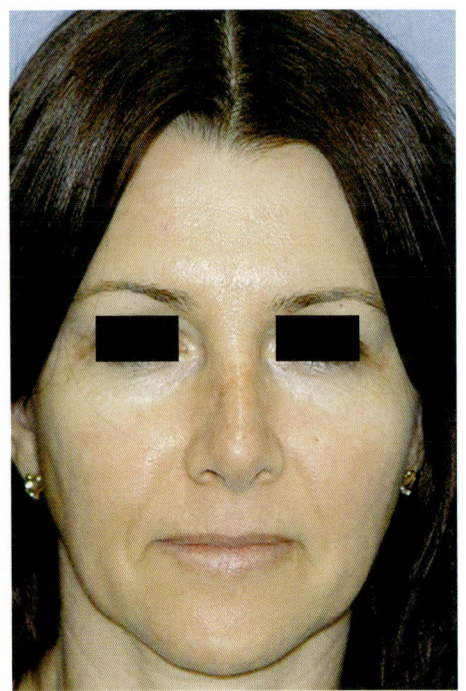

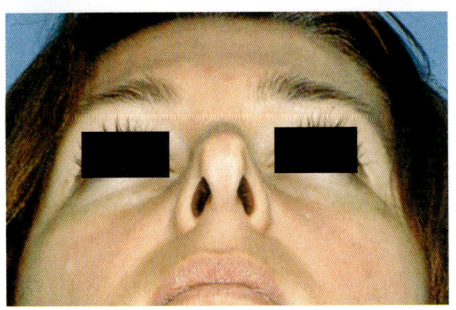

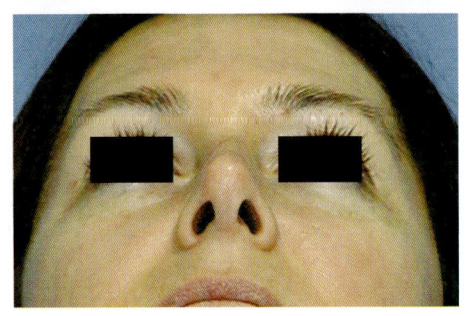

Fig. 15-20. Pré e pós-operatório de 2 anos de paciente submetida à rinoplastia secundária para correção de pinçamento de ponta nasal com enxerto em asa de gaivota.

CONSIDERAÇÕES FINAIS

Uma das causas mais comuns, que afeta tanto as rinoplastias primárias como as rinoplastias secundárias, é a deformidade do rebordo nasal. Esta deformidade pode ser congênita ou adquirida, provocando uma fraqueza da cartilagem lateral inferior e levando a uma obstrução nasal pela má função da válvula externa. A correção ou a prevenção desta deformidade requer uma análise pré-operatória precisa e um planejamento bem feito. Existem várias técnicas de variável complexidade para correção dos defeitos da válvula externa. Atualmente, os tratamentos mais utilizados são o LCSG, o ABG e ARG. A escolha de cada técnica depende de cada caso em especial. O ideal é corrigir a deformidade do contorno alar e ao mesmo tempo dar um suporte suficiente para manter a patência da válvula externa, isto é, cuidar da forma e da função ao mesmo tempo.

REFERÊNCIAS BIBLIOGRÁFICAS

1. Rhee JS, Weaver EM, Park SS, Baker SR, Hilger PA, Kriet JD et al. Clinical consensus statement: diagnosis and management of nasal valve compromise. Otolaryngol Head Neck Surg. 2010;143(1):48-59.
2. Sheen JH. Aesthetic rhinoplasty. St. Louis: Mosby; 1978.
3. Constantian MB. The incompetent external nasal valve: pathophysiology and treatment in primary and secondary rhinoplasty. Plast Reconstr Surg. 1994;93(5):919-31.
4. Daniel RK, Palhazi P, Gerbault O, Kosins AM. Rhinoplasty: the lateral crura-alar ring. Aesthet Surg J. 2014;34(4):526-37.
5. Cottle MH. The structure and function of the nasal vestibule. Arch Otolaryngol. 1955;62:173-81.
6. Constantian MB, Clardy RB. The relative importance of septal and nasal valvular surgery in correcting airway obstruction in primary and secondary rhinoplasty. Plast Reconstr Surg. 1996;98(1):38-54.
7. Kao WTK, Davis RE. Post surgical alar retraction: etiology and treatment. Facial Plast Surg Clin North Am. 2019;27(4):491-504.
8. Most SP. Comparing methods for repair of the external valve: one more step toward a unified view of lateral wall insufficiency. JAMA Facial Plast Surg. 2015;17:345-6.
9. Vaezeafshar R, Moubayed SP, Most SP. Repair of Lateral Wall Insufficiency. JAMA Facial Plast Surg. 2018;20(2):111-5.
10. Gunter JP, Friedman RM. Lateral crural strut graft: technique and clinical applications in rhinoplasty. Plast Reconstr Surg. 1997;99(4):943-52.
11. Hyman AJ, Khayat S, Toriumi DM. Correction of nasal pinching. Facial Plast Surg Clin North Am. 2019;27(4):477-89.
12. Toriumi DM, Josen J, Weinberger M, Tardy ME Jr. Use of alar batten grafts for correction of nasal valve collapse. Arch Otolaryngol Head Neck Surg. 1997;123(8):802-8.
13. Cervelli V, Spallone D, Bottini JD, Silvi E, Gentile P, Curcio B, Pascali M. Alar batten cartilage graft: treatment of internal

and external nasal valve collapse. Aesthetic Plast Surg. 2009;33(4):625-34.
14. Totonchi A, Guyuron B. Alar rim deformities. Clin Plast Surg. 2016;43(1):127-34.
15. Troell RJ, Powell NB, Riley RW, Li KK. Evaluation of a new procedure for nasal alar rim and valve collapse: nasal alar rim reconstruction. Otolaryngol Head Neck Surg. 2000;122(2):204-11.
16. Rohrich RJ, Raniere J Jr, Ha RY. The alar contour graft: correction and prevention of alar rim deformities in rhinoplasty. Plast Reconstr Surg. 2002;109(7):2495-505.
17. Boahene KD, Hilger PA. Alar rim grafting in rhinoplasty: indications, technique, and outcomes. Arch Facial Plast Surg. 2009;11(5):285-9.
18. Ballin AC, Kim H, Chance E, Davis RE. The articulated alar rim graft: reengineering the conventional alar rim graft for improved contour and support. Facial Plast Surg. 2016;32(4):384-97.
19. Calloway HE, Heilbronn CM, Gu JT, Pham TT, Barnes CH, Wong BJ. Functional outcomes, quantitative morphometry, and aesthetic analysis of articulated alar rim grafts in septorhinoplasty. JAMA Facial Plast Surg. 2019;21(6):558-65.
20. Pedroza F, Anjos GC, Patrocinio LG, Barreto JM, Cortes J, Quessep SH. Seagull wing graft: a technique for the replacement of lower lateral cartilages. Arch Facial Plast Surg. 2006;8(6):396-403.

CAMUFLAGEM DE PONTA NASAL

CAPÍTULO 16

José Victor Maniglia ▪ Mauricio Pereira Maniglia ▪ Tomas Gomes Patrocinio

INTRODUÇÃO

A cirurgia da ponta nasal é uma das mais desafiadoras para o cirurgião, mesmo para os mais experientes. Complicações, como pinçamento, assimetrias e irregularidades visíveis, são frequentes em pacientes que buscam por uma rinoplastia secundária, podendo chegar a 60%.[1,2]

A pele fina tende a contrair e revelar detalhes indesejados. Sendo assim, deve-se tomar muito cuidado ao modelar a estrutura cartilaginosa da ponta para suportar as forças contráteis e evitar qualquer irregularidade em longo prazo.

A crescente exigência dos pacientes torna imprescindível que o cirurgião domine manobras para evitá-las e tratá-las. Neste capítulo iremos discutir as formas de prevenir irregularidades na ponta nasal usando técnicas de camuflagem.[3-24]

FÁSCIA

Os enxertos de fáscia para camuflagem da ponta incluem fáscia temporal, fáscia lata e fáscia do músculo reto abdominal.[3,4]

Os enxertos de fáscia são finos, podendo ser usados para camuflar e projetar discretamente a ponta do nariz. Os enxertos de tecidos moles não influenciam no suporte estrutural, úteis na camuflagem, já que são capazes de espessar efetivamente o envelope de tecidos moles com efeitos confiáveis em longo prazo.[4]

A obtenção de enxertos de fáscia da área temporal é rápida, a incisão geralmente é ocultada pelo cabelo da região temporal no pós-operatório e é um procedimento de baixa morbidade. A forma e o tamanho desejados do enxerto são determinados antes da retirada, e a modelagem é realizada com o enxerto fora do leito, na mesa cirúrgica, de acordo com a necessidade de cada caso (Fig. 16-1).

Os enxertos de fáscia lata são tipicamente mais espessos e requerem um segundo local para a colheita. A incisão localizada na lateral da coxa é pequena com cerca de 1,5 cm e raramente resultará em morbidade no local doador.[5]

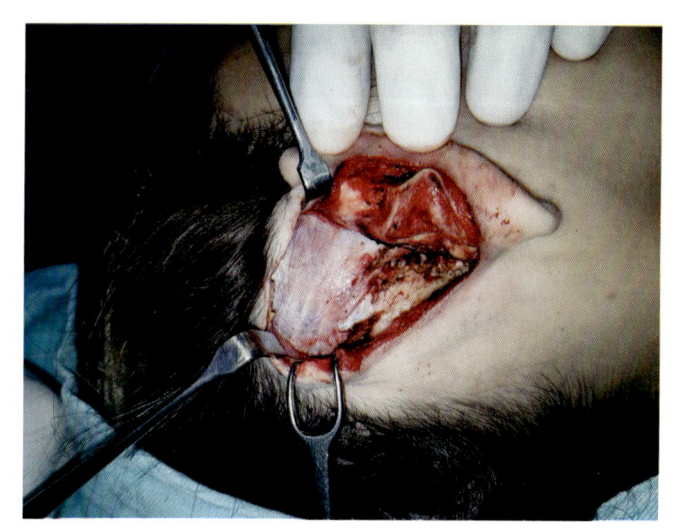

Fig. 16-1. Obtenção de enxerto de fáscia temporal.

Para pacientes submetidos à rinoplastia com uso de cartilagem costal, Cerkes descreveu o uso da fáscia do músculo reto abdominal para eliminar um local doador adicional e reduzir o tempo de cirurgia.[4] A fáscia é obtida pela mesma incisão e pode ser utilizada para envolver os enxertos de cartilagem picada ou para camuflar irregularidade de dorso e ponta nasal. Em razão de sua espessura, a fáscia do reto abdominal é muito útil para camuflar as bordas afiadas dos enxertos de ponta.[4]

Toriumi descreveu o uso da fáscia temporal ou pericôndrio de cartilagem costal com *microfat* para camuflar irregularidades em ponta nasal e proteger o dorso e ponta nasal em pacientes de pele fina com múltiplas cirurgias em que a pele se apresenta atrófica.[6]

MICROFAT

O *microfat* é uma forma altamente filtrada de gordura autóloga que é facilmente injetada ou infundida. O *microfat* é processado após obtenção de gordura autóloga.

Prepara-se uma solução composta de 50 mL de lidocaína a 1%, uma ampola de adrenalina diluída em uma solução de 1 L de ringer lactato. Infiltra-se a região periumbilical ou coxa interna. Obtemos a gordura usando uma cânula de lipoaspiração com múltiplos orifícios, o que ajuda a quebrar a gordura em partículas menores. Em seguida, a gordura coletada é centrifugada por 3 minutos a 3.200 rotações por minuto para separar a gordura de outros elementos sanguíneos que tenham sido aspirados inadvertidamente (Fig. 16-2). A camada de gordura é então filtrada por um filtro fino, deixando uma porção de *microfat* que é colocada em seringas de 1 mL.

Em seguida, uma agulha de calibre 27 é usada para injetar o *microfat* nas camadas intersticiais do pericôndrio costal ou da fáscia temporal. No passo seguinte, o tecido mole com infusão de *microfat* é colocado sobre a ponta nasal ou sobre o dorso nasal para proporcionar aumento do tecido mole, suavizar irregularidades ou ajudar a recuperar um envelope danificado de tecido mole.

O *microfat* pode ser injetado ou infundido no pericôndrio costal ou na fáscia temporal, para aumentá-la e preenchê-la. O tecido mole é um veículo para entregar o *microfat* no local desejado. O tecido mole com infusão de *microfat* é colocado sobre o dorso ou sobre a ponta nasal para proporcionar aumento da espessura do envelope de tecido mole, suavizar irregularidades ou ajudar a recuperar um envelope danificado de tecido mole.[6]

CARTILAGEM PICADA E AMASSADA

Hamra descreveu, em 1993, o uso de cartilagem amassada sobre a ponta nasal para evitar irregularidades após utilização da manobra de divisão de *domus* durante rinoplastia primária e para a correção de assimetrias e irregularidades durante uma rinoplastia secundária.[7,8]

A cartilagem amassada é uma manobra simples de ser realizada, no entanto, o grau de esmagamento pode influenciar significativamente na viabilidade dos condrócitos do enxerto. Cakmak *et al.* realizaram diversos estudos sobre a utilização de cartilagem amassada. Em estudo com enxerto de cartilagem amassada em coelhos, encontraram que a porcentagem média de cartilagem viável diminuiu à medida que o grau de esmagamento aumentou (70% em enxertos levemente amassados, 50% em enxertos moderadamente amassados, 30% em enxertos significativamente amassados e 10% em enxertos severamente amassados), enquanto no enxerto de cartilagem sem amassar 90% eram viáveis. Além disso, o leve esmagamento da cartilagem induziu quantidades variáveis de proliferação de condrócitos, preservando a viabilidade, o que pode ajudar a suavizar contornos nasais e equilibrar qualquer reabsorção que ocorra.[9,10]

Cakmak definiu o grau de amassamento com o uso de martelo e um amassador de cartilagem de Cottle (modelo 523900; Karl Storz GmbH & Co, Tutlingen, Germany) da seguinte forma: levemente amassado, 1 golpe de força moderada para suavizar a superfície sem reduzir a força elástica da cartilagem; moderadamente amassado, 2 golpes de força moderada para reduzir a força elástica o suficiente para fazer com que o enxerto dobre minimamente, significativamente amassado, 3 a 4 golpes de força moderada para fazer com que o enxerto se dobre moderadamente sem destruir completamente a integridade da cartilagem; e amassado severamente, de 5 a 6 golpes forçados para destruir totalmente a integridade da cartilagem.[11]

Cakmak, posteriormente, propôs uma nova classificação de acordo com a aparência e a forma da cartilagem amassada após ser amassada.[12] Levemente esmagado, suavizar a superfície sem reduzir a resistência elástica da cartilagem; moderadamente amassado, suavizar a superfície e também reduzir a resistência elástica; significativamente amassado, o suficiente para fazer com que o enxerto se dobre com a gravidade; e severamente amassado, a integridade da cartilagem destruída totalmente.

Boccieri descreveu também o uso de cartilagem amassada para camuflagem em dorso nasal e *supratip*, utilizando o amassador de cartilagem de Cottle (modelo 523900; Karl Storz GmbH & Co, Tutlingen, Germany). A classificação do grau de amassamento da cartilagem é realizada apenas com base em critérios visuais práticos e atingidos gradualmente, com a flexibilidade do enxerto avaliada repetidamente por palpação entre o polegar e o indicador. No enxerto de cartilagem moderadamente amassada a continuidade estrutural é preservada, já no significativamente amassado o enxerto é parcialmente fragmentado na aparência e não tende mais a retomar sua posição original após a compressão por causa da falta de elasticidade.[13]

Portanto, o uso de cartilagem amassada de graus leve a moderado para enxerto de camuflagem da ponta nasal oferece boa viabilidade e proliferação de condrócitos em níveis comparáveis aos da cartilagem intacta, podendo ser utilizada em casos de pacientes com pele fina ou atrófica (Fig. 16-3).

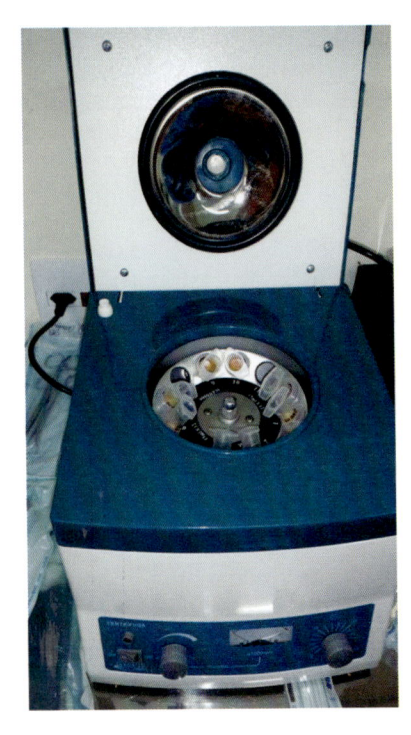

Fig. 16-2. Centrífuga utilizada no processo de obtenção do *microfat*.

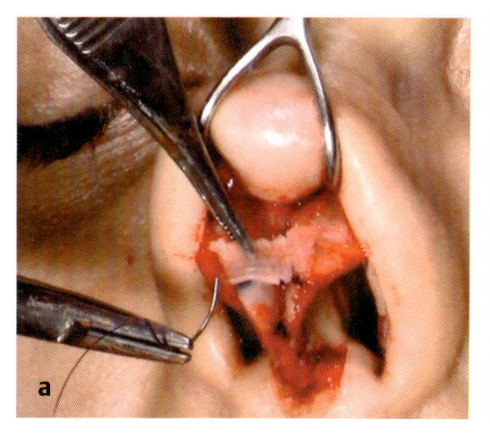

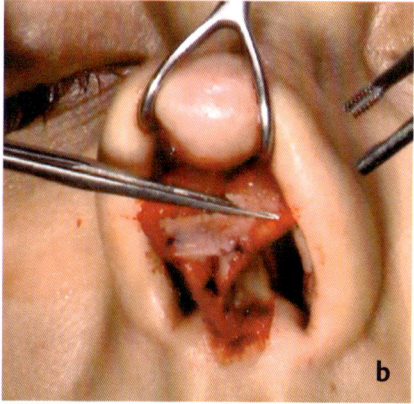

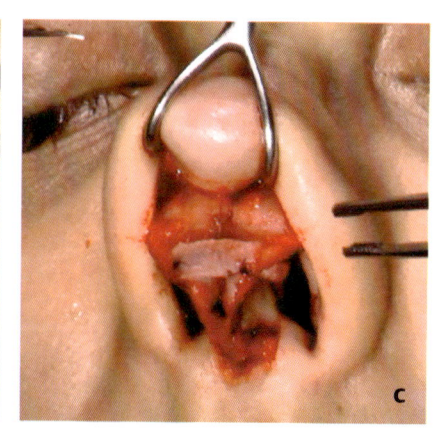

Fig. 16-3. (a-c) Visão intraoperatória mostrando o uso de cartilagem septal amassada para camuflar irregularidades da ponta. (Ver Vídeo 8.)

O uso cirúrgico de cartilagem picada foi incialmente descrito por Peer, que utilizou para camuflar irregularidades e depressões no crânio e fronte, reconstruções auricular em crianças, reparo de fistulas de mastoide.[14]

Erol popularizou o uso de enxerto de cartilagem picada em cubos envolta em tecido de malha absorvível (Surgicel; Johnson & Johnson Gateway LLC) e relatou um sucesso substancial com essa técnica que denominou *Turkish Delight*.[15] No entanto, Daniel e Calvert, em seu estudo sequente, relataram falha clínica com absorção definitiva do enxerto de todos os enxertos de cartilagem picada envolta em Surgicel e demonstraram bons resultados clínicos em longo prazo quando os enxertos são envolvidos com fáscia temporoparietal.[16] Brenner comprovou histologicamente os achados de Daniel em ratos.[17] Outro estudo com utilização de enxerto de cartilagem picada e amassada em ratos demonstrou maior viabilidade das células em enxertos de cartilagem picada.[18]

Recentemente Gubish publicou o uso de cartilagem picada livre, de consistência pastosa, para correção de pequenas irregularidades de dorso e *supratip* acompanhando os pacientes por período de 2 anos com bons resultados.[19,20] Garofalo *et al.* sugerem que a pasta de cartilagem picada pode ser utilizada também para uma melhor definição e contorno da ponta, com aparência natural, modelando irregularidades mínimas ao final da cirurgia (Fig. 16-4).[21]

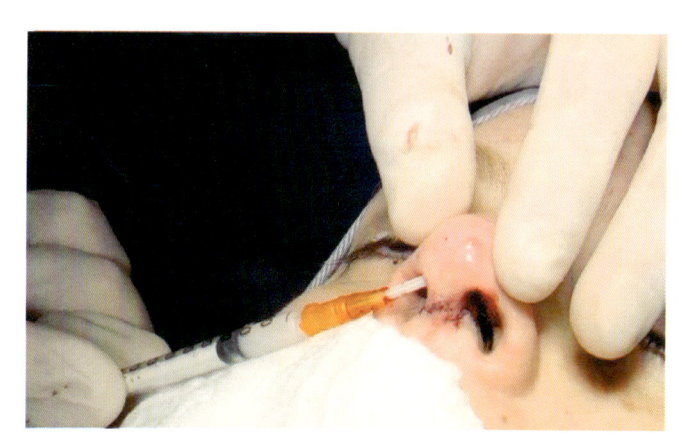

Fig. 16-4. Uso de cartilagem picada em pasta para cobrir o lóbulo nasal e dar volume. (Ver Vídeo 9.)

TECIDO MOLE

Courson e Adamson descreveram o uso do tecido mole presente entre as *crura* mediais e intermédias como enxerto de camuflagem para irregularidades na ponta nasal ao final da cirurgia. De acordo com os autores os enxertos de cartilagem amassada, fáscia temporal ou fáscia lata podem ter problemas com irregularidades, reabsorção, morbidade adicional e aumento do tempo cirúrgico para a colheita. Além disso o enxerto de camuflagem ideal deve estar presente nas quantidades necessárias, no mesmo sítio cirúrgico, rapidamente obtido e proporcionariam benefícios em longo prazo com uma baixa taxa de reabsorção.[22]

Um dos autores descreveu recentemente o uso desse mesmo tecido mole entre as *crura* mediais e intermédia para camuflar a ponta nasal em forma de retalho (Fig. 16-5). Assim, mantendo a irrigação do tecido, evita a reabsorção em longo prazo, previne irregularidades de ponta e suaviza a transição do lóbulo para a ponta nasal.[23]

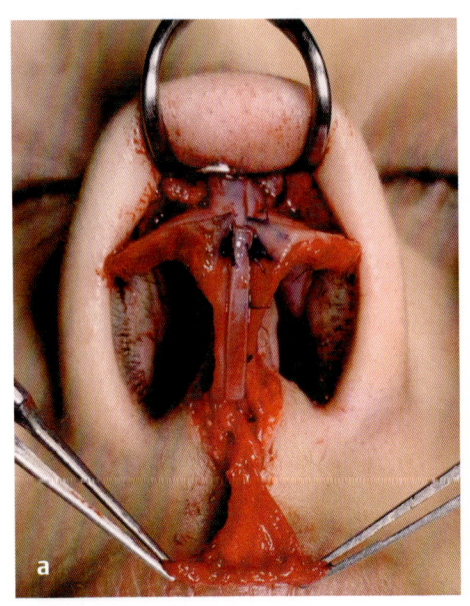

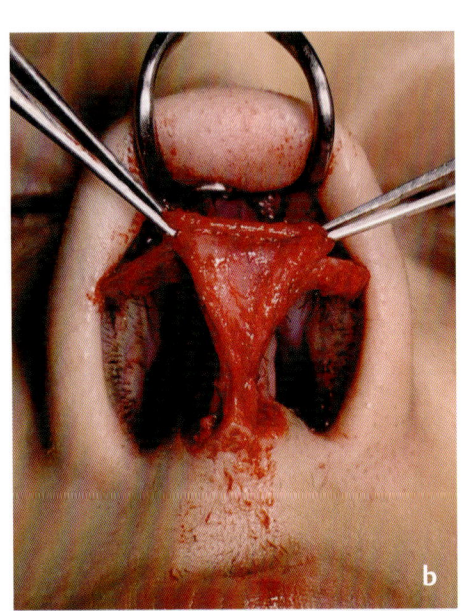

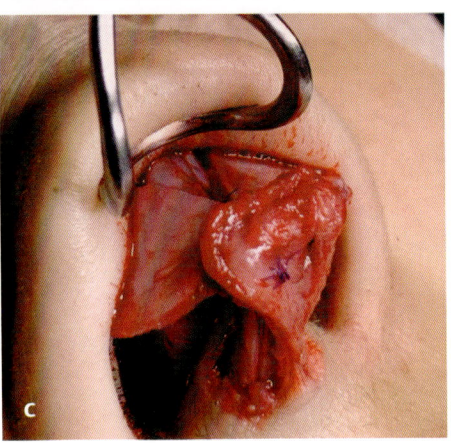

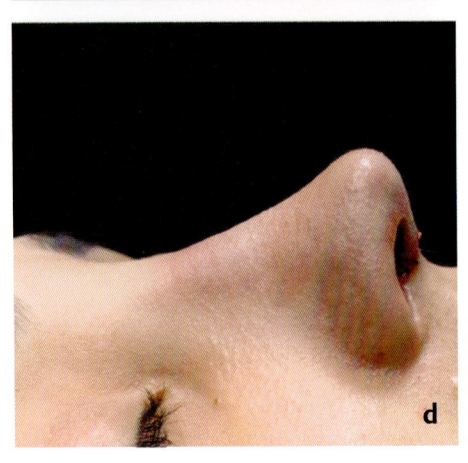

Fig. 16-5. Visão intraoperatória da confecção do PAT *Flap* para camuflar ponta nasal e prevenir irregularidades. (**a**) Visão de base mostrando ponta nasal estruturada com PAT *Flap* confeccionado, (**b**) testando o alcance do retalho e (**c**) após a sutura do retalho na posição final. (**d**) Visão de perfil no pós-operatório imediato demonstrando a suave transição do *infratip* e contorno delicado da ponta nasal. (Ver Vídeo 10.)

CONCLUSÃO

O uso de manobras de camuflagem para evitar e tratar irregularidades na ponta nasal deve fazer parte do arsenal do cirurgião bem preparado para a cirurgia de rinoplastia. Maior cuidado deve-se ter em pacientes com alto risco de irregularidades, como pele fina, atrófica e múltiplas cirurgias, no intuito de reduzir sua grande incidência no pós-operatório.

REFERÊNCIAS BIBLIOGRÁFICAS

1. Foda HM. Rhinoplasty for the multiply revised nose. Am J Otolaryngol. 2005;26:28-34.
2. Gillman GS, Simons RL, Lee DJ. Nasal Tip Bossae in Rhinoplasty: Etiology, Predisposing Factors, and Management Techniques. Arch Facial Plast Surg. 1999;1(2):83-89.
3. Farrior EH, Ballert JA. Nuances of the nasal tip: rhinoplasty of the thin-skinned nose. Facial Plast Surg. 2012 Apr;28(2):171-6.
4. Cerkes N, Basaran K. Diced Cartilage Grafts Wrapped in Rectus Abdominis Fascia for Nasal Dorsum Augmentation. Plast Reconstr Surg. 2016;137:43.
5. Karaaltin MV, Orhan KS, Demirel T. Fascia lata graft for nasal dorsal contouring in rhinoplasty. J Plast Reconstr Aesthet Surg. 2009;62:1255-1260.
6. Toriumi D. Dorsal Augmentation Using Autologous Costal Cartilage or Microfat-Infused Soft Tissue Augmentation. Facial Plast Surg. 2017;33:162-178.

7. Hamra ST. Crushed cartilage grafts over alar dome reduction in open rhinoplasty. Plast Reconstr Surg. 1993;92(2):352-356.
8. Hamra ST. Crushed cartilage grafts over alar dome reduction in open rhinoplasty. Plast Reconstr Surg. 2000;105(2):792-795.
9. Cakmak O, Bircan S, Buyuklu F, Tuncer I, Dal T, Ozluoglu LN. Viability of crushed and diced cartilage grafts. Arch Facial Plast Surg. 2005;7(1):21.
10. Cakmak O, Buyuklu F, Yilmaz Z, Sahin FI, Tarhan E, Ozluoglu LN. Viability of cultured human nasal septum chondrocytes after crushing. Arch Facial Plast Surg. 2005;7(6):406.
11. Cakmak O, Buyuklu F. Crushed cartilage grafts for concealing irregularities in rhinoplasty. Arch Facial Plast Surg. 2007;9(5):352-357.
12. Cakmak O, Altintas H. A Classification for degree of crushed cartilage. Arch Facial Plast Surg. 2010;12(6):435-436.
13. Boccieri A, Marianetti TM, Pascali M. Crushed cartilage: a rescue procedure in rhinoplasty. J Craniofac Surg. 2018;29(3):614-617.
14. Peer LA. Diced cartilage grafts. Arch Otolaryngol. 1943;38:156–165.
15. Erol OO. The Turkish delight: A pliable graft for rhinoplasty. Plast Reconstr Surg. 2000;105:2229-2241; discussion 2242.
16. Daniel RK, Calvert JW. Diced cartilage grafts in rhinoplasty surgery. Plast Reconstr Surg. 2004;113:2156-2171.
17. Brenner KA, McConnell MP, Evans GRD, Calvert JW. Survival of Diced Cartilage Grafts: An Experimental Study. Plast Reconstr Surg. 2006 Jan;117(1):105-15.
18. Kayabasoglu G, Ozbek E, Yanar S, Keles ON, Yilmaz MS, Guven M. The comparison of the viability of crushed, morselized and diced cartilage grafts: a confocal microscopic study. Eur Arch Otorhinolaryngol. 2015;272:1135-1142.
19. Kreutzer C, Hoehne J, Gubisch W et al. Free diced cartilage: a new application of diced cartilage grafts in primary and secondary rhinoplasty. Plast Reconstr Surg. 2017;140:461-470.
20. Hoehne J, Gubisch W, Kreutzer C et al. Refining the nasal dorsum with free diced cartilage. Facial Plast Surg. 2016;32:345-350.
21. Garofalo R, Pagliari M, D'Ettorre M. Free Diced Cartilage: Tips and Tricks of a Customized Procedure in Rhinoplasty. Plast Reconstr Surg Glob Open. 2019;7:e2018.
22. Courson AM, Adamson PA. The intercrural fascia graft in primary rhinoplasty. JAMA Facial Plast Surg. 2018;20(1):76-77.
23. Patrocinio TG, Patrocinio LG, Patrocinio JA. The Protection of Augmented Tip (PAT) Flap Technique for Tip Camouflage. Jama Facial Plast Surg. 2018;20(4):326-327.

CORREÇÃO DA DEFORMIDADE EM PARÊNTESES

CAPÍTULO 17

Gustavo Coelho dos Anjos ▪ Lucas Gomes Patrocinio ▪ Renato Alves de Sousa

INTRODUÇÃO

O termo "ponta em parênteses" ou "mau posicionamento da *crus* lateral" foi criado por Jack Sheen, no início dos anos 1970.[1,2] Em sua descrição original, refere-se à *crus* lateral que não se encontra paralela à margem alar até pelo menos a metade da narina e que se angula agudamente em direção cefálica.[1] Umas das características destas cartilagens mal posicionadas é a ocorrência de sombras nas laterais da ponta na visão frontal que fazem lembrar parênteses (Fig. 17-1).

ANATOMIA

Na ponta em parênteses decorrente de mau posicionamento geralmente se observa a alteração destes 3 parâmetros anatômicos:[3,4]

1. Angulação em relação à linha média menor que 30 graus (Fig. 17-2).
2. *Crus* lateral convexa (Fig. 17-3).
3. Ângulo de descanso (entre o corpo da cartilagem lateral inferior e as cartilagens laterais superiores) maior que 100 graus (Fig. 17-4).

Toriumi sugere que ângulos menores que 22 graus em relação à linha média seriam indicativos de um mau posicionamento mais extremo e frequentemente associados à fraqueza da parede nasal lateral que, dependendo da espessura e tamanho do lóbulo alar, poderia levar ao colapso da parede nasal lateral.[3]

Recentemente, Çakir constatou que a *crus* lateral ligada à cadeia de cartilagens alares menores (acessórias) forma uma estrutura anelar ao redor do vestíbulo nasal se inserindo invariavelmente em direção à espinha nasal anterior.[4] Isto altera significativamente os modelos prévios que ilustravam a inserção das cartilagens alares menores rente à porção cranial da abertura piriforme nos casos de mau posicionamento alar (Fig. 17-5).

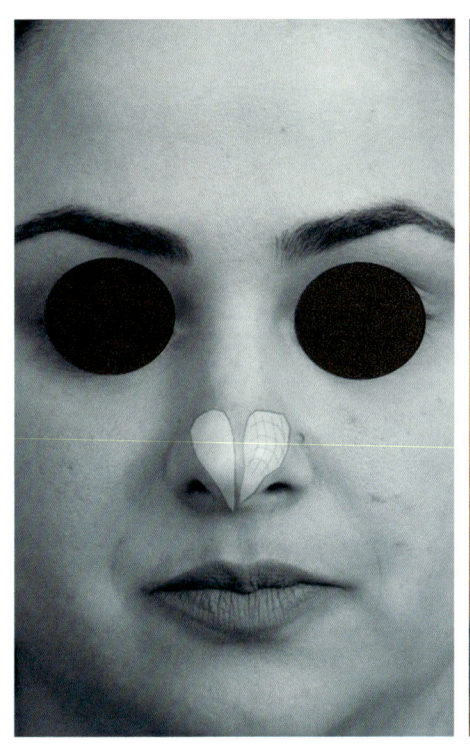

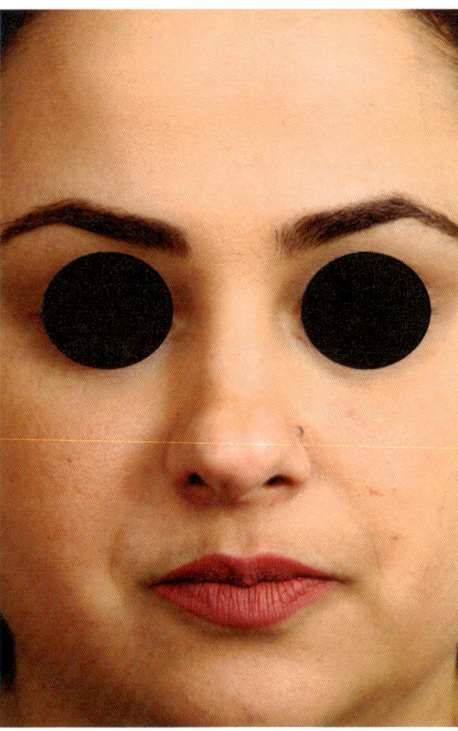

Fig. 17-1. Ponta nasal em parênteses com mau posicionamento de cartilagem lateral inferior.

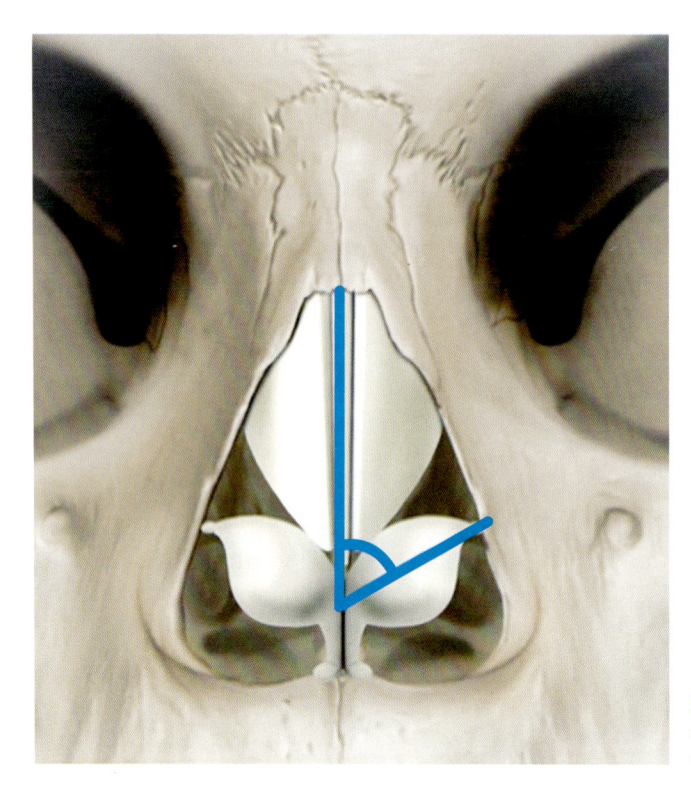

Fig. 17-2. Desenho esquemático demonstrando angulação da *crus* lateral em relação à linha média.

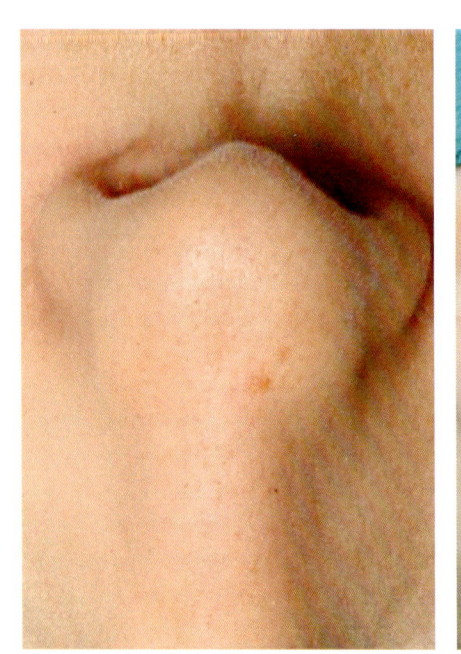

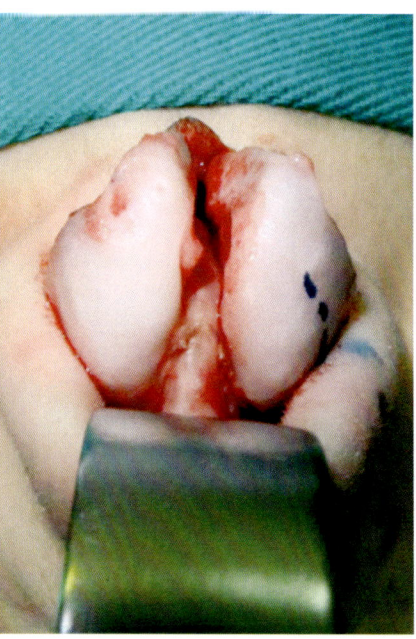

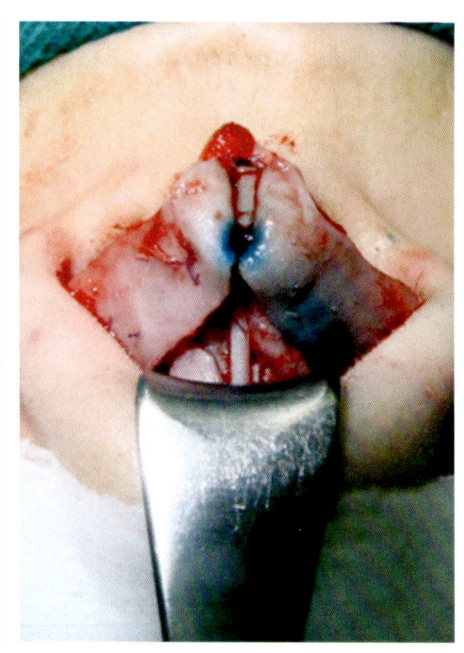

Fig. 17-3. *Crus* lateral convexa causando ponta em parênteses e seu formato após correção.

Fig. 17-4. Desenho esquemático demonstrando ângulo de descanso (entre o corpo da cartilagem lateral inferior e as cartilagens laterais superiores).

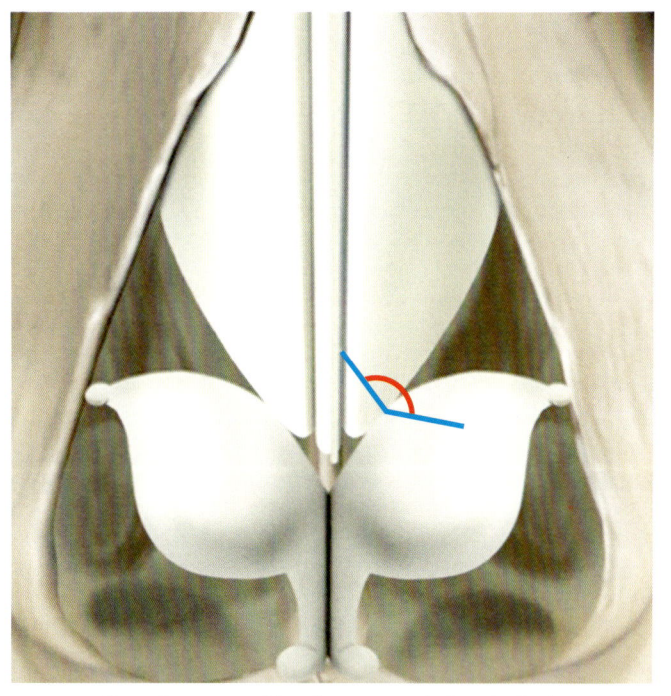

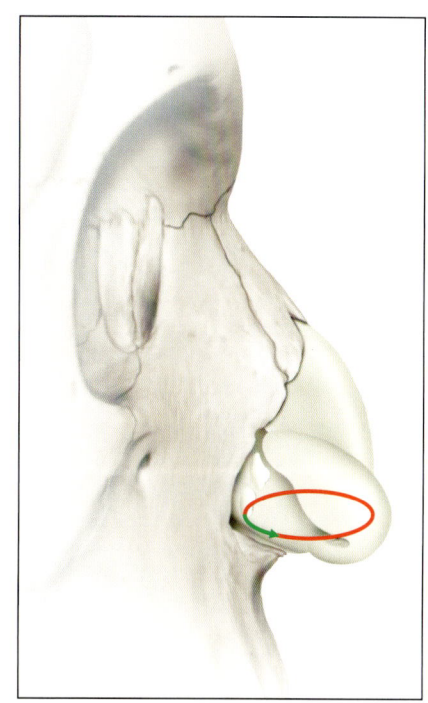

Fig. 17-5. Desenho esquemático demonstrando que a cartilagem lateral inferior forma uma estrutura anelar (círculo vermelho), e a cadeia de cartilagens alares menores (acessórias) se insere em direção à espinha nasal anterior (seta verde).

Em uma outra forma de ver o problema, Daniel *et al.* definem o mau posicionamento alar como uma alteração apenas da porção da borda caudal da cartilagem alar que estaria cefalizada.[5] Os outros pontos de referência da cartilagem alar estariam todos em uma conformação ortotópica, seriam eles o ponto de junção da cartilagem lateral inferior com o *domus*, a porção lateral na junção com a cartilagem alar acessória e a junção da região cefálica no *scroll*. Segundo o entendimento dos autores, qualquer distância maior que 7 mm do ponto médio do rebordo narinário à porção caudal da cartilagem lateral seria considerada mau posicionamento alar (Fig. 17-6).

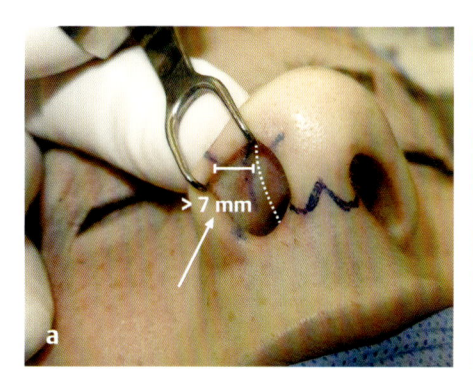

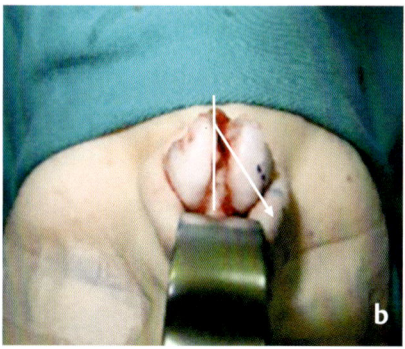

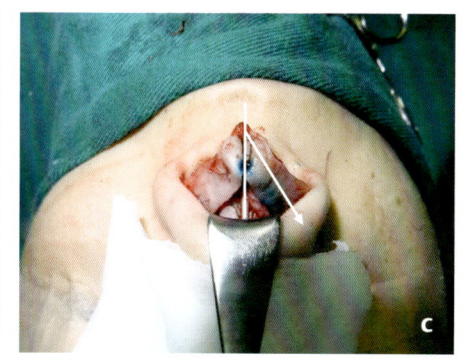

Fig. 17-6. (a-c) Mau posicionamento alar através de distância maior que 7 mm do ponto médio do rebordo narinário à porção caudal da cartilagem lateral.

DIAGNÓSTICO DIFERENCIAL

Inicialmente, o termo ponta em parênteses foi usado como um sinônimo de mau posicionamento cefálico da cartilagem alar. Apesar de esta associação ser classicamente descrita sabemos hoje que outras alterações da forma da cartilagem alar podem levar ao aspecto de ponta em parênteses, mesmo na ausência de um mau posicionamento do corpo da cartilagem alar verdadeiro.[6]

O aspecto de ponta em parênteses pode simplesmente refletir a forma do eixo transverso da cartilagem alar (convexo-côncavo) em vez de uma deformidade posicional ou de orientação real (Fig. 17-7).

REPERCUSSÃO ESTÉTICA-FUNCIONAL

Na ponta em parênteses, a repercussão estética mais característica são as sombras que lembram colchetes, quebrando a continuidade na transição suave do brilho que deve haver da ponta nasal para o lóbulo alar. Outras associações inestéticas geralmente associadas são a falta de quebra do *supratip*, ponta nasal mal definida e larga, na visão de base pode-se observar um aspecto quadrado da ponta nasal ou muito globoso em vez do aspecto de triângulo isósceles mais desejado e retrações alares.[7]

A presença de um volume aumentado na região do *scroll* pode ocorrer quando o corpo da *crus* lateral ocupa este espaço em uma posição mais cefalizada.

Alguns pacientes com deformidade em parênteses podem apresentam uma fragilidade da parada nasal lateral que se manifesta como obstrução nasal. Ao exame físico podemos ver o colapso inspiratório desta região à inspiração.[8]

A falha no reconhecimento do mau posicionamento da cartilagem alar frequentemente leva a ressecções excessivas da porção cefálica da cartilagem alar, agravando a debilidade muitas vezes já presente na válvula nasal externa.[7]

Do ponto de vista estético a falha no reconhecimento desta condição leva a pinçamentos da ponta nasal, piora do suporte do rebordo alar, falha em definir a ponta nasal, falha em corrigir a bulbosidade da ponta e retrações do rebordo narinário que levarão a uma exposição desagradável da columela em visão de perfil.[8]

Desta forma não se atinge a sensação de uma ponta e rebordo alar bem suportados com brilho e sombra com transições suaves. Em vez disso cria-se uma ponta débil prejudicada estética e funcionalmente e com estigmas de cirurgia prévia (Fig. 17-8).

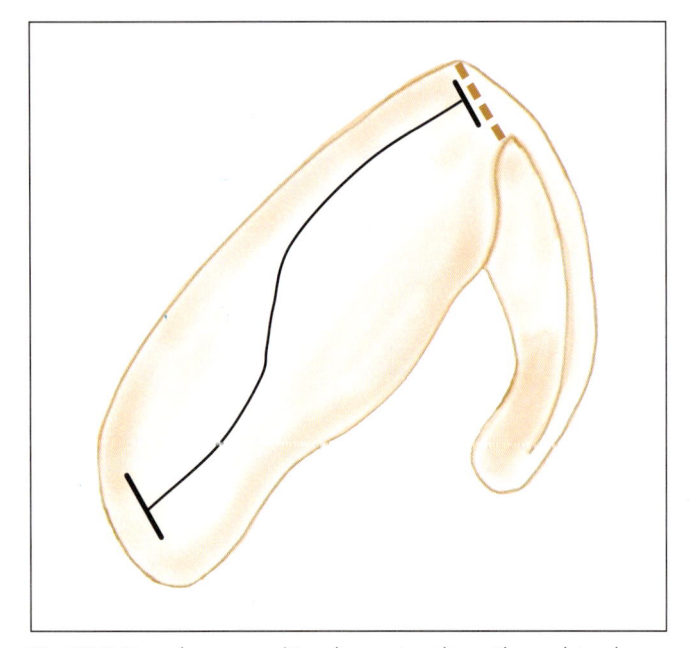

Fig. 17-7. Desenho esquemático demonstrando cartilagem lateral inferior com forma convexo-côncava.

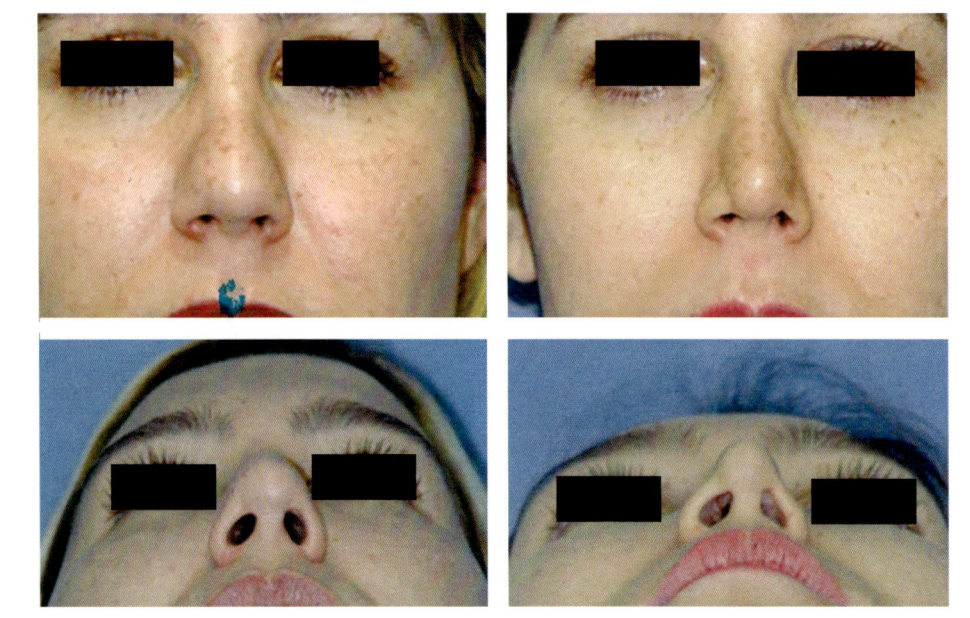

Fig. 17-8. Pré e pós-operatório de paciente com mau posicionamento de cartilagem lateral inferior.

TÉCNICA CIRÚRGICA

Os objetivos no tratamento cirúrgico do mau posicionamento ou da ponta em parênteses são:[3,4,6]

1. *Crura* laterais planas (Fig. 17-9).
2. *Crura* laterais que tenham um ângulo entre as cartilagens laterais superiores de aproximadamente 100 graus (ângulo de descanso) (Fig. 17-10).
3. O eixo transverso que passa entre a ponta e a porção mais lateral do corpo da *crus* lateral seja um ângulo maior que 30 graus em relação à linha medial do nariz (Fig. 17-11).

Sheen foi o primeiro a descrever o tratamento, segundo ele, o mais óbvio: reposicionar a *crus* lateral. Com o passar do tempo, ele abandonou a técnica por causa da ocorrência de distorções no ápice da narina.[9] Optou por realizar a total ressecção da *crus* lateral e recolocá-la ao longo do rebordo alar com um enxerto livre.

Constantian aperfeiçoou a técnica e popularizou tanto o diagnóstico, quanto o tratamento desta deformidade no meio científico.[7,8,10]

Enxertos de *crus* lateral (*lateral crural strut graft*) e de rebordo alar (*alar rim graft* ou *alar contour graft*) foram descritos com forma de estabilizar a *crus* lateral e permitir a correção da deformidade em parênteses.[11-13]

Toriumi popularizou o reposicionamento da *crus* lateral, fortalecendo esta técnica como principal meio de tratamento.[14,15]

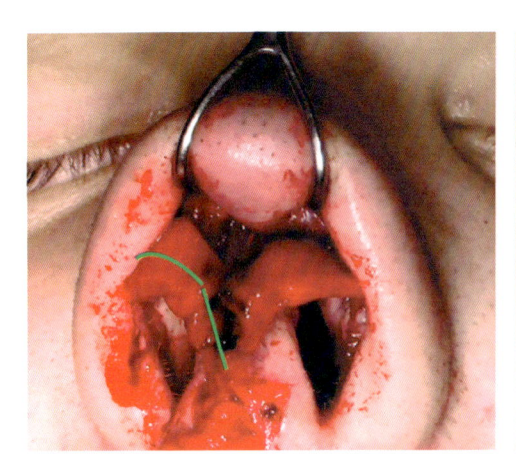

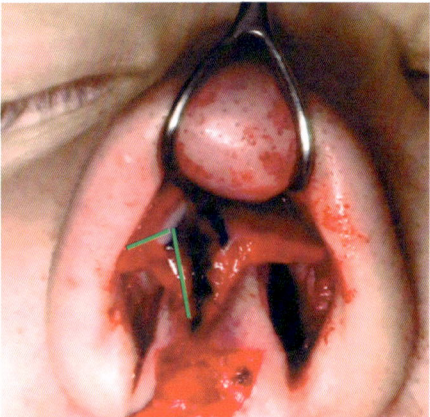

Fig. 17-9. *Crus* lateral convexa e sua mudança para *crus* lateral plana.

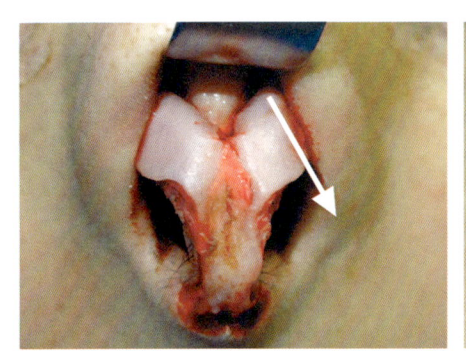

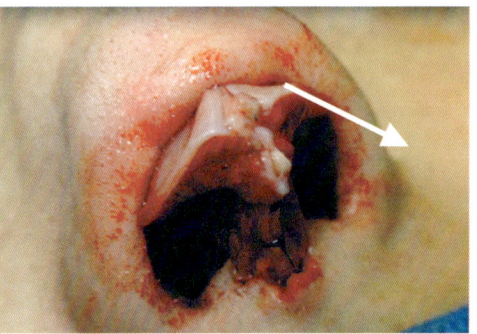

Fig. 17-10. Correção de ângulo de descanso.

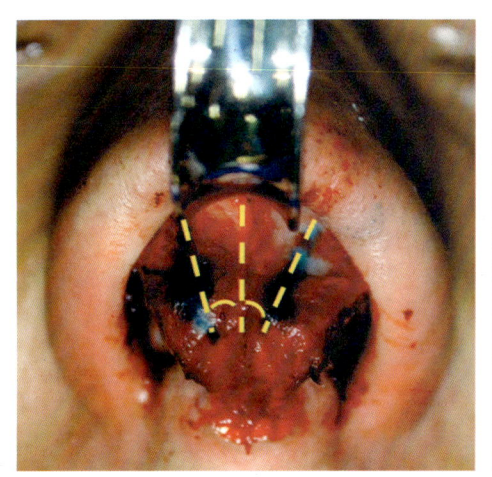

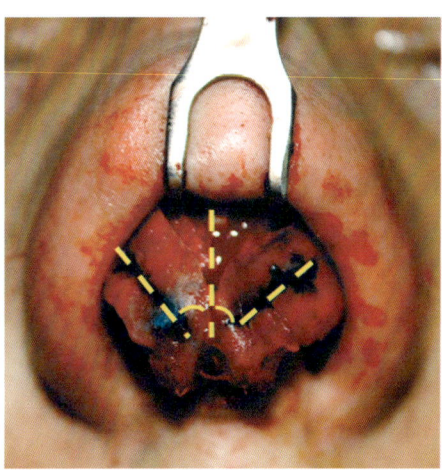

Fig. 17-11. Correção da angulação da *crus* lateral em relação à linha média do nariz.

Recentemente, Davis publicou o tensionamento de *crus* lateral (*lateral crural tensioning*) que se tornou a alternativa ao reposicionamento.[16]

Estas duas técnicas são as mais utilizadas atualmente e estão descritas em detalhe a seguir. Os enxertos estão descritos em detalhe em outros capítulos.

REPOSICIONAMENTO DA *CRUS* LATERAL

O reposicionamento da *crus* lateral foi proposto por Jack Sheen, em 1978.[1] Gunther e Friedman (1997) descreveram o *lateral crural strut graft* em associação ao reposicionamento e assim permitiram maior previsibilidade na técnica.[11] Toriumi difundiu fortemente no meio científico, sendo hoje a técnica mais potente e efetiva na correção da ponta em parênteses que está associada ao mau posicionamento alar.[15]

Efeito Desejado

O conceito é de reorientar o corpo da cartilagem alar para uma posição mais caudal, aumentando o suporte da válvula nasal externa e, esteticamente, contribuindo para acentuar o brilho do rebordo alar e as sombras no recesso supra-alar.[14] Parte importante da técnica é dada pela retificação que o *strut* de *crus* lateral confere à *crus* lateral quando este é suturado na face inferior da mesma e pela melhora do ângulo de descanso.[15]

Técnica Cirúrgica

Após a elevação da pele da ponta nasal verifica-se o ângulo de divergência do corpo das cartilagens alares em relação à linha média. A forma mais prática de se realizar essa medida é utilizando um goniômetro de dedo. Confirmada a ocorrência de um ângulo de divergência menor que 30 graus se procede a infiltração da pele vestibular com uma agulha subdérmica (Fig. 17-12). Com uma delicada tesoura de Converse realiza-se o descolamento da pele vestibular de toda a superfície inferior da cartilagem alar do *domus* até sua junção com a primeira cartilagem alar acessória (Fig. 17-13). Nesta fase é muito importante estar no plano subpericondral para evitar perfurações à mucosa vestibular.

O próximo passo é a liberação da cartilagem alar em sua junção com a cartilagem acessória, faz-se isso com uma tesoura. Neste momento a cartilagem fica liberada, e muitas vezes já se pode ver a correção do formato da ponta nasal instantaneamente (Fig. 17-14).

A esta altura deve-se definir a projeção e rotação dos *domi*. Sempre que se reposiciona as *crura* laterais, associa-se ao uso de enxerto de extensão septal para dar estabilidade e facilitar os passos seguintes desta técnica. Com a o enxerto de extensão septal posicionado, fixa-se a *crus* medial à extensão com polidioxanona (PDS II) 5.0, *nylon* (*Mononylon*) 5.0 ou polipropileno (Prolene) 5.0.

O passo seguinte é a fixação do *strut* de *crus* lateral à porção vestibular da cartilagem alar. O *strut* de *crus* lateral pode ser feito com cartilagem septal, costal ou auricular, sendo este último o menos desejável por sua forma mais irregular e menor rigidez. Geralmente o *strut* de *crus* lateral deve ter de 3 a 4 mm de largura e 26 a 30 mm de comprimento (Fig. 17-15).

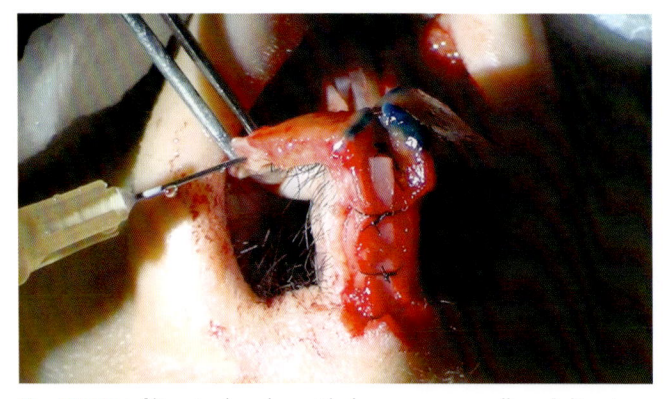

Fig. 17-12. Infiltração da pele vestibular com uma agulha subdérmica.

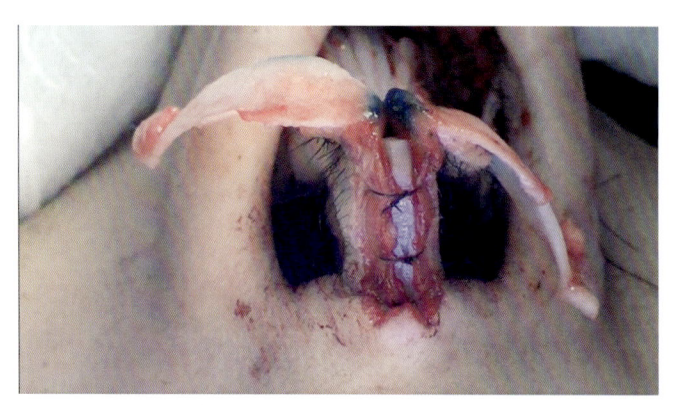

Fig. 17-14. Fotografia demonstrando a *crus* lateral liberada.

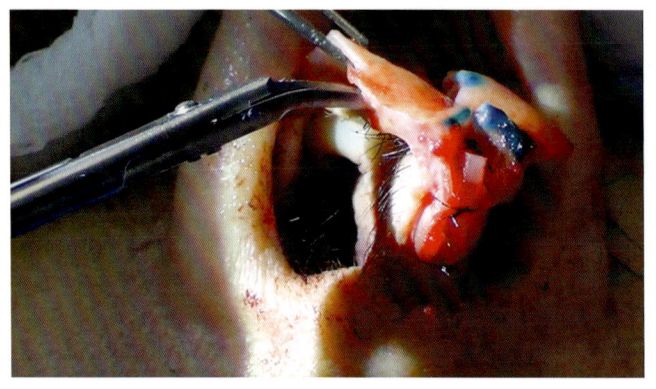

Fig. 17-13. Descolamento da pele vestibular de toda a superfície inferior da cartilagem alar com tesoura de Converse.

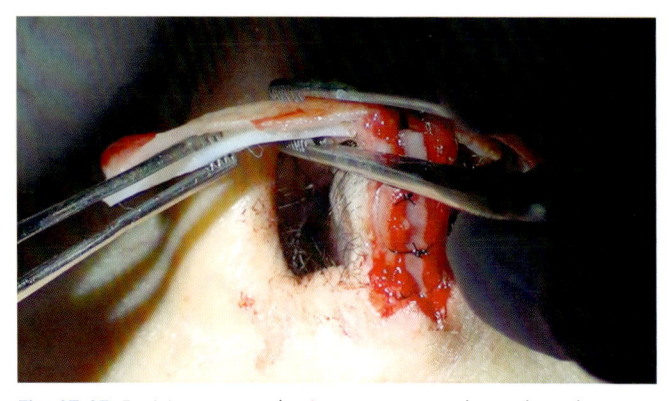

Fig. 17-15. Posicionamento de enxerto tipo *strut* de *crus* lateral.

Quando se usa cartilagem costal os enxertos devem ser de 7 a 10 mm de espessura, e caso haja alguma curvatura do enxerto, a concavidade deve ser voltada para a região vestibular.

O *strut* de *crus* lateral deve ficar acomodado bem abaixo da dobra do *domus*, com isso evitando irregularidades nessa área ao se dar os pontos transdomais que recriaram o ângulo de descanso (Fig. 17-16). Ao cortar o *strut* deve-se fazer um corte levemente oblíquo com a porção mais longa localizada caudalmente. Isto facilita a formação de um ângulo de descanso mais adequado ao se proceder ao próximo passo: a sutura transdomal (Fig. 17-17).

A sutura transdomal deve ser realizada de forma oblíqua para que o ângulo de descanso possa se formar adequadamente. Isto significa que a porção caudal da *crus* lateral deve ficar levemente mais alta que a porção cefálica.

Ao fim desta etapa deve-se checar a simetria dos *domi*. Se estiverem simétricos, procede-se à próxima etapa: dissecção dos bolsões laterais. Com uma tesoura de Converse disseca-se lateralmente ao longo da ranhura supra-alar em direção à abertura piriforme. É importante ressaltar que se o bolsão é feito mais caudalmente existe uma maior probabilidade de assimetrias narinárias.

As cartilagens alares com o *strut* de *crus* lateral são então reposicionadas dentro destes bolsões (Fig. 17-18). Volta-se a pele e observa-se o efeito estético obtido na ponta nasal. Se este for satisfatório, realiza-se a sutura interdomal. Muitas vezes é necessário complementar a técnica com uma ressecção cefálica alar conservadora ou a ressecção lateral de parte da cartilagem alar para evitar um volume excessivo na região do bolsão.

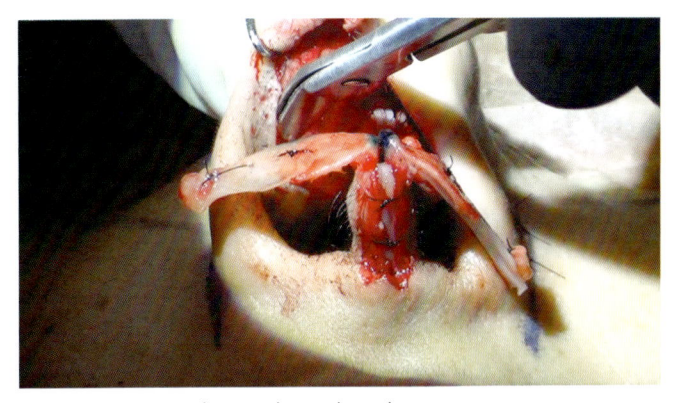

Fig. 17-16. Fixação do *strut* de *crus* lateral.

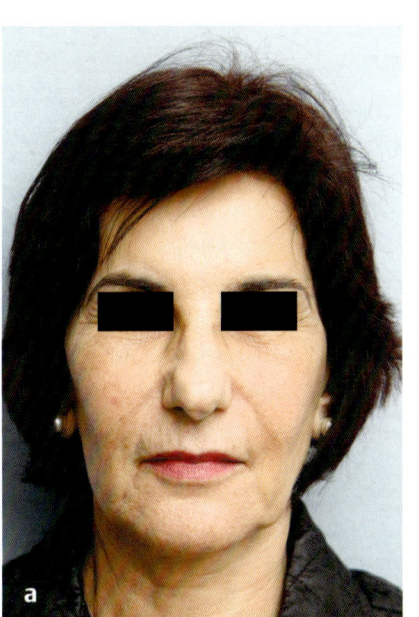

Fig. 17-17. (**a**, **b**) Desenho esquemático demonstrando que ao cortar o *strut* deve-se fazer um corte levemente oblíquo com a porção mais longa localizada caudalmente para formação de ângulo de descanso mais adequado.

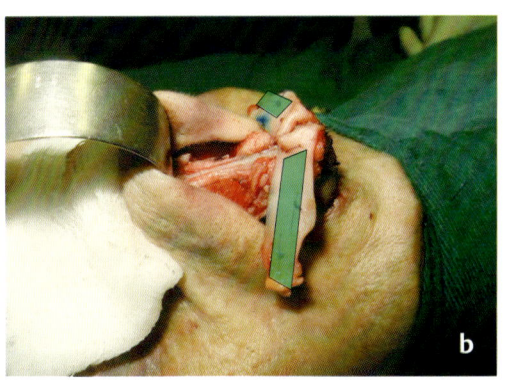

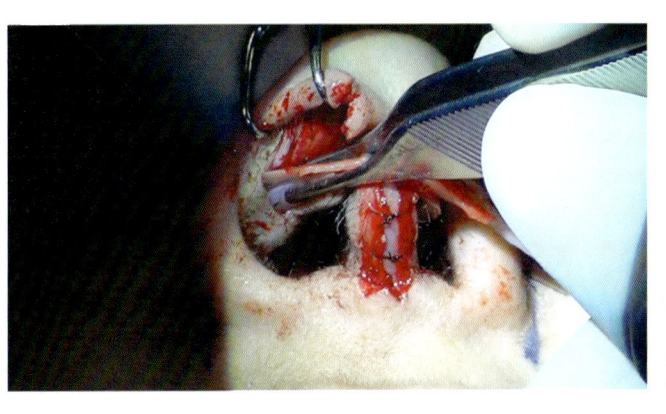

Fig. 17-18. Colocação das cartilagens alares com o *strut* de *crus* lateral dentro dos bolsões.

Após o fechamento da pele é importante utilizar *splints* de asa nasal, um na face vestibular, e outro sobre a pele externa da asa nasal (Fig. 17-19). Um ponto de *nylon* (*Mononylon*) 4.0 deve manter os *splints* em posição para evitar um edema vestibular prolongado e por muitas vezes extremamente desagradável ao paciente. É fundamental que após dar o nó no fio que manterá os *splints* em posição, o cirurgião introduza uma tesoura entre o nó e o *splint* e abra a tesoura certificando que haja uma leve folga no ponto. Se a sutura for demasiado apertada poderá ocorrer uma isquemia da asa nasal com consequências desastrosas.

Comentários

A escolha da área do novo *domus* e a simetria de todas etapas em ambas as *crura* é fundamental para o sucesso da técnica. Esta é uma técnica que pode proporcionar ótimos resultados, porém, facilmente pode gerar assimetrias narinárias, portanto, devem-se selecionar criteriosamente os pacientes, e o cirurgião deve analisar sua experiência e habilidade ao definir quando utilizá-la (Fig. 17-20).

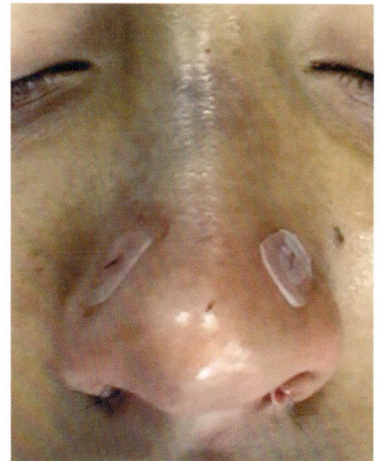

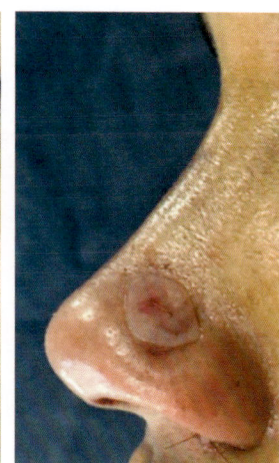

Fig. 17-19. Uso de *splints* de asa nasal.

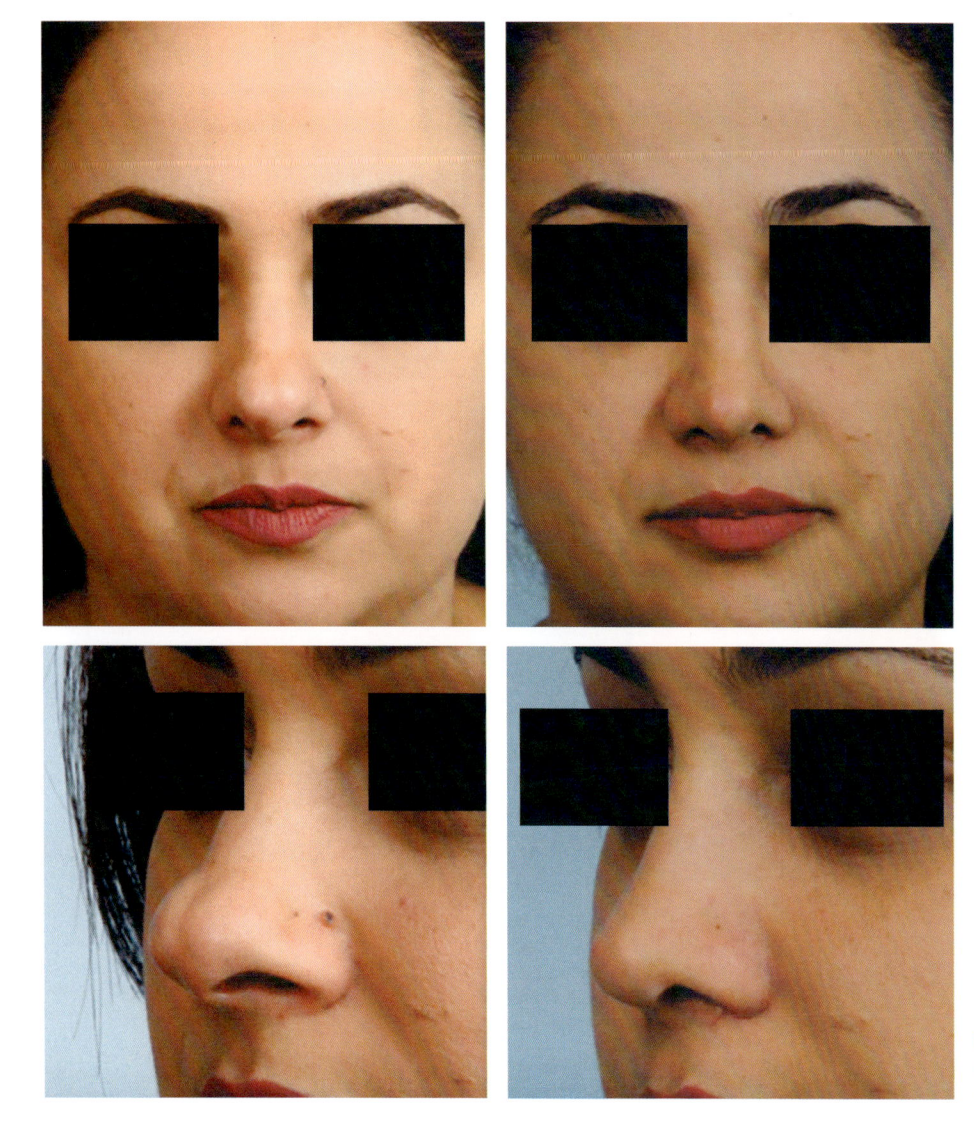

Fig. 17-20. Pré e pós-operatório de ponta em parênteses corrigida com reposicionamento e *strut* de *crus* lateral.

TENSIONAMENTO DA *CRUS* LATERAL

O tensionamento da *crus* lateral (TCL) foi descrito por Davis, em 2015, como uma técnica conservadora para tratamento da convexidade da *crus* lateral, especialmente de pontas largas e com mau posicionamento da cartilagem lateral inferior.[16] Basicamente é uma evolução da técnica de lateralização dos *domi*, descrita inicialmente por Kridel *et al.* (1989) como *lateral crural steal* e também popularizada no nosso meio como *nuevos domos* por Pedroza (2003).[17,18]

Trata-se de uma lateralização agressiva dos *domi* associada a um enxerto de extensão septal. Um novo *domus* é criado pelo avanço de uma porção da *crus* lateral em direção à *crus* medial. Isto aumenta a tensão ao longo da *crus* lateral e elimina o excesso de cartilagem que causa a curvatura ou convexidade. E o enxerto de extensão septal permite um controle adequado da projeção, rotação, quebras do *supratip* e *infratip* e da exposição columelar.

Efeito Desejado

O tensionamento da *crus* lateral achata a curvatura da *crus* e estabiliza a asa nasal. A estrutura da *crus* lateral é mantida desde que as ressecções da cartilagem não sejam realizadas. Esta técnica também melhora a incompetência da válvula nasal e previne o colapso nasal, uma vez que melhora a válvula nasal externa.[19]

Técnica Cirúrgica

Uma abordagem nasal aberta é realizada com incisões marginais ao longo da margem caudal da *crus* lateral. Uma extensão maior dessas incisões é necessária do que em uma rinoplastia convencional. Também precisa-se dissecar o septo nasal e o ângulo septal anterior por uma abordagem anterior e a separação das *crura* mediais. Isto é necessário, pois normalmente essa técnica é usada suturando os novos *domi* ao enxerto de extensão septal ou diretamente ao septo caudal por uma manobra de *tongue-in-groove*. O enxerto de extensão septal pode ser ajustado para um lado do septo ou término-terminal no septo caudal.

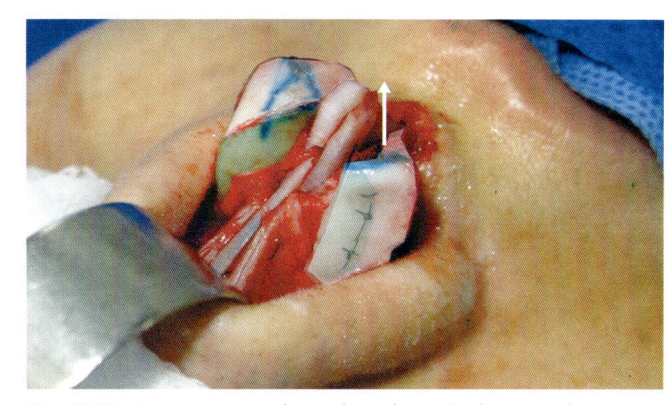

Fig. 17-21. Tensionamento da *crus* lateral através da sutura do novo *domus* no extensor de septo nasal.

Para garantir uma *crus* lateral plana, a cartilagem da *crus* medial deve ser avançada para a formação dos novos *domi* (como na técnica usual de *lateral crural steal* ou *nuevos domos*). A quantidade de avanço pode ser de 3 a 8 mm, dependendo da quantidade necessária para redução da curvatura da *crus* lateral. Em seguida, uma sutura transdomal é colocada no novo *domus* de forma simétrica e não muito apertada para não estreitar o fluxo na parte caudal da nova região interdomal.

O resultado com esta técnica é um aumento da rotação, especialmente do ângulo lóbulo-columelar. Por isso, faz-se necessário o uso do enxerto de extensão septal associado ao *tongue-in-groove* para controle da rotação (em geral derrotando este ângulo) (Fig. 17-21).

Outro efeito desta técnica é o aumento no comprimento da *crus* medial, aumentando a projeção nasal. Por outro lado, se um aumento da projeção não for necessário, o excesso de *crus* medial pode ser redistribuído ou em seu defeito seccionado e reposicionado novamente. Frequentemente realizam-se manobras auxiliares, como ressecção cefálica paradomal, *spanning sutures* e enxertos de rebordo alar. Os enxertos de rebordo alar podem ser flutuantes livres convencionais ou articulados (suturados sobre o aspecto medial da *crus* lateral) (Fig. 17-22).[20]

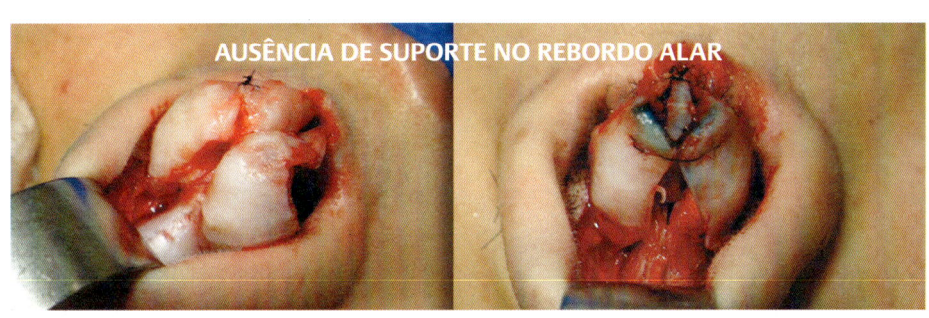

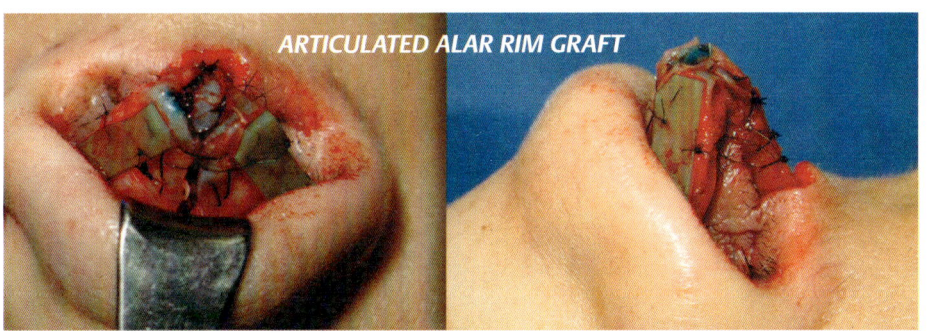

Fig. 17-22. Colocação de enxerto de rebordo alar articulado (*articulated alar rim graft*).

Comentários

O tensionamento da *crus* lateral é uma manobra extremamente versátil. Sua descrição original foi para pontas amorfas e com cartilagem lateral inferior mal posicionada (Fig. 17-23). Entretanto, o tensionamento da *crus* lateral pode ser utilizado para corrigir qualquer um dos defeitos de projeção ou rotação da ponta, ou seja, pontas hipo ou hiperprojetadas e sub ou sobrerrodadas. O ponto crucial é girar a fita de cartilagem lateral inferior para criar o tamanho desejado, colocando o *domus* no ápice do lóbulo e o ponto de transição lóbulo-columelar (que corresponde ao ápice da narina) em uma sutura precisa no enxerto de extensão septal.

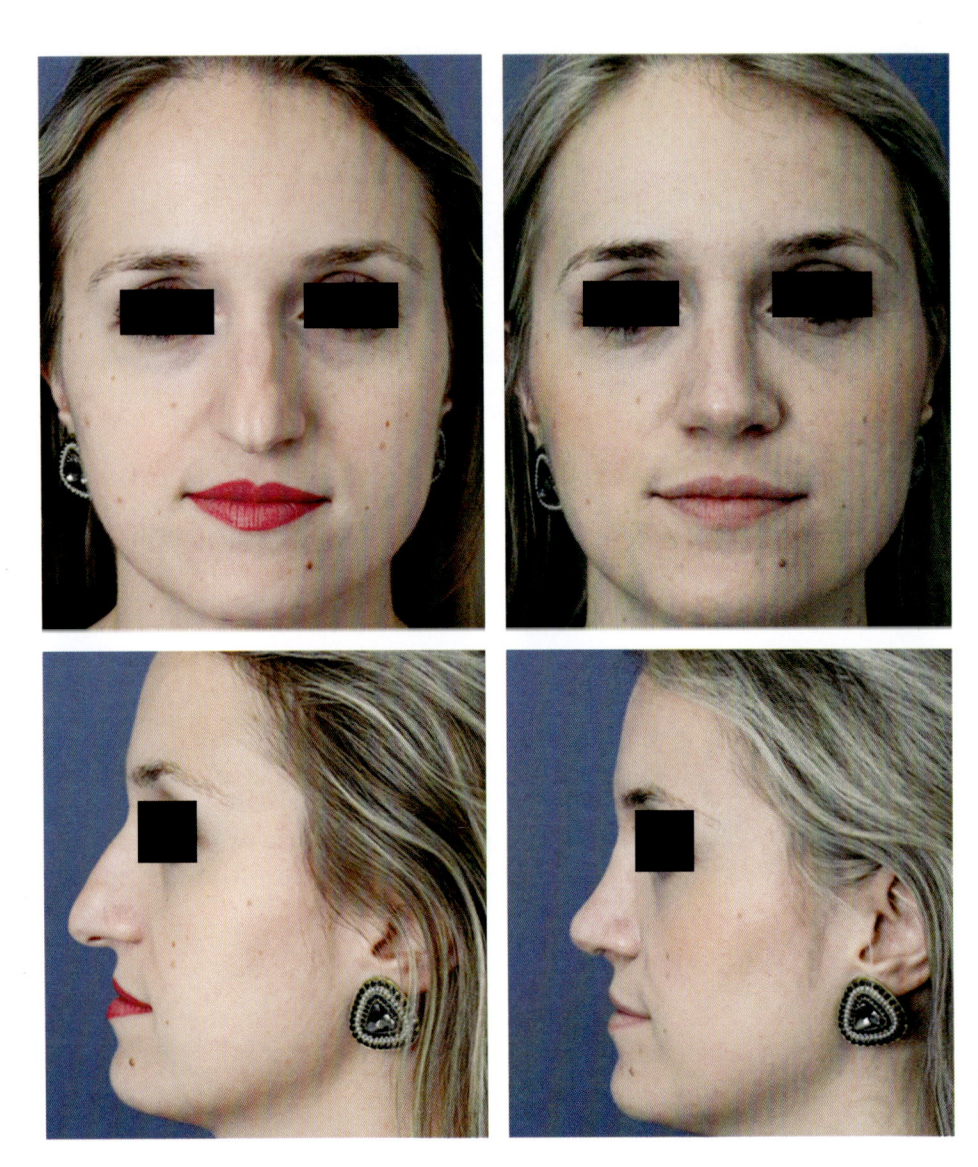

Fig. 17-23. Pré e pós-operatório de ponta em parênteses corrigida com tensionamento da *crus* lateral.

REFERÊNCIAS BIBLIOGRÁFICAS

1. Sheen JH. Aesthetic rhinoplasty. 1st Ed. St. Louis: Mosby; 1978. p. 432-461.2.
2. Sheen JH, Sheen AP. Aesthetic rhinoplasty. 2nd Ed. St. Louis: Mosby; 1987. p. 988-1011.
3. Toriumi DM. Strutured rhinoplasty: lessons learned in 30 years. 1st ed. Chicago: DMT Solutions; 2019.
4. Çakir B. Aesthetic septorhinoplasty. Cham: Springer International Publishing; 2016.
5. Daniel RK, Palhazi P, Gerbault O, Kosins AM. Rhinoplasty: The lateral crura-alar ring. Aesthetic Surg J. 2014;34(4):526-537.
6. Daniel RK, Pálházi P. Rhinoplasty. Cham: Springer International Publishing; 2018.
7. Constantian MB. The boxy nasal tip, the ball tip, and alar cartilage malposition: variations on a theme-a study in 200 consecutive primary and secondary rhinoplasty patients. Plast Reconstr Surg. 2005;116(1):268-81.
8. Constantian MB. The two essential elements for planning tip surgery in primary and secondary rhinoplasty: observations based on review of 100 consecutive patients. Plast Reconstr Surg. 2004;114(6):1571-81.
9. Sheen JH. Rhinoplasty: personal evolution and milestones. Plast Reconstr Surg. 2000;105(5):1820-52.
10. Constantian MB. Functional effects of alar cartilage malposition. Ann Plast Surg. 1993;30(6):487-99.
11. Gunter JP, Friedman RM. Lateral crural strut graft: technique and clinical applications in rhinoplasty. Plast Reconstr Surg. 1997;99(4):943-952.
12. Troell RJ, Powell NB, Riley RW, Li KK. Evaluation of a new procedure for nasal alar rim and valve collapse: nasal alar

rim reconstruction. Otolaryngol Head Neck Surg. 2000 Feb;122(2):204-11.
13. Rohrich RJ, Raniere J Jr, Ha RY. The alar contour graft: correction and prevention of alar rim deformities in rhinoplasty. Plast Reconstr Surg. 2002;109(7):2495-505.
14. Toriumi DM. New concepts in nasal tip contouring. Arch Facial Plast Surg 2006;8(3):156-185.
15. Toriumi DM, Asher SA. Lateral crural repositioning for treatment of cephalic malposition. Facial Plast Surg Clin North Am. 2015;23(1):55-71.
16. Davis RE. Lateral Crural Tensioning for Refinement of the wide and underprojected nasal tip. Facial Plast Surg Clin North Am. 2015;23(1):23-53.
17. Kridel RW, Konior RJ, Shumrick KA, Wright WK. Advances in nasal tip surgery. The lateral crural steal. Arch Otolaryngol Head Neck Surg. 1989;115(10):1206-1212.
18. Pedroza F. A 20-year review of the "new domes" technique for refining the drooping nasal tip. Arch facial Plast Surg. 2002;4(3):157-163.
19. Foulad A, Volgger V, Wong B. Lateral Crural Tensioning for Refinement of the Nasal Tip and Increasing Alar Stability: A Case Series. Facial Plast Surg. 2017;33(3):316-323.
20. Ballin AC, Kim H, Chance E, Davis RE. The articulated alar rim graft: reengineering the conventional alar rim graft for improved contour and support. Facial Plast Surg. 2016;32(4):384-397.

Parte IV Base Nasal

DIMINUIÇÃO DO TAMANHO DAS NARINAS

Cynthia Carla Sampaio Nicolau ▪ Artur Grinfeld
Washington Luiz de Cerqueira Almeida ▪ Andre Apenburg

ANATOMIA

Nos modelos idealizados, a base nasal forma um triângulo equilátero, onde as narinas se apresentam com eixo maior em cerca de 45 graus em relação à columela e ocupam dois terços do comprimento da base. A columela separa as narinas medialmente, e sua largura é afetada por divergência das duas *crura* mediais e quantidade de tecido intercrural, podendo assim afetar a largura das narinas diretamente.[1,2] O ideal é que haja proporção entre a largura da columela e narinas, a columela ligeiramente mais larga que a largura narinária.

As medidas-padrão são geralmente definidas com base nas medidas antropométricas da face caucasiana feminina. Ao avaliarmos um paciente, temos que levar em conta as diferenças étnicas e a harmonia facial. A área acima das narinas é chamada de **lóbulo** da ponta e deve compreender um terço à metade do comprimento da base nasal. A junção entre asa do nariz e a face se dá na **crista alar** ou **sulco alar-facial**. A quantidade de tecido que se estende lateralmente ao sulco se chama *flare* alar. O assoalho da narina se encontra entre o lóbulo alar e a columela (Fig. 18-1).[3,4]

A forma das narinas pode ser afetada pela espessura do lóbulo alar, pela posição do *domus*, pela configuração da borda narinária (*alar rim*) e pelo tamanho e configuração da columela.[5]

O padrão narinário modifica-se desde o nascimento (Fig. 18-2), no recém-nascido a narina é redonda, o que equivaleria zero grau (Fig. 18-2d) no eixo do ângulo narinário, e conforme o grupo racial, sobe para 60° na criança (Fig. 18-2c), e finalmente pode ir a 90° no adulto (Fig. 18-2a).[6]

Para ajustar o tamanho e a forma das narinas, primeiramente, começamos analisando as alterações da columela.

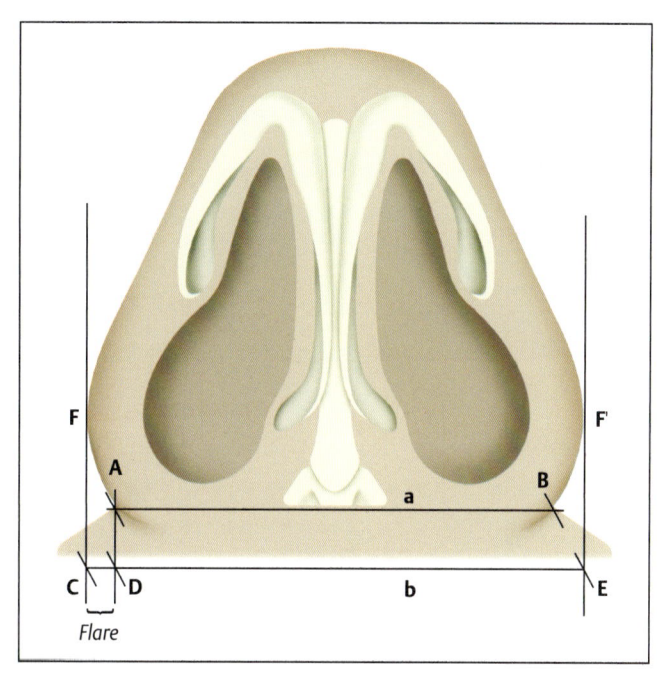

Fig. 18-1. Ilustração da anatomia da base nasal. A-B: Pontos de inserção da base; F e F': pontos mais laterais das asas; a: largura da base nasal; b: distância interalar (segmento C-E); C-D: *alar flare*.

Se a columela estiver bem posicionada e com largura adequada, passamos a avaliar o assoalho narinário e a necessidade de estreitamento concomitante da largura da base ou abordagem cirúrgica do *alar flare*, que será descrita no Capítulo 20.

Podemos modificar o tamanho das narinas pelas técnicas a seguir.

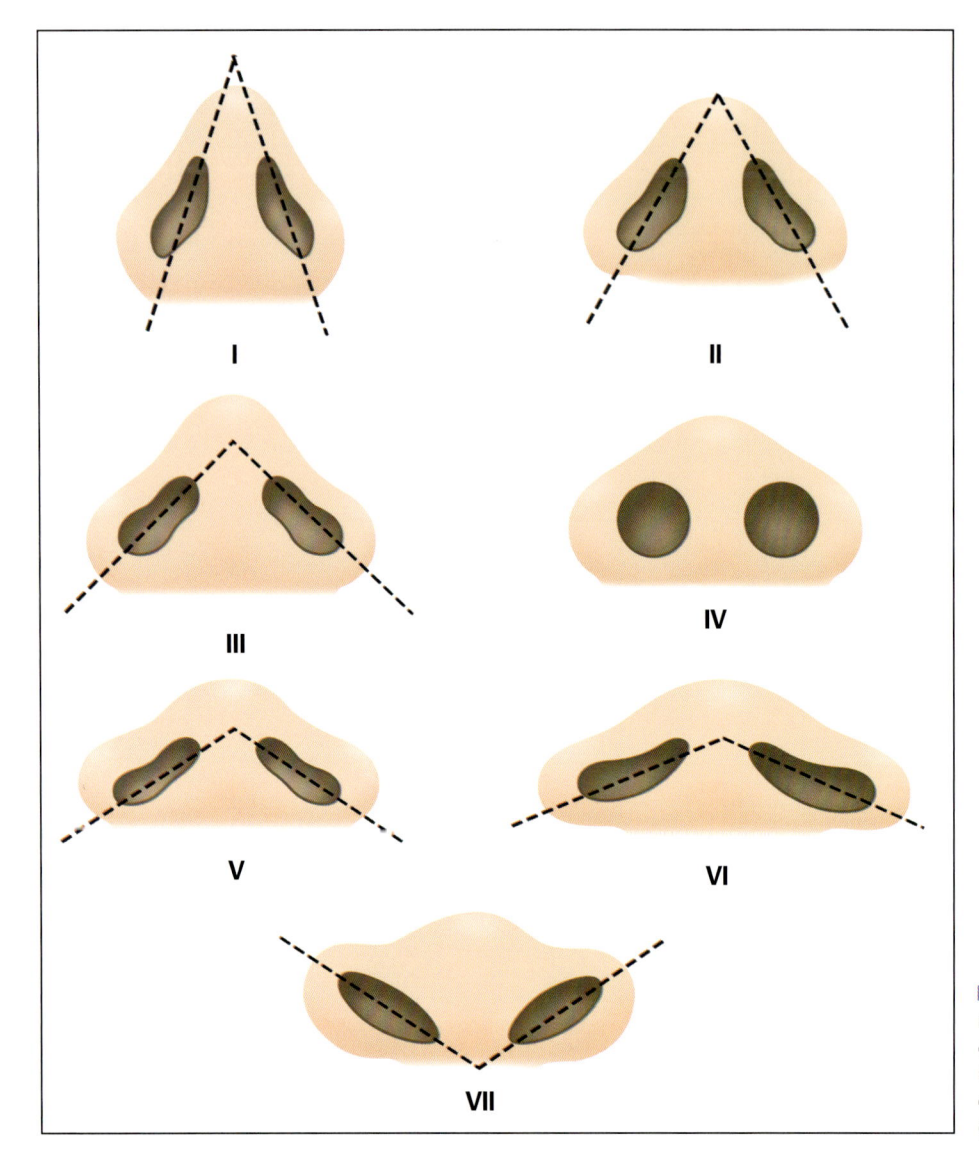

Fig. 18-2. Ilustração do grau de variação no eixo das narinas de acordo com diferentes etnias e idade. I: 70 a 90°; II: 55 a 69°; III: 40 a 54°; IV: narina sem eixo maior; V, VI e VII: tipos negroides. (Adaptada de Farkas et al.)[6]

Aumento da Columela para Diminuir Abertura Narinária

Em columelas muito delgadas a abertura narinária pode parecer exagerada (Fig. 18-3). Nesses casos a correção é facilmente feita pela interposição de *strut* columelar mais espesso.[7]

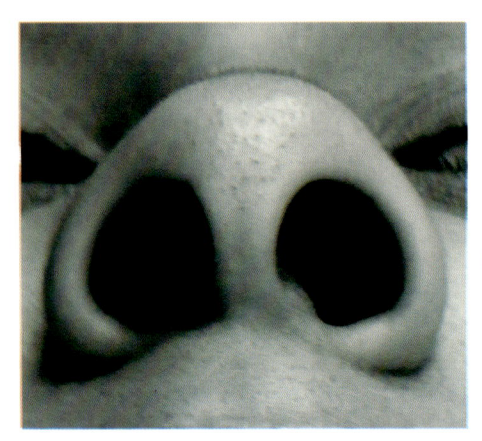

Fig. 18-3. Narinas largas por columela estreita, aqui a largura da narinária excede 2:1 a largura da columela.

Estreitamento da Columela para Ampliar Tamanho das Narinas

A largura da columela é diretamente afetada pela distância e divergência das *crura* mediais e seus *footplates*, além da quantidade de tecido conjuntivo intercrural. O estreitamento da base columelar pode ser feito por incisões laterais, com uma sutura horizontal envolvendo as *crura* mediais. A retirada do tecido intercrural prévia pode ser feita de acordo com a necessidade. Essa sutura pode ser feita com fio inabsorvível e apertada gradualmente até o momento que obtemos a largura alcançada (Fig. 18-4).

Ressecção do Assoalho Narinário

Pode ser realizada de duas maneiras, dependendo do planejamento de redução da base associada ou não.[8]

A) *Incisão em "V"*: quando se pretende apenas a diminuição da narina a excisão do assoalho neste caso é ampla no topo e afilado em um padrão "V" para promover apenas a redução interna sem alterar largura total da base nasal total (distância sulcofacial-sulcofacial) (Fig. 18-5).

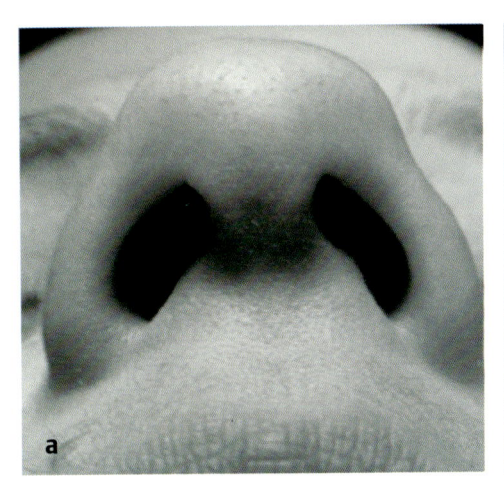

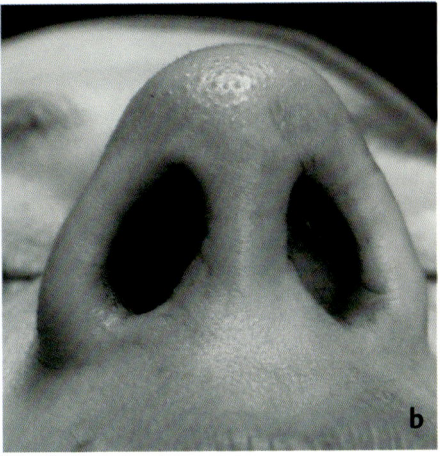

Fig. 18-4. (a) Narinas estreitas, columela demasiada larga para largura narinária relação 4:1, (b) pós-estreitamento columelar com volta à proporção largura narinária e columelar 1:2.

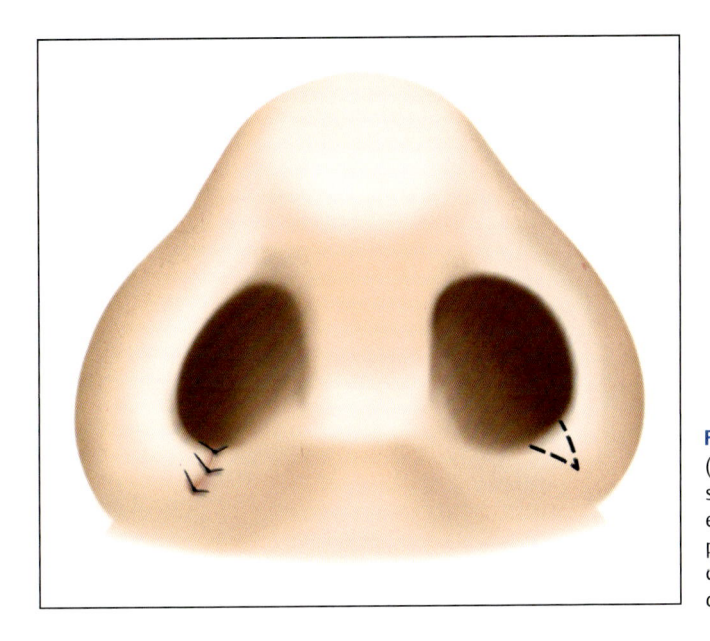

Fig. 18-5. Ressecção do assoalho (incisão em V): ilustração mostra sutura já feita em narina direita e demarcação em V esquerda, percebe-se que não há diminuição da largura total da base nasal nesse caso.

B) *Excisão retangular (retalho alar para estreitamento da base nasal):* esta técnica é utilizada quando se deseja um estreitamento mais amplo que aquele possível com a técnica de incisão em "V".[9]

Descrição:

A) Marca-se uma linha vertical (paralela ao eixo craniocaudal), no ponto mais lateral do assoalho. Uma segunda linha medial e paralela a esta é traçada, a uma distância que representa a quantidade de tecido a ser removido, que por sua vez representará a metade (apenas uma narina) da diminuição planejada da extensão da base nasal. Procede-se à infiltração com solução anestésica e vasoconstritor (lidocaína a 2% na proporção 1:80.000).

B) Resseca-se, então, um retângulo determinado por estas duas linhas paralelas (Fig. 18-6).

C) Em seguida realiza-se uma incisão de liberação para o movimento medial do retalho de pele. Esta incisão deve-se estender lateralmente a partir da incisão vertical mais lateral, realizada previamente. O retalho é, então, deslocado ao longo do assoalho.

D) A sutura pode ser feita com *nylon* 6.0.

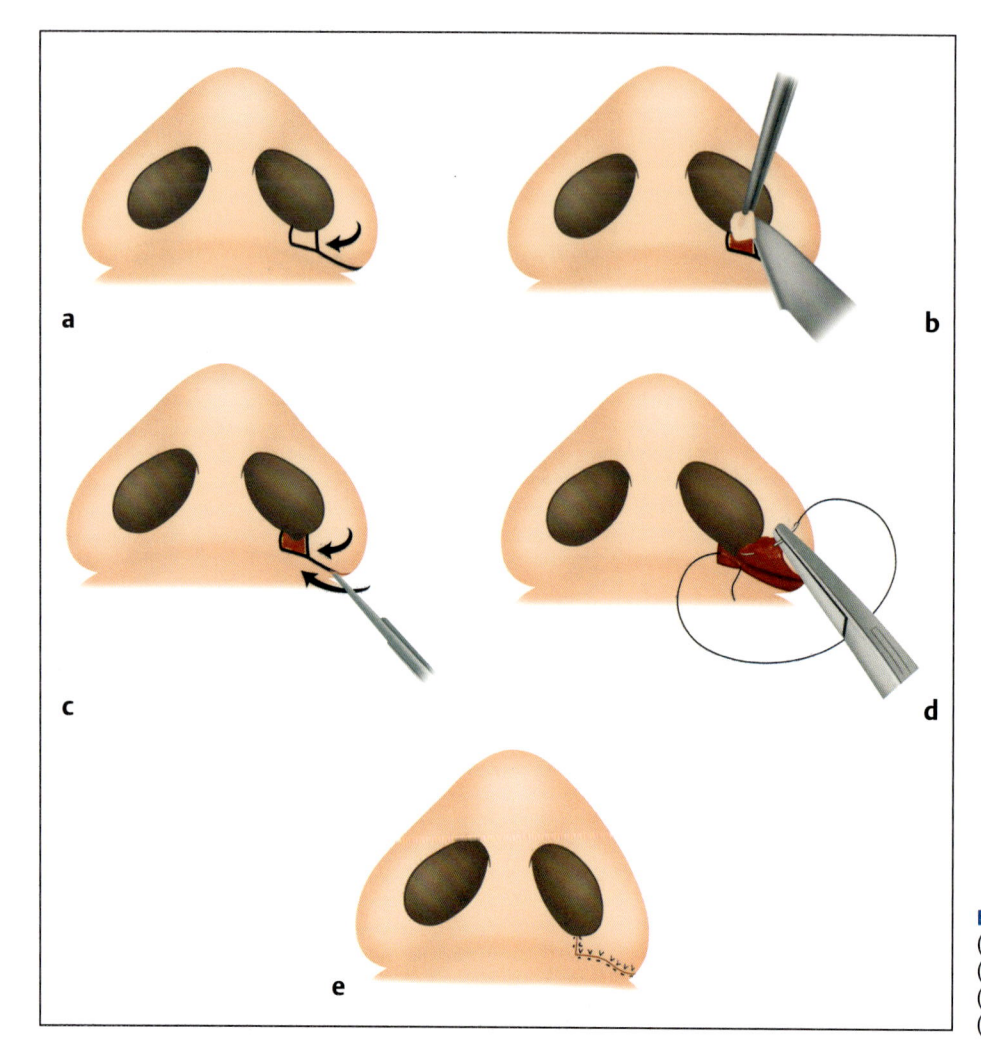

Fig. 18-6. Ressecção do assoalho (incisões paralelas): (**a**) marcação, (**b**) excisão da quantidade desejada, (**c**) liberação do retalho para rotação, (**d**) sutura, (**e**) resultado imediato.

COMPLICAÇÕES

1. *Assimetria:* ressecções assimétricas, movimentos da mímica facial irregulares e/ou suturas mal posicionadas podem resultar em assimetria. A análise precisa e sutura cuidadosa são imperiosas para evitar essa complicação.
2. *Formação de entalhe ou notching:* as suturas realizadas de forma desnivelada são principal razão de formação desta complicação.
3. *Cicatriz inestética:* a suscetibilidade de cada paciente e não rigorosa atenção aos critérios técnicos de execução podem levar à cicatrização não estética.

REFERÊNCIAS BIBLIOGRÁFICAS

1. Adamson PA, Van Duyne JM. Alar base refinement. Aesthetic Plast Surg 2002;26(Suppl 1):S20.
2. Adamson PA. Alar base reduction. Arch Facial Plast Surg. 2005;7:98.
3. Becker DG, Weinberger MS, Greene BA, Tardy ME Jr. Clinical study of alar base. Arch Otolaryngol Head Neck Surg. 1997:123(8);789-795.
4. Bennett GH, Lessow A, Song P et al. The long-term effects of alar base reduction. Arch Facial Plast. 2005;7(2):94-7.
5. Daniel RK, Glasz T, Gyongyver M, Palhazi P, Yves S. The lower nasal base: An anatomical study. Aesthetic Surg J. 2013;33:222-232.
6. Farkas LG, Hreczko TA, Deutsch CK. Objective assessment of standard nostril types: a morphometric study. Ann Plast Surg. 1983;11(5):381-9.
7. Guyuron B. Alar base surgery. In: Rohrich RJ, Adams WP, Gunter JP eds. Dallas rhinoplasty: nasal surgery by the masters. 2nd edition. St. Louis (MO): Quality Medical Publishing; 2007. p. 583-90.
8. Totonchi A, Guyuron B. Alar Rim Deformities. Clin Plast Surg. 2016 Jan, 43(1):127-34.
9. Toriumi DM. Structure Rhinoplasty: Lessons Learned in 30 years. Chicago: DMT Solutions; 2019. p. 1564.

DIMINUIÇÃO DA DISTÂNCIA INTERALAR

Cynthia Carla Sampaio Nicolau ▪ Artur Grinfeld
Washington Luiz de Cerqueira Almeida ▪ Andre Apenburg

O conceito de estreitamento da base alar nasal remonta ao final da década de 1890, quando Wier descreveu a técnica de excisão em cunha externa na correção de uma base alargada após a rinoplastia redutora.[1]

Joseph e Milstein descreveram o estreitamento da base alar utilizando a técnica de excisão interna a partir da base da narina e do assoalho vestibular.[2-4] Essa técnica foi adotada por muitos autores nos anos seguintes; entretanto, desde o início da década de 1980 muitos autores retornaram à excisão cutânea externa para evitar o risco de entalhe das bordas alares após a excisão da pele vestibular.[5-7] Em 2005, Kridel e Castellano descreveram a excisão em cunha externa associado à interna, com objetivo de preservar a curvatura natural alar.[8] Em 2007, Foda descreveu a base alar combinada à técnica de excisão para estreitamento da base nasal em casos de base alar alargada com *flare* nasal excessivo, retirando a pele do vestíbulo mais lateralmente.[9]

Embora os resultados sejam gratificantes, alguns cirurgiões hesitam em realizar essa cirurgia por receio de resultados desfavoráveis na cicatrização.

ANATOMIA

A distância interalar é medida entre um sulco alar e o outro e deve ser igual à distância intercantal (especialmente nos Caucasianos). O *alar flare*, que seria o excedente lateral da crista alar, não deveria ultrapassar mais que 2 mm lateral à crista (Figs. 19-1 e 19-2).

Nos narizes não caucasianos, a distância intercantal pode ser encontrada proporcionalmente mais curta que a da base nasal. Assim, outra medida pode ser usada: as asas não devem ultrapassar lateralmente a uma linha traçada verticalmente a partir do canto medial dos olhos.

Uma base nasal larga pode ser o resultado de uma base alar verdadeiramente larga com narinas largas, alargamento excessivo de asa nasal com largura normal da base alar ou uma combinação de ambos.

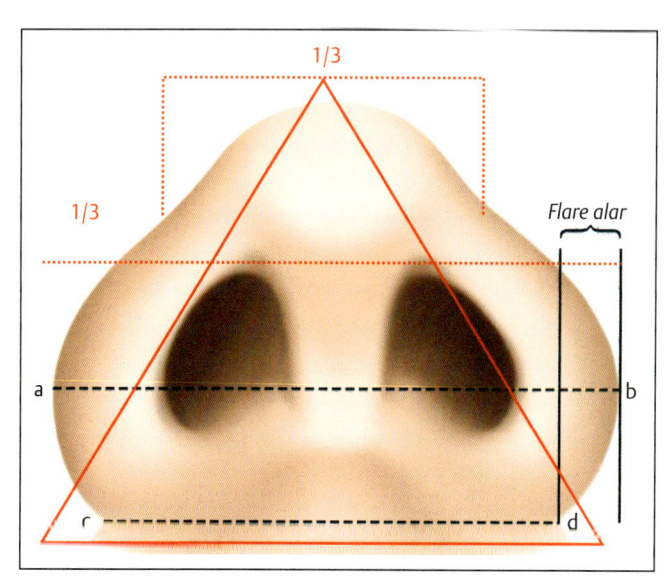

Fig. 19-1. Base nasal.

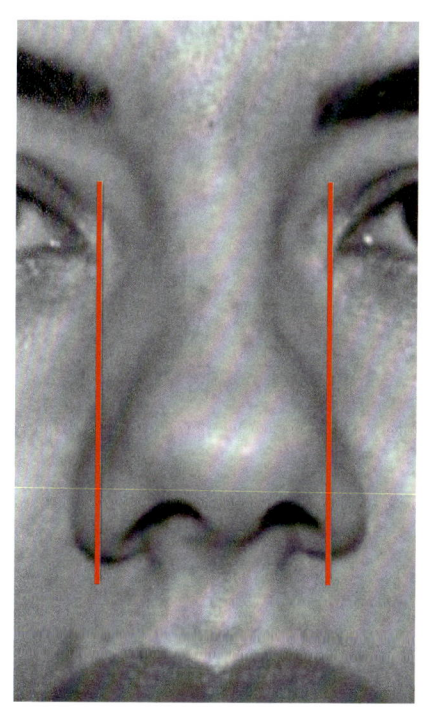

Fig. 19-2. Excedente alar.

TRATAMENTO CIRÚRGICO

Seleciona-se a técnica cirúrgica de acordo com o problema encontrado. Nos casos de uma base nasal verdadeiramente larga com narinas largas, as incisões internas do assoalho da narina resultam em estreitamento das narinas e verdadeira diminuição da largura da base nasal. Nos casos de *alar flare* excessivo, as excisões externas resultarão em uma diminuição do *flare alar*, sem diminuição real da largura da base nasal.[10-12] No entanto, esta diminuição no alargamento lateral resultará em uma base aparentemente mais estreita, como resultado da diminuição do maior diâmetro da base nasal (Fig. 19-3).

Finalmente, em casos de uma base alargada associada a um *alar flare* excessivo, o estreitamento efetivo da base nasal pode ser alcançado apenas combinando-se a excisão do assoalho vestibular interno com uma excisão externa, ou *sliding flap*. A cirurgia da base é o passo final da rinoplastia, pois mudanças da projeção nasal afetam a distância interalar. O aumento da projeção diminui a largura da base, assim como o inverso, quando a ponta é deprojetada, a base alarga em grau maior ou menor, dependendo da quantidade de modificações da projeção e resistência do lóbulo alar (Fig. 19-4).[12,13]

Técnica Cirúrgica – Sliding Flap

Somente após o fechamento de todas as incisões de rinoplastia, pode-se julgar a base alar para o estreitamento adequado. Antes da injeção do anestésico local, um compasso ou régua é usado para medir a distância do ponto médio-columelar até o sulco e o término do rebordo narinário de ambos os lados com finalidade de detectar qualquer diferença na largura do assoalho nasal, o que pode exigir a excisão de uma quantidade diferente entre os lados.

O fuso a ser excisado é desenhado, tendo o cuidado de guardar no mínimo 1 mm de distância do sulco alar. A quantidade de excisão no assoalho é marcada usando-se 2 linhas paralelas que se estendem para a pele da narina. O sulco facial é marcado, e a marcação se estende lateralmente, nunca ultrapassando 3 h (asa nasal esquerda) e 9 h (asa nasal direita). Devem-se considerar excisões de quantidade de pele diferentes quando se detectam assimetrias de lado a lado.

Quando a marcação está completa, uma quantidade mínima de 1% de cloridrato de lidocaína em 1:100.000 UI de epinefrina é injetada de modo a não haver a distorção dos tecidos. Uma lâmina nº 11 é usada para realizar a incisão na linha medial da pele marcada. Isto é seguido por uma incisão com lâmina nº 15 para separar o lóbulo alar da face, na área demarcada (sempre preservando o sulco alar).

O *flap* alar é rodado caudal e medialmente, e a sutura inicial se dá pela borda medial. Pode ser feito em dois planos ou não, normalmente a camada profunda utiliza PDS ou Vicryl e a pele *nylon* 6.0 (Figs. 19-5 e 19-6).

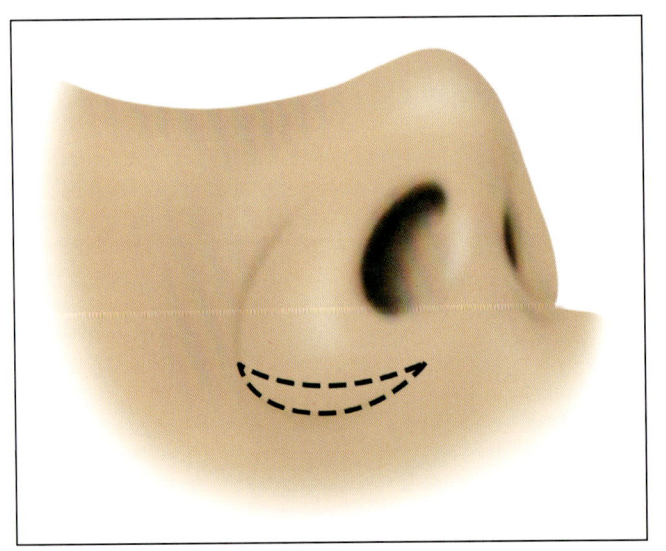

Fig. 19-3. Ressecção alar externa sem tocar na margem narinária e sem atingir lateralmente mais que posição de 9 h.

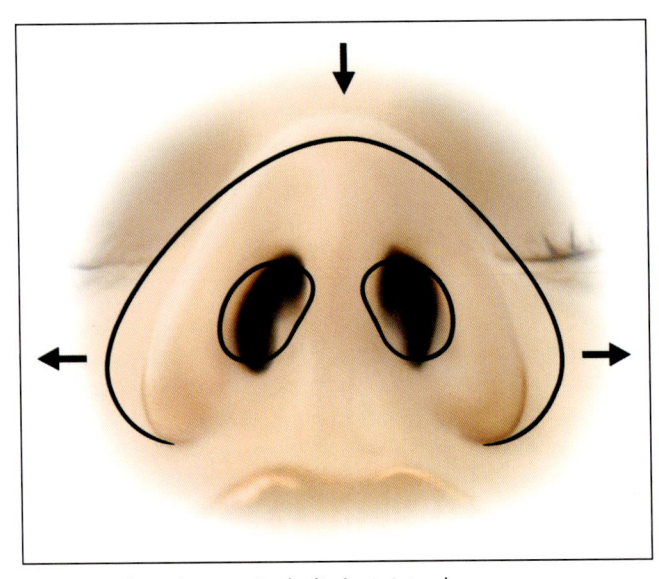

Fig. 19-4. Efeito da projeção da distância interalar.

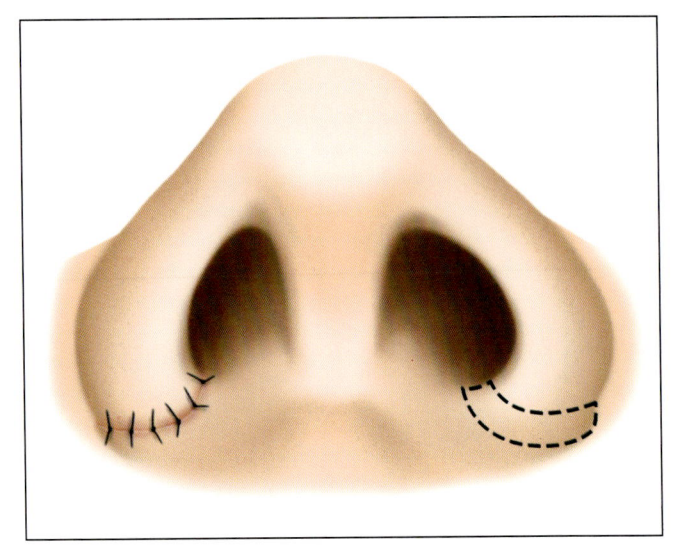

Fig. 19-5. *Sliding flap* para redução da largura narinária e base já realizado na narina direita e demarcado à esquerda.

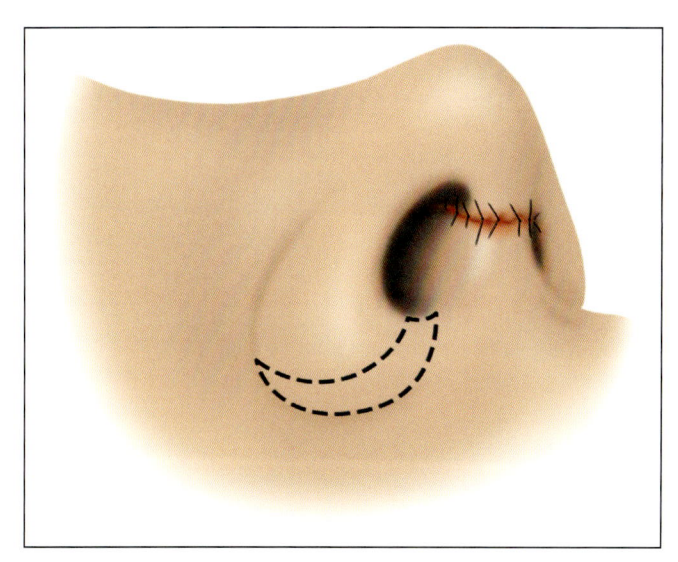

Fig. 19-6. Demarcação lateral sem atingir lateralmente posição superior a 9 h, preservando a distância de segurança do sulco alar.

Sutura de Cerclagem

A cerclagem da base nasal, ou *cinching suture,* foi inicialmente descrita por Millard, em que as incisões externas são evitadas, e uma sutura de fio inabsorvível é passada em um lado da base, e outro aproximando-as medialmente com o objetivo de estreitamento.[14] Muitos autores descreveram modificações nesta técnica combinando-a com incisões simples ou excisões da pele do assoalho vestibular.[15,16] Esta técnica é indicada para reduzir a base nasal pela medialização das bases alares. Os passos para confecção da técnica de cerclagem são:

1. Ao final da cirurgia, marcar a área do vestíbulo e do rebordo narinário a ser ressecado (ou apenas incisado) com azul de metileno ou violeta de genciana, medindo de forma simétrica com auxílio do compasso de Kaliper.
2. Proceder a infiltração de anestésico local com vasoconstrictor.
3. Realizar incisão na área pré-marcada.
4. Pela área cruenta de uma das narinas, transpassar o fio não absorvível 4.0 no sentido lateral para medial até área cruenta da narina contralateral.
5. Retornar agulha para a narina em que se iniciou o ponto, realizando o aperto da sutura de modo gradual.

Esta técnica não se aplica para correção de narinas assimétricas e narizes largos com excesso de *flare*, pois pode levar ao agrupamento do assoalho nasal com excessivo arredondamento lateral. Deve ser sempre realizada de forma bilateral para evitar orifícios narinários assimétricos.

O efeito em longo prazo dessas suturas ainda permanece questionável.

COMPLICAÇÕES

1. *Assimetria:* ressecções assimétricas, movimentos da mímica facial irregulares e/ou suturas mal posicionadas podem resultar em assimetria. A análise precisa e sutura cuidadosa são imperiosas para evitar essa complicação.
2. *Formação de entalhe ou notching:* as suturas realizadas de forma desnivelada são principal razão de formação desta complicação.
3. *Cicatriz inestética:* a suscetibilidade de cada paciente e não rigorosa atenção aos critérios técnicas de execução podem levar à cicatrização não estética.

REFERÊNCIAS BIBLIOGRÁFICAS

1. Wier RF. On restoring sunken noses without scarring the face. N Y Med J. 1892;56:449-454.
2. Joseph J, Milstein S. Nasenplastik und sonstige Gesichtsplastik nebst Mammaplastik. Phoenix, AZ: Columella Press; 1987.
3. Aufricht G. A few hints and surgical details in rhinoplasty. Laryngoscope. 1943;57:317-335.
4. Ship AG. Alar base resection for wide flaring nostrils. Br J Plast Surg. 1975;28:77-79.
5. Peck GC. Alar rim sculpturing. In: Peck GC, ed. Techniques in Aesthetic Rhinoplasty. New York, NY: Thieme-Stratton; 1984. p. 99-105.
6. Michelson LN. Ancillary procedures. Clin Plast Surg. 1988;15:139-154.
7. Cottle MH. Deformity of the nasal base. In: Krause CJ, Pastorek N, Mangat DS, eds. Aesthetic Facial Surgery. Philadelphia, PA: JB Lippincott; 1991. p. 289-312.
8. Kridel RWH, Castellano RD. A simplified approach to alar base reduction: a review of 124 patients over 20 years. Arch Facial Plast Surg. 2005;7:81-93.
9. Foda HMT. Nasal base narrowing: the combined alar base excision technique. Arch Facial Plast Surg. 2007;9:30-34.
10. Warner JP, Chauhan N, Adamson PA. Alar soft-tissue techniques in rhinoplasty: algorithmic approach, quantifiable guidelines, and scar outcomes from a single surgeon experience. Arch Facial Plast Surg. 2010;12:149-158.
11. McKinney PW, Mossie RD, Bailey MH. Calibrated alar base excision: a 20-year experience. Aesthetic Plast Surg. 1988.
12. Adamson PA, Smith O, Tropper GJ et al. Analysis of alar base narrowing. Am J Cosmet Surg. 1990;7:239-243.
13. Peng GL, Nassif PS. Rhinoplasty in the African American patient: anatomic considerations and technical pearls. Clin Plast Surg. 2016;43:255-264.
14. Millard DR. The alar cinch in the flat, flaring nose. Plast Reconstr Surg. 1980;65:669-672.
15. Gruber RP. Nasal base reduction: an updated technique. Aesthetic Surg J. 2002;22:289-291.
16. Gruber RP, Hsu C. Nasal base reduction by alar release: a laboratory evaluation. Plast Reconstr Surg. 2009;123(2):709-15.

CORREÇÃO DOS LÓBULOS ALARES

André Apenburg ▪ Artur Grinfeld
Cynthia Carla Sampaio Nicolau ▪ Washington Luiz de Cerqueira Almeida

INTRODUÇÃO

A largura nasal é determinada pela distância interalar, que é a distância entre os pontos mais laterais de cada asa nasal. A base nasal é o segmento do nariz compreendido entre as bases alares, pontos de inserção das asas nasais na face. O alargamento (*flare*) está presente quando a rima alar (*alar rim*) se projeta mais lateralmente que a base alar, fazendo com que a distância interalar seja maior que a base nasal. Neste caso, a projeção do *alar rim* determina a largura do terço inferior do nariz. Quando não há *flare*, a distância interalar é igual à largura da base nasal. Um pequeno *flare* (p. ex., 2 mm em uma mulher caucasiana) é normal e muitas vezes desejado.[1]

Os fatores determinantes para o *flare* incluem gordura subcutânea excessiva, pele grossa, *crura* laterais alargadas e fraqueza nas estruturas de sustentação da ponta.[2]

A redução do *flare* alar é um passo importante no refinamento nasal e, ao ser realizada corretamente, promove a redução da distância interalar, sem as cicatrizes indesejáveis, presentes em técnicas mais agressivas. Portanto, a identificação do tipo de *flare* e sua relação com o tipo de incisão a ser feita são indispensáveis para um resultado satisfatório.

Normalmente, a correção do *flare* alar é prevista na avaliação pré-operatória, mas a decisão final quanto à sua realização só pode ser tomada após o fechamento das últimas suturas.[3] Isto porque o grau do *flare* alar é diretamente influenciado pela rotação e projeção da ponta nasal, além do tamanho e força da *crura* laterais e rimas alares.

CLASSIFICAÇÃO

Segundo Rohrich,[1,4] o *flare* alar pode ser classificado em 3 tipos, de acordo com o formato desta porção do lóbulo alar. A diferença entre os tipos pode ser identificada, na visão basal, pela altura do ponto mais lateral do *alar rim* em relação à junção assoalho-base (Fig. 20-1).

Tipo 1

No *flare* tipo 1, um *alar rim* frágil se curva bruscamente antes de se inserir em uma base alar estreita, de forma que o ponto mais lateral da rima está relativamente próximo ao sulco alar-facial. Na visão basal, o ponto mais lateral da rima alar se encontra abaixo da junção assoalho-base. Neste caso, a abordagem deve ser conservadora. Quando a redução do *flare* for indicada, a excisão não se deve estender muito acima da base, ao longo do sulco alar-facial (Fig. 20-2).

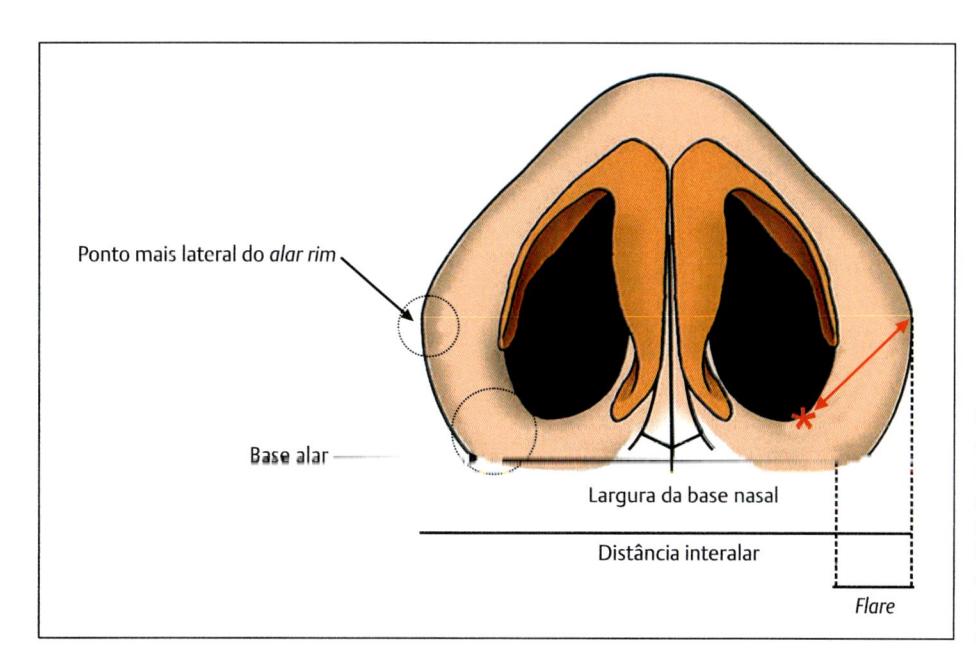

Fig. 20-1 Visão basal do nariz. A seta dupla em vermelho vai do ponto mais lateral do *alar rim* até onde a base alar se encontra com o assoalho narinário, no ponto chamado junção assoalho-base (*). A relação vertical entre esses dois pontos caracteriza a morfologia do *flare* e determina o tipo de incisão mais adequada para sua correção.[1]

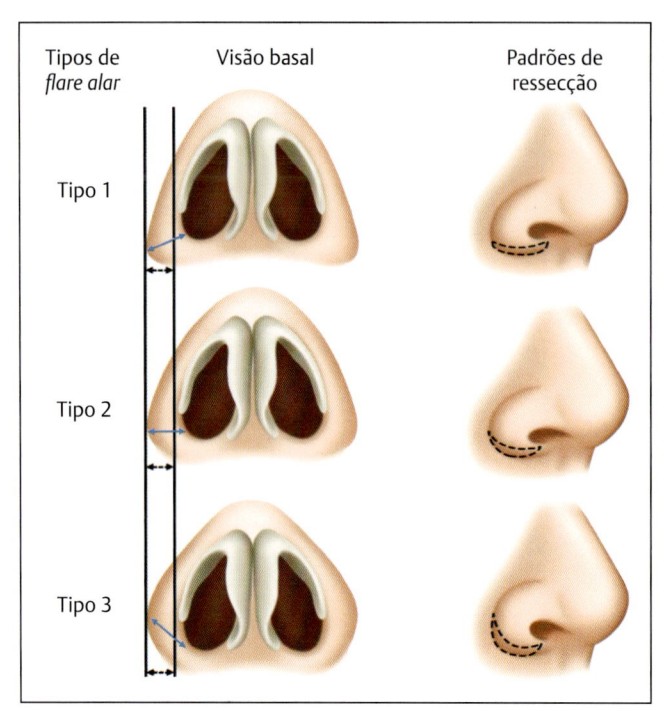

Fig. 20-2. Tipos de *flare alar* e padrões de ressecção. A classificação do *flare* é definida pela posição do ponto mais lateral do *alar rim* em relação à junção assoalho-base, na visão basal. No *flare* tipo 1, o ponto mais lateral do *alar rim* está abaixo da junção assoalho-base, de forma que uma linha traçada da junção assoalho-base em direção ao ponto mais lateral do *alar rim* irá se inclinar para baixo. No *flare* tipo 2, esta linha é horizontal. No *flare* tipo 3, a linha se inclina para cima partindo da junção assoalho-base para o ponto mais lateral do *alar rim*.[1]

Tipo 2

No *flare* tipo 2, o ponto mais lateral do *alar rim* se localiza ao mesmo nível da junção assoalho-base. Este é o tipo mais comum de *flare*. Sua excisão se estende mais pelo lóbulo ao longo do sulco alar-facial (Fig. 20-2).

Tipo 3

O ponto mais lateral do *alar rim* está acima da junção assoalho-base. A convexidade criada por este tipo de *flare* tem a maior área de superfície e, desta forma, excisões mais extensas estão indicadas para redução. Esta morfologia é mais comum em narizes étnicos, mais largos e pode estar associada à ponta pouco projetada e narinas aumentadas. Neste caso, a ressecção do assoalho narinário pode também ser indicada para reduzir a distância interalar (Fig. 20-2).

TÉCNICA CIRÚRGICA

A redução do *flare* deve ser realizada no final da rinoplastia, após todas as regiões serem abordadas e incisões suturadas. Se houver dúvidas quanto à sua indicação, a redução do *flare* deve ser decidida após a redução do edema pós-operatório (6 a 12 meses), podendo ser realizada em um segundo momento sob anestesia local.

A marcação da área a ser ressecada deve ser feita seguindo os padrões demonstrados anteriormente. A metade lateral da elipse será sempre desenhada 1 mm acima do sulco alar. É preferível ter uma cicatriz nesta região, do que correr o risco de distorcer o sulco alar e levar a um resultado inestético. A incisão medial não se deve estender dentro do vestíbulo para não ocorrer redução na abertura narinária. O *flare* alar pode ser assimétrico, e a ressecção pode diferir entre um lado e outro. Se o nariz necessitar estreitamento mais significativo, técnicas mais agressivas (p. ex., medialização da base alar, ressecção do assoalho narinário, ressecção vestibular) podem ser associadas à redução do *flare* alar.

Após a marcação, a infiltração de solução com lidocaína e bupivacaína com 1:80.000 de adrenalina é realizada para vasoconstrição e anestesia. Usando uma lâmina 15, a ressecção cria uma elipse que, ao ser fechada, reduz o *flare* sem causar defeito no contorno alar. Após a incisão, hemostasia pode ser feita com cautério.

A sutura é realizada com pontos simples usando *nylon* 6.0. Para garantir o alinhamento da correção, um primeiro ponto deve ser feito entre o *alar rim* e a base alar. Após este ponto-chave, mais dois pontos são dados de cada lado, transfixando toda a espessura da pele. Os pontos são retirados após 7 a 10 dias.

COMPLICAÇÕES

Assimetria e cicatrizes inestéticas devem ser sempre consideradas na cirurgia de correção do lóbulo nasal. Portanto, o cirurgião deve reconhecer que, em algumas situações, é melhor não realizar o procedimento.

REFERÊNCIAS BIBLIOGRÁFICAS

1. Rohrich RJ, Malafa MM, Ahmad J, Basci DS. Managing Alar Flare in Rhinoplasty. Plast Reconstr Surg. 2017;140(5):910-919.
2. Jang YJ, Park CH. Practical Septorhinoplasty: An Asian Perspective. Seoul, Korea: Koonja Publishing Inc; 2006.
3. Matarasso A. Alar rim excision: A method of thinning bulky nostrils. Plast Reconstr Surg. 1996;97:828-834; discussion 835.
4. Rohrich RJ, Ahmad J. Preoperative concepts for rhinoplasty. In: Gunter JP, Rohrich RJ, Adams WP, Ahmad J, eds. Dallas Rhinoplasty: Nasal Surgery by the Masters. 3rd ed. St. Louis, Mo: Quality Medical;2014:63-84.

BIBLIOGRAFIA

Adamson PA. Alar base reduction. Arch Facial Plast Surg. 2005;7:98.
Guyuron B. Alar base surgery. In: Gunter JP, Rohrich RJ, Adams WP, Ahmad J, eds. Dallas Rhinoplasty: Nasal Surgery by the Masters.
Kridel RW, Castellano RD. A simplified approach to alar base reduction: A review of 124 patients over 20 years. Arch Facial Plast Surg. 2005;7:81-93.

COLUMELOPLASTIA

Bárbara das Neves Linhares ▪ Mário Bazanelli Junqueira Ferraz
Kléber Seabra ▪ Wilson José Dewes

INTRODUÇÃO

A columela nasal faz parte da base nasal, juntamente com as asas nasais, o lóbulo, o assoalho do nariz e as narinas. Na vista de base, a altura da columela deve ter dois terços da altura da base nasal; e, portanto, duas vezes a altura do lóbulo nasal. Idealmente, a columela se inicia na altura do topo das narinas, com ponto de maior estreitamento entre seus terços médio e inferior, a partir do qual se alarga gradativamente até o assoalho nasal. E, na vista lateral, a distância do limite anterior da columela a uma linha paralela à margem caudal da asa nasal deve ser de 2 ou 3 mm. Este parâmetro é definido como relação asa-columela (Fig. 21-1).[1-3]

A alteração dessas relações e proporções anatômicas pode causar distorções da columela com acometimentos estético (Fig. 21-2) e funcional (Fig. 21-3). Portanto, além de compreender a anatomia estrutural da columela, é fundamental ter conhecimento das proporções estéticas da columela em relação a todos os outros componentes anatômicos da base nasal.[2-5]

A columeloplastia tem como objetivo a correção ou ajuste de posicionamento das estruturas que determinam a sua forma, como desvio de septo caudal, posicionamento da espinha nasal anterior, desvio lateral dos *footplates* das *crura* mediais, *crura* mediais curtas ou longas, tecido mole intercrural, incluindo músculo depressor do septo nasal, septo membranoso, ou enxertos (em caso de rinosseptoplastia revisional).[6-9]

Em relação à forma da columela, podemos caracterizá-la como: assimétrica, pendente ou embutida, curta ou longa, estreita ou larga. A partir dessas configurações, serão descritas técnicas cirúrgicas de correção. O planejamento da columeloplastia deve estar fundamentado na análise fotográfica, principalmente das visões de base e de perfil, associada aos exames físicos estático e dinâmico com palpação das estruturas anatômicas.[3,10,11]

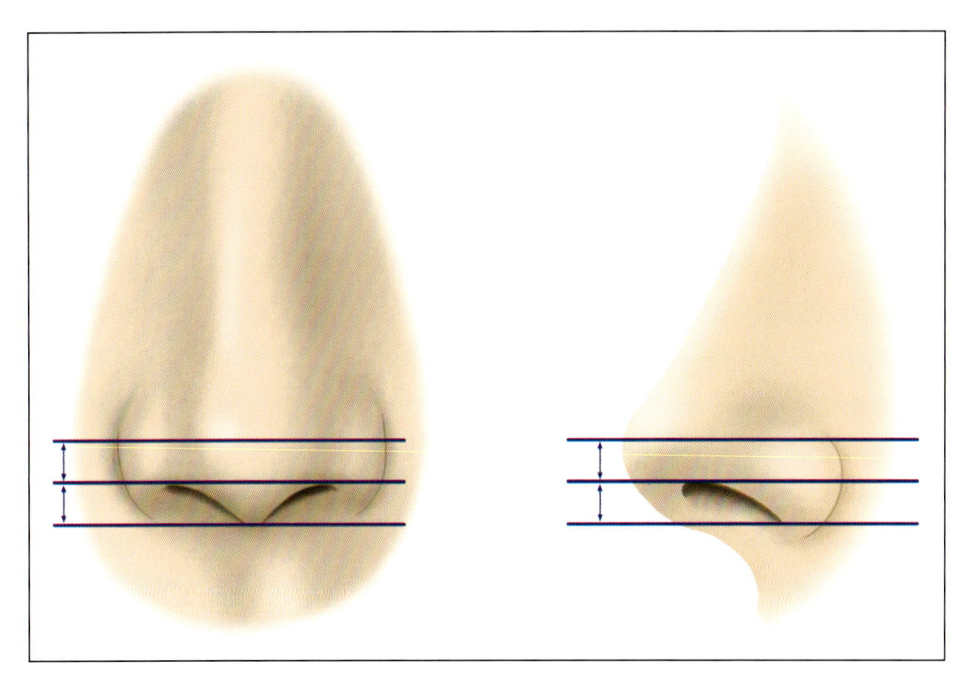

Fig. 21-1. Relação alar columelar ideal, segundo Sheen, na visão frontal e em perfil esquerdo.

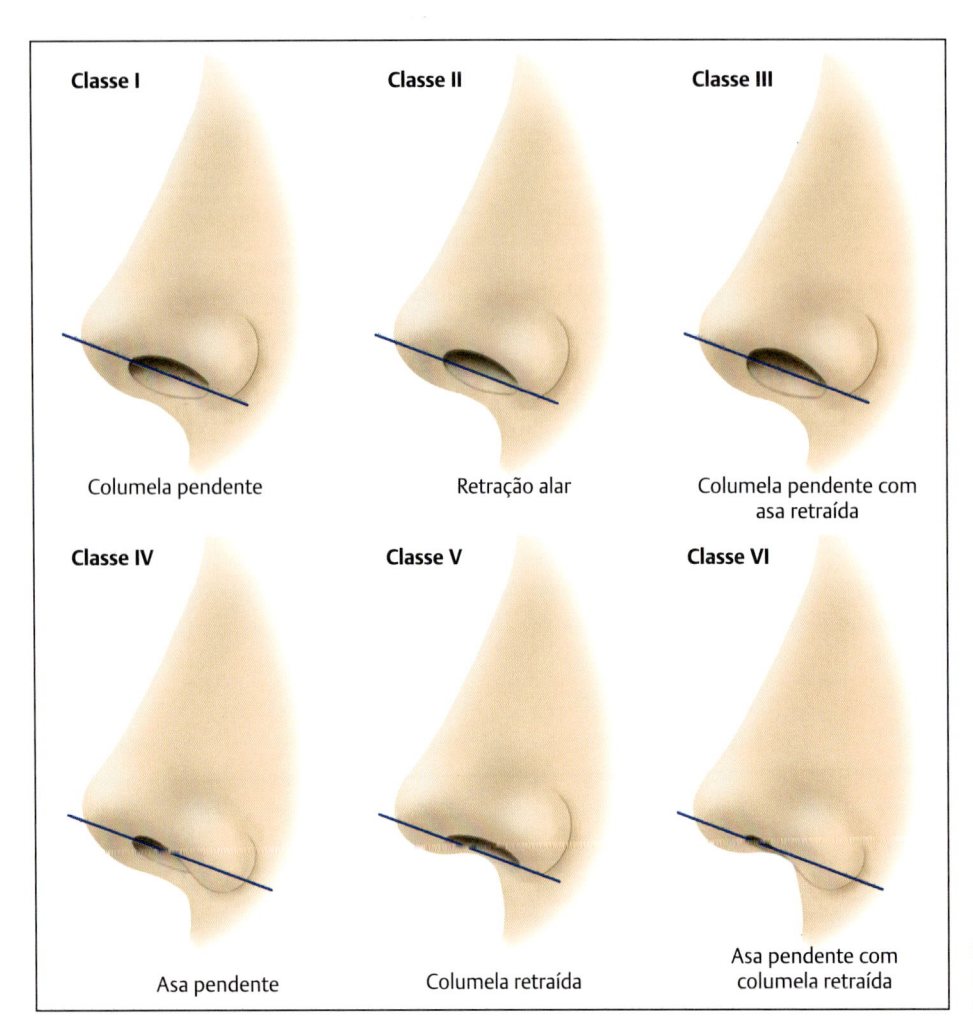

Classe I	Classe II	Classe III
Columela pendente	Retração alar	Columela pendente com asa retraída

Classe IV	Classe V	Classe VI
Asa pendente	Columela retraída	Asa pendente com columela retraída

Fig. 21-2. Classificação das relações alares columelares não desejadas, conforme descrito por Gunter *et al.*

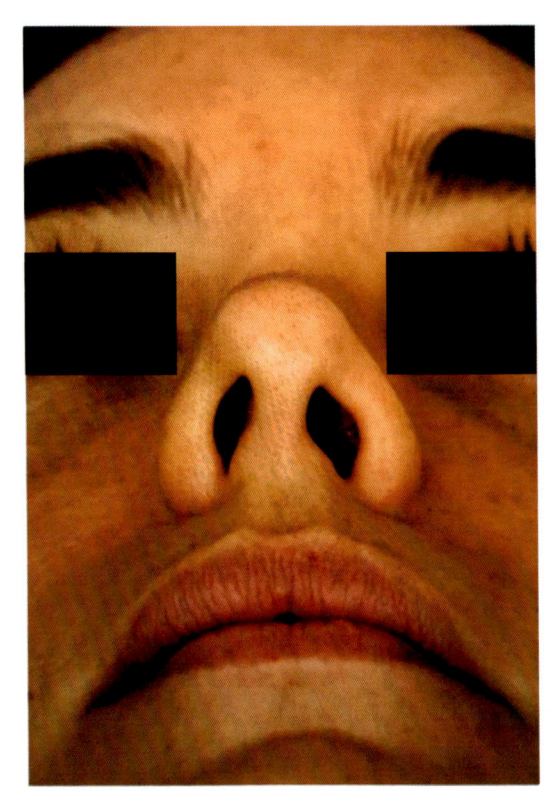

Fig. 21-3. Exemplo de desvio da columela determinando impacto funcional por diminuição do diâmetro da narina direita por causa do desvio caudal do septo nasal.

DESCRIÇÃO DAS TÉCNICAS CIRÚRGICAS

As técnicas cirúrgicas de columeloplastia são preferencialmente realizadas por meio do acesso aberto, por causa da maior exposição das estruturas. No entanto, podem ser realizadas também pelo acesso fechado. Frequentemente, é necessária a associação das técnicas cirúrgicas descritas a seguir para que a columela adquira uma forma adequada, sem prejuízo da função nasal.

Columela Assimétrica

1. Correção do septo caudal:
   - Descrito anteriormente no Capítulo 5.
2. Adequação da espinha nasal anterior (ENA):
   - Por meio do uso de raspa ou broca, pode ser realizada a escultura da espinha nasal anterior, centralizando, estreitando ou baixando-a.[9]
3. Reposicionamento dos *footplates* das *crura* mediais:
   - Após realizar o posicionamento do septo caudal na linha média, a posição do *footplate* deve ser avaliada. Caso persistam assimetrias, pode-se alinhá-lo com suturas transfixantes com fio de PDS 5-0 (Fig. 21-4).[12,13]
     - Aconselha-se o uso de enxerto de cartilagem entre os *footplates* para assegurar o seu correto posicionamento e evitar recidiva da assimetria. O enxerto de cartilagem pode ser o próprio Enxerto de extensão septal ou enxerto tipo *strut* columelar (caso seja necessário enxerto longo em contato com a espinha nasal anterior, sugerimos fixá-lo para evitar "cliques" ou desvio da columela).

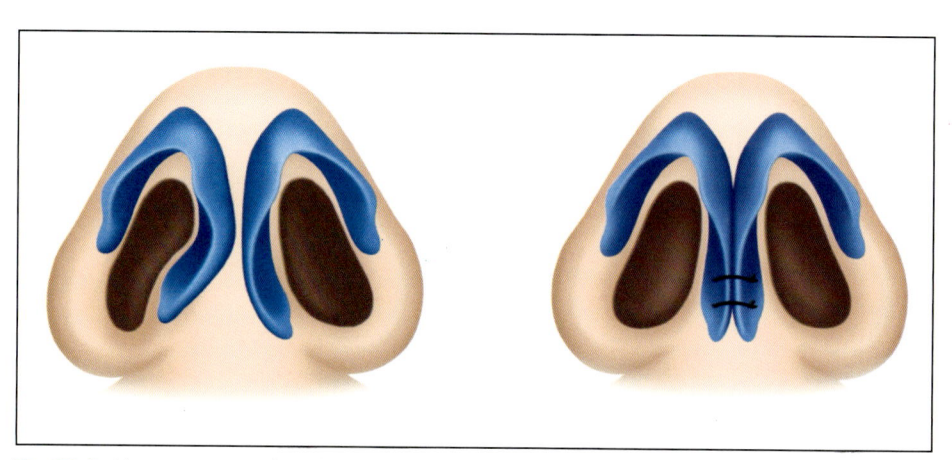

Fig. 21-4. Observa-se que o *footplate* direito apresenta uma lateralização, produzindo uma assimetria na columela. Neste caso, pode-se realizar sutura transfixante das crura mediais (preferencialmente associado a um enxerto do tipo *strut* columelar ou enxerto de extensão septal).

Columela Pendente

1. Ressecção do septo caudal:
   - As ressecções vertical retilínea e anterior do septo caudal podem ser realizadas com lâmina de bisturi para encurtamento do nariz e consequente correção da columela pendente (Fig. 21-5).[14]
     - A ressecção alta do septo caudal altera rotação do nariz e não afeta o componente columelar. E a ressecção baixa causa um aprofundamento do ângulo lábio-columelar.
2. Ressecção caudal das *crura* mediais:
   - Na presença de *crura* mediais largas e por vezes com abaulamento anterior curvilíneo, pode-se ressecar sua porção caudal para corrigir a columela pendente (Fig. 21-6).[14]
3. *Tongue-in-groove*:
   - Por meio dessa técnica, pode-se reposicionar as *crura* mediais, suturando sua porção cefálica na porção mais anterior do septo caudal com fio de PDS 5-0, causando deslocamento posterior da columela (Fig. 21-7).[15] Ver também Capítulo 13.
     - Esta técnica pode estar associada ao EES.[16]
4. Adequação da espinha nasal anterior:
   - Com auxílio de raspa ou broca, pode-se realizar o encurtamento da espinha nasal anterior proeminente.[9]
5. Ressecção do septo membranoso:
   - Na presença de septo membranoso longo, ele pode ser ressecado por meio de incisão transfixante ou hemitransfixante bilateral. A ressecção contralateral pode ser assimétrica, conforme necessidade. Após a ressecção, a sutura para fechamento das incisões é realizada com fio de V*icryl Rapid* 5-0.[13,14]
     - O excesso deve ser retirado do lado posterior da incisão para que ocorra um avanço cefálico da pele vestibular, em detrimento do avanço caudal da mucosa respiratória, que pode provocar irritação e umidade excessiva.[3]

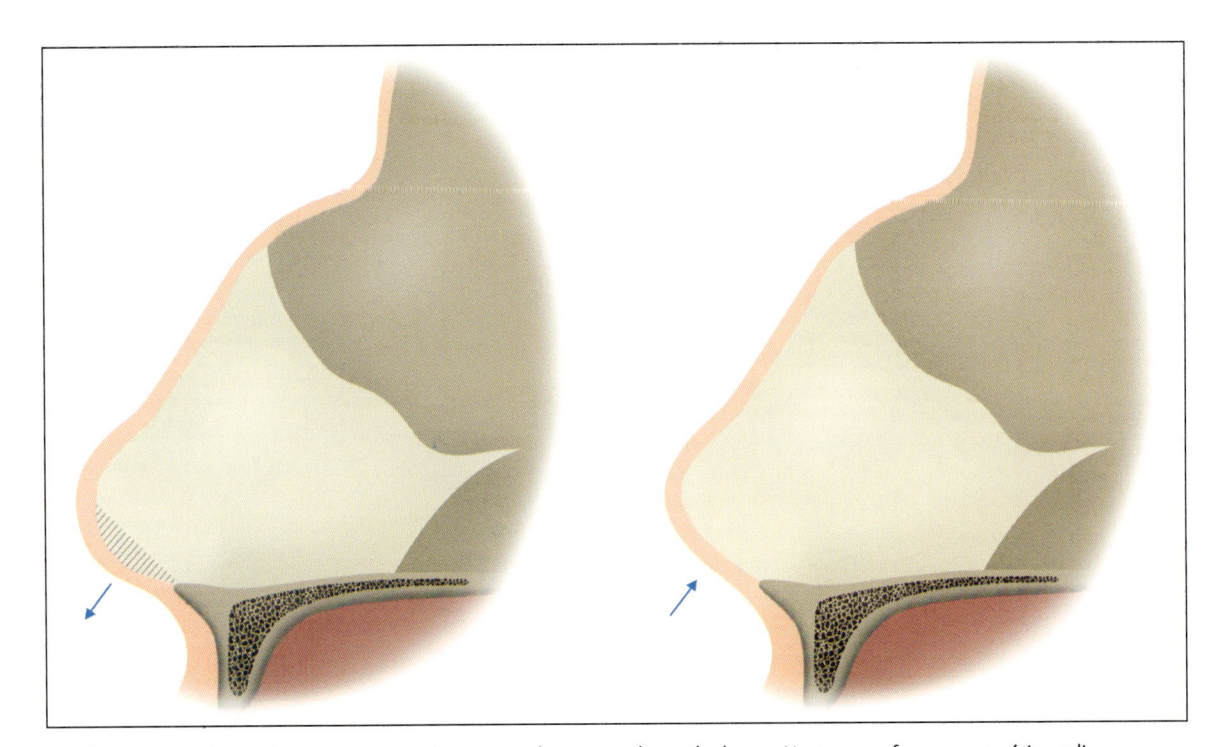

Fig. 21-5. Columela pendente, decorrente de uma cartilagem quadrangular longa. Neste caso, faz-se necessário realizar uma ressecção retilínea vertical e anterior do septo caudal para reduzir a exposição columelar, como pode ser observado na figura.

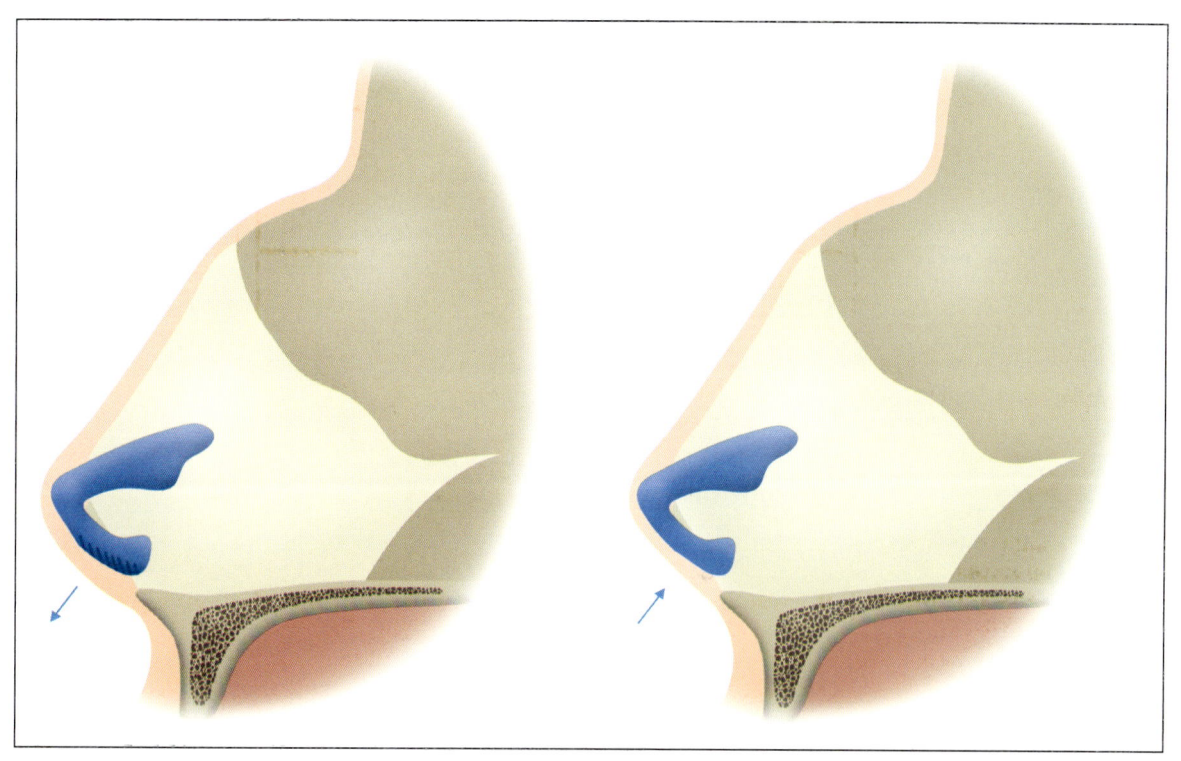

Fig. 21-6. Nota-se que as *crura* mediais são largas e projetam-se anteriormente, provocando um abaulamento curvilíneo da columela. A correção desse tipo de columela pendente é realizada por meio da ressecção da porção caudal das *crura* mediais, como pode ser observado na figura.

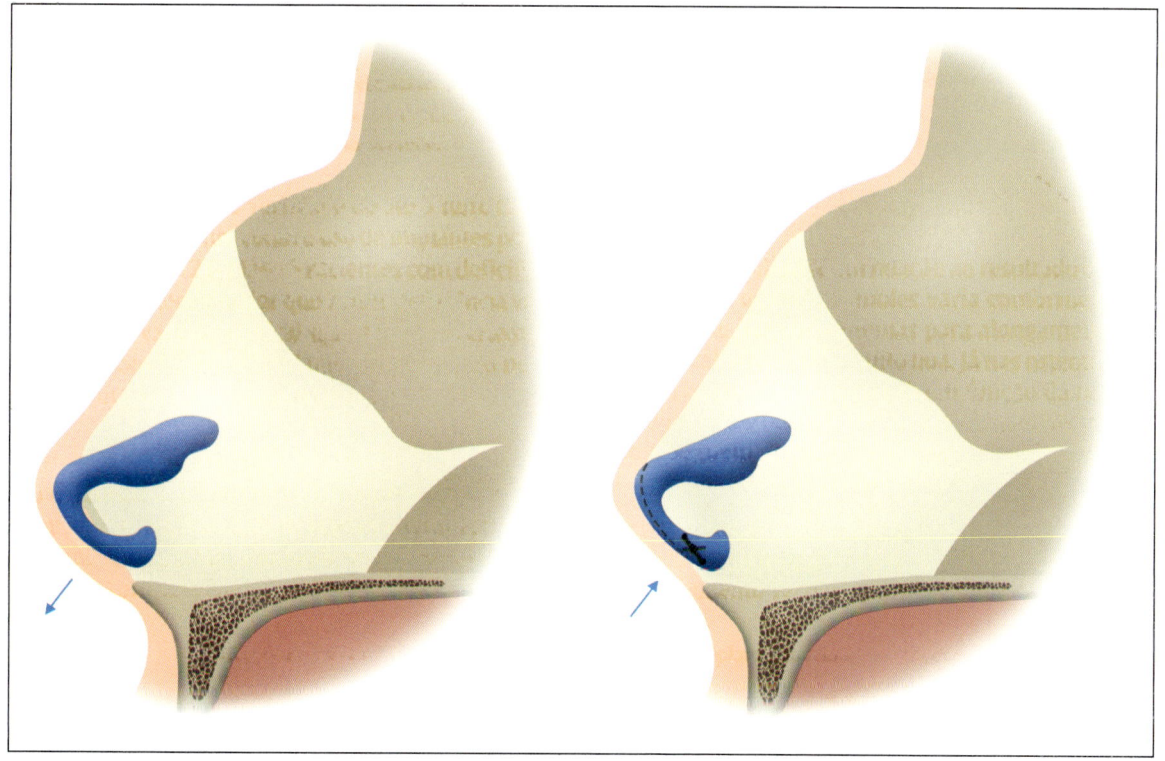

Fig. 21-7. Identificamos uma columela pendente. A adequação da exposição da columela pode ser realizada pelo deslocamento posterior das *crura* mediais, por meio da técnica do *tongue-in-groove*, conforme descrito anteriormente.

Columela Embutida

1. Enxerto de extensão septal:
   - Neste caso, enxerto de cartilagem é suturado ao septo caudal com Prolene 4-0, e, em seguida, as *crura* mediais das cartilagens laterais inferiores são fixadas na margem caudal do enxerto extensor com fio de PDS 5-0 (Fig. 21-8).[6]
     - O EES não deve ser demasiadamente espesso para que não haja abaulamento lateral da columela, caso seja necessário fixá-lo por meio da sobreposição lateral. Ver também Capítulo 12.

2. *Plumping graft:*
   - Este tipo de enxerto pode auxiliar na exposição da columela. Enxerto (de cartilagem e/ou tecido mole) deve ser colocado no ângulo lábio-columelar, sobrepondo-se à espinha nasal anterior, com fixação transcutânea externa com fio de PDS 5-0 (Fig. 21-9).[3,6]
     - É importante atentar-se para o volume adequado do *plumping graft* para evitar que fique em evidência, principalmente com a dinâmica das estruturas ao sorrir.

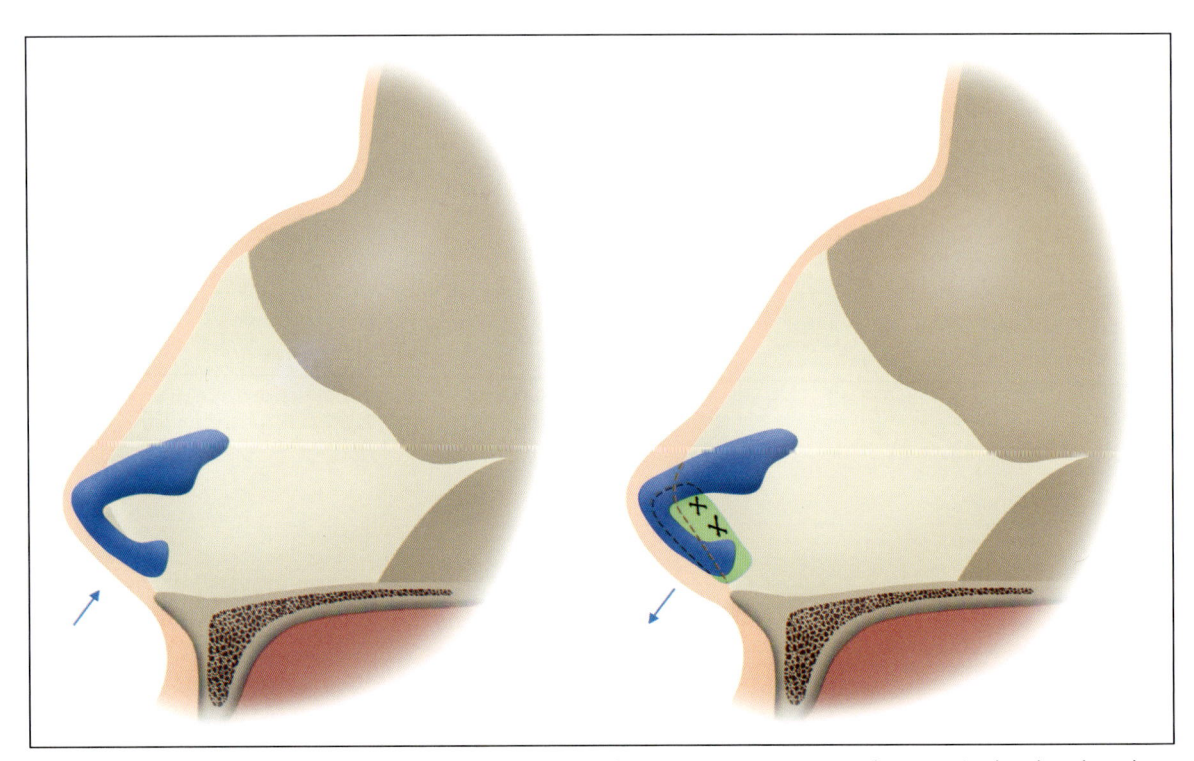

Fig. 21-8. Columela embutida, por causa de uma cartilagem septal curta. Neste caso, o ajuste da exposição da columela pode ser realizado por meio do enxerto de extensão septal, como ilustrado.

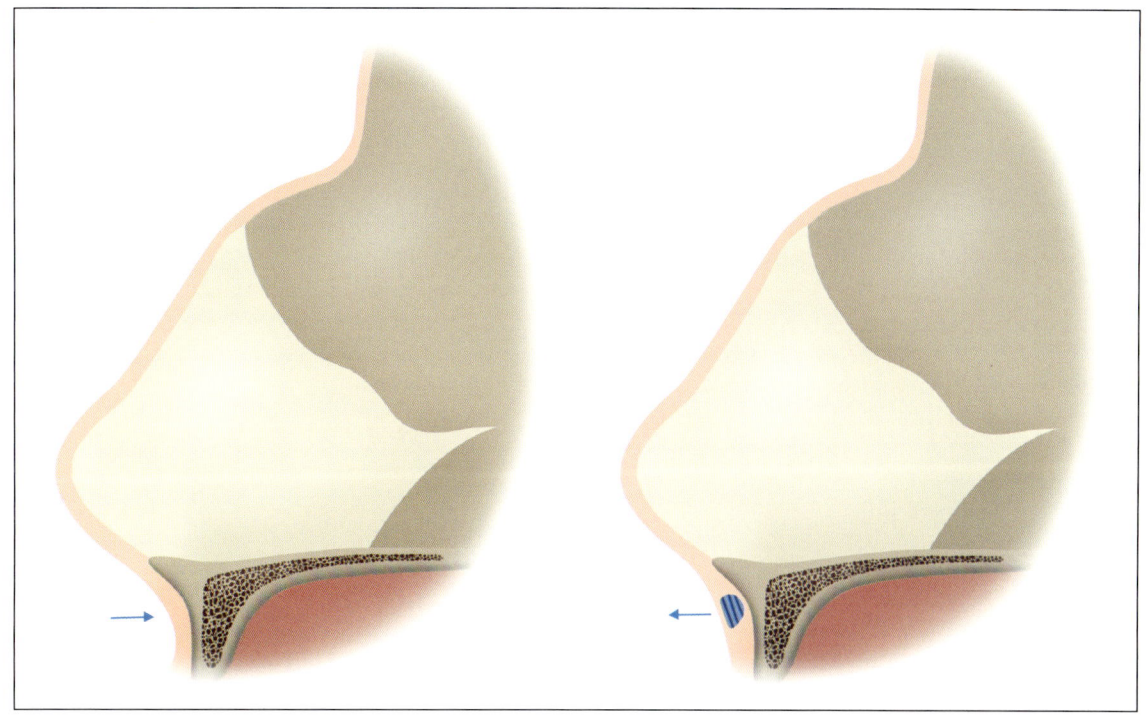

Fig. 21-9. Espinha nasal anterior retroposicionada, que contribui para a caracterização de uma columela embutida. Neste caso, o enxerto do tipo *plumping graft* favorece a exposição da columela.

Columela Curta
1. Reposicionamento dos *footplates* das *crura* mediais:
    - O alongamento da columela pode ser realizado pela aproximação dos *footplates* das *crura* mediais divergentes, por meio da sutura transfixante com PDS 5-0 (Fig. 21-10).[12,13]

2. *Tongue-in-groove:*
    - A técnica do *tongue-in-groove* também pode alongar a columela por meio do reposicionando das *crura* mediais, fixando-as em uma posição superior no septo caudal com fio PDS 5-0 (Fig. 21-11).[15]

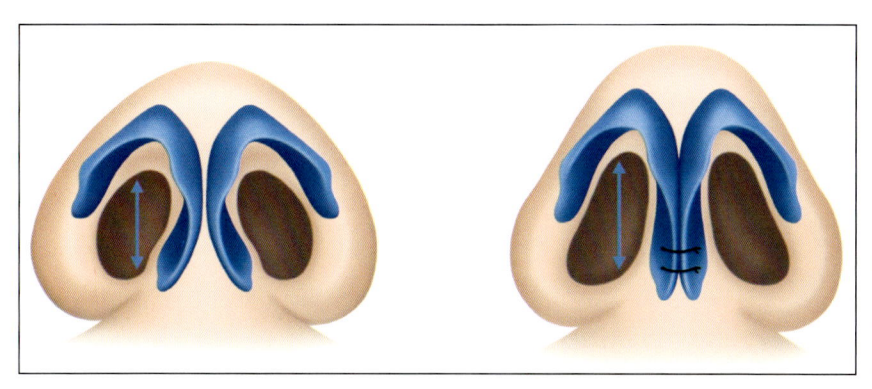

Fig. 21-10. Observa-se uma columela curta determinada pelo posicionamento divergente dos *footplates*. Nestes casos, a correção pode ser feita por meio da sutura transfixante da porção distal das *crura* mediais.

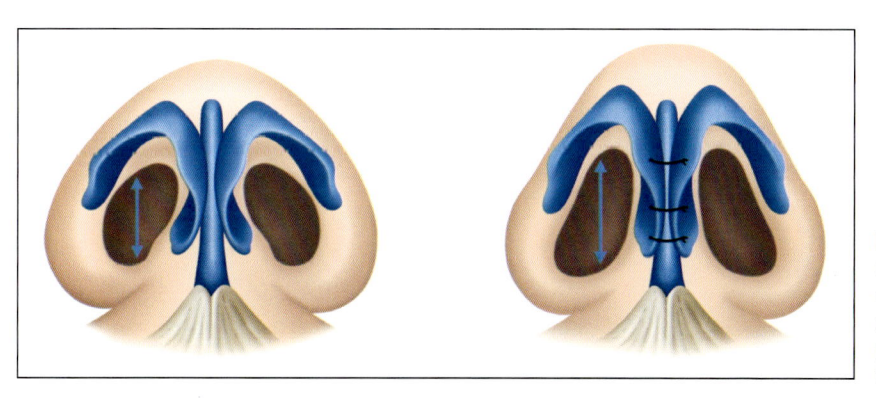

Fig. 21-11. *Crura* mediais pequenas, evidenciando uma columela curta. Nesse caso, o alongamento da columela pode ser corrigido por meio do reposicionamento das *crura* mediais em uma posição superior no septo caudal, por meio da técnica do *tongue-in-groove*.

- Esta manobra pode estar associada a um enxerto de extensão septal para não haver encurtamento do nariz, caso a exposição da columela esteja adequada.[16]
3. Suporte columelar:
   - A estruturação da columela é necessária principalmente nos casos de *crus* medial enfraquecida, o suporte pode ser dado por meio de enxerto do tipo *strut* columelar ou pela técnica do *tongue-in-groove (associado ou não ao enxerto de extensão septal)*, conforme mencionado no item anterior.[6,15-17]
     - Caso a cartilagem septal não seja adequada para fornecer sustentação suficiente, cartilagem costal pode ser necessária para dar um suporte estrutural forte. Principalmente, se associado a um retroposicionamento importante da espinha nasal anterior.
4. *Fork Flap*:
   - Este retalho é usado em casos de columela extremamente curta, mais frequentemente em casos revisionais, onde é necessário aumento do componente de pele e de tecido mole associado. Também é escolha frequente nos casos de rinoplastia no paciente fissurado bilateral (quer seja em momento individualizado na infância, quer seja na rinoplastia definitiva por volta dos 16 anos).
   - Trata-se de um retalho bifurcado com formato semelhante a um V invertido, que se prolonga da columela ao prolábio, em direção às extremidades do arco do cupido. Com auxílio de incisão no septo membranoso, desloca-se o retalho superiormente, suturando a porção medial dos pilares do retalho na linha média, formando a nova base columelar. Em seguida, a porção lateral dos pilares do retalho é suturada ao septo membranoso, bilateralmente. Todas as suturas são realizadas com Prolene 6-0 (Fig. 21-12), incluindo fechamento da área doadora.[18]
     - O *fork flap* cursa com cicatriz na região do filtro labial, e seu uso deve ser muito bem discutido com o paciente de rinoplastia estética.

Columela Longa

1. Ressecção do *footplate* das *crura* mediais:
   - O encurtamento da columela pode ser realizado por meio da ressecção dos *footplates* das *crura* mediais e posterior sutura transfixante com PDS 5-0 (Fig. 21-13).[12,13]

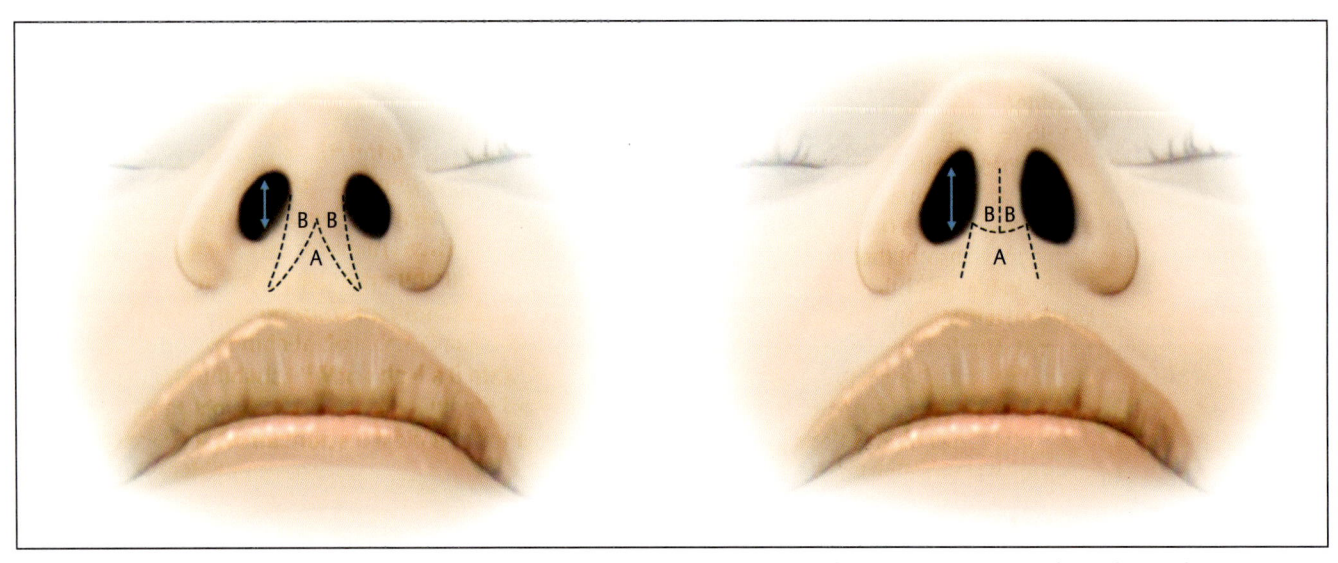

Fig. 21-12. Columela extremamente curta, decorrente da pele e tecido mole adjacente insuficientes. Neste caso, pode-se obter o alongamento da columela com auxílio de um enxerto do tipo *fork flap*, como descrito no texto. Observa-se que o aumento da columela é obtido mediante cicatrizes.

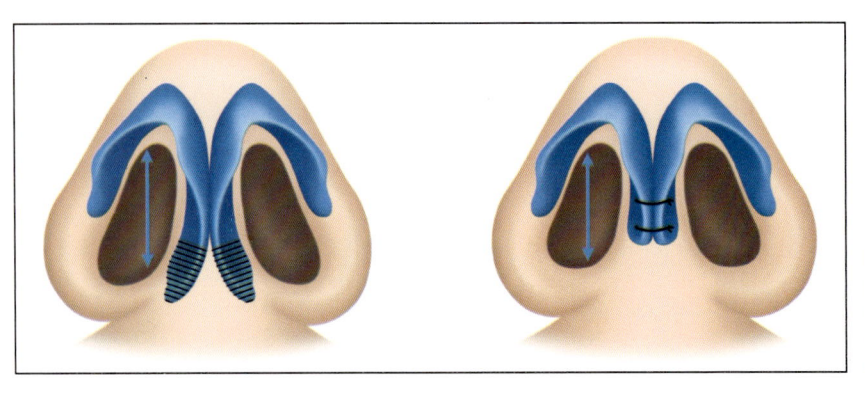

Fig. 21-13. Columela muito alongada, que pode gerar uma percepção de ponta projetada. Quando essa característica ocorre pela presença de *crura* mediais compridas, a columela pode ser encurtada pela ressecção dos *footplates*.

- Deve ser realizada após o descolamento da pele do vestíbulo para preservá-la.
- Recomenda-se associar o uso de enxertos estruturais (*strut* columelar ou extensor septal) para fortalecer o suporte columelar, visto que o processo de cicatrização pode levar a uma perda da sustentação ou retração da columela, especialmente na presença de *crura* mediais frágeis.

2. Reposicionamento das crura mediais:
   - Esta técnica pode encurtar a columela e, desta forma, diminuir o tamanho vertical das narinas por meio da sutura da porção cefálica das *crura* mediais na porção anterior do septo caudal com fio PDS 5-0, em posição mais inferior que a original (Fig. 21-14). Desse modo, pode-se reduzir a exposição vertical das narinas, principalmente quando o lóbulo possui uma proporção inferior a 1/3 da base nasal (que pode dar percepção de projeção aumentada da ponta).
     - Esta manobra pode ser associada a um enxerto de extensão septal para não haver encurtamento do nariz, caso a exposição da columela esteja adequada.
     - Este reposicionamento das *crura* mediais pode provocar deslocamentos inferior e lateral dos seus *footplates*. Dessa forma, caso os *footplates* não se acomodem no assoalho do vestíbulo nasal ou provoquem deformidades, devem ser ressecados.

Columela Estreita
1. Estruturação da columela
   - Caso a columela estreita não apresente suporte necessário, por exemplo, proveniente de um septo caudal frágil e delgado, deve-se suturar um enxerto de extensão septal, sobrepondo-o lateralmente ao septo caudal com fio Prolene 4-0, com posterior fixação das *crura* mediais ao EES com fio PDS 5-0.
   - Enxerto tipo *strut* columelar também pode ser usado com a mesma finalidade.[19]

Columela Larga
1. Ressecção de tecido mole:
   - A presença de excesso de tecido mole intercrural (incluindo músculo depressor do septo nasal) causa um volume exagerado da columela, podendo causar obstrução em região de válvula nasal externa. Nesses casos, deve ser realizada a excisão do excesso de tecido mole, seguida de sutura transfixante das *crura* mediais com fio de PDS 5-0.[3]
     - Esta sutura não envolve a transfixação da mucosa septal, a transfixação completa de todas as estruturas pode ser realizada após, com Vycril Rapid 4-0.
2. Ressecção do septo membranoso:
   - Na presença de septo membranoso redundante associado a excesso de pele columelar, deve-se ressecar o septo membranoso por meio de incisão transfixante ou hemitransfixante bilateral. A ressecção contralateral pode ser assimétrica, conforme necessidade. Após a ressecção, a sutura para fechamento da incisão é realizada com fio de V*icryl Rapid* 5-0.[3]
     - O excesso deve ser retirado do lado posterior da incisão para que ocorra um avanço cefálico da pele vestibular, em detrimento do avanço caudal da mucosa respiratória, que pode provocar irritação e umidade excessiva.[3]

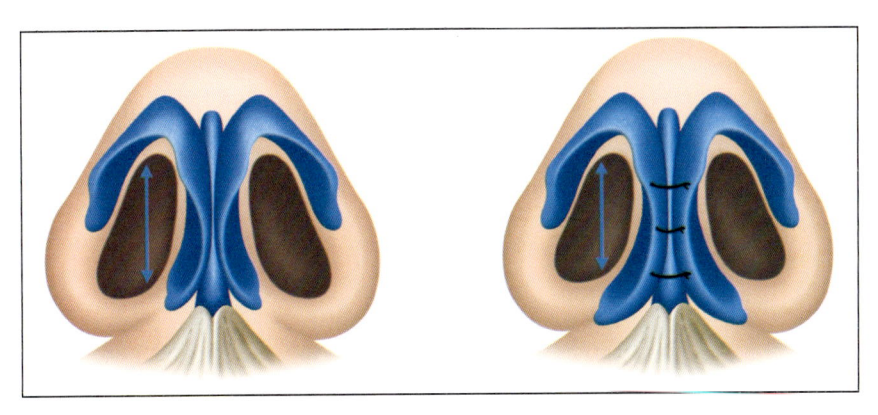

Fig. 21-14. Columela excessivamente alongada. Neste caso, pode-se diminuir o comprimento da columela reposicionando as *crura* mediais em uma posição inferior no septo caudal (ou no enxerto de extensão septal).

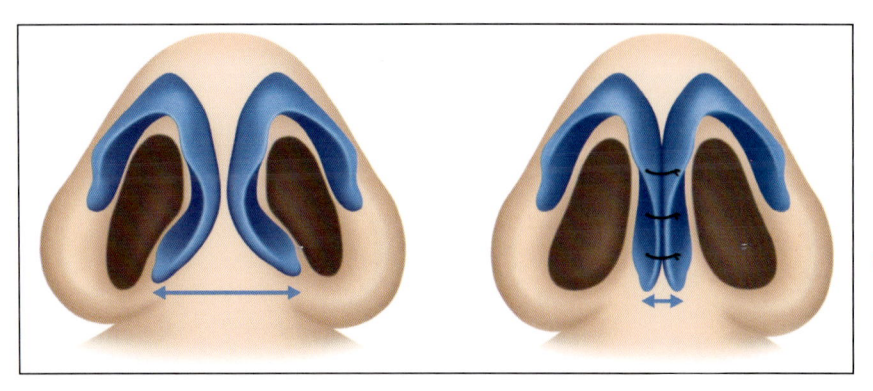

Fig. 21-15. Observa-se uma columela larga causada pelo posicionamento divergente dos *footplates*. Assim, a correção desse tipo de columela larga pode ser realizado por meio da sutura transfixante ao longo das *crura* mediais.

3. Reposicionamento do *footplate* das *crura* mediais:
   - O estreitamento da columela pode ser realizado por meio da sutura transfixante ao longo de todas *crura* mediais (associada ou não à ressecção dos *footplates* excessivamente divergentes) com posterior sutura transfixante com PDS 5-0 (Fig. 21-15).[12]
     - Esta sutura não envolve a transfixação da mucosa septal, a transfixação completa de todas as estruturas pode ser realizada após, com Vycril Rapid 4-0.

REFERÊNCIAS BIBLIOGRÁFICAS

1. Sheen JA, Sheen AP. Aesthetic Rhinoplasty. Saint Louis, MO: Quality Medical Publishing; 1998.
2. Tardy MF, Brown RJ. Surgical anatomy of the nose. New York: Raven Press; 1990.
3. Kridel RWH, Kwak ES, Watson JB. Columellar Aesthetics in Open Rhinoplasty. Facial Plast Surg. 2016;32:333-8.
4. Ghidini A, Dallari S, Marchioni D. Surgery of the nasal columella in external valve collapse. Ann Otol Rhinol Laryngol. 2002;111(8):701-703.
5. Bottini DJ, Galante V, Gentile P, et al. Description of columellar defects and its tridimensional remedial techniques. Eur Rev Med Pharmacol Sci. 2009;13(3):193-196.
6. Toriumi DM. Caudal septal extension graft for correction of the retracted columella. Oper Tech in Otolaryngol Head and Neck Surg. 1995;6(4):311-18.
7. Lee MR, Tabbal G, Kurkjian TJ, Roostaeian J, Rohrich RJ. Classifying deformities of the columella base in rhinoplasty. Plast Reconstr Surg. 2014;133(4):464e-70e.
8. Rohrich RJ, Huynh B, Muzaffar AR, Adams Jr WP, Robinson Jr. JB. Importance of the depressor septi nasi muscle in rhinoplasty: anatomic study and clinical application. Plast Reconstr Surg. 2000;105(1):376-88.
9. Marianetti TM, Boccieri A, Pascali M. Reshaping of the Anterior Nasal Spine: An Important Step in Rhinoplasty. Plastic and Reconstructive surgery. Global Open. 2016;4(9):1026.
10. Adamson PA, Tropper GJ, McGraw BL. The hanging columella. J Otolaryngol. 1990;19:319-23.
11. Gunter JP, Rohrich RJ, Friedman RM. Classification and Correction of Alar-Columellar Discrepancies in Rhinoplasty. Plastic and Reconstructive Surgery. 1996;97(3):503-9.
12. Geissler PJ, Lee MR, Roostaeian J, Unger JG, Rohrich RJ. Reshaping the medial nostril and columellar base: five-step medial crural footplate approximation. Plast Reconstr Surg. 2013;132(3):553-7.
13. Guyuron B. Footplates of the medial crura. Plast Reconstr Surg. 1998;101(5):1359-63.
14. Randall P. The direct approach to the "hanging columella". Plast Reconstr Surg. 1974;53(5):544-7.
15. Kridel RWH, Scott BA, Foda HMT. The Tongue-in-Groove Technique in Septorhinoplasty. Arch Facial Plast Surg. 1999;1(4):246-56.
16. Toriumi DM. Structure approach in rhinoplasty. Facial Plast Surg Clin N Am. 2002;10:1-20.
17. Toriumi DM, Becker DG. Rhinoplasty Dissection Manual. Philadelphia: Lippincott; 1999.
18. Millard DR Jr. Closure of bilateral cleft lip and elongation of columella by two operations in infancy. Plast Reconstr Surg. 1971;47(4):324-31.
19. Dobratz EJ, Tran V, Hilger PA. Comparison of techniques used to support the nasal tip and their long-term effects on tip position. Arch Facial Plast Surg. 2010;12(3):172-9.

Parte V Procedimentos Adjuvantes à Rinoplastia

CIRURGIA DAS CONCHAS NASAIS

Renato Roithmann • Leonardo Balsalobre

INTRODUÇÃO

Técnicas para a cirurgia das conchas nasais são descritas há mais de 100 anos.[1,2] Contudo, a melhor forma de abordagem cirúrgica é motivo para muita discussão, e até hoje não existe uma considerada padrão ouro que possa ser aplicada a todos os casos.[3] Os objetivos principais são criar mais espaço para a passagem de ar e minimizar complicações.

Os procedimentos variam desde a cauterização submucosa associada à fratura lateral, até a ressecção em maior ou menor extensão (Quadro 22-1). Os materiais e equipamentos utilizados incluem desde simples tesouras bem afiadas até equipamentos mais sofisticados, como microdebridadores, radiofrequência e *laser*.

A literatura sobre o assunto é abundante, porém estudos comparativos bem delineados entre as diferentes abordagens são escassos.[4,5] A variabilidade na anatomia nasal entre os indivíduos, a disponibilidade de equipamentos e a experiência dos cirurgiões são alguns dos possíveis fatores limitantes para aplicação rotineira de apenas uma técnica cirúrgica.

Assim sendo, cabe ao otorrinolaringologista conhecer as principais formas de tratamento cirúrgico, suas vantagens e desvantagens, e, em cada caso, de acordo com sua experiência, as condições de seu paciente e os materiais disponíveis, optar por uma ou outra técnica.

A principal indicação da cirurgia das conchas nasais é para correção da hipertrofia das conchas inferior e/ou média em pacientes com obstrução nasal resistente a tratamento clínico. Os resultados costumam ser bastante satisfatórios.[6-11] Também é muito comum a cirurgia das conchas nasais, especialmente da inferior, ser associada à rinosseptoplastia.[12] Contudo, estudo recente não mostra o benefício deste procedimento na melhora da qualidade de vida em curto prazo após rinosseptoplastia primária.[13]

Quadro 22-1. Cirurgia das Conchas Nasais: Técnicas Cirúrgicas

- Luxação e fratura laterais
- Eletrocauterização
- Crioterapia
- *Laser*
- Radiofrequência
- *Coblation*
- Turbinectomia parcial clássica com tesoura
- Turbinoplastia (ressecção submucosa com tesoura, pinça cortante ou microdebridador)
- Turbinectomia total

Neste capítulo revisamos os aspectos mais relevantes referentes às técnicas mais frequentemente realizadas, turbinectomia parcial tradicional e turbinoplastia. Aspectos básicos da anatomofisiologia nasal são também brevemente revisados pois influenciam diretamente na cirurgia das conchas nasais. Por questões didáticas separamos a cirurgia das conchas inferior e média, mas salientamos que os procedimentos podem ser realizados no mesmo paciente.

ASPECTOS BÁSICOS DA ANATOMOFISIOLOGIA NASAL RELACIONADOS DIRETAMENTE COM A CIRURGIA DAS CONCHAS NASAIS

Conhecer a anatomia cirúrgica das conchas nasais é fundamental para que se execute qualquer tipo de intervenção sobre elas. A diferença básica entre as conchas inferior e média é a grande superfície de mucosa da concha inferior e sua extensa rede vascular. A presença dos sinusoides venosos submucosos são abundantes na concha inferior e bastante escassos na média. Portanto, costuma-se chamar a concha nasal inferior como sendo a estrutura fisiológica do nariz. Ela contribui de forma importante:

1. Na resistência respiratória e assim sendo na melhor função pulmonar.
2. Na turbulência do fluxo aéreo intranasal e assim sendo na modificação do ar inspirado.
3. Na função mucociliar e nos sistemas de defesa celular e humoral contra agressores externos.

Mais ainda, receptores térmicos presentes na pele do vestíbulo e na mucosa nasal são também responsáveis pela sensação de respiração adequada (ativação de termorreceptores ao frio via nervo trigêmeo).[14,15]

A implicação para a cirurgia das conchas nasais refere-se à extensão do procedimento. Ressecções radicais, especialmente da concha inferior, podem ser acompanhadas de prejuízo na função nasal e apresentar maior morbidade.[16,17]

Outros pontos relevantes da anatomofisiologia nasal que devem ser considerados são os seguintes:

1. Estudos mostram que mais espaço intranasal não significa, necessariamente, melhor sensação de respiração nasal. Todos os otorrinolaringologistas já se depararam com pacientes com amplas turbinectomias que ainda se queixam de obstrução nasal ou mesmo que pioraram após a cirurgia.[16,17]

2. O sintoma de obstrução nasal se correlaciona fracamente com os achados da rinoscopia, da imagem e com os testes específicos da permeabilidade nasal (riomanometria e rinometria acústica). O paciente se queixa de obstrução, e o exame é normal, ou o oposto, o exame é anormal, e o paciente não tem queixa.[18]
3. A cabeça da concha inferior na região da válvula nasal representa, em condições normais, cerca de 50% da resistência ao fluxo aéreo intranasal.[19,20] A diminuição da cabeça da concha inferior resulta em importante aumento do fluxo aéreo.
4. A relação entre a área nasal e o fluxo aéreo é exponencial. Pequenos aumentos de área geram grandes aumentos de fluxo aéreo.[18]

Estudos empregando a rinometria acústica mostram que a rinoplastia estética reduz em até 25% a área de secção transversal mínima da cavidade nasal.[21] Mais ainda, a área da válvula nasal em pacientes com queixa de obstrução nasal e teste de Cottle positivo pós-rinoplastia estética é um terço daquela apresentada por indivíduos normais.[20] Considerando-se a relação exponencial entre a área mínima e o fluxo aéreo nasal, não é de se estranhar que muitos pacientes passam a apresentar obstrução nasal pós-rinoplastia estética.

A análise crítica dos aspectos básicos da anatomofisiologia no que se refere à cirurgia das conchas nasais é que não é necessário ressecção radical para a obtenção de melhora de fluxo aéreo no interior do nariz e melhora da respiração.

A importância fisiológica da concha média parece ser bem menor do que a da concha inferior em virtude de sua configuração anatômica distinta. Contudo, as correntes inspiratórias de ar navegam em grande fluxo pela área da concha média e do meato médio. A concha média pode apresentar hipertrofia de magnitude suficiente para obstruir o meato médio e gerar ambiente propício para rinossinusite de repetição, além de poder causar desvios do septo nasal, cefaleia de contato ou mesmo obstrução nasal.[22] Entretanto, costuma-se evitar a ressecção completa da mesma, por ser uma referência anatômica importante na região do meato médio. Estudos recentes indicam que a ressecção parcial da concha média não parece ter efeito deletério no olfato.[23,24]

As principais indicações da cirurgia da concha média estão relacionadas com os procedimentos realizados no meato médio ou com as cirurgias endoscópicas nasossinusais (CENS). As conchas médias bolhosas (CB) ou pneumatizadas representam a principal variação da normalidade que justificam a abordagem cirúrgica das mesmas.

A taxa de incidência de pneumatização da concha média gira em torno de 30%.[25] Sua pneumatização ocorre por causa da variação no desenvolvimento do trabeculado etmoidal. A concha bolhosa é geralmente assintomática e diagnosticada incidentalmente por tomografia computadorizada. Indica-se a ressecção parcial da CB em casos onde há necessidade de melhor exposição e amplo acesso ao meato médio. Em geral, a ressecção é realizada na porção lateral da CB, evitando excessiva manipulação de sua porção medial, uma vez que a mesma se encontra inserida na base do crânio.

Não parece haver problema na cirurgia simultânea das conchas inferior e média. Contudo, quando houver indicação, sugere-se iniciar pela média e ser mais conservador na inferior pelos motivos expostos anteriormente.

O suprimento arterial principal da concha inferior emerge do osso e situa-se nas porções mais profundas das camadas mucosas medial e lateral ao longo da metade superior do osso turbinal.[26] À medida que se anterioriza, as artérias vão se tornando menores e fornecendo diversas ramificações para a mucosa mais superficial. Diferentemente das camadas mucosas medial e lateral, a camada mucosa inferior não apresenta ramo arterial mais calibroso, mas, sim, ramos tributários de pequeno calibre. Portanto, a intervenção na camada mucosa inferior resulta em sangramento de menores proporções do que intervenções que envolvam o osso turbinal e suas camadas subjacentes medial e lateral.

CIRURGIA DA CONCHA INFERIOR – TURBINECTOMIA PARCIAL E TURBINOPLASTIA

Turbinectomia Parcial

A técnica consiste na ressecção parcial da concha nasal inferior, abrangendo o osso e as faces lateral, inferior e medial da mucosa adjacente (Fig. 22-1). É considerada a mais fácil entre as cirurgias de ressecção, e diversos equipamentos e instrumentos cirúrgicos podem ser utilizados. Pode ser realizada com ou sem auxílio do endoscópio. Porém, a assistência da videoendoscopia permite o controle mais pontual do sangramento e atualmente muitos otorrinos não tamponam mais seus pacientes. O procedimento pode ser realizado ao nível ambulatorial, mas muitos pacientes podem requerer hospitalização por 24 horas.

Costumamos realizar a cirurgia sob visualização endoscópica (endoscópio rígido 4 mm 0°) e seguimos a seguinte técnica:

1. Colocação de uma fina camada retangular de algodão embebido em solução vasoconstritora em cada face da concha inferior (medial e lateral). A solução consiste em

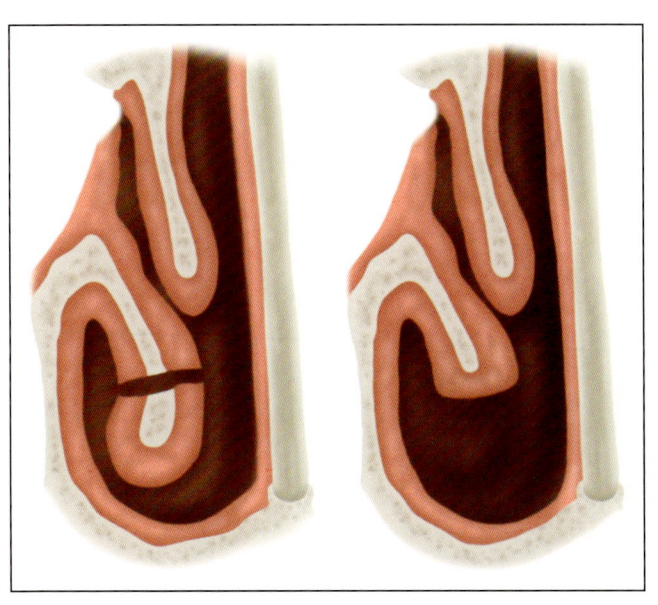

Fig. 22-1. Turbinectomia parcial clássica. (Fonte: Roithmann R. Cirurgia das Conchas Nasais. PRO-ORL Ciclo 2 – Módulo 2. Porto Alegre: Artmed/Panamericana Editora; 2008. p. 100.)

adrenalina 1:1.000 diluída 1:1 em soro fisiológico. Ou seja, se utilizamos 5 mL de adrenalina, diluímos com 5 mL de soro. Deixar por, no mínimo, 5 minutos.
2. Luxação suave ou fratura da concha inferior em direção ao septo nasal com elevador de Freer. Esta manobra só é realizada se o espaço entre a face lateral e a parede lateral for muito estreita, não permitindo o encaixe da tesoura angulada.
3. Com uma pinça hemostática delimita-se a região a ser ressecada, geralmente anteroinferior. Após cerca de 2-3 minutos, retira-se a pinça, observando-se exatamente a área a ser incisada com a tesoura angulada. A ressecção pode ser limitada à cabeça da concha ou estender-se posteriormente de acordo com cada situação clínica.
4. Após remoção da peça cirúrgica revisa-se a cauda da concha remanescente e, em caso de hipertrofia, resseca-se com tesoura, pinça cortante ou mesmo com microdebridador.
5. Se for o caso, refratura-se a porção remanescente da concha inferior em direção à parede lateral.
6. Pontos de maior sangramento podem ser visualizados e cauterizados com eletrocautério monopolar, dispensando-se o tamponamento na maioria dos casos. Uma fita quadrangular de Surgicel ou de gelfoam pode ser colocada sobre a área cirúrgica cruenta. Alguns casos requerem tamponamento nasal anterior, especialmente nas ressecções mais agressivas. Tampões de Merocel prontos com ou sem "tubos de ventilação" incorporados e mais recentemente tampões nasais com Gel Knit TM (carboximetil celulose) podem facilitar o tamponamento em alguns casos.

Cuidados Pós-Operatórios

Quando inserido tampão nasal, ele é removido 24-48 horas após a cirurgia. O paciente é orientado a utilizar solução nasal fisiológica várias vezes ao dia e a não assoar o nariz até a primeira revisão 7 dias após a cirurgia. Na primeira revisão aspira-se suavemente a cavidade nasal no sentido de limpar secreções ou pequenos coágulos. Não se realizam maiores manipulações neste período. O paciente deve evitar maiores esforços físicos durante os primeiros 14 dias pós-operatórios. Costuma-se alertar o paciente no pré-operatório da necessidade de revisões frequentes, semanais, no período pós-operatório, no sentido de limpar secreções e observar a cicatrização da mucosa remanescente. Com controle endoscópico podem-se facilmente liberar pequenas áreas de adesão entre as paredes lateral e medial, evitando, assim, o surgimento de sinéquias. Não se costuma forçar a remoção de crostas, pois, além de gerar desconforto ao paciente, pode produzir sangramento. A aplicação de pomada de antibiótico intranasal é muitas vezes utilizada e parece ajudar na eliminação das crostas. Contudo deve-se reconhecer a possibilidade de reação da mucosa nasal às pomadas à base de *petrolatum*.[27] O uso de antibiótico sistêmico iniciando no transoperatório (geralmente cefalosporina) é controverso. Pacientes com rinite alérgica ou não alérgica devem manter o uso sistêmico de medicação anti-histamínica mais descongestionante ou mesmo corticosteroides sistêmicos, até que a mucosa nasal esteja cicatrizada e possa ser reiniciado o tratamento tópico de manutenção.

Turbinoplastia

A técnica consiste na ressecção parcial da concha nasal inferior abrangendo o osso e as faces lateral e inferior da mucosa adjacente, preservando-se a face medial. O retalho remanescente medial de mucosa é reposicionado lateralmente formando uma neoconcha inferior (Fig. 22-2).

O procedimento classicamente descrito por Spielberg, em 1924, propunha a incisão e descolamento da mucosa e ressecção apenas da porção óssea central da concha inferior. A técnica de ressecção submucosa foi popularizada por House, em 1951.[28] Foi Mabry quem descreveu a variação da técnica clássica e que passou a ser chamada de turbinoplastia inferior.[6]

As principais potenciais vantagens são o menor sangramento e menor formação de crostas no pós-operatório. Além disso, com a maior preservação de mucosa nasal secretora existe menor possibilidade teórica de desenvolvimento de rinite seca e/ou atrófica. O cirurgião ganha tempo cirúrgico sem a necessidade de descolamento da face lateral da concha inferior, visto que esta é geralmente mais aderida ao osso turbinal e difícil de ser descolada.

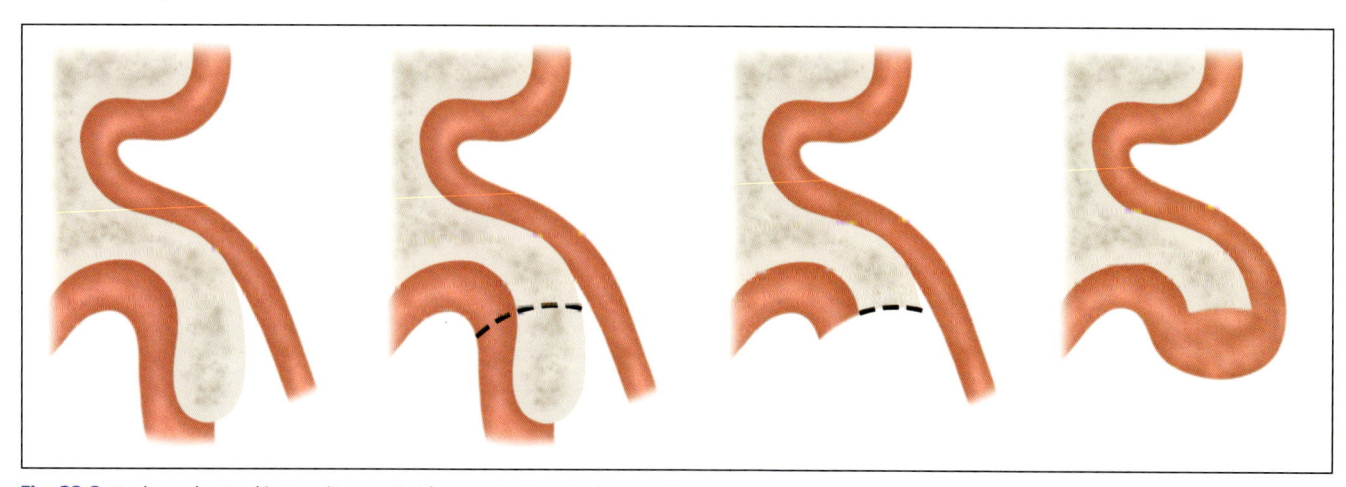

Fig. 22-2. Turbinoplastia clássica. (Fonte: Roithmann R Cirurgia das conchas nasais. p. 713. In: Otorrinolaringologia: Princípios e Prática. 2ª edição. Porto Alegre: Artmed.)

A cirurgia é realizada sob visualização endoscópica (endoscópio rígido 4 mm 0°), e a seguinte técnica pode ser utilizada:

1 e 2. Igual ao descrito para turbinectomia parcial (itens 1 e 2).
3. Realiza-se uma incisão com bisturi na borda anterior da concha até sentir o osso, a partir de sua inserção superior-lateral e descendo medialmente até o rebordo inferior. A incisão pode, a partir daí, seguir posteriormente ao longo do maior eixo da concha, ou realiza-se nova incisão ao longo do corpo da concha comunicando com a primeira.
4. Procede-se ao descolamento (microtesoura, descolador de Freer ou descolador aspirador) medial ao osso turbinal em sentido posterior, criando-se um túnel.
5. Com microtesoura ou tesoura angulada realiza-se a ressecção do osso junto com os tecidos moles (mucosa) lateral e inferior.
6. Pontos sangrantes podem ser, neste momento, cauterizados, e o retalho lateral de mucosa é reposicionado no espaço criado, criando-se uma neoconcha.
7. A partir daí os passos são os mesmos descritos para turbinectomia parcial (item 6).

Os cuidados pós-operatórios são os mesmos dos descritos na turbinectomia parcial.

Outras técnicas são empregadas para a turbinoplastia. Uma delas é realizada com o auxílio do microdebridador nasal. Após uma pequena incisão na altura da cabeça da concha, cria-se um túnel de mucosa e insere-se a ponteira do microdebridador, ressecando-se quantidades variáveis de tecidos moles e osso turbinal.[29]

Outra variação da técnica é a chamada *five minutes turbinectomy*.[30,31] A técnica se baseia na turbinoplastia descrita por Mabry, em 1988, com a diferença de utilizar pinça cortante e ressecar a cabeça da concha inferior.[6] A cabeça da concha inferior na região da válvula nasal costuma ser o sítio de maior resistência ao fluxo aéreo transnasal. Assim sendo, nesta técnica, o passo inicial é a ressecção da cabeça da concha inferior, incluindo as faces mucosas lateral e medial e o osso turbinal. A partir daí o procedimento é igual à turbinoplastia inferior previamente descrita (Fig. 22-3).

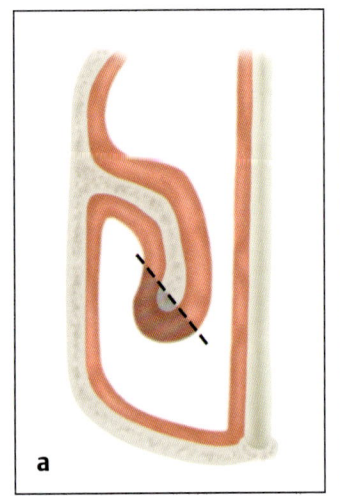

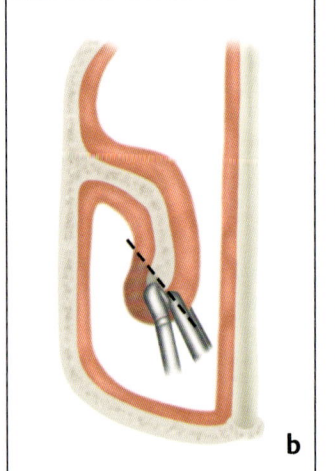

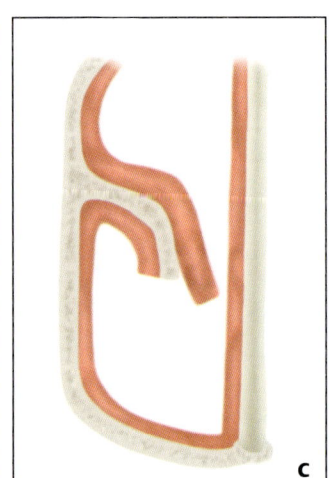

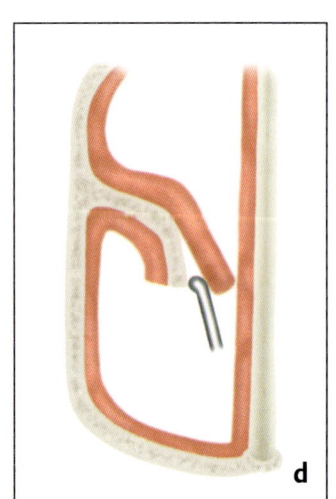

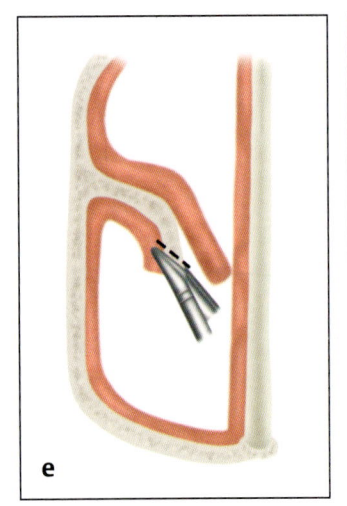

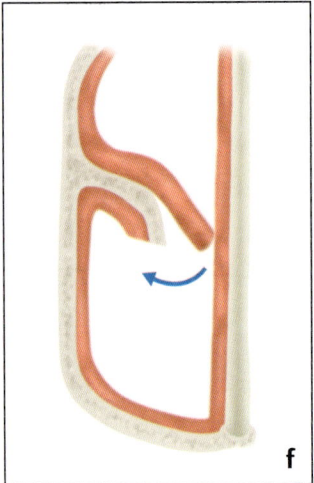

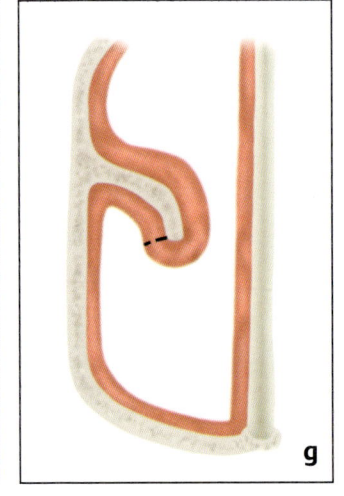

Fig. 22-3. (a-g) Turbinoplastia (Técnica *5-minutes turbinectomy*). (Fonte: Roithmann R. Cirurgia das Conchas Nasais. PRO-ORL Ciclo 2 – Módulo 2. Porto Alegre: Artmed/Panamericana Editora; 2008. p. 103.)

CIRURGIA DA CONCHA MÉDIA (TÉCNICA)

A ressecção parcial é o procedimento mais realizado. A existência ou não de aeração da concha média define as porções a serem ressecadas.

Condições inflamatórias e/ou infecciosas como espessamento mucoso, mucoceles ou mucopioceles também podem acometer o interior da concha bolhosa. Nestes casos, a cirurgia pode ser indicada de acordo com o grau de comprometimento local.

Concha Bolhosa

Utiliza-se endoscópio de 4 mm 0° para assistir a todos os tempos cirúrgicos. Costuma-se ressecar a face lateral ou meatal, deixando a face medial ou septal íntegra e estável (Fig. 22-4).

1. Colocação dos algodões embebidos em solução vasoconstritora como descrito nos procedimentos anteriores.
2. Infiltra-se as paredes anterior e inferior com *xylocaina* 1% e adrenalina (1:100.000).
3. Uma incisão é realizada na parede anterior da concha com faca em forma de foice (*sickle knife*) e completa-se a ressecção com microtesouras reta, curva e descolador de Freer, se necessário. Retira-se o fragmento lateral com micropinça de preensão convencional.
4. Procede-se a cirurgia dos seios paranasais, quando for o caso.
5. Não é necessário tamponamento nasal. Áreas sangrantes podem ser cauterizadas com eletrocautério monopolar. Pequeno tampão à base de carboximetil celulose (Sinu Knit TM) pode ser inserido no meato médio e ativado com água destilada. Além de proporcionar hemostasia, parece ter ação protetora na formação de sinéquias.

Orientam-se cuidados pós-operatórios iguais, como na cirurgia da concha inferior.

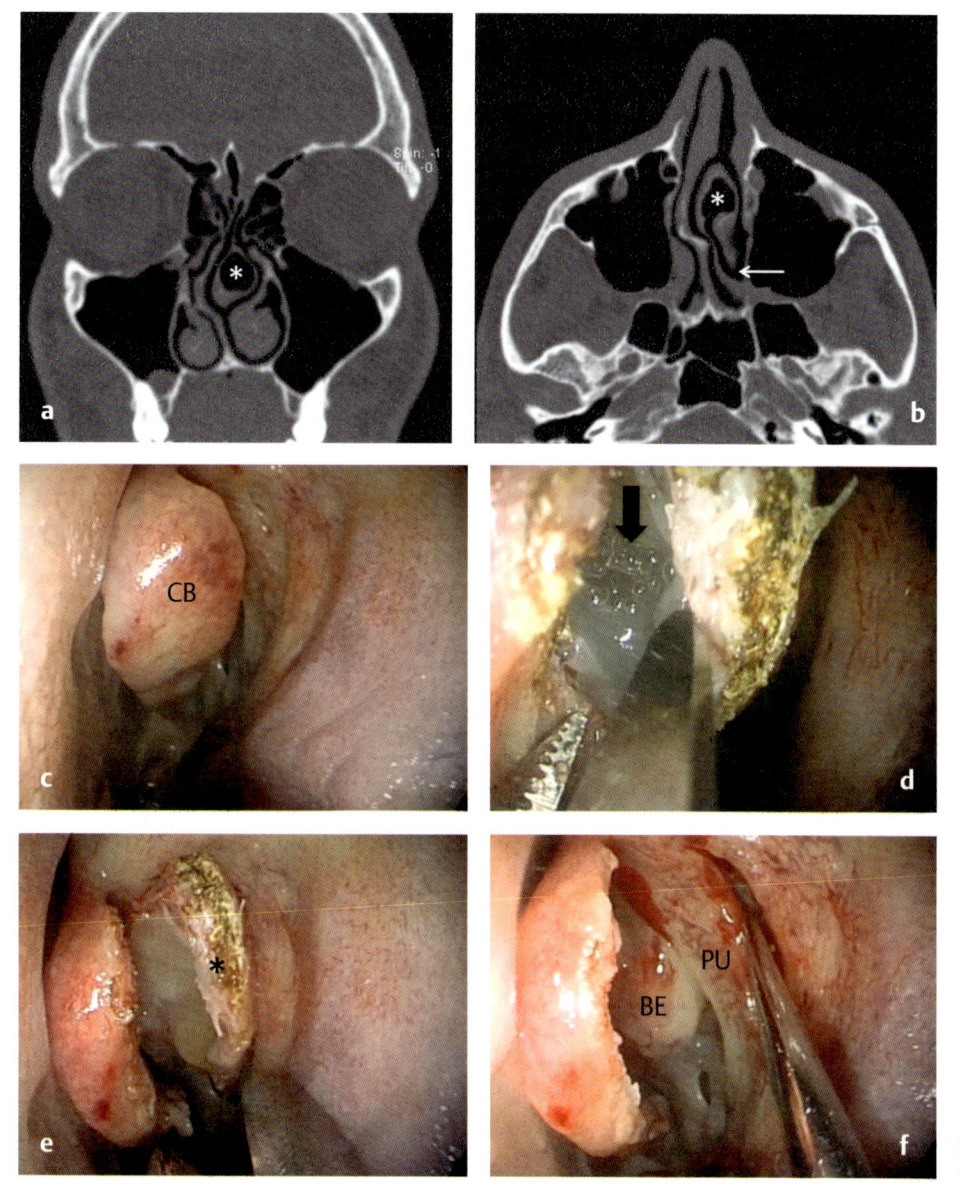

Fig. 22-4. (a-f) Concha média bolhosa – ressecção da face lateral ou meatal.

Concha Média não Bolhosa (Fig. 22-5)

1 e 2. Igual ao descrito na ressecção da concha bolhosa.
3. Realiza-se a ressecção com microtesouras reta e/ou curva do terço anteroinferior da concha média. Pinças cortantes fortes podem também ser utilizadas. No caso de haver degeneração polipoide ou outras alterações inflamatórias crônicas das partes moles, utiliza-se de rotina o microdebridador nasal, deixando o osso da concha intacto.
4. Demais passos iguais aos descritos para a concha bolhosa.

Cuidados importantes devem ser tomados em todas as cirurgias da concha média em relação à sua inserção superior e relações de vizinhança com a lâmina crivosa e com as estruturas do meato médio. Sugerimos sempre liberar bem o fragmento a ser retirado do nariz, evitando arrancamentos, que, além de gerar sangramento maior, podem ser acompanhados de lesões significativas das estruturas nobres de vizinhança. Outro cuidado é na região posterior da concha média, sítio de entrada da artéria da concha, ramo da a. nasal lateral posterior (ramo da a. maxilar interna).

É muito importante evitar que a porção remanescente da concha média fique instável ao término da cirurgia, pois costuma ocorrer lateralização do terço remanescente e obstrução do meato médio e/ou formação de sinéquias. No caso de a concha remanescente ficar instável ou mesmo em cavidades nasais muito estreitas, temos duas opções:

1. Ressecar totalmente a concha.
2. Fixá-la no septo nasal, criando-se uma sinéquia ou mesmo com sutura e colocar *splint* afastador no meato médio, deixando-o por alguns dias.

A sutura da CM ao septo nasal permite sua medialização temporária durante o processo de cicatrização. Geralmente, um fio monofilamentar reabsorvível com agulha de 16 mm é empregado. Inicia-se com a introdução da agulha pela face lateral da concha média, transfixando-se o septo e a reintroduzindo na outra fossa nasal pela face lateral da concha média contralateral. Completa-se a sutura com a reintrodução da agulha pelo meato médio ou pelo próprio septo nasal, anteriormente à cabeça das conchas médias, sob visão endoscópica. O nó é feito fora da cavidade nasal e levado até o meato médio com a ajuda de um porta-agulha ou instrumento bidente.

Outra técnica de medialização da concha média é a sinéquia da mesma no septo nasal, também chamado de "Bolgerização". Descrito por William Bolger, em 1999, devem-se escarificar a face septal da CM e o septo nasal na mesma altura, a fim de que haja uma sinéquia e mantenha a CM nesta posição por mais tempo.[32] Para garantir a posição da mesma no pós-operatório, pode-se realizar uma sutura ou colocar um espaçador de meato-médio, como um tampão expansível.

Vários estudos vêm mostrando a eficácia na prevenção da formação de sinéquias com a sutura das conchas médias ao septo nasal.[33-35] Um estudo importante publicado, em 2017, também mostrou melhor penetração de medicação no pós-operatório, por meio das irrigações nasais de alto volume e baixa pressão, nos casos onde a CM média foi suturada ao septo, quando comparada à posição habitual.[36]

Muitos cirurgiões concordam que uma CM instável ou gravemente acometida por doença deve ser parcialmente ressecada durante a CENS. No entanto, há pouca concordância em relação aos benefícios da ressecção da CM na ausência de envolvimento óbvio da doença nessa estrutura.[37,38]

Muitos defensores da ressecção do CM argumentam que isto previna a lateralização pós-operatória da CM, ajudando a manter a patência do complexo osteomeatal. Os autores também sugerem que a ressecção da CM possa ajudar a diminuir a formação de sinéquias, facilitar os cuidados pós-operatórios e melhorar o fluxo aéreo nasal.[39,40]

Por outro lado, aqueles que favorecem a preservação da MT receiam que a ressecção liberal possa levar à rinite atrófica, estenose do recesso frontal e perda desnecessária de um importante ponto anatômico.[40]

COMPLICAÇÕES DA CIRURGIA DAS CONCHAS NASAIS MÉDIA E INFERIOR

O Quadro 22-2 lista as potenciais complicações relacionadas com as cirurgias das conchas nasais inferior e média.

Quadro 22-2. Complicações Potenciais das Cirurgias de Ressecção das Conchas Nasais

Concha inferior
■ Sangramento
■ Crostas e ressecamento (geralmente por tempo limitado nos procedimentos conservadores)
■ Sinéquias
■ Dores faciais atípicas (raro nos procedimentos conservadores)
■ Rinite atrófica secundária (síndrome do nariz vazio – raro nos procedimentos conservadores)
■ Secreção retrofaríngea (raro nos procedimentos conservadores)
■ Obstrução nasal (raro nos procedimentos conservadores)

Concha média
■ Sangramento (bem menos comum que na cirurgia da concha inferior)
■ Crostas (por tempo bem limitado)
■ Colapso lateral
■ Sinéquias
■ Alteração do olfato (muito incomum)
■ Rinossinusite secundária ao colapso lateral

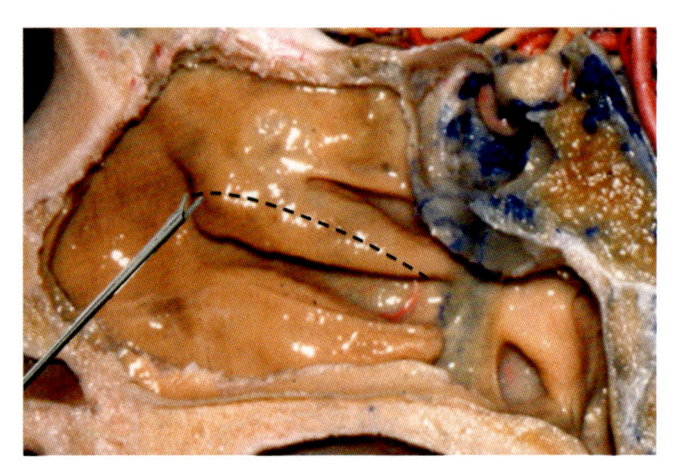

Fig. 22-5. Concha média não bolhosa – linha de ressecção anteroinferior.

CONSIDERAÇÕES FINAIS

As cirurgias das conchas nasais são procedimentos muito importantes no arsenal terapêutico do otorrinolaringologista. O controle ou a resolução da obstrução nasal muitas vezes só é alcançado com o auxílio da cirurgia das conchas inferior e/ou média. No momento não existe uma técnica padrão ouro que possa ser indicada e que resolva o problema em todos os casos. Cabe ao otorrinolaringologista conhecer todas as opções cirúrgicas e os recursos materiais disponíveis e indicá-las de forma individual as necessidades de cada paciente. Quando se respeitam os princípios fisiológicos que norteiam o funcionamento do nariz, a chance de complicações diminui e, consequentemente, melhora os resultados. Os pacientes devem ser informados da necessidade de acompanhamento e tratamento médicos continuados para o controle da doença de base e manutenção do resultado cirúrgico obtido.

REFERÊNCIAS BIBLIOGRÁFICAS

1. Freer OT. The inferior turbinate: its longitudinal resection for chronic intumescence. Laryngoscope. 1911;21:1136-1144.
2. Spielberg W. The treatment of nasal obstruction by submucous resection of the inferior turbinate bone: report of cases. Laryngoscope. 1924;34:197.
3. Roithmann R. Inferior turbinectomy: what is the best technique? Braz J Otorhinolaryngol. 2018;84:133-4.
4. Jose J, Coatesworth AP. Inferior turbinate surgery for nasal obstruction in allergic rhinitis after failed medical treatment. Cochrane database Syst Rev Dec. 2010;8:12.
5. Batra PS, Seiden AM, Smith TL. Surgical management of adult inferior turbinate hypertrophy: a systematic review of the evidence. Laryngoscope. 2009;119:1819-27.
6. Mabry R. Inferior turbinoplasty: patient selection, technique, and long-term consequences. Otolaryngol Head Neck Surg. 1988;98:60-66.
7. Grymer LF, Illum P, Hilberg O. Septoplasty and compensatory inferior turbinate hypertrophy: a randomized study evaluated by acoustic rhinometry. J Laryngol Otol. 1993;107:413-17.
8. Stolzel K, Bandelier M, Szczepek AJ, Olze H, Dommerich S. Effects of surgical treatment of hypertrophic turbinates on the nasal obstruction and the quality of life. Am J Otolaryngol. 2017;38:668-672.
9. Veit JA, Nordmann M, Dietz B, Sommer F, Lindemann J et al. Three different turbinoplasty techniques combined with septoplasty: Prospective randomized trial. Laryngoscope. 2017;127:303-308.
10. Barham HP, Thornton MA, Knisely A, Marcells GN, Harvey R et al. Long-term outcomes in medial flap inferior turbinoplasty are superior to submucosal electrocautery and submucosal powered turbinate reduction. Int Forum Allergy Rhinol. 2016;6:143-47.
11. Devseren NO, Ecevit MC, Erdag TK et al. A randomized clinical study: outcome of submucous resection of compensatory inferior turbinate during septoplasty. Rhinology. 2011;49:53-57.
12. Sinno S, Mehta K, Lee ZH, Kidwai S, Saadeh PB et al. Inferior turbinate hypertrophy in rhinoplasty: systematic review of surgical techniques. Plast Reconstr Surg. 2016;138:419-29.
13. Moura BH, Migliavacca RO, Lima RK, Dolci JEL, Becker M et al. Partial inferior turbinectomy in rhinoseptoplasty has no effect in quality-of-life outcomes: A randomized clinical trial. Laryngoscope. 2018;128:57-63.
14. Sozansky J, Houser SM. The phisiological mechanism for sensing nasal airflow: a literature review. Int Forum Allergy Rhinol. 2014;4:834-38.
15. Eccles R. Nasal airway resistance and nasal sensation of airflow. Rhinology. 1992;14:86-90.
16. Moore EJ, Kern E. Atrophic Rhinitis: a review of 242 cases. Am J Rhinol. 2001;15:355-61.
17. Moore GF, Freeman TJ, Ogren FP, Yonkers AJ. Extended follow-up of total inferior turbinate resection for relief of chronic nasal obstruction. Laryngoscope. 1985;95:1095-9.
18. Roithmann R, Cole P, Chapnik J et al. Acoustic rhinometry, rhinomanometry and the sensation of nasal patency: a correlative study. J Otolaryngol. 1994;454-8.
19. Haight JSJ, Cole P. The site and function of the nasal valve. Laryngoscope. 1983;93:49-55.
20. Roithmann R, Chapnik J, Cole P et al. Acoustic rhinometric assessment of the nasal valve area. Am J Rhinol. 1997;11:379-85.
21. Grymer LF. Reduction rhinoplasty and nasal patency: change in the cross-sectional area of the nose evaluated by acoustic rhinometry. Laryngoscope. 1995;105:429-31.
22. Cook PR, Begegni A, Bryant WC, Davis WE. Effect of partial middle turbinectomy on nasal airflow and resistance. Otolaryngol Head Neck Surg. 1995;113:413-19.
23. Mariano FC, Hamerschmidt R, Soares CMC, Moreira AT. The middle turbinate resection and its repercussion in olfaction with the University of Pennsylvania Smell Identification Test (UPSIT). Int Arch Otorhinolaryngol. 2018;22:280-83.
24. Alam S, Li C, Bradburn KH, Zhao K, Lee TS. Impact of middle turbinectomy on airflow to the olfactory cleft: a computational fluid dynamics study. Am J Rhinol Allergy. 2018.
25. Kalaiarasi R, Ramakrishnan V, Poyyamoli S. Anatomical Variations of the Middle Turbinate Concha Bullosa and its Relationship with Chronic Sinusitis: A Prospective Radiologic Study. Int Arch Otorhinolaryngol. 2018 Jul;22(3):297-302.
26. Berger G, Balum-Azim M, Ophir D. The normal inferior turbinate: histomorphometric analysis and clinical implications. Laryngoscope. 2003;113:1192-98.
27. Moore DF, Grogan JB, Lindsey WH. The myospherulotic potential of water-soluble ointments. Am J Rhinol. 1995;9:215-18.
28. House HP. Submucous resection of the inferior turbinate bone. Laryngoscope. 1951;61:637-48.
29. Joniau S, Wong I, Rajapaksa S, Carney SA, Wormald PJ. Long-term comparison between submucosal cauterization and powered reduction of the inferior turbinate. Laryngoscope. 2006;116:1612-16.
30. Roithmann R. Cirurgia das conchas nasais. PRO-ORL, Artmed editora, Porto Alegre Ciclo 2, Modulo 2, p. 85-117, 2008.
31. Tabajara CC, Roithmann R et al. Turbinectomia parcial tradicional x Five-minutes turbinectomy: resultados preliminares. Brazilian J Otorhinolaryngol; Suplemento. 2011;77:46.
32. Bolger WE, Kuhn FA, Kennedy DW. Middle turbinate stabilization after functional endoscopic sinus surgery: the controlled synechiae technique. Laryngoscope. 1999;109:1852-3.
33. Thornton RS. Middle turbinate stabilization technique in endoscopic sinus surgery. Arch Otolaryngol Head Neck Surg. 1996;122:869-72.
34. Hanna BMN, Kilty SJ. Middle turbinate suture technique: a cost-saving and effective method for middle meatal preservation after endoscopic sinus surgery. J Otolaryngol - Head Neck Surg J Otorhinolaryngol Chir Cervico-Faciale. 2012;41:407-12.
35. Chen W, Wang Y, Bi Y, Chen W. Turbinate-septal suture for middle turbinate medialization: a prospective randomized trial. Laryngoscope. 2015;125:33-5.
36. Wawginiak GH, Balsalobre L, Kosugi EM, Mangussi-Gomes JP, Samaniego RE, Stamm AC. Efficacy of syringe-irrigation topical therapy and the influence of the middle turbinate

in sinus penetration of solutions. Braz J Otorhinolaryngol. 2017;83:546-51.
37. Choby GW, Hobson CE, Lee S, Wang EW. Clinical effects of middle turbinate resection after endoscopic sinus surgery: a systematic review. Am J Rhinol Allergy. 2014; 28:502-7.
38. Hudon M-A, Wright ED, Fortin-Pellerin E, Bussieres M. Resection versus preservation of the middle turbinate in surgery for chronic rhinosinusitis with nasal polyposis: a randomized controlled trial. J Otolaryngol - Head Neck Surg J Otorhinolaryngol Chir Cervico-Faciale. 2018;47:67.
39. Messerklinger W. Background and evolution of endoscopic sinus surgery. Ear Nose Throat J. 1994;73:449-50.
40. Giacchi RJ, Lebowitz RA, Jacobs JB. Middle turbinate resection: issues and controversies. Am J Rhinol. 2000;14:193-7.

MENTOPLASTIA

Carlos Roberto Ballin ▪ Carlos Henrique Ballin
Corintho Viana Pereira ▪ Diderot Rodrigues Parreira

INTRODUÇÃO

A beleza da face resulta de um completo equilíbrio entre todos os seus elementos. A **proporcionalidade** entre suas linhas e curvas gera a agradável sensação ao olhar.

O mento é o principal contorno do terço inferior da face, tanto em vista frontal quanto em perfil. Seu tamanho ou assimetria podem alterar o balanço entre os terços faciais.

Depois do nariz, o mento é a saliência facial que mais confere características ao indivíduo, sendo que ambas estruturas são interdependentes. Desse modo, um mento hipoprojetado pode dar a impressão de um falso excesso de dorso nasal. Aproximadamente 25% dos pacientes candidatos à rinoplastia obterão um melhor equilíbrio facial com a mentoplastia associada.[1,2]

BASES ANATÔMICAS

O mento faz parte da região facial inferior, situada abaixo do sulco mentolabial, limitada lateralmente pelos sulcos labiomandibulares e, inferiormente, separada da região do pescoço pelo sulco submental. O mento corresponde à porção óssea da sínfise mandibular.

A face anterior do mento ósseo é recoberta pelos músculos mentuais, depressores do lábio inferior, depressores do ângulo da boca e os platismas. Na face posterior, inserem-se os músculos genioglossos, gênio-hióideos e milo-hióideos. Os ventres anteriores dos músculos digástricos se inserem na superfície posteroinferior.

A inervação motora é realizada principalmente pelo ramo marginal do nervo facial, que inerva os músculos do terço inferior da face, com exceção do ventre anterior do digástrico e do milo-hióideo, inervados pelo ramo mandibular do trigêmeo.

A inervação sensitiva é realizada pelo nervo mentual, ramo do nervo alveolar inferior, oriundo da divisão mandibular do nervo trigêmeo.[3] O trajeto final do nervo alveolar inferior no canal mandibular situa-se normalmente a uma distância de cerca de 9 mm da borda inferior da mandíbula e 5 mm anterior e inferiormente ao forame mentual.[4] O nervo mentual emerge do forame mentual, localizado a cerca de 28 a 30 mm da linha média mandibular, geralmente na linha do segundo pré-molar inferior e, aproximadamente, a 12 mm acima da borda mandibular.

CONCEITOS

A uniformização dos termos é fundamental para a avaliação clínica, programação do tratamento e análise dos resultados:

- *Retrogenia*: mento retroposicionado.
- *Progenia*: mento protruso.
- *Microgenia*: mento pequeno tridimensionalmente.
- *Macrogenia*: mento grande tridimensionalmente.
- *Laterogenia*: mento lateralizado, assimétrico.
- *Retrognatia, prognatia e laterognatia*: referem-se ao posicionamento da mandíbula, retroposicionada, protrusa ou lateralizada, respectivamente.

AVALIAÇÃO DO MENTO

Na avaliação do mento, o cirurgião deve ter em mente três questões:

- O mento necessita de correção?
- O problema está só no mento? Excluir a necessidade de cirurgia na mandíbula e/ou maxila associadas.
- Quais aspectos do paciente direcionam para um ou outro tipo de tratamento?

Quatro características da estrutura do mento devem ser analisadas:

- Projeção anteroposterior.
- Altura.
- Forma e contorno.
- Simetria.

A profundidade do sulco mentolabial, o tecido mole do mento, a presença de sulco labiomandibular acentuado, a oclusão dentária, o selamento labial, a simetria entre os terços faciais e o mento em movimentação devem ser também avaliados.

Para se obter o melhor resultado cirúrgico, devem-se realizar a adequada avaliação e um completo planejamento pré-operatório.

Avaliação Antropométrica

A avaliação antropométrica considera os pontos nos tecidos moles. Realizada no paciente nas fotografias de frente e em perfil contribui para a confirmação do diagnóstico, programação cirúrgica, transoperatório, comparação pós-operatória, documentação médico-legal e publicações científicas.

Fotografias em tamanho natural, ou seja, na proporção 1:1 são as ideais para a avaliação e o planejamento cirúrgico, permitindo mensurações e utilizações de escalas.

Métodos de Avaliação Antropométrica no Plano Sagital

- *Meridiano zero de Gonzáles-Ulloa (Fig. 23-1a):* linha perpendicular à linha horizontal de Frankfurt, interseccionando o *nasium*. O pogônio deve tangenciar esta linha.[9] Na prática, observa-se que, idealmente nos homens, o pogônio encosta nesta linha, e nas mulheres, situa-se alguns milímetros atrás. Quando o mento estiver posterior ao meridiano zero, existe um retroposicionamento do mento, por retrogenia ou retrognatismo. Quando situado à frente, há progenia ou prognatismo. A distância de avanço ou de retrusão do mento pode ser quantificada com este método.
- *Avaliação do plano de Frankfurt – lábio inferior (Fig. 23-1b):* linha perpendicular à linha horizontal de Frankfurt, interseccionando a margem da junção mucocutânea do *lábio inferior*. O pogônio deve situar-se nesta linha ou ligeiramente atrás dela.[1] Permite estimar a quantidade de milímetros necessários para avançar ou retrair o mento.
- *Ângulo Z de Merrifield (Fig. 23-1c):* linha horizontal de Frankfurt e linha do pogônio à margem anterior do lábio mais projetado. O ângulo formado por estas duas linhas, ângulo Z, deve ser de 80° ± 5°.[10]
- *Ângulo de Legan (Fig. 23-1d):* linha da glabela ao subnasal e do subnasal ao pogônio. O ângulo formado por estas linhas, ângulo da convexidade facial, deve ser de 12° ± 4°.[11]
- *Profundidade do sulco mentolabial (Fig. 23-2a):* linha do lábio inferior ao pogônio e linha perpendicular até o ponto de maior profundidade do sulco mentolabial. A medida desta fornece a profundidade do sulco. O sulco ideal deve ter 4 mm de profundidade.[1,11] Varia de 4 a 6 mm.
- *Relação dos tecidos moles*: o ideal é o mento localizado um pouco atrás do lábio inferior, e o lábio inferior ligeiramente posterior ao lábio superior.[7]

Métodos de Avaliação Antropométrica no Plano Frontal

No plano frontal, os terços faciais são delimitados por quatros linhas horizontais paralelas que passam por *triquium*, glabela, subnasal e gnátio (Fig. 23-2b).[8,12] Os terços devem ser semelhantes, podendo o terço inferior ser levemente maior no homem. O terço inferior pode ser subdividido por uma linha passando no estômio. O lábio inferior e o mento correspondem a dois terços.[8] Assimetrias e desvios da linha média são assim detectados.

Raios X Panorâmicos da Mandíbula

Auxilia na determinação da altura e da extensão em que o traço da osteotomia pode ser realizado, pois permite avaliar os ápices dentários, localizar os canais mandibulares e o forame mentual (Fig. 23-3).

Tomografia Computadorizada de Face

É a ferramenta mais atual de estudo do esqueleto facial, onde se podem utilizar seus arquivos em formato DICOM para planejamento virtual das ostetotomias, confeccionar guias de cortes, além de verificar com segurança a localização de nervos e raízes dentárias.

OPÇÕES DE TRATAMENTO

Para o **avanço do mento**, aumento da projeção anterior, existem algumas opções de tratamento (Quadro 23-1).

Enxertos autólogos de osso ou cartilagem possuem biocompatibilidade e mínima resposta inflamatória. Entretanto, apresentam morbidade na área doadora, dificuldade de moldar e reabsorção do enxerto, impedindo a previsibilidade do resultado. Isto, somado ao avanço dos materiais aloplásticos, torna os enxertos autólogos pouco utilizados atualmente.

A indicação de mentoplastia óssea ou implantes, a escolha do tipo do material aloplástico, a colocação do implante supra ou subperiosteal continua controversa.[2]

Para o sucesso com o uso de implante, o primeiro passo consiste na seleção do candidato adequado para tal procedimento. Quando a deficiência de projeção horizontal do mento

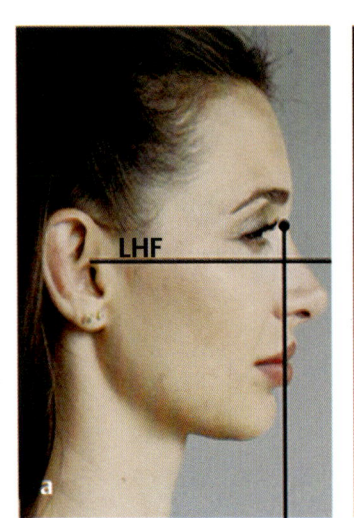

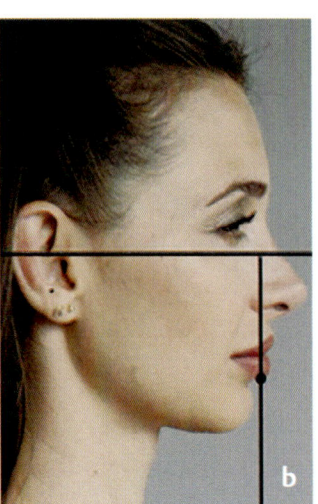

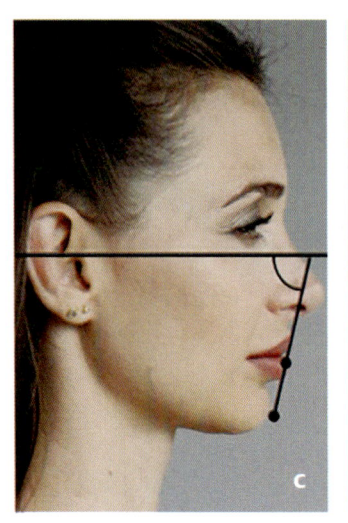

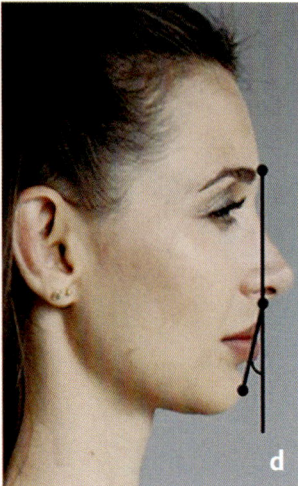

Fig. 23-1. Métodos de avaliação do mento no plano sagital: (**a**) meridiano zero de Gonzáles-Ulloa; (**b**) plano de Frankfurt – lábio inferior; (**c**) ângulo Z de Merrifield. (**d**) Ângulo de Legan. LHF: linha horizontal de Frankfurt.

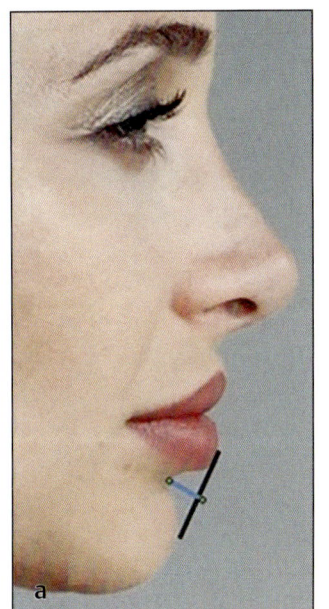

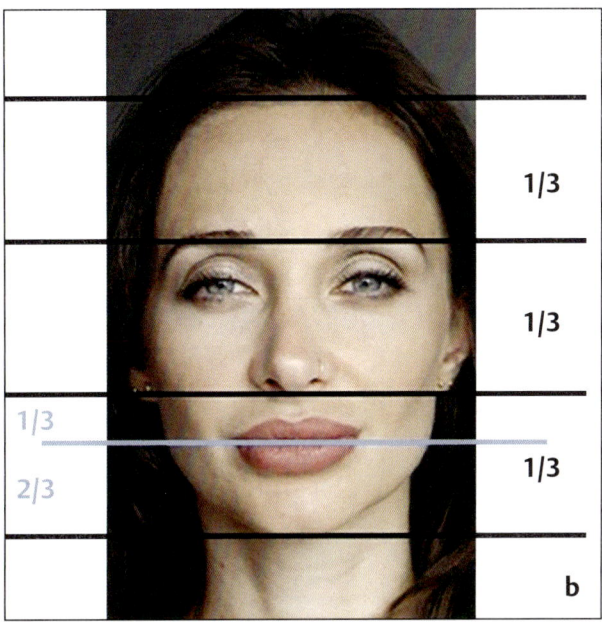

Fig. 23-2. Métodos de avaliação do mento: (**a**) no plano sagital, avaliação da profundidade do sulco mentolabial: medida em milímetros da linha azul; (**b**) terços faciais e suas proporções.

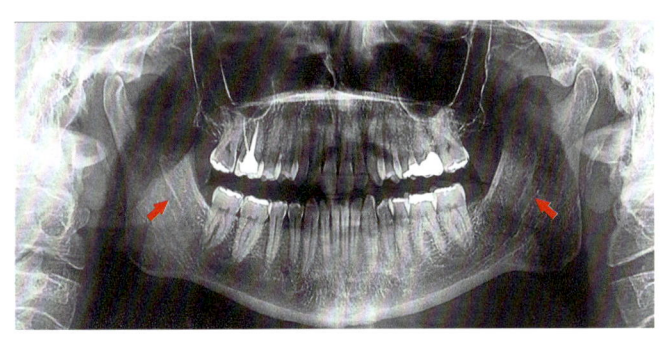

Fig. 23-3. Raios X panorâmicos da mandíbula pré-operatórios. Nas setas vermelhas visualizamos o trajeto do nervo mentual bilateral.

Quadro 23-1. Opções de Tratamento Conforme as Diferentes Necessidades

- Aumento da projeção anterior do mento/avanço:
  - Implantes aloplásticos
  - Mentoplastia óssea de deslizamento
- Redução da projeção anterior do mento/retrusão:
  - Mentoplastia óssea de deslizamento
- Alterar altura do mento:
  - Mentoplastia óssea de redução ou de aumento vertical
- Corrigir assimetrias do mento:
  - Mentoplastia óssea de simetrização
- Alterações multiplanares do mento:
  - Mentoplastias ósseas

é de até 7 mm, e a deficiência vertical é de até 3 mm, tanto a mentoplastia de deslizamento como o uso de implantes podem ser empregados (Quadro 23-1).[2,6,7,12] Pacientes com deficiência de projeção anteroposterior maior que 7 mm, deficiência vertical maior que 3 mm, excesso vertical significativo e/ou assimetria não são bons candidatos a implante,[2,6,7,12] devendo nestes casos indicar cirurgia esquelética (Quadro 23-2).

Mentoplastias Ósseas

A primeira osteotomia horizontal do mento foi descrita em cadáver por Hofer, em 1942, pelo acesso extraoral;[14] com acesso intraoral, foi realizada, em 1957, por Trautner e Obwegeser.[15] As osteotomias visam às correções das alterações ósseas do mento, exercendo também efeito sobre os tecidos moles.

A previsibilidade em relação ao resultado da mobilização óssea sobre os tecidos moles varia conforme os vetores do movimento. Nas osteotomias para alongamento, horizontal ou vertical, a relação é muito boa. Já nas osteotomias para redução, horizontal ou vertical, em função da redundância de tecidos moles resultantes, há dificuldade de prever o resultado. Seguem os parâmetros estabelecidos (movimentação óssea: movimentação dos tecidos moles).[12]

- *Alongamento horizontal:* 1: 0,9.
- *Redução horizontal:* 1: 0,6.
- *Alongamento vertical:* 1: 1.

Quadro 23-2. Vantagens e Desvantagens da Mentoplastia Óssea e do Implante no Avanço do Mento

	Mentoplastia óssea	Implante
Vantagens	<ul><li>Indicada em todos os casos</li><li>Utiliza tecido do próprio paciente</li><li>Permite alterar a altura</li><li>Resultado duradouro em longo prazo</li></ul>	<ul><li>Menos invasivo</li><li>Menor tempo cirúrgico</li><li>Recuperação pós-operatória mais rápida</li><li>Menor dificuldade técnica</li></ul>
Desvantagens	<ul><li>Maior risco de lesão do nervo mentual</li></ul>	<ul><li>Risco de deslocamento ou extrusão do implante</li><li>Reabsorção óssea</li></ul>

Tipos de Mentoplastias Ósseas

Os principais tipos de mentoplastias ósseas estão listados no Quadro 23-3.

Mentoplastia de Deslizamento: Avanço ou Recuo

Também denominada osteotomia anterior horizontal da mandíbula, genioplastia de deslizamento (SGP, *sliding genioplasty*). A linha horizontal da osteotomia situa-se pelo menos 5 mm abaixo do forame mentual, com máxima extensão posterior bilateral possível. Desta forma, preserva o feixe vasculonervoso mentual e os ápices dentários dos incisivos e caninos.[4,6] O segmento osteotomizado mantém seu suprimento sanguíneo através dos tecidos moles que permanecem aderidos na superfície da borda inferior e na cortical lingual, evitando reabsorções ósseas.[12]

Esta osteotomia permite a movimentação do segmento osteotomizado em todas as direções, de forma multiplanar (Fig. 23-4a-c). Pode ser realizada concomitantemente a outras osteotomias da mandíbula ou da maxila.[16] É principalmente utilizada para avanços de até 12 mm.

Ainda, se necessário, para a obtenção de melhor relação estética, a osteotomia que seria horizontal pode ser levemente oblíqua no sentido anteroposterior, permitindo concomitante pequenos ajustes na altura do mento.

Quadro 23-3. Principais Tipos de Mentoplastias Ósseas

- De deslizamento (avanço ou recuo)
- Em dois estágios (avanço)
- De aumento vertical
- De redução vertical
- De simetrização
- Funcional

Mentoplastia em Dois Estágios: Avanço

Indicada para avanços superiores a 12 mm. Em função da possibilidade de reduzido contato ósseo entre os segmentos após a movimentação, é preferível realizar duas osteotomias horizontais anteriores paralelas, com distância entre si de pelo menos 7 a 8 mm. Um segmento ósseo intermediário e independente é criado, possibilitando quase duplicar o avanço (Fig. 23-5a, b). A osteotomia inferior deve ser realizada primeiro, possibilitando à serra atuar sempre sobre o segmento fixo à mandíbula. Após a osteotomia superior, o segmento intermediário é avançado e fixado à mandíbula proximal. Em seguida, o segmento distal é avançado e fixado ao intermediário.

Mentoplastia de Redução Vertical

Indicada para correção do excesso de altura facial ou do terço inferior da face ou, em alguns casos, de incompetência labial.

Conforme a medida planejada para redução vertical, um segmento intermediário do mento é obtido, como na mentoplastia em dois estágios, e ressecado. O segmento basilar pode ser remodelado, reposicionado e fixado à mandíbula proximal (Fig. 23-5c, d).

Caso necessário, uma ou ambas as osteotomias, em vez de horizontais, podem ser realizadas de forma oblíqua no sentido anteroposterior. Isto permite ressecções ósseas em cunha.

Mentoplastia de Aumento Vertical

Também chamada de genioplastia de interposição, em função de utilizar enxertos ósseos entre os fragmentos após a realização da mentoplastia de deslizamento.

Indicada para aumentar a altura do mento. A osteotomia anterior horizontal é realizada da forma convencional e enxertos ósseos com a altura programada são interpostos entre os dois segmentos. São interpostos ao menos três autoenxertos

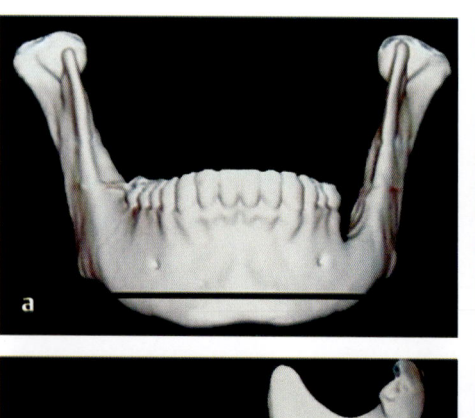

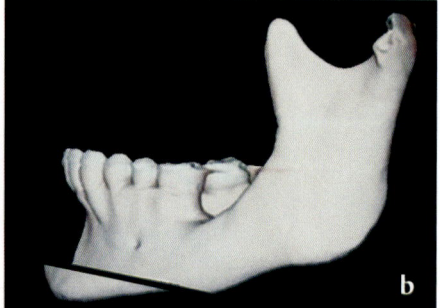

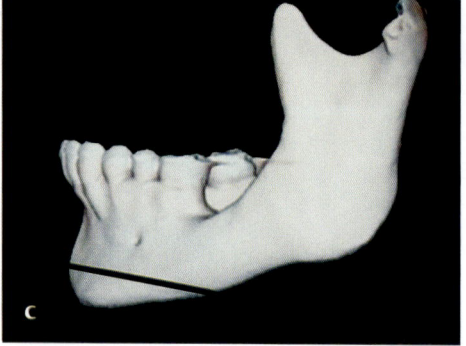

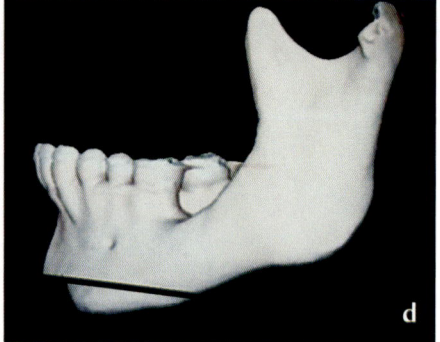

Fig. 23-4. Mentoplastia de deslizamento para avanço ou recuo do mento: (**a**) linha de osteotomia horizontal em vista frontal; (**b**) avanço do segmento inferior visando a avançar o mento; (**c**) linha de osteotomia horizontal em vista lateral. (**d**) Recuo do segmento inferior para recuar o mento.

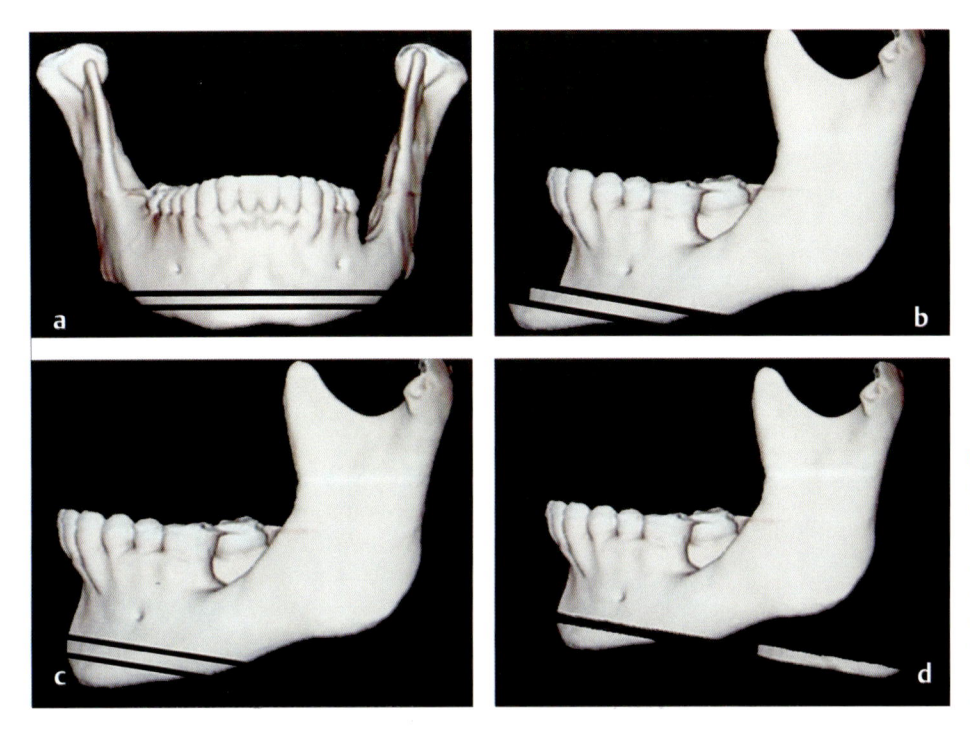

Fig. 23-5. Mentoplastia em dois estágios: (a) para avanço do mento com as linhas das osteotomias e confecção do segmento intermediário em vista frontal; (b) avanço do segmento intermediário e do inferior; (c) mentoplastia de redução vertical com as duas linhas das osteotomias para confecção do segmento intermediário em vista lateral; (d) fragmento intermediário removido.

de blocos ósseos, um mediano e dois laterais (Fig. 23-6a, b). A fixação é fundamental e realizada de forma semelhante à utilizada nas demais mentoplastias.[5]

Mentoplastia de Centralização/Simetrização

Indicada para correção de casos de desvio da linha média do mento. Possibilita corrigir desvios leves e moderados do mento (Fig. 23-6c, d). Pode ser utilizada também para camuflagem de assimetrias faciais.

Técnica Cirúrgica

A osteotomia de deslizamento, realizada por Trauner e Obwegeser,[15] em 1957, ainda hoje é considerada a mentoplastia óssea mais utilizada, difundida, previsível e versátil, por muitos autores, entre eles Bertossi et al.,[26] Sykes e Suárez.[27] Será descrita como a osteotomia-base (Fig. 23-4).

Realizada sob anestesia geral ou sob anestesia local e sedação. Deve-se fazer uso de intubação nasotraqueal, a fim de se liberar a cavidade oral para as manipulações cirúrgicas.

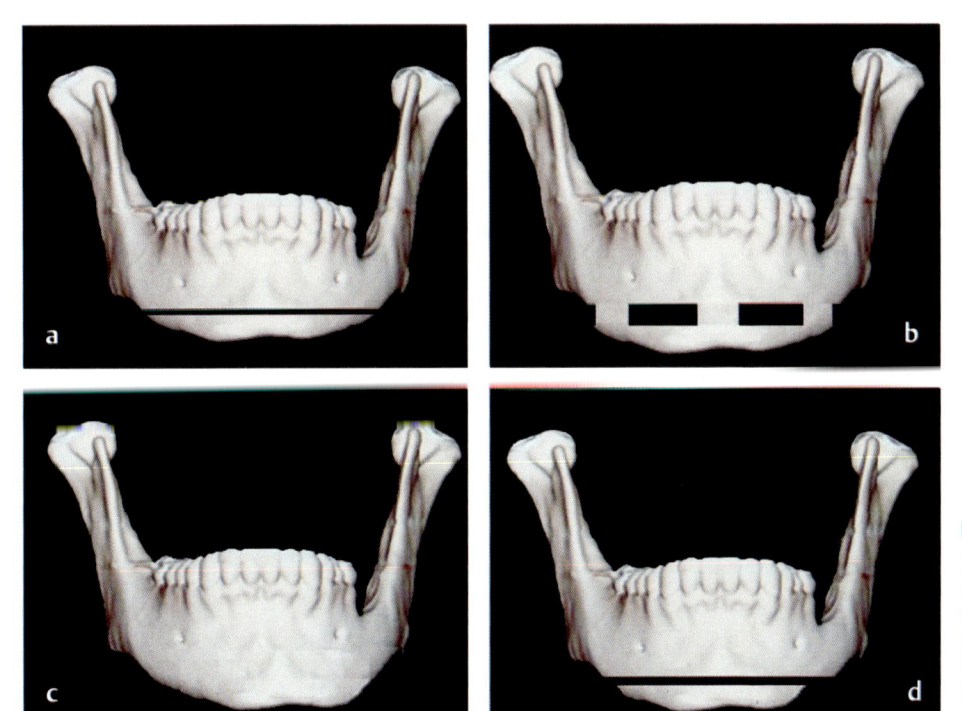

Fig. 23-6. Mentoplastia de aumento vertical: (a) com linha de osteotomia horizontal; (b) interposição de três blocos ósseos. Mentoplastia de simetrização: (c) em mento assimétrico rodado para a esquerda; (d) osteotomia horizontal realizada e segmento inferior rodado para a direita, simetrizando o mento.

A cânula nasotraqueal é direcionada para cima, permitindo no transoperatório a avaliação estética obtida. O paciente deve estar em decúbito dorsal, com a cabeça na posição neutra, face e pescoço totalmente expostos.

Marcação da incisão vestibular, na superfície interna do lábio inferior, do primeiro pré-molar ao primeiro pré-molar, a 5 mm da prega vestibular. Contornando a inserção do freio labial, a fim de preservá-lo. Marcação da linha média (Fig. 23-7a).

Infiltração de anestésico local com vasoconstritor no sulco gengivolabial inferior de pré-molares a pré-molares.

Incisão da mucosa, de acordo com a marcação.

A incisão é aprofundada perpendicularmente, com **secção dos músculos mentuais**, deixando o músculo inserido na mandíbula em volume suficiente para permitir as suturas de fechamento.

Incisão do periósteo e seu descolamento até a borda inferior do mento e lateralmente até os forames mentuais, identificados e preservados juntos com a emergência dos nervos mentuais. Evitar a esqueletização dos nervos mentuais para protegê-los de tração durante o procedimento. O descolamento subperiosteal prossegue lateralmente abaixo do forame mentual até a borda inferior da mandíbula, o mais posterior possível (Fig. 23-7b-d).

Marcação da linha média em toda a altura do mento com serra, broca óssea ou piezo. Garante marcação vertical permanente na cortical anterior, permitindo o correto posicionamento posterior do segmento basal. A marcação pode também ser feita com 3 linhas verticais (Fig. 23-8a).

Marcação da linha da osteotomia: perpendicular à linha média, pelo menos 5 mm abaixo das raízes dos caninos e 5 mm abaixo dos forames mentuais.[4,6] Na linha média, no mínimo 10 mm superior à borda inferior do mento, a fim de manter a vascularização do segmento osteotomizado e permitir um contorno estético mais agradável (Fig. 23-8b).

A **osteotomia** é iniciada de preferência com serra oscilante. Com angulação horizontal, ou seja, paralela ao plano oclusal, nos casos de avanço ou retrusão. A angulação pode ser oblíqua, de forma a corrigir também a altura do mento. A serra reciprocante passa a ser utilizada, até completar a osteotomia, especialmente nas bordas laterais. Certificar-se que ambas as corticais foram totalmente seccionadas, a fim de evitar fratura da tábua interna. Deve-se prestar atenção à simetria das bordas laterais da osteotomia.[5] Completada a osteotomia, o segmento distal deve estar solto da mandíbula, mas permanecendo pediculado pela superfície lingual.

Verificação da simetria mentoniana e facial. As proporções faciais, o perfil final, os sulcos mentolabial, labiomandibular e submental são revisados. Obtido o resultado desejado, o segmento distal será fixado à mandíbula.

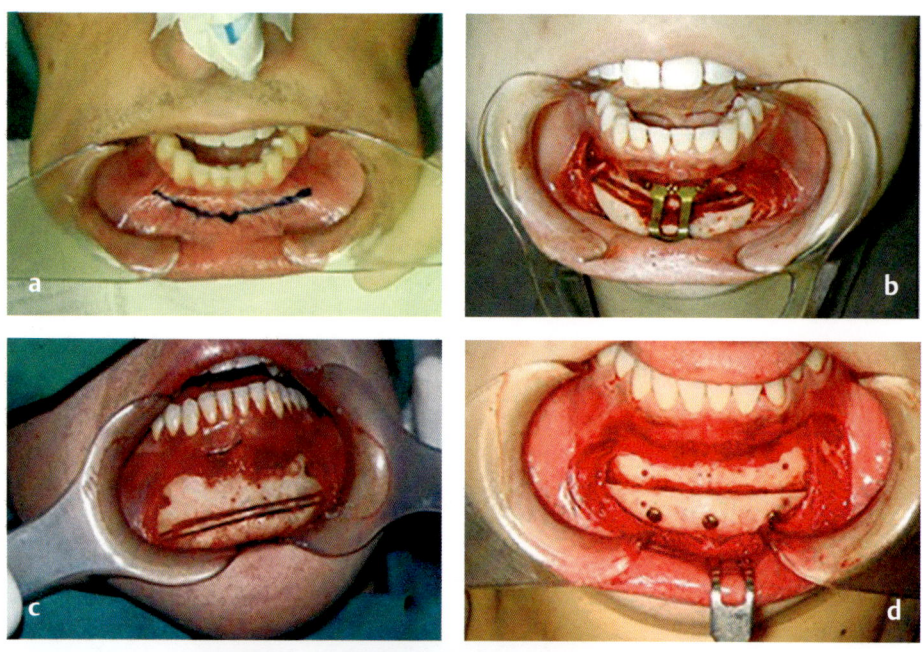

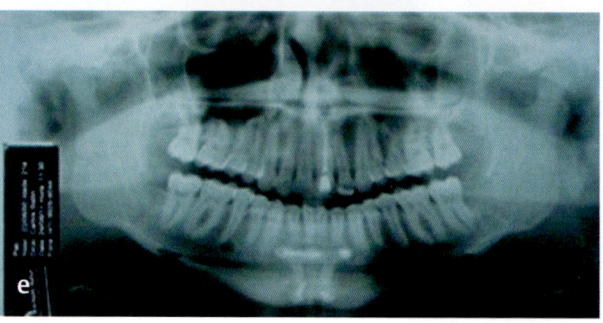

Fig. 23-7. Técnica cirúrgica da mentoplastia de deslizamento: (**a**) marcação da incisão; (**b**) segmento inferior avançado e fixado com miniplaca de Paulus e miniparafusos em titânio com visualização e preservação dos nervos mentuais. Osteotomia horizontal em dois estágios: (**c**) com confecção de segmento intermediário; (**d**) segmento inferior avançado e fixado com três parafusos de titânio, com visualização e preservação dos nervos mentuais. (**e**) Raios X panorâmicos de controle pós-operatório recente.

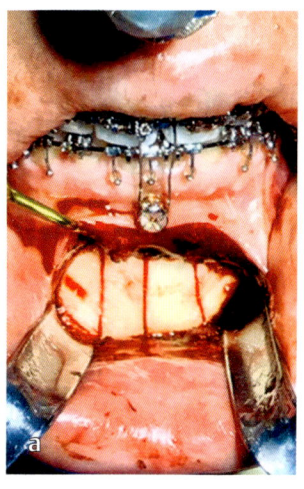

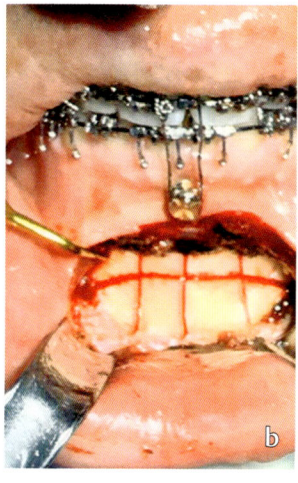

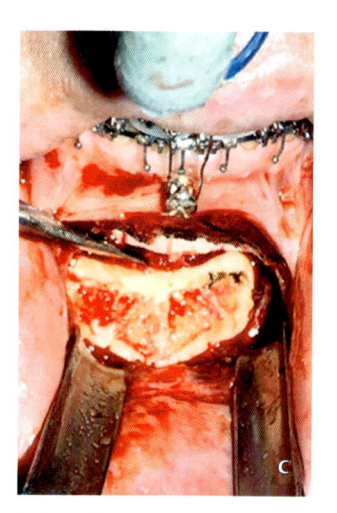

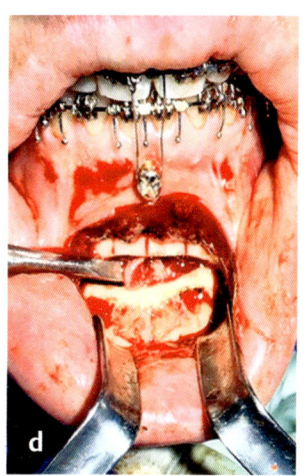

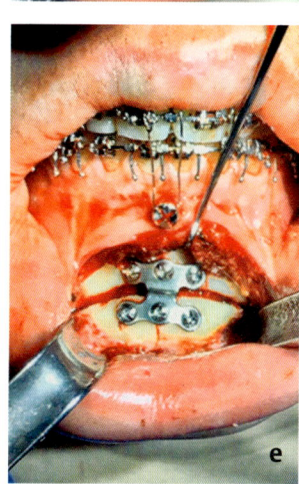

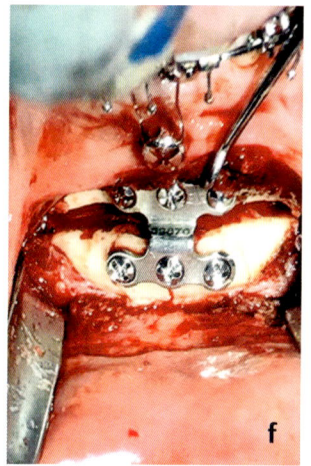

Fig. 23-8. Caso 1: (**a**) marcação vertical das linhas de referência; (**b**) marcação horizontal respeitando as raízes dentárias; (**c**) osteotomia basilar do mento com deslocamento de segmento mostrando as corticais anterior e posterior; (**d**) identificação da musculatura que também será avançada; (**e**) fixação com placa de Paulus e parafusos de titânio; (**f**) aspecto superior mostrando o avanço programado.

Para a **fixação do segmento distal ao proximal** existem, atualmente, duas possibilidades:

- *Miniplacas de titânio:* possibilitam fixação rígida. As mais utilizadas são as pré-moldadas em degrau, com quatro a seis furos e de diferentes medidas, placas do tipo Paulus, fixadas com parafusos de titânio (Figs. 23-7b e 23-8e).
- *Parafusos de titânio bicorticais:* possibilitam fixação rígida. Com três parafusos de 15 a 18 mm de comprimento e 2 mm de diâmetro, um mediano e dois laterais, transfixando as duas corticais, estabelecem fixação rígida (Fig. 23-7d).

Fechamento da ferida operatória em dois planos, plano periósteo-muscular e plano mucoso, com fio absorvível e pontos separados. Não é colocado dreno. **Curativo compressivo** é aplicado na região anterior do mento e região submentual, prevenindo hematomas e limitando edema.

No **pós-operatório**, dieta líquida e pastosa é recomendada por 5 a 7 dias. Os **medicamentos** prescritos são cefalosporina e corticoide endovenoso (EV) na indução anestésica e no dia da cirurgia. Cefalosporina oral e analgésico administrados até o quinto dia de pós-operatório. Os pacientes costumam recuperar-se muito bem no prazo máximo de uma semana após a cirurgia.

Complicações

As complicações são raras e geralmente transitórias e/ou passíveis de correção.

Complicações Imediatas

- *Hematoma*: oriundo do comprometimento dos pedículos gênio-hióideos ou dos vasos alveolares inferiores no transoperatório. Eventuais sangramentos mais intensos provenientes da medular óssea devem receber cera de osso durante o procedimento, evitando esta complicação.
- *Disestesias*: uni ou bilaterais, são as complicações mais frequentes, decorrentes da manipulação dos nervos mentuais. São geralmente transitórias, com resolução espontânea entre duas a quatro semanas. Em raros casos pode persistir por alguns meses, desaparecendo antes de 1 ano.[14]

Complicações Tardias

- *Infecção*: muito rara, mas pela tensão e deiscência das suturas pode ocorrer. Resolve com higiene local rigorosa e antibioticoterapia.
- *Hipo ou hipercorreção*: decorrentes de falha na avaliação e planejamento prévios e da falta de avaliação estética durante a cirurgia.
- *Assimetrias:* decorrentes de não preservação ou observância da linha média facial.

Implantes

Os implantes estão indicados para aumentar o mento anteroposteriormente e para melhorar o contorno do mento.[7] A altura vertical do mento não pode ser aumentada com o implante, embora o aumento horizontal crie também uma ilusão de aumento vertical.

Existem diversos tipos de implantes, diferindo na composição química e nas propriedades físicas. Os polímeros são amplamente utilizados como implantes por possuírem boa biocompatibilidade e apresentarem propriedades químicas e formas mecânicas diversas, que podem ser alteradas para adequar sua aplicação.

O primeiro material aloplástico utilizado em larga escala foi o polímero de silicone. Os polímeros porosos mais utilizados são o polietileno poroso, o politetrafluoretileno expandido (PTFE-e) e a malha de fibra de poliéster.

A via de acesso cirúrgica para colocação dos implantes pode ser intra ou extraoral, cada uma apresenta suas vantagens e desvantagens (Quadro 23-4). Podem ser utilizados sub, supraperiostais ou de forma mista. A escolha depende da preferência e experiência do cirurgião.

Materiais Mais Utilizados

Silicone

Material não poroso, portanto, não permite crescimento fibrovascular no seu interior. O tecido adjacente responde ao silicone com resposta inflamatória local, levando à formação de densa cápsula fibrosa ao redor. Apesar de sua flexibilidade e facilidade de colocação, como enfatizado por Patel e Brandstetter,[28] sem a invasão tecidual no seu interior e pela cápsula formada ao seu redor, pode permanecer móvel, causando absorção óssea e deslocamento (Fig. 23-9c, d).[7,20] A contração capsular ao redor do implante pode originar uma aparência artificial ao mento ou um aspecto ondulado, especialmente se o paciente apresentar uma pele muito fina (Fig. 23-9e).

Polietileno Poroso de Alta Densidade (HDPE)

A natureza rígida permite que o implante seja moldado e esculpido sem possibilidade de colapsar os poros.

É fornecido em lâminas, blocos ou em formas pré-moldadas, estando disponível em diversas formas e tamanhos. Os formatos pré-moldados de mento existem também em duas metades, que se encaixam na linha média, facilitando sua introdução, além de permitir que o descolamento seja menor. Mesmo os pré-moldados podem ser remodelados, desgastados e adaptados (Fig. 23-9a, b). Pode ser fixado por meio de suturas ou parafusos, diminuindo a chance de mobilização do implante.[22]

Teoricamente, a presença de poros aumentaria a chance de infecção, porém isto não vem sendo observado por causa do rápido crescimento fibrovascular para o interior do implante. Gui et al.[7] não observaram nenhum caso de infecção em 150 pacientes submetidos à colocação de polietileno poroso no mento.

Técnica Cirúrgica

Os implantes podem ser colocados sob anestesia geral ou sob anestesia local e sedação.

Acesso Extraoral

Antes da anestesia, o paciente flexiona o pescoço para localizar e marcar o sulco submental. Para o procedimento, o paciente deve estar em decúbito dorsal, com a face e o pescoço expostos. Os seguintes passos devem ser seguidos:

1. Marcação da incisão 2 mm posterior ao sulco submental, paralela a ele, com cerca de 20 mm de extensão, simetricamente.

Quadro 23-4. Vantagens e Desvantagens da Via de Acesso Cirúrgico Extraoral em Comparação à Via Intraoral para Colocação de Implante de Mento

Vantagens da via extraoral sobre a via intraoral
■ Ausência de contaminação intraoral
■ Pode utilizar a mesma incisão do *lifting* ou da lipoaspiração cervical
■ Linha de incisão menor
■ Menor chance de comprometimento do músculo mental
■ Maior facilidade de estabilizar o implante
■ Sem perda temporária da capacidade de autolimpeza do vestíbulo bucal
■ Desvantagem da via extraoral sobre a via intraoral:
■ Eventual cicatriz visível

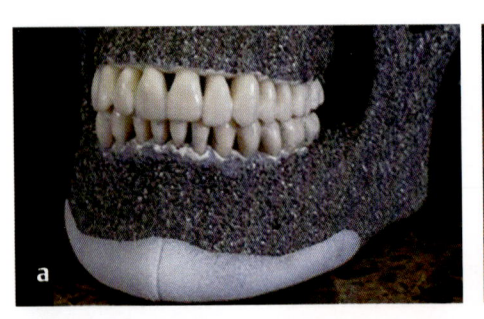

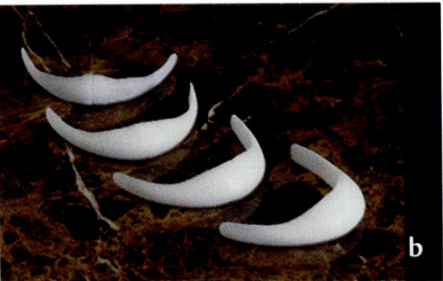

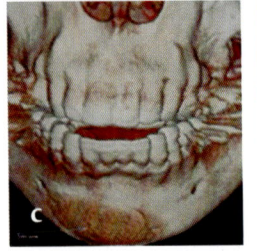

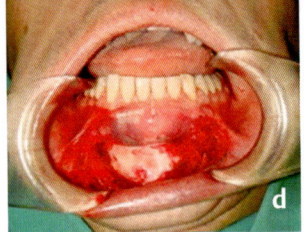

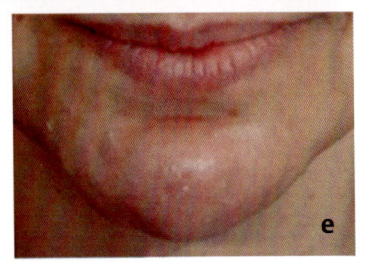

Fig. 23-9. Implante de mento de polietileno poroso: (**a**) modelo bipartido com extensão lateral; (**b**) diferentes formas e tamanhos. Cedido gentilmente por ©Porex Surgical Group.; (**c**) tomografia axial computadorizada tridimensional (3D) mostrando implante de silicone deslocado, próximo ao forame mentual direito; (**d**) cirurgia de remoção de implante de silicone deslocado e com reabsorção óssea; (**e**) implante de silicone produzindo irregularidades nos tecidos moles decorrentes da fibrose e interferindo no sulco mentolabial.

2. Infiltração de anestésico local com vasoconstritor ao redor do sulco e da marcação, até o plano subperiosteal. Na área do nervo mentual, se o procedimento for realizado sob sedação anestésica.
3. Incisão da pele e do subcutâneo, conforme a marcação. Dissecção da musculatura submentual até identificação do periósteo.
4. Colocação do implante
   A) *Programação de implante supraperiosteal:* o periósteo é preservado, e o descolamento supraperiosteal realizado, sendo restrito ao tamanho da prótese proposta. O bolsão criado deve ser preciso, tanto para as laterais quanto superiormente. Um bolsão muito largo pode permitir movimentação e deslocamento da prótese. Um bolsão muito pequeno pode dobrar ou extruir o implante. Os forames e os nervos mentuais devem ser preservados nas laterais. Superiormente, devem-se evitar descolar e comprometer o sulco mentolabial, respeitando a unidade estética do lábio inferior.
   B) *Programação de implante subperiosteal:* o periósteo é incisado, descolado e elevado, restrito ao tamanho da prótese proposta, com os mesmos cuidados descritos anteriormente.
   C) *Programação de implante misto:* supraperiosteal nas porções central e subperiosteal nas laterais. Incisão e descolamento do periósteo apenas nas laterais, de forma simétrica, permitindo a criação dos bolsões subperiosteais laterais justos à prótese e preservando intacto o periósteo mediano. Mesmos cuidados do passo 4A.
5. Inserção do implante, primeiro um dos lados e depois o outro. Deve-se ter cuidado para as bordas laterais não dobrarem nem comprimirem os nervos mentuais.
6. Fixação do implante. Opções: ao periósteo com fio inabsorvível; ao osso através de dois ou mais miniparafusos de titânio ou absorvíveis; ao osso pela confecção de orifícios corticais com broca fina, seguidos da passagem e suturas com fio inabsorvível. Yaremchuk orienta a fixação do implante com parafusos para evitar deslocamentos.[22] Os autores consideram isto fundamental.
7. Verificação do resultado obtido em relação ao programado, à estabilidade e à simetria do implante antes do fechamento. Caso necessário, devem-se realizar as devidas correções.
8. Fechamento da ferida operatória em três planos, com o máximo cuidado, pois trata-se de procedimento com finalidade estética.
9. O curativo e os cuidados pós-operatórios são os mesmos descritos para as mentoplastias ósseas.

Acesso Intraoral

O acesso intraoral, até a visualização do periósteo, é realizado de forma semelhante ao descrito na mentoplastia de deslizamento (Fig. 23-7), com pequenas modificações. A incisão da mucosa, na superfície interna do lábio inferior, é menor, praticamente de canino a canino. Os músculos mentuais devem ser divulsionados até o periósteo, evitando incisá-los. Esta musculatura é mantida para revestimento do implante, fixando-o e protegendo-o de extrusão.

Atingido o periósteo, os passos são semelhantes aos realizados no acesso extraoral para os implantes. Tanto supra, subperiostais ou mistos. As mesmas possibilidades de fixação são válidas.

O fechamento é realizado em dois planos com fio absorvível, plano periósteo-muscular e plano mucoso. O curativo compressivo e os cuidados pós-operatórios são os mesmos descritos para as mentoplastias ósseas.

Complicações

Complicações Imediatas

- *Sangramento:* pode ocorrer horas a dias após a cirurgia, levando à formação de um hematoma. Pode ser necessário drenagem ou exploração cirúrgica para contenção do sangramento.
- *Disestesias na região do mento e do lábio inferior:* ocorrem em cerca de 20 a 30% dos pacientes.[2] Costumam desaparecer em alguns meses. Caso persista, o implante pode estar comprimindo o nervo mentual, necessitando de exploração cirúrgica.

Complicações Tardias

- *Infecção:* a taxa de infecção varia de 0,7 a 4-5%. Teoricamente mais comum com a via intraoral. Costuma necessitar de remoção da prótese.
- *Mau posicionamento do implante:* decorre de fixação inadequada ou reabsorção óssea. Pode ocorrer em todas as direções, (Fig. 23-9c, d) superiormente pode alterar o sulco mentolabial e interferir no sorriso (Fig. 23-9e).
- *Extrusão do implante:* rara. Pode ocorrer pelo fechamento inadequado dos tecidos moles sobre a prótese, principalmente se o bolsão for inadequado.
- *Mobilidade do implante:* a proliferação tecidual no interior da prótese e a não formação de cápsula ao redor evitam a mobilização (Fig. 23-9c, d).[1] Os implantes supraperiosteais apresentam maior tendência à mobilidade.
- *Reabsorção óssea:* ocorre sempre,[2] variando apenas em intensidade. O tipo da prótese, a pressão exercida sobre o osso, a mobilidade e o tamanho do implante parecem interferir no grau de reabsorção.[7,12] Teoricamente, quanto maior o tamanho da prótese, maior a atividade da musculatura do mento sobre a prótese e da prótese sobre a cortical externa, aumentando a reabsorção. A implantação supra e subperiosteal não parece apresentar diferença (Fig. 23-9d).[1]
- *Hipo ou hipercorreção:* ocorre por avaliação do paciente e/ou seleção do tamanho do implante inadequadas. Aguardar pelo menos quatro meses para correção. O edema e a reação tecidual interferem numa correta avaliação.
- *Abscesso apical de incisivos inferiores:* complicação rara que pode ocorrer anos após o procedimento. O implante deve ser removido, e os elementos dentários tratados endodonticamente.
- *Cicatriz hipertrófica e/ou inestética:* em casos de acesso extraoral. É rara, mas o paciente deve ser alertado no pré-operatório desta possibilidade.

Alguns casos clínicos são apresentados a seguir (Figs. 23-8 e 23-10 a 23-14).

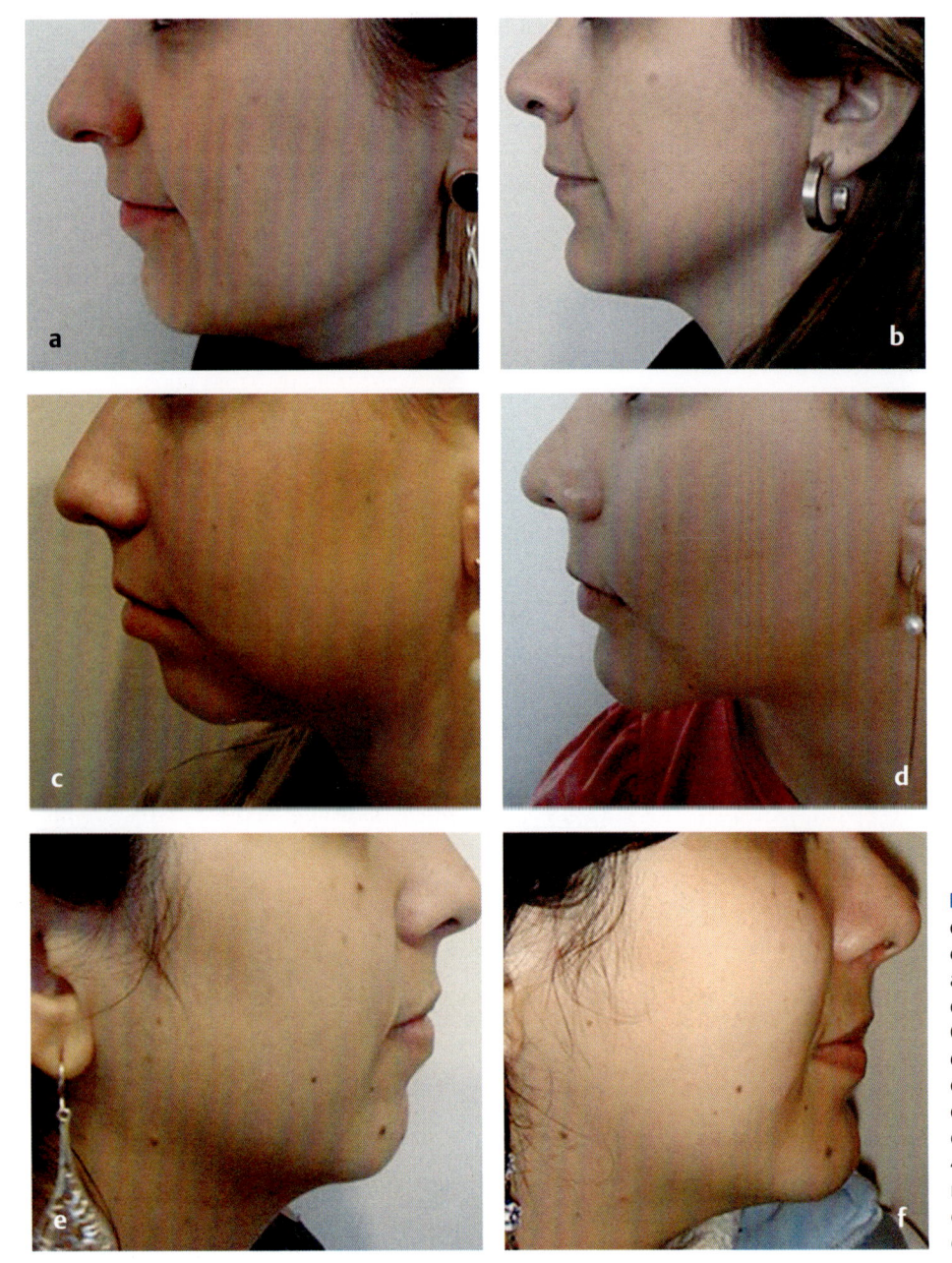

Fig. 23-10. Caso 2: (**a**) pré-operatório em perfil esquerdo: retrogenia corrigida com mentoplastia de deslizamento para avanço associada à rinoplastia; (**b**) pós-operatório em perfil esquerdo.
Caso 3: (**c**) pré-operatório em perfil esquerdo: microgenia corrigida com osteoplastia de deslizamento em dois estágios associada à rinoplastia; (**d**) pós-operatório em perfil esquerdo. Caso 4: (**e**) pré-operatório em perfil direito: retrogenia corrigida com mentoplastia de deslizamento para avanço; (**f**) pós-operatório em perfil direito.

CAPÍTULO 23 ▪ MENTOPLASTIA

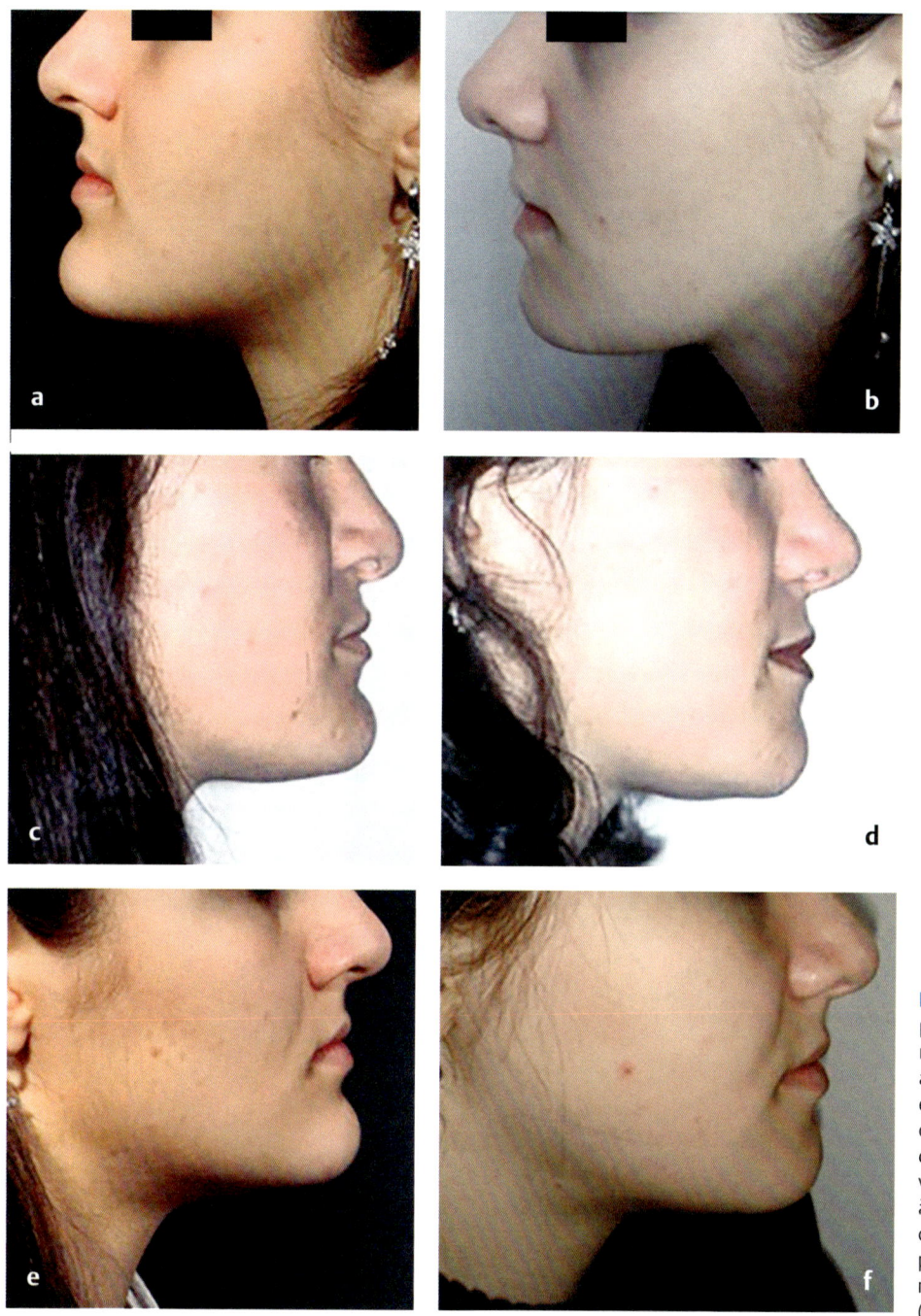

Fig. 23-11. Caso 5: (**a**) pré-operatório em perfil esquerdo: progenia corrigida com mentoplastia de deslizamento para recuo associada à rinoplastia; (**b**) pós-operatório em perfil esquerdo. Caso 6: (**c**) pré-operatório em perfil direito: macrogenia corrigida com mentoplastia de redução vertical e recuo concomitante, associada à rinoplastia; (**d**) pós-operatório em perfil direito. Caso 7: (**e**) pré-operatório em perfil direito: progenia corrigida com mentoplastia de deslizamento para recuo; (**f**) pós-operatório em perfil direito.

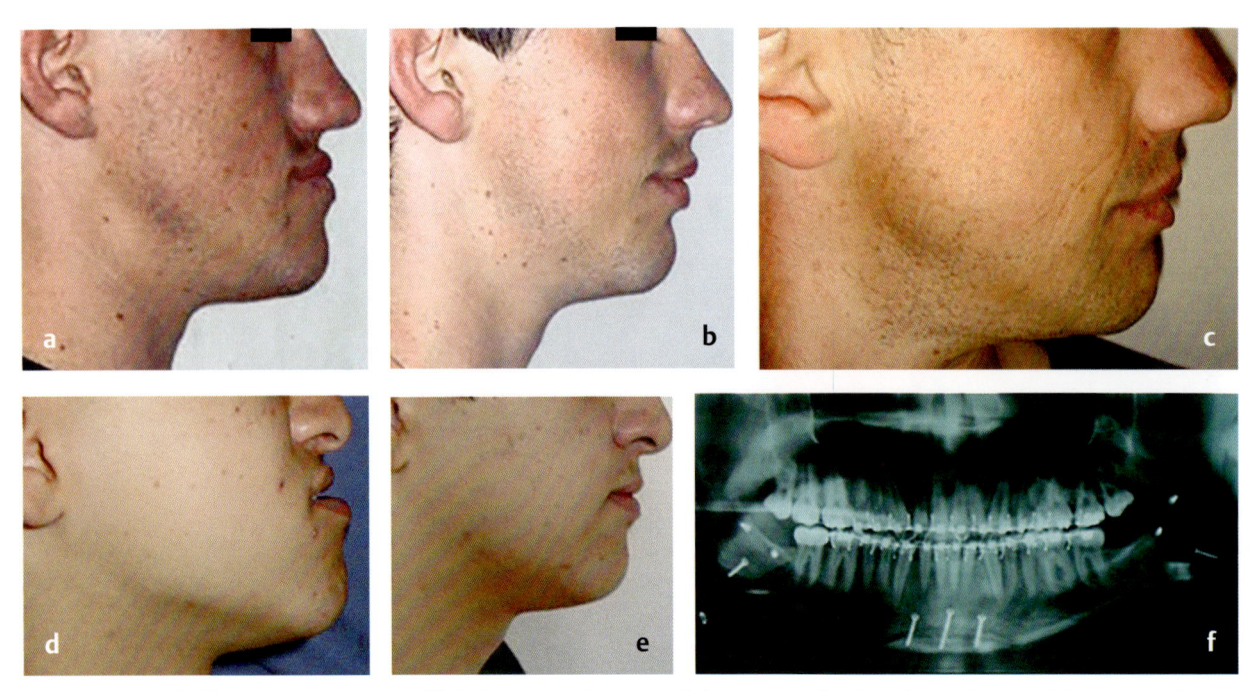

Fig. 23-12. Caso 8: (**a**) pré-operatório em perfil direito: prognatismo associado a excesso de altura do mento, corrigidos por osteotomia sagital bilateral da mandíbula e de mentoplastia de redução vertical; (**b**) pós-operatório em perfil direito; (**c**) pós-operatório de 15 anos em perfil direito, evidenciando a manutenção do resultado obtido após a cirurgia. Caso 9: (**d**) pré-operatório em perfil direito: macrognatia corrigida por meio de osteotomia sagital bilateral da mandíbula e de mentoplastia de redução vertical; (**e**) pós-operatório em perfil direito; (**f**) raios X panorâmicos no pós-operatório recente evidenciando as linhas de osteotomias e as respectivas fixações com parafusos de titânio.

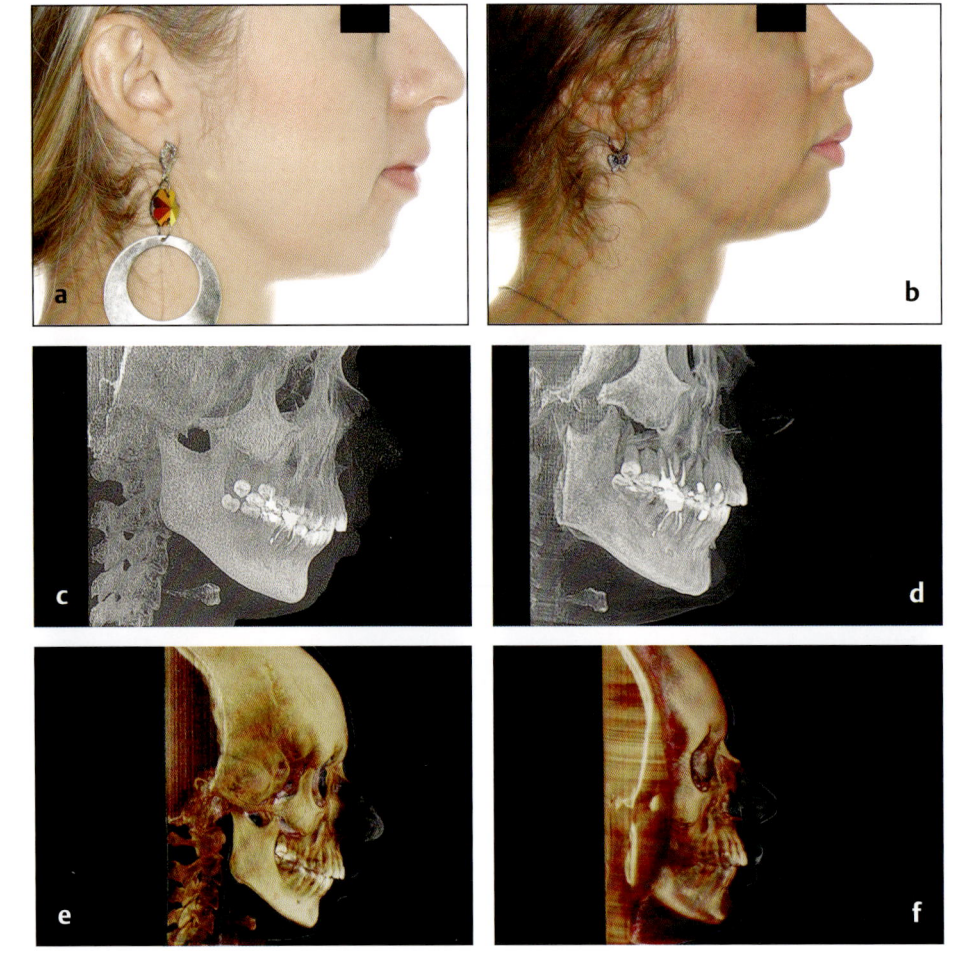

Fig. 23-13. Caso 10: (**a**) pré-operatório em perfil direito; (**b**) pós-operatório de mentoplastia com implante de silicone, 6 anos de evolução em perfil direito; (**c**) radiografia pré-operatória; (**d**) radiografia pós-operatória; (**e**) tomografia pré-operatória; (**f**) tomografia pós-operatória.

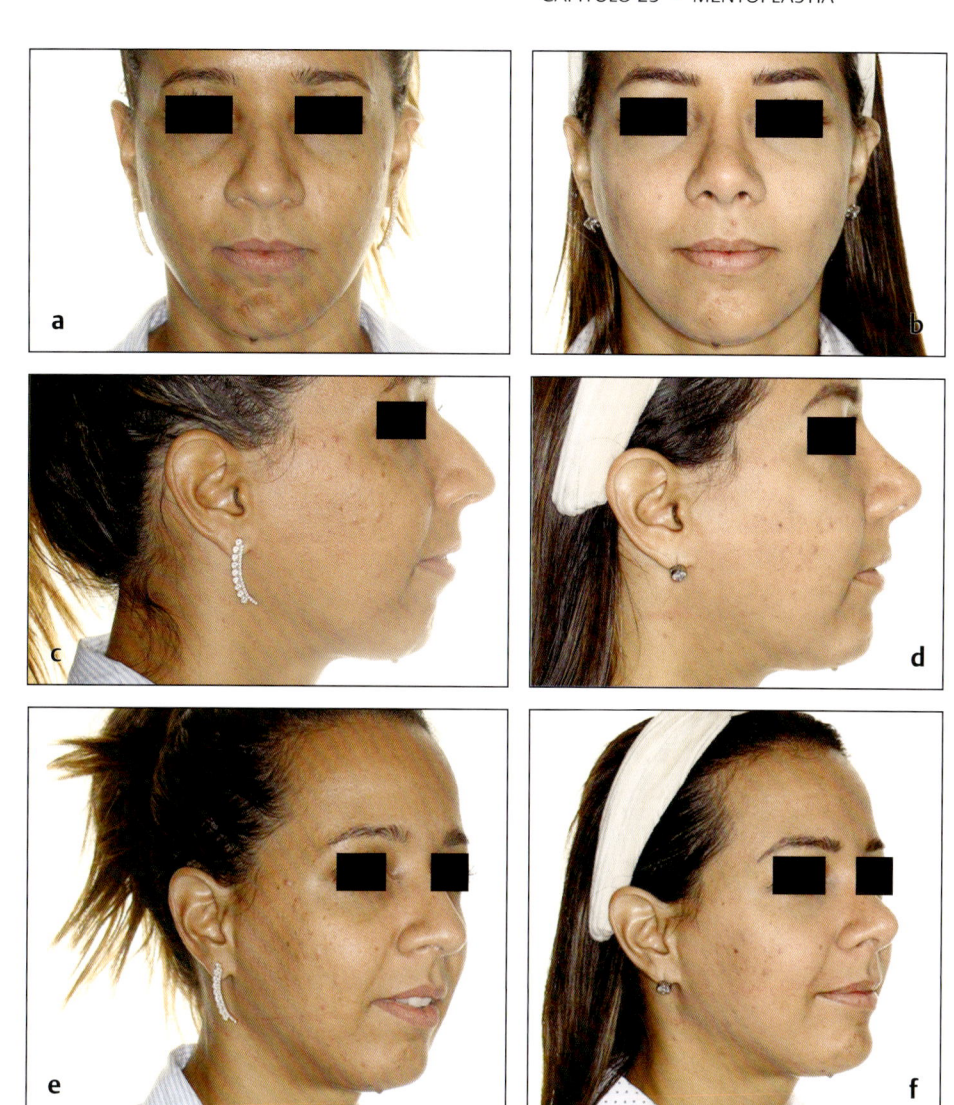

Fig. 23-14. (a-f) Caso 11: (a, c, e) pré-operatório. (b, d, f) Pós-operatório de mentoplastia associada à rinoplastia.

REFERÊNCIAS BIBLIOGRÁFICAS

1. Romo T, Lanson BG. Chin augmentation. Facial Plast. Surg. Clin. North Am. 2008 Feb;16:69-77.
2. Serna EM, Pliego ES, Ulldemolins NM, Morán AM. Treatment of chin deformities. Acta Otorrinolaringol Esp. 2008 Aug/Sep;59:349-358.
3. Waren SM, Allori AC, Mccarthy JG. Autologous countouring the lower face. In: Aston SJ, Steinbrech DS, Walden JL. Aesthetic Plastic Surgery. Philadelphia: W. B. Saunders; 2009. cap. 35. p. 411-422.
4. Hwan gK, Lee WJ, Song YB, Chung IH. Vulnerability of the inferior alveolar nerve and mental nerve during genioplasty: an anatomic study. J Craniofac Sur. 2005 Jan;16:10-14.
5. Qeytoni HD, Zribi A, Raphael B, Lebeau J, Bettega G. Genioplasty: technique and applications. Rev Stomatol Chir Maxillofac. 2007 Nov;108(5):441-450.
6. Jones BM, Vesely MJJ. Osseus genioplasty in facial aesthetic surgery-a personal perspective reviewing 54 patients. J Plast Reconst Aesthet Surg. 2006 Jul;59(11):1177-1187.
7. Gui L, Huang L, Zhang Z. Genioplasty and chin augmentation with medpore implants: a report of 650 cases. Aesth Plast Surg. 2008 Mar;32(2):220-226.
8. Lehocky BE. Anthropometry and cephalometric facial analysis. In: Mathes SJ. Plastic Surgery. 2. ed. Philadelphia: W. B. Saunders, 2006. v. 2. cap. 41. p. 1-30.
9. González-Ulloa M, Stevens E. The role of chin correction in profileplasty. Plast Reconst Surg. 1968 May;41(5):477-486.
10. Merrifield LL. Profile line and facial esthetics. Am J Orthodontics, 1966 Nov;52(11):804-822.
11. Legan HL, Burstone CJ. Soft tissue cephalometric analysis for orthognatic surgery. J Oral Surg.1980 Oct;38:744-751.
12. Ward JL, Garri JI, Wolfe A. The osseous genioplasty. Clin. Plastic Surg. 2007 Jul;34:485-500.
13. Spiessl B, Tschopp HM. Surgery of the jaws. In: Naumann, H. H. Head and Neck Surgery. 2. ed. Philadelphia: W. B. Saunders, 1979. v. 2. cap. 12. p. 160-180.
14. Hoening JFH. Sliding osteotomy genioplasty for facial aesthetic balance: 10 years of experience. Aesth Plast Surg. 2007 Jul;31:384-391.
15. Trauner R, Obwegeser H. The surgical correction of mandibular prognathism and retrognathia with consideration of genioplasty: Part I. Surgical procedures to correct mandibular prognathism and reshaping of the chin. Oral Surg Oral Med Oral Pathol. 1957 Jul;10:677-689.
16. Rosen HM. Aesthetic orthognathic surgery. In: Mathes SJ. Plastic Surgery. 2. ed. Philadelphia: W. B. Saunders, 2006. v. 2. cap. 58. p. 649-686.
17. Gola R. Mentoplastie fonctionnelle et esthétique. Rappel anatomique et technique. In: Chirurgie Esthétique et Fonctionnelle de la Face. Paris: Springer Verlag, 2005. p. 49-66.

18. Atagi TA, Young VL. Alloplastic materials. In: MATHES S. Plastic Surgery. 2. ed. Philadelphia: W. B. Saunders, 2006. v. 1. cap. 26. p. 745-763.
19. Keefe MS, Keefe MA. An evaluation of the effectiveness of different techniques for intraoperative infiltration of antibiotics into alloplastic implants for use in facial reconstruction. Arch Facial Plast Surg 2009 Jul/Aug;11:246-251.
20. Wolfe as, Rivas-Torres MT, Marshall D. The genioplasty and beyond: an end-game strategy for the multiply operated chin. Plast Reconst Surg. 2006;117:1435-1446.
21. Godin M, Costa L, Romo T, Truswell W, Wang T, Williams E. Gore-tex chin implants: a review of 324 cases. Arch Facial Plast Surg. 2003 May/Jun;5:224-227.
22. Yaremchuk MJ. Improving aesthetic outcomes after alloplastic chin augmentation. Plast Reconstr Surg. 2003 Oct;112:1422-1432.
23. Zeph RD. Custom-designed chin augmentation. Facial Plast Surg Clin North Am. 2008 Feb;6:79-85.
24. Gross EJ, Hamilton MM, Ackermann K, Perkinss W. Mersilene mesh chin augmentation: a 14-year experience. Arch Plast Surg. 1999 Jul;1:183-189.
25. Ent, JN, Westfall RL, Carlton DM. Chin and zygomaticomaxillary augmentation with proplast: long-term follow-up. J Oral Surg. 1981;39(11):912-919.
26. Bertossi D, Albanese M, Turra M, Favero V et al. Combined rhinoplasty and genioplasty: long-term follow-up. JAMA Facial Plast Surg. 2013;15(3):192-7.
27. Sykes JM, Suárez GA. Chin Advancement, Augmentation, and Reduction as Adjuncts to Rhinoplasty. Clin Plast Surg. 2016;431:295-306.
28. PAtel K, Brandstetter K. Solid Implants in Facial Plastic Surgery: Potential Complications and How to Prevent Them. Facial Plast Surg. 2016;32:520-31.
29. Abadi M, Pour OB. Genioplasty. Facial Plast Surg. 2015;31(5):513-22.
30. Brandt MG, Moore CC. Implants in facial skeletal augmentation. Curr Opin Otolaryngol Head Neck Surg. 2013;21:396-9.
31. Drissi Qeytoni H, Zribi A, Raphaël B et al. Genioplasty: technique and applications. Rev Stomatol Chir Maxillofac. 2007;108(5):441-50.
32. Kumar BL, Raju GK, Kumar ND et al. Long term stability following genioplasty: a cephalometric study. J Int Oral Health. 2015;74:44-50.
33. White JB, Dufresne CR. Management and avoidance of complications in chin augmentation. Aesthet Surg J. 2011;31:634-42.
34. Yang P, Yang Q, Liu T et al. A modified technique for expanded polytetrafluoroethylene shaping in chin augmentation: parallel groove carving technique. J Craniofac Surg. 2015;26(2):e146-8.

USO DE PREENCHEDORES

Carolina Passamani Fagundes ▪ Elen Carolina David João de Masi ▪ Flavia Lira Diniz

INTRODUÇÃO

O preenchimento nasal é uma alternativa não cirúrgica para correção de pequenas alterações nasais e como complemento ou correção após rinoplastia tradicional. Pode ser realizado com eficácia, se levarmos em consideração o sólido conhecimento anatômico, a reologia dos produtos injetáveis e a relação do nariz com toda estrutura facial através dos parâmetros da perfilometria e cefalometria. Apesar de não serem definitivos, têm conquistado espaço.[1,2]

O ácido hialurônico (AH) é um polissacarídeo de alto peso molecular, produzido principalmente por fibroblastos e outras células especializadas do tecido conjuntivo.

O AH é a substância mais segura e adequada para rinomodelação em nossa experiência clínica, por ser absorvível, com maior aplicabilidade e com dados publicados sobre seu uso na prática clínica para preenchimento de rugas e sulcos. Além disso, ele é biocompatível e, se necessário, o procedimento pode ser revertido em caso de compressão, oclusão vascular ou mesmo de resultado indesejado.

Considera-se o AH como uma das moléculas mais higroscópicas da natureza, possui a capacidade de se ligar à água em uma quantidade até 1.000 vezes superior a seu volume. Sendo assim, este efeito é particularmente relevante ao nível da pele, pela sua capacidade hidratante e preenchedora, contribuindo para manter ou recuperar sua elasticidade.[3]

ÁCIDO HIALURÔNICO E SUA REOLOGIA

Nos últimos tempos o AH mais utilizado é o de origem não animal, sendo obtido por culturas bacterianas não patogênicas, como o *Streptococcus*, gerando rendimentos com maior concentração de AH em menores custos. Entre as linhagens de bactérias, *S. zooepidemicus* é um dos mais utilizados. Nessa forma de obtenção o AH obtido é um polissacarídeo sintético, sendo este secretado no meio de cultivo, possibilitando o controle das características do polímero e do rendimento do produto.[4,5]

A origem não animal do produto facilita a sua utilização uma vez que reações alérgicas são pouco frequentes e não é necessário realizar testes de sensibilidade.[6]

O AH deve apresentar um alto grau de pureza e um tamanho de molécula adequado para o propósito da sua aplicação, i. e., a molécula deve ter o tamanho necessário para produzir o resultado clínico desejado. Para aumentar a estabilidade e durabilidade clínica do implante, com o objetivo de produzir formas adequadas para utilizá-lo como preenchedor cutâneo, as moléculas de AH são estabilizadas por meio de uma tecnologia molecular, denominada *cross-linking*, que aumenta a estabilidade e durabilidade clínicas.[7,8]

As características que determinam a firmeza, a viscosidade e a duração do preenchedor de AH são: o tamanho da molécula, a concentração do produto e o grau de *cross-linking*.[9] O processo de estabilização (formação de *cross-linking*) varia de acordo com cada método de produção (de marca para marca). A duração dos preenchedores de AH em geral varia de 6 a 24 meses.[10,11]

Tipos de Produtos

Existem no mercado diferentes fabricantes que produzem preenchedores de AH para tratamento facial. O resultado de uma única aplicação do ácido pode ser notado imediatamente e pode durar até um ano, quando usado em forma injetável.[12]

A escolha do AH deve considerar vários aspectos, como: compatibilidade biológica, segurança, estabilidade no local de aplicação, ser de baixo risco de alergia, não desenvolver reação inflamatória, não ser carcinogênico, não ser removido por fagocitose, ser de fácil aplicação, resultar em aparência natural, baixa imunogenicidade, o tempo de reabsorção, a forma de obtenção do produto e o custo. Estas são as características esperadas pelos preenchedores, são todas elas atendidas pelo AH, o que o torna um produto aceito em todo o mundo para o preenchimento cutâneo temporário.[7,13] A duração dos resultados varia de um paciente para outro, estando relacionada principalmente com a quantidade de produto utilizado, o grau de severidade da deformidade nasal e a região do nariz tratada.[14,15]

TÉCNICA DE APLICAÇÃO

O profissional deve avaliar cada paciente individualmente antes do procedimento, fazer a completa anamnese (avaliar antecedente de alergia, uso de medicamentos), verificar os riscos e benefícios, além de discutir a expectativa do paciente. Se possível, sempre solicitar assinatura do termo de consentimento e realizar fotografias antes e depois da aplicação do AH. Quando possível e com ciência escrita do médico assistente, suspender anticoagulantes e anti-inflamatórios não esteroides de sete a dez dias antes do procedimento para evitar aumento de sangramento, e após a técnica o paciente é aconselhado a minimizar o movimento da área injetada e evitar anticoagulantes nos próximos dois dias para reduzir a incidência de hematomas.[8,16] A aplicação no nariz deve ser realizada após assepsia e antissepsia com clorexidina aquoso e no plano abaixo do SMAS e de preferência na linha média nasal onde temos menor risco de oclusão vascular e pode ser utilizada agulha ou cânula, de acordo com a experiência do médico. Para maior conforto aos pacientes, sugerimos realizar um pré-tratamento com formulações tópicas de anestésico alguns minutos antes do procedimento e uma pequena puntura com anestésico injetável na entrada da cânula, imediatamente antes do procedimento.

Algumas técnicas são utilizadas para a aplicação do AH, como:

- A técnica mais utilizada é a retroinjeção ou injeção retrógrada, onde se introduz todo o comprimento da cânula 22 G × 30 mm na área a ser tratada, injetando-se o material no movimento de retirar a cânula.
- A técnica pontual seriada consiste no depósito do material ponto a ponto, sendo realizada em pontos bem próximos para prevenir irregularidades.[17] Ao injetar com agulha recomendamos aspirar antes, com a mão firme na mesma posição e aguardar pelo menos 10 segundos.

As técnicas podem ser combinadas durante o preenchimento. Após o produto ser injetado, o local poderá ser modelado com a ponta dos dedos para suavizar qualquer irregularidade.[13,18]

Desta forma a técnica correta é crucial; injeções muito superficiais podem causar irregularidades aparentes e nódulos, enquanto injeções muito profundas podem ser ineficazes, conforme a indicação.[13]

Nós concordamos com os autores que consideram o tratamento seriado para evitar sobrecorreção e adequar os resultados com a expectativa do paciente, sem prejuízo à segurança da técnica. Em média, recomenda-se aplicar na mesma região anatômica até 1 mL. Se for necessário mais produto, sugere-se um reforço em outra sessão de tratamento.[6]

A aplicação com agulha é mais simples e pode ser mais precisa que o uso da cânula, em razão de a espessura ser mais fina e delicada, porém oferece: maior risco de sangramento, formação de hematomas pelo trauma do bisel cortante e injeção intravascular, podendo causar embolia e/ou oclusão.[7,19]

A cânula diminui a chance de penetração intravascular, já que a ponta é romba e não perfurante, diminuindo, assim, nosso risco mais temido. Existem cânulas de diversos calibres, e as muito finas, menores que 25 G, podem-se comportar como agulhas com risco de perfuração vascular. A cânula pode ser mais confortável tanto para o paciente, quanto para o profissional que está aplicando a técnica, tornando o procedimento mais rápido, seguro e menos doloroso, sendo sugerido para a aplicação nas regiões de maior risco, incluindo o nariz por ser sítio de vascularização terminal.

Locais de Aplicação no Nariz

Dividimos didaticamente o nariz em 3 terços, superior, médio e inferior. Vamos descrever os principais ângulos que podem ser modificados com a rinomodelação.

Terço Superior

Mudança no ângulo nasofrontal com aplicação na raiz nasal, de 0,01 a 0,04 mL no máximo por sessão (Fig. 24-1).

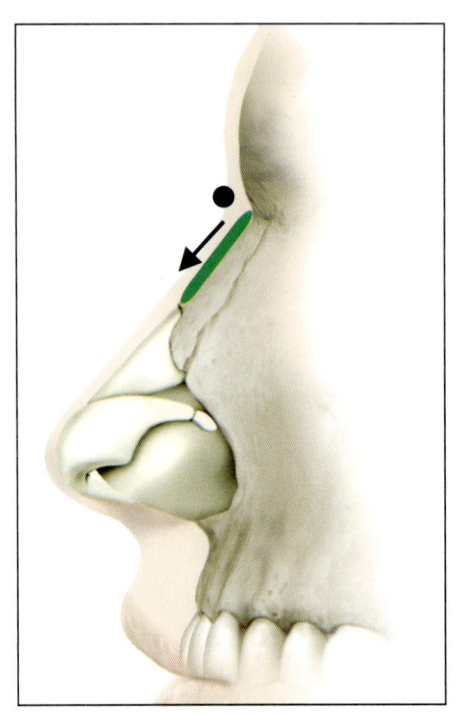

Fig. 24-1. *Radix* e dorso ósseo preenchidos por AH (verde) modificando o ângulo nasofrontal. O orifício de entrada da cânula (esfera preta) e trajeto cefalocaudal percorrido pela cânula (seta) são pontos destacados para auxiliar na correta aplicação do AH.

Terço Médio

Nesta região sempre utilizar pequenas quantidades de preenchedor, com produto moldável e na linha média e de preferência com microcânula 22 G × 30 mm para minimizar os riscos (Fig. 24-2).

Terço Inferior

Mudança do ângulo nasolabial, com elevação da ponta nasal e prolongamento septal através da colocação de produto anteriormente à espinha nasal anterior e entre as *crura* descendentes da cartilagem alar, mimetizando a função do *strut* e/ou do enxerto para prolongar o septo nasal que utilizados nas rinoplastia tradicionais cirúrgicas (Figs. 24-3 e 24-4).

COMPLICAÇÕES E CONTRAINDICAÇÕES

Sendo ainda considerado como seguro, o implante dérmico de AH não está isento de riscos e nem de reações adversas. Esses riscos podem ser: reações inflamatórias, pequenos hematomas, eritema, infecção, nódulos, abscessos nos sítios de aplicação, cicatrizes hipertróficas, necrose tecidual (por injeção intravascular ou compressão da rede vascular adjacente), amaurose, edema persistente e granulomas.

Ressalta-se que edema persistente e granulomas podem ser desencadeados por reação de hipersensibilidade tardia ao material que contém substâncias, como: divinil sulfona e butanediol-diglicidil-éter, ou resposta imunológica aos componentes proteicos presentes nas preparações de AH. Em caso de suspeita de oclusão vascular, compressão ou excesso de produto, podemos utilizar injeção local de hialuronidase. Na suspeita de infecção ou edema tardio utilizamos corticoterapia oral ou injetável e antibioticoterapia. A ultrassonografia

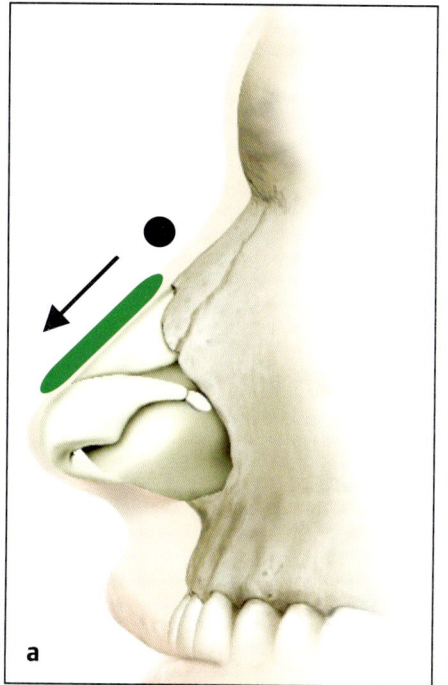

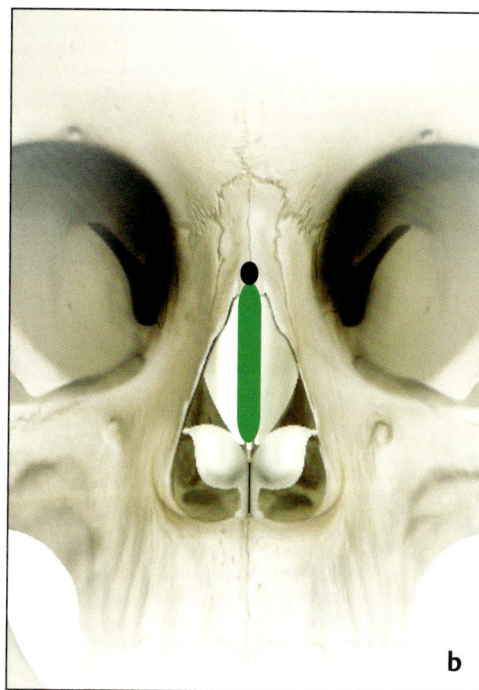

Fig. 24-2. Na visão em perfil esquerdo (a), observamos terço médio preenchido por AH (verde), local de entrada da cânula (esfera preta) e sentido de aplicação no plano sub-SMAS (seta preta). Na visão frontal (b), observa-se o AH ocupando terço médio do nariz (verde) e local de entrada da cânula (esfera preta).

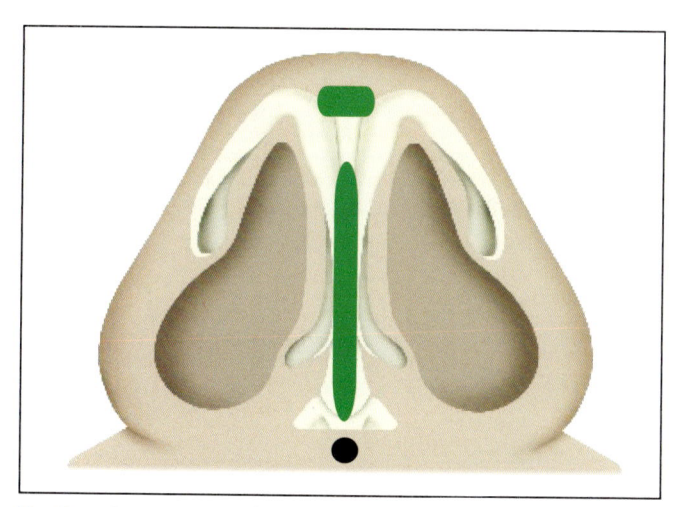

Fig. 24-3. Demonstração do local de preenchimento de AH (verde) na região do terço inferior do nariz (ponta nasal e entre as *crura* mediais). A esfera preta indica o local de entrada da cânula.

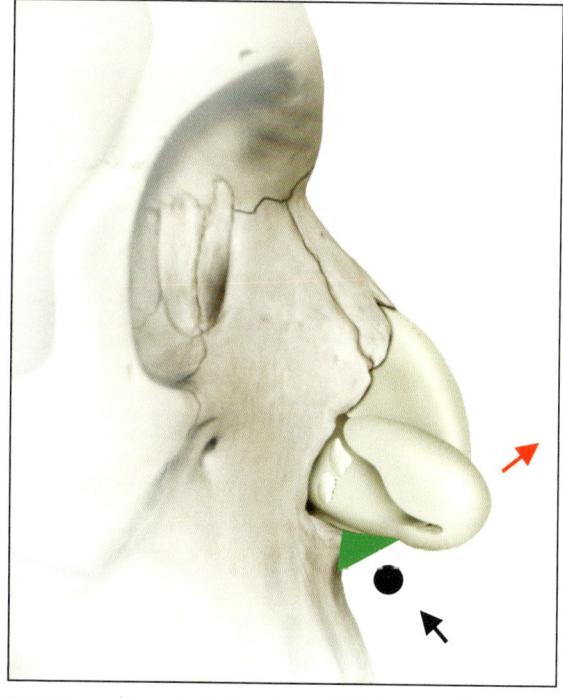

Fig. 24-4. Preenchimento do ângulo nasolabial com AH (verde) resultando em elevação da ponta nasal (seta vermelha). Sentido de aplicação da cânula e local da injeção do produto estão representados, respectivamente, pela seta e esfera pretas.

de partes moles ajuda na identificação da reação inflamatória ao redor do material e pode guiar a injeção de hialuronidase.[7,20] Aspirar antes de injetar, injetar vagarosamente com um mínimo de pressão, realizar injeções suplementares, utilizar cânulas de ponta romba são algumas das técnicas que auxiliam a evitar injeções intravasculares.

Além disso, complicações também podem ser decorrentes de inexperiência do aplicador, técnica incorreta ou inerente ao próprio produto, considerando suas diferentes origens, formulações e concentrações.[7,8]

As contraindicações para o preenchimento são gravidez, lactação, doenças sistêmicas autoimunes e imunodepressão, distúrbios de coagulação ou uso de anticoagulantes, inflamação ou infecção no local a ser tratado e pacientes com distúrbio de comportamento.[8,13]

CONCLUSÃO

A utilização de ácido hialurônico no nariz é procedimento cada vez mais frequente na prática médica, trazendo bons resultados estéticos, quando bem indicados. De forma geral, os preenchedores nasais são seguros e eficazes, sendo alternativa consistente à rinoplastia, por causa dos poucos eventos adversos e da grande satisfação dos pacientes.[21]

Como a rinomodelação é um procedimento praticamente indolor e de rápido retorno para atividades cotidianas, deve ser estimulado e utilizado como mais uma arma na resolução de pequenas alterações nasais em pacientes que não têm interesse em cirurgia tradicional.

REFERÊNCIAS BIBLIOGRÁFICAS

1. Maio M. The minimal approach: an innovation in facial cosmetic procedures. Aesthetic plastic. 2004;28(5):295-300.
2. Tzikas TL. A 52-month summary of results using calcium hydroxylapatite for facial soft tissue augmentation. Dermatologic Surgery [et al.]. 2008;7:4 Suppl 1:S9-S15.
3. Afornalli VIH. Análise prévia da eficácia da hidratação utilizando diferentes formulações contendo ácido hialurônico; 2017.
4. Garbugio AF, Ferrari GF. Os benefícios do ácido hialurônico no envelhecimento facial. Revista UNINGÁ Review (Paraná). 2010 Out;2(4):25-36.
5. Rosa CS. Estudo do ácido hialurônico proveniente da crista de frango: extração, purificação, caracterização e atividade antioxidante. 2008. 106 p. Tese (Doutorado em Ciência dos Alimentos) – Centro de Ciências Agrárias da Universidade Federal de Santa Catarina, Florianópolis.
6. Erazo PJ. Relleno facial con ácido hialurónico: técnica de pilares y malla de sustentación. Principios básicos para obtener una remodelación facial. 2009 Set 8-9;25(3):181-194.
7. Ferreira NR, Capobianco MP. Uso do ácido hialurônico na prevenção do envelhecimento facial. 2016.
8. Crocco EI, Alves RO, Alessi C. Eventos adversos do ácido hialurônico injetável. Surgical & Cosmetic Dermatology, (São Paulo). 2012;4(3):259-263.
9. Kalil CLPV, Caramori APA, Balkey MD. Avaliação da permanência do ácido hialurônico injetável no sulco nasogeniano e rítides labiais. Surgical & Cosmetic Dermatology (Porto Alegre). 2011;3(2):112-115.
10. Radaelli A, Limardo P. Minimally invasive procedures for nasal aesthetics. J Cutan Aesthet Surgery. 2012;5(2):115-120.
11. Rokhsar C, Ciocon DH. Nonsurgical rhinoplasty: an evaluation of injectable calcium hydroxylapatite filler for nasal contouring. Dermatol Surg. 2008;34(7):944-46.
12. Pereira KP, Delay CE. Ácido hialurônico na hidratação facial. 2017.
13. PIEL. Preenchimentos avançados; 2011. Dermatologia Ibero-americana Online. Disponível em: <https://piel-l.org/libreria/item/1290>. Acesso em: setembro 2019.
14. Cassuto D. The use of dermicol-P35 dermal filler for nonsurgical rhinoplasty. Aesthet Surgery. 2009;29 3 (Suppl 5):22-4.
15. Siclovan HR, Jomah JA. Injectable calcium hydroxylapatite for correction of nasal bridge deformities. Aesthetic Plast Surgery. 2009;33(4):544-8.
16. John H, Prince R. Perspectives in the selection of hyaluronic acid filares for facial wrinkles and aging skin. Patient Preference and Aderence. 2009;3:225-230.
17. Warren RJ, Neglian P. Cirurgia plástica: estética. 3rd ed. Rio de Janeiro: Elsevier; 2015.
18. Kede MPV. Sabatovich O. Dermatologia estética. São Paulo; 2004.
19. Oliveira M. Analysis of the clinica signs of skin aging with assistance of intradermotherapy: clinical, photographic, and ultrasonographic analises. 5. ed. São Paulo: Surgical & Cosmetic Dermatologia. 2013;4:315:322.
20. Lima CC, Machado ARSR, Marson RF. A utilização de implantes faciais a base de ácido hialurônico. Conexão Eletrônica, Mato Grosso do Sul 2016;13(1).
21. Coimbra DD, Uribe NC, de Oliveira BS. Preenchimento nasal com novo ácido hialurônico: série de 280 casos. Sociedade Brasileira de Dermatologia. 2015;7(4):320-326.

COMPLICAÇÕES DO USO DE PREENCHEDORES NA REGIÃO DO NARIZ

Carlucio Martins Ragognete ▪ Guilherme Constante Preis Sella ▪ Isadora Raquino Ragognete

INTRODUÇÃO

Técnicas não cirúrgicas com preenchedores faciais para rejuvenescer e/ou resolver desarmonias proporcionam resultados estéticos seguros, eficazes e reprodutíveis. Eles permitem a correção de rítides, dobras e déficits de volume em resposta a alterações ou doenças relacionadas com a idade. Os preenchedores representam um mercado em constante expansão de rejuvenescimento facial não cirúrgico. Depois, apenas, das injeções de toxina botulínica do tipo A, a realização de preenchimento de tecidos moles incluiu 2,3 milhões de procedimentos realizados nos Estados Unidos, em 2014, sendo que 78% (1,8 milhão) desses representaram aplicações de ácido hialurônico (AH).[1] Esta popularidade específica pode ser causada pela potencial reversibilidade dos preenchedores de AH com hialuronidase, além de uma longevidade de aproximadamente 6 a 24 meses, dependendo do tamanho molecular, do método de reticulação e do local da injeção.[2]

As substâncias mais comumente utilizadas atualmente no Brasil para o preenchimento da face são o AH, a gordura autóloga, o polimetilmetacrilato (PMMA) e a hidroxiapatita de cálcio. Dentre essas substâncias, o PMMA é o único que não é absorvível. Para se informar sobre as marcas comerciais que estão aprovadas para uso em nosso país, sugerimos que o leitor acesse o site da ANVISA.[3]

Mesmo quando aplicado por pessoas experientes, preenchedores injetáveis podem causar um número grande de reações, desde **respostas limitadas e menores** (como hipercorreção, irregularidades, migração, efeito Tyndall, eritema, edema, resposta alérgica, formação de pequenos nódulos sob a pele) até **complicações graves** que requerem uma intervenção e tratamento imediatos.

Neste capítulo vamos focar nas principais complicações associadas ao preenchimento do nariz, assim como a fisiopatologia, diagnóstico e manejo dos pacientes com complicações, dando um enfoque principalmente ao AH.

COMPLICAÇÕES GRAVES

As complicações vasculares são as mais graves e com potencial de resultar em sequelas permanentes; elas podem ocorrer por embolia intravascular do material injetado, lesão direta da agulha nos vasos ou compressão externa dos vasos pelo preenchedor circundante. As complicações mais graves na região do nariz decorrentes do uso dos preenchedores injetáveis são **necrose tecidual e alteração visual**.[4] Os principais fatores de risco para a injeção intravascular acidental de produtos de preenchimento estão listados no Quadro 25-1.

Técnicas de injeção segura e estratégias para minimizar o risco de injeção intravascular de preenchedores incluem:[4,6-8]

- Conhecimento profundo da anatomia facial e plano de injeção (especialmente anatomia vascular e variações).
- Cuidado com áreas de risco (especialmente nariz, sulco nasolabial, glabela e região temporal).
- História completa dos pacientes (procedimentos estéticos anteriores, complicações anteriores).
- Uso de cânula romba/pequena agulha/seringa pequena.
- Aspiração antes da injeção (conte lentamente de 1 a 10 por 3 vezes).
- Não mover a ponta da agulha durante a injeção (para maior segurança com uso de agulhas, melhor injetar sobre o periósteo).
- Injetar pequenas quantidades do produto por ponto, com baixa velocidade de injeção.

Quadro 25-1. Fatores de Risco para Injeção Intravascular Acidental de Preenchedores

Fatores de risco	Descrição	Considerações clínicas
Local	Injeção profunda de produtos de preenchimento no local ou perto de vasos calibrosos. A aspiração por agulha pode ou não mostrar refluxo de sangue	Exercer maior cautela perto da artéria facial, artéria angular, ao longo do sulco nasolabial, nariz e áreas glabelares. O conhecimento íntimo dos vasos localizados na face é obrigatório para os injetores
Volume	O volume de produto injetado em qualquer área é um fator de risco, uma vez que quantidades maiores de produto podem causar um grau proporcionalmente maior de obstrução vascular. A prática mais segura é injetar não mais do que 0,1 mL em qualquer local e alterar a posição para novas injeções	A tentativa de eliminar uma obstrução da agulha, aumentando a pressão da seringa, é um fator de risco, uma vez que a descarga acidental de um grande volume de material pode resultar, com consequências desastrosas se a ponta da agulha estiver no lúmen de um vaso. A injeção intencional de grande volume (*Lake Technique*) também é um fator de risco pelo mesmo motivo
Pequenas agulhas afiadas	Agulhas afiadas de pequeno calibre são mais propensas a penetrar no lúmen de um vaso do que agulhas maiores. A aspiração de sangue arterial através de uma agulha longa de calibre estreito é um indicador não confiável	Agulhas de maior calibre são mais propensas a ter refluxo de sangue após a aspiração. Embora a aspiração antes da injeção seja uma boa prática, o material de preenchimento viscoso pode não permitir que o sangue arterial retorne à seringa
Cicatrizes anteriores	Cicatrizes de tecido profundo podem estabilizar e fixar as artérias no lugar, facilitando a penetração com pequenas agulhas afiadas. Isto também pode ocorrer quando se injetam locais onde as artérias passam através de forames ósseos ou estruturas faciais profundas	Narizes que já foram submetidos à rinoplastia apresentam um risco aumentado, em vista do afinamento das estruturas dos tecidos moles. E nos tecidos adiposos, as artérias com paredes mais espessas podem-se afastar quando picadas por agulhas maiores, como atestado por pessoas com experiência em cirurgia microvascular
Cânulas rombas	As cânulas rombas podem reduzir, mas não eliminar, o risco de injeção intravascular acidental, especialmente na presença de cicatrizes anteriores (após anos de tratamentos de preenchimento na mesma área, por exemplo). Houve vários relatos de injeção intravascular acidental com cânulas rombas	Algumas cânulas possuem uma ponta de bala e, embora tenham um orifício lateral, essas cânulas finas (p. ex., menores que calibre 27) podem penetrar nas paredes arteriais. Cânulas de maior diâmetro com ponta arredondada são menos propensas a penetrar
Composição do material de enchimento usado	Preenchimentos permanentes não têm meios de dissolver o material. Alguns promovem a coagulação imediata	Os produtos de AH têm a vantagem de serem hidrolisados pela hialuronidase

Adaptado de DeLorenzi.[5]

ALTERAÇÃO VISUAL

A perda de visão associada aos preenchedores pode ocorrer quando são usados para tratar qualquer localização na face por causa do rico suprimento de anastomoses vasculares que se conectam à artéria oftálmica. Esta artéria produz um ramo chamado artéria central da retina, que viaja pelo nervo óptico, e seus ramos suprem a retina. Áreas de alto risco incluem glabela (artérias supratroclear e supraorbital), região nasal (artérias nasais lateral e dorsal), sulco nasolabial (artéria angular), fronte (artérias supratroclear e supraorbital) e área temporal (artéria temporal superficial).[9] O mecanismo proposto de cegueira secundário à injeção de AH é o fluxo retrógrado de êmbolos de AH que seguem pelos ramos periféricos, que podem finalmente alcançar a artéria central da retina em decorrência da alta pressão de injeção com quantidade suficiente de produto de preenchimento (Fig. 25-1).[10]

Em uma extensa revisão de literatura, Chatrath *et al.* encontraram 190 casos de cegueira descritos após o uso de preenchimentos faciais entre os anos de 2000 e 2018.[11] Os casos de cegueira ou outros distúrbios oculares induzidos por preenchimento foram atribuídos a injeções autólogas de gordura (90 casos; 47%). A segunda causa mais frequente de cegueira foi decorrente do AH (53 casos; 28%), enquanto o restante dos casos foi atribuído ao colágeno, à hidroxiapatita de cálcio e a outros preenchimentos. Os locais de preenchimento na face relacionados com a cegueira estão na Figura 25-2. Em se tratando especificamente de nariz, em uma outra revisão foram encontrados 25 casos de cegueira relacionados com injeções na região do nariz, sendo que 18 foram no dorso nasal, 4 foram documentadas como perinasal (região lateral), 1 foi na ponta, 1 foi no septo e 1 na raiz nasal.[8]

O diagnóstico precoce do comprometimento visual da injeção de AH pode ser feito pelo reconhecimento dos sinais e sintomas de início súbito de dor intensa acompanhada de perda completa ou parcial da visão, visão embaçada, defeito do campo visual, náusea, vômito e cefaleia. No entanto, a oclusão da artéria central da retina pode apresentar-se sem dor ocular e é necessário conhecer outros sinais oculares de alerta, como ptose, oftalmoplegia, exotropia e defeito pupilar.[10]

O período áureo para reverter a oclusão da artéria retiniana é de 90 minutos.[8] O paciente deve ser transferido para o especialista o mais rápido possível. Uma vez que se suspeita de oclusão da artéria retiniana, várias ações imediatas devem ser tomadas para mitigar os efeitos adversos: interrupção da aplicação da substância (caso seja AH, administrar hialuronidase retrobulbar), reduzir a pressão intraocular (inibidores da anidrase carbônica, massagem ocular; antagonista beta-adrenérgico tópico, por exemplo. Timolol; manitol IV e

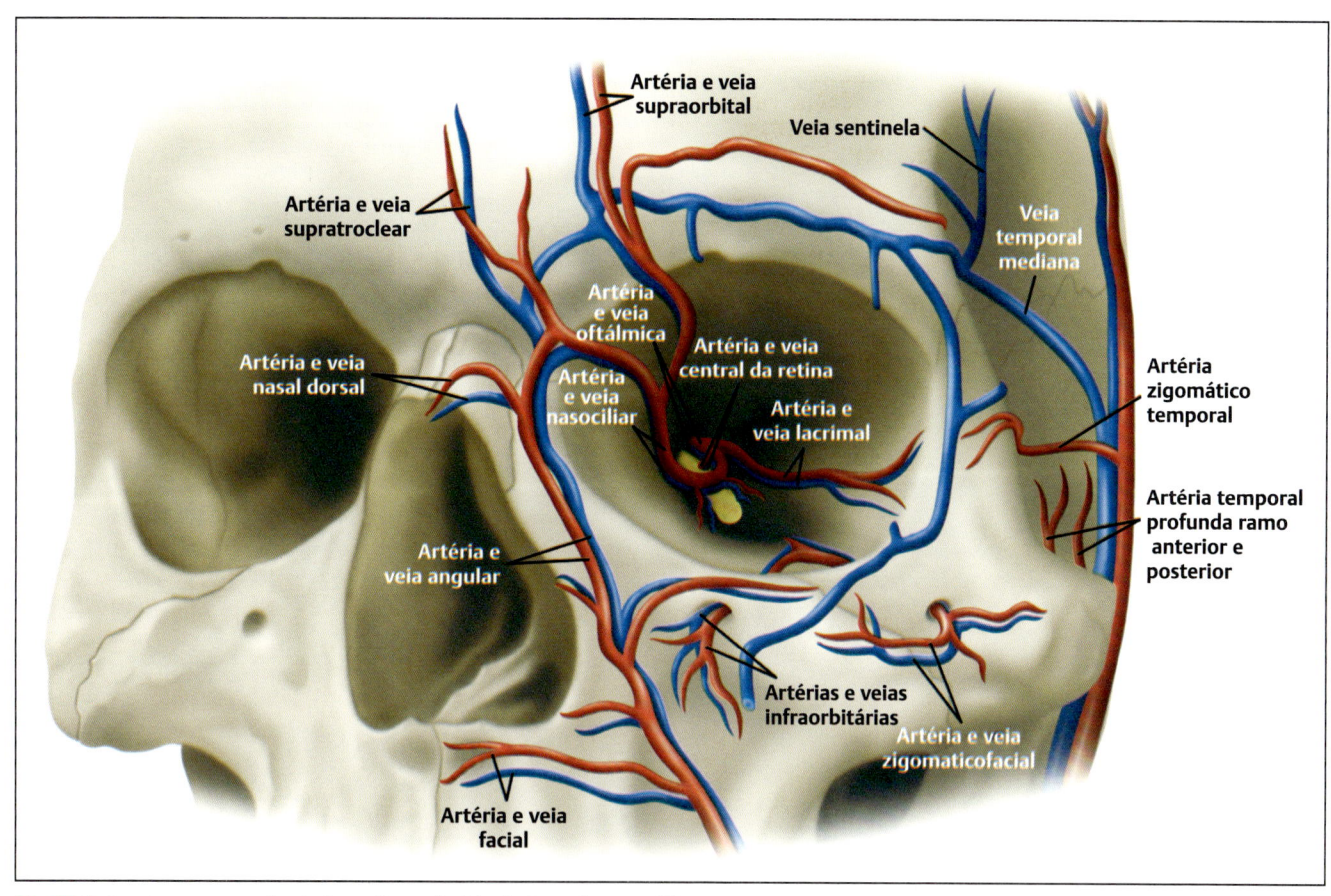

Fig. 25-1. Suprimento vascular da face. (Reproduzido de Carruthers et al.)[6]

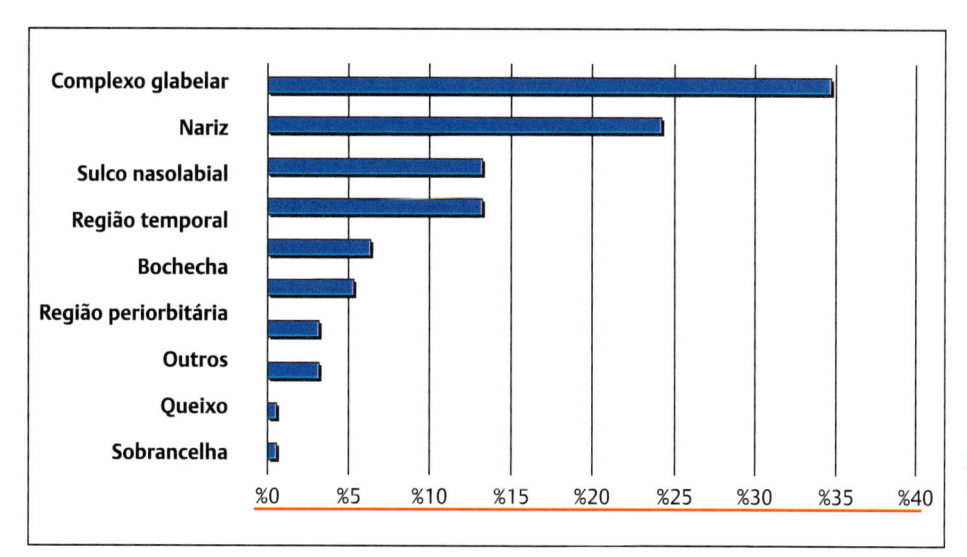

Fig. 25-2. Porcentagem de cegueira associada ao preenchimento relatada de acordo com o local da injeção. (Reproduzido de Chatrath et al.)[11]

acetazolamida), aumentar o fluxo sanguíneo retiniano (respiração em bolsa plástica para aumentar o CO_2, inibidor da anidrase carbônica, esteroides tópicos e sistêmicos), administrar ácido acetilsalicílico e aumentar a oferta de oxigênio (terapias com oxigênio hiperbárico).[9]

NECROSE DE PELE

Um artigo que realizou uma ampla revisão de literatura encontrou 48 casos de necrose de pele após aplicação de substâncias preenchedoras na face;[4] destes, 33% foram no nariz, 31,2% no sulco nasolabial (SNL) e 20,8% na glabela. Das 16 injeções nasais, 5 foram na ponta nasal, 1 na região lateral do nariz, 3 no dorso, e 2 no dorso e na ponta. Detalhes da técnica de injeção e tamanho da agulha não foram descritos para nenhum caso de necrose. O sintoma mais frequentemente associado à injeção intravascular foi a dor imediata na administração do produto. Outros sintomas agudos incluíram branqueamento, crepitação e equimose.

Quadro 25-2. Progressão Típica da Complicação após Injeção Intra-arterial Acidental de Preenchimentos

Achados clínicos	Cronometragem
Branqueamento: invariavelmente imediato, geralmente visto durante a injeção atual	Segundos a dezenas de segundos
Padrão livedo ou, alternativamente, hiperemia reativa imediata se material insuficiente injetado para ocluir a artéria (tipicamente < 0,1 mL para a artéria angular)	Minutos, às vezes, até dezenas de minutos
Descoloração azul-preta	Dezenas de minutos a horas
Formação de vesículas/bolhas	Horas a dias
Ruptura da pele, ulceração, demarcação	Dias a semanas

Adaptado de DeLorenzi.[5]

Alterações de cor localizadas nas áreas afetadas devem elevar o índice de suspeita de comprometimento vascular. A imagem imediata não é importante, no entanto. Em vez disso, a progressão dos sinais e sintomas e seu tempo (Quadro 25-2) merecem uma maior importância, com o objetivo de aprender a reconhecer esses efeitos adversos suficientemente cedo para contornar sequelas de obstrução vascular. Compressas geladas e a epinefrina devem ser evitadas, pois podem mascarar os sinais e os sintomas de insuficiência arterial.

A necrose cutânea na região do nariz causada pelos preenchimentos pode ser dividida em dois mecanismos fisiopatológicos:[12] embolia intravascular do preenchimento ou compressão vascular externa que leva à necrose. Na primeira situação, o preenchimento com AH pode causar necrose iminente da pele por **embolia microcirculatória**, pelas partículas de preenchimento acidentalmente injetadas nos vasos que nutrem a pele (Fig. 25-3).[4,13] Em razão da súbita interrupção do suprimento vascular, os pacientes geralmente desenvolvem dor e eritema reticulado característico na distribuição dos vasos ocluídos.[14-16]

O preenchimento de AH também pode causar necrose cutânea iminente, **comprimindo externamente** os vasos que nutrem a pele.[4] No aumento do nariz, esse mecanismo é conhecido como necrose de pressão.[17] A pele nasal, especialmente a ponta densa e o invólucro alar da pele, não é muito distensível. A injeção subcutânea excessiva (particularmente intradérmica) pode levar à compressão do plexo subdérmico e comprometer a perfusão da pele. A natureza hidrofílica do AH pode aumentar a probabilidade de congestão subcutânea. A lesão da pele está localizada principalmente nas áreas onde o preenchimento foi colocado

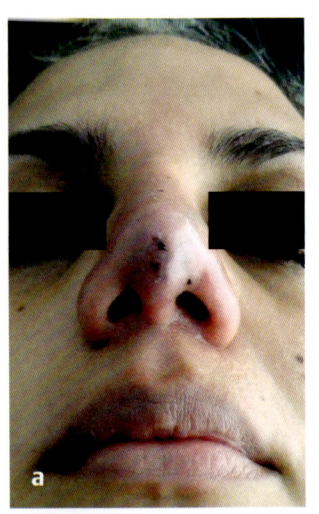

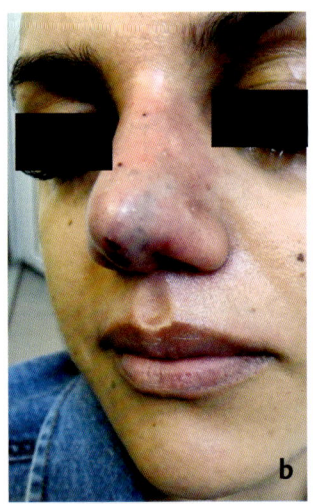

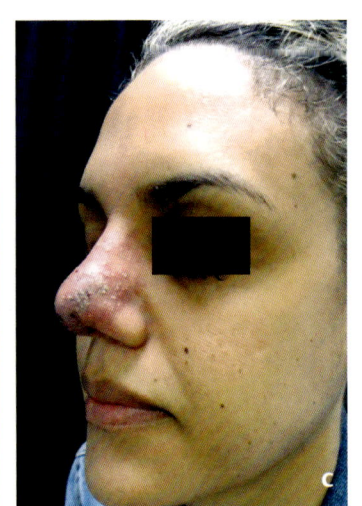

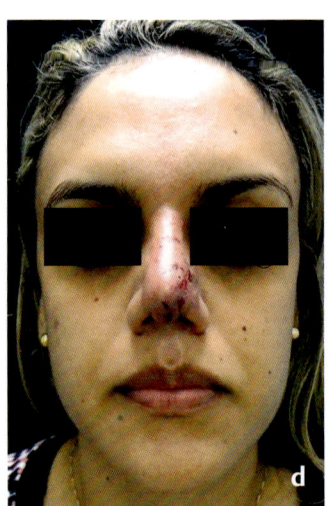

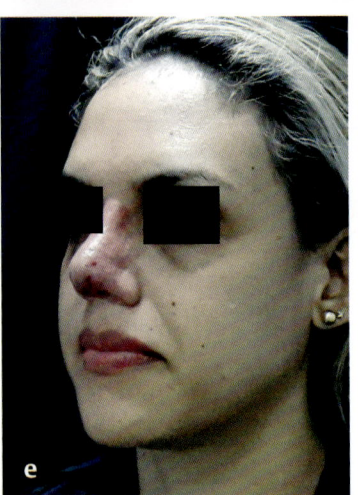

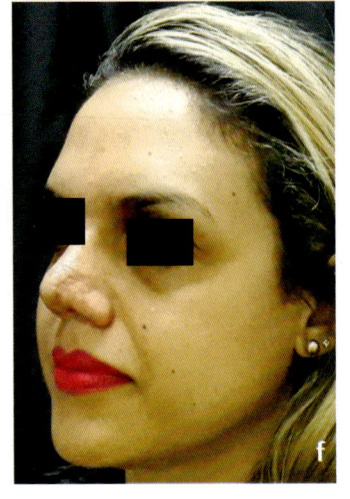

Fig. 25-3. (**a**, **b**) Dia 1 (24 horas após o evento): demonstrando descoloração azul da pele (padrão isquêmico já evoluindo com necrose) e áreas com pústula, edema e eritema após preenchimento com AH. (**c**) Dia 2: quadro estabilizado da necrose com redução dos sinais flogísticos. (**d**) Dia 3: Redução das pústulas, dos sinais flogísticos e da área isquêmica. (**e**) Dia 8: importante melhora dos sinais flogísticos e ausência de isquemia. (**f**) Dia 30: início de tratamentos para melhora da qualidade da pele. (Fotos: arquivo pessoal, autorizado pela paciente.)

Fig. 25-4. Evolução de um paciente após aplicação de 0,1 mL de AH com cânula em ponta nasal nos dias: 0 (**a**), 1 (**b**), 2 (**c**), 3 (**d**) e 7 (**e**) com boa evolução. (Fotos: arquivo pessoal, autorizado pelo paciente.)

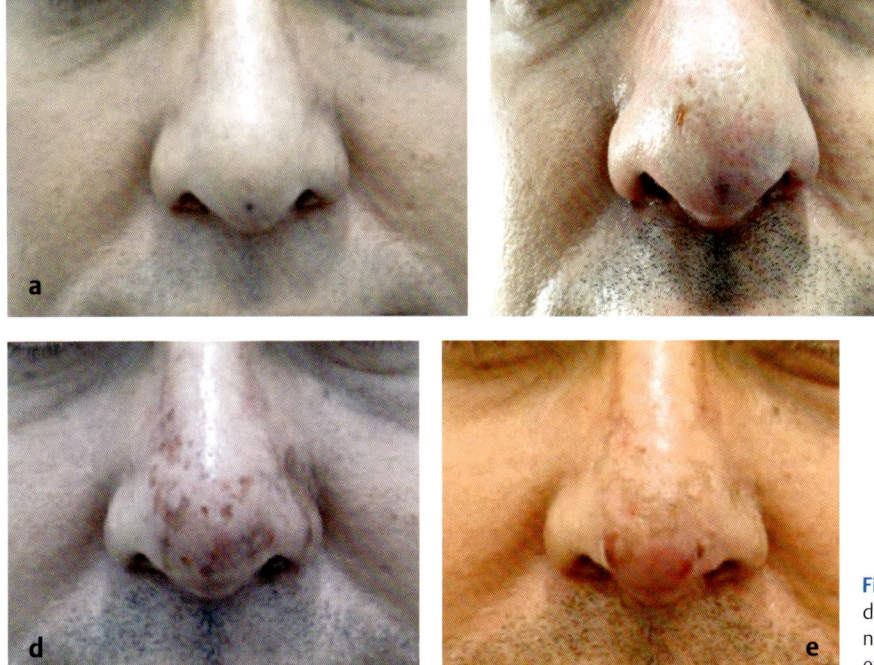

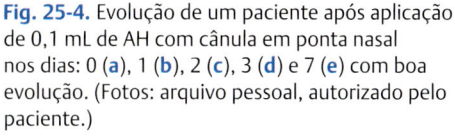

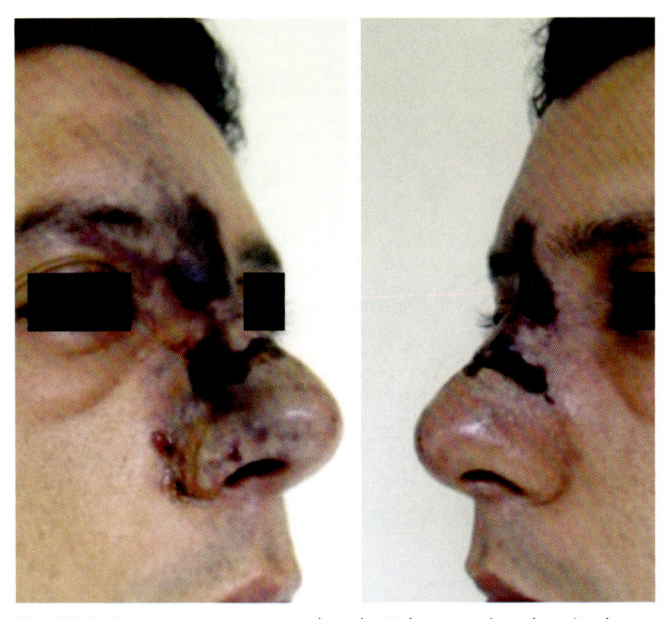

Fig. 25-5. Paciente com necrose da pele 48 horas após aplicação de PMMA. (Foto: arquivo pessoal.)

(Figs. 25-4 e 25-5), mas também pode-se localizar no trajeto do vaso acometido. Embora o mecanismo de compressão vascular pareça ser óbvio, alguns autores não acreditam que isso possa realmente acontecer.[5] E, de fato, tentar recriar intencionalmente esses resultados em investigações preliminares com modelo de orelha de coelho falhou: apenas a injeção intra-arterial direta de preenchimento dérmico resultou em necrose cutânea.[18]

Para minimizar a injeção intravascular de AH no **aumento do nariz**, o preenchedor deve ser colocado ao longo da linha média da raiz, dorso, *supratip* e espinha nasal, e abaixo da camada subcutânea e músculo-aponeurótica, na qual a principal vascularização da pele nasal está localizada.[17] Para evitar a isquemia por pressão na rinoplastia não cirúrgica (ou chamada rinomodelação), especialmente na rinoplastia asiática,[19] o procedimento deve ser conduzido de forma conservadora, principalmente na ponta do nariz. Para pacientes com histórico de cirurgia ou trauma nasal, o aumento do nariz deve ser abordado com ainda mais cautela e menor volume por sessão.[17,19]

Para evitar que a isquemia da pele relacionada com o AH se transforme em necrose completa da pele, a chave é identificar a complicação o mais cedo possível. Durante a injeção de preenchimento, os médicos devem estar atentos a sinais de isquemia potencial na pele, como dor anormal, branqueamento, eritema, inchaço e diminuição da perfusão capilar. Se houver suspeita de necrose cutânea iminente, a injeção de preenchimento deve ser descontinuada imediatamente, e o tratamento com massagem e hialuronidase deve ser iniciado. Os pacientes devem ser instruídos a informar a evolução ao médico responsável.[14]

No caso de suspeita de necrose cutânea iminente relacionada com o AH, o tratamento mais crítico é a injeção de hialuronidase (2.000-3.000 UI) para dissolver o AH injetado e restaurar a perfusão cutânea.[4,20] Se nenhuma melhora for observada em 60 minutos, a injeção deve ser repetida; e ainda pode ser realizada a cada 8 horas nas primeiras 48 horas. Recomenda-se que este tratamento seja iniciado o mais cedo possível,[18,21] com uma maior chance de recuperação completa quando realizado antes de 24 a 48 horas.[5,12,18] Se o tratamento for atrasado por mais de 2 dias, os pacientes correm maior risco de desenvolver ilhas de pele muito mal perfundidas, que não podem ser recuperadas por este tratamento e podem evoluir para necrose total da pele com defeito tecidual (Figs. 25-5 e 25-6).

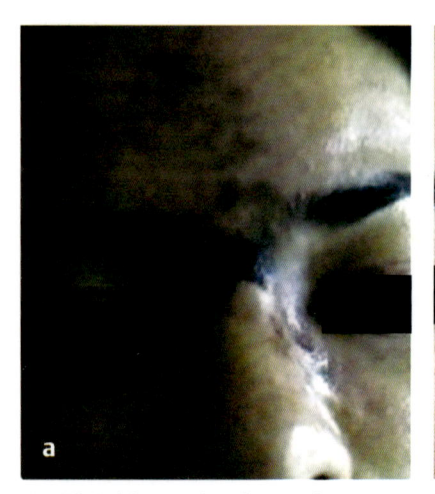

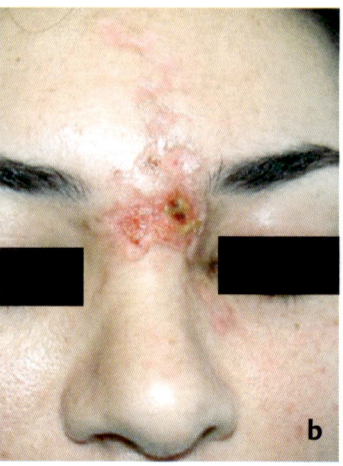

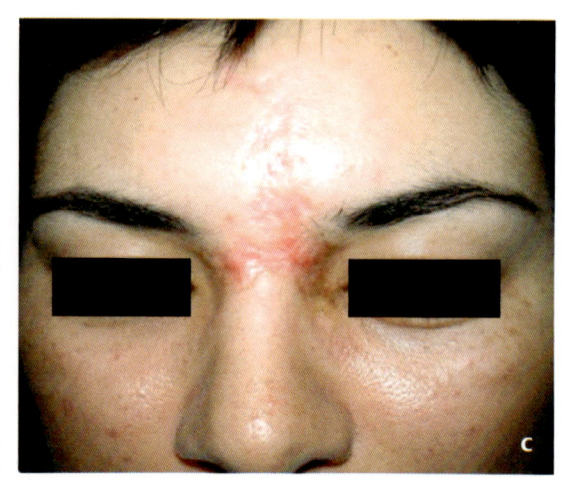

Fig. 25-6. (**a**) D1 após aplicação de PPMA na região do dorso nasal. (**b**) D2 estabilização do quadro de isquemia evoluindo com lesão ulcerada no *radix* nasal e laceração na glabela. (**c**) D7 área cicatricial.

Além da hialuronidase, que é a espinha dorsal nesse tratamento, compressas quentes e massagem local devem ser realizadas com a duração de cinco a dez minutos e intervalos de 30 a 60 minutos. Aspirina pode ser administrada na dose de 500-600 mg diariamente durante uma semana.[22] A pasta de nitroglicerina tópica tem efeito controverso, mas também é comumente usada por outros médicos para o tratamento dessa condição,[4] embora não esteja disponível no Brasil.

Ainda podemos fazer uso de: corticosteroides tópicos e sistêmicos (VO/EV), anticoagulação com heparina de baixo peso molecular (HBPM), pentoxifilina e antibiótico sistêmico. A Sidenafila (50 mg 8/8 horas) e o oxigênio hiperbárico são tidos como tratamentos ainda não comprovados, mas são opções a serem consideradas. Células-tronco derivadas de tecido adiposo foram usadas em 2 casos de necrose da ponta nasal.[23] O algoritmo para tratamento de suspeita de injeção intravascular está representado na Figura 25-7.

TRATAMENTO DE COMPLICAÇÕES LEVES, MODERADAS E AUTOLIMITADAS

Complicações leves a moderadas são geralmente autolimitadas. Os efeitos adversos mais comuns associados a preenchimentos são: **aplicações errôneas (em relação ao volume, profundidade e localização), migração, edema, eritema e reações inflamatórias, como granulomas e nódulos**. Outras complicações leves a moderadas incluem: **hipersensibilidade, infecção, hematomas, efeito de Tyndall, dor e bolhas**. Um algoritmo para o tratamento de complicações leves a moderadas é apresentado na Figura 25-8.

As complicações leves podem ser divididas em: **volume (muito ou pouco preenchimento), profundidade de tratamento (preenchimento injetado muito superficialmente ou muito profundo) e localização (localização anatômica desfavorável ou assimetria, ou injeção no local anatômico incorreto)**. No nariz, essas complicações podem ser traduzidas por efeitos inestético, como: nariz grego (excesso de preenchimentos em *radix* nasal, geralmente realizado para correção de giba), ptose de ponta nasal (pelo excesso de preenchimento em ponta, principalmente em pacientes com pele espessa) ou assimetrias nasais. Inicialmente, em pequenas quantidades, essas complicações podem responder à massagem ou adição de mais produtos (para corrigir assimetrias); aspiração por agulha ou uma incisão mínima para excisão do produto podem ser opções.[7] Os pacientes que fizeram uso de AH podem ser tratados com relativa facilidade com a hialuronidase. Problemas com substâncias irreversíveis são muito mais difíceis de administrar, especialmente se estruturas vitais tiverem sido tratadas.

Edema e equimoses podem-se desenvolver no momento da injeção e geralmente desaparecem espontaneamente.[24-26] O **efeito de Tyndall** resulta da injeção de preenchedores de AH muito próximos à superfície da pele, o que produz uma coloração "azulada". O depósito de AH muito superficialmente causa uma coloração azulada por causa da refração da luz, assim como melanina profunda na derme apresente uma tonalidade azulada. O efeito Tyndall se parece um pouco com um hematoma leve, mas profundo (com o qual muitas vezes pode ser confundido); não muda com o tempo até que o material seja removido. O tratamento consiste na injeção de Hialuronidase (15-50 UI) nos tecidos circunvizinhos e subsequente massagem suave.[27-29]

O **eritema** também é comumente transitório, mas, ocasionalmente, **telangiectasias** permanentes podem ocorrer no local da injeção. Se isso acontecer, o tratamento com luz intensa pulsada ou *laser* para tratamento vascular.[30,31]

Nódulos e eritema que persistem além dos primeiros dias de tratamento podem ser sinais de inflamação.[25,31] Nesses casos, os nódulos superficiais podem ser tratados com incisão e drenagem com uma agulha;[32] se mais profundos, realizar massagem e a administração de hialuronidase para produtos de AH.[33] Depois que a infecção seja descartada, corticosteroides intralesionais ou tópicos também podem ser usados.[25,30]

O acúmulo de produto **ou perolização** geralmente aparecem logo após o tratamento, na forma de lesões palpáveis bem confinadas, que podem resultar da injeção em áreas de cobertura fina de tecido mole (p. ex., pálpebras, região nasojugal, lábios), injeção de muito material, aglomeração de material de enchimento ou luxação pelo movimento dos músculos.[30,31,34] As medidas para evitar a visibilidade do material implantado incluem massagem firme e colocação meticulosa

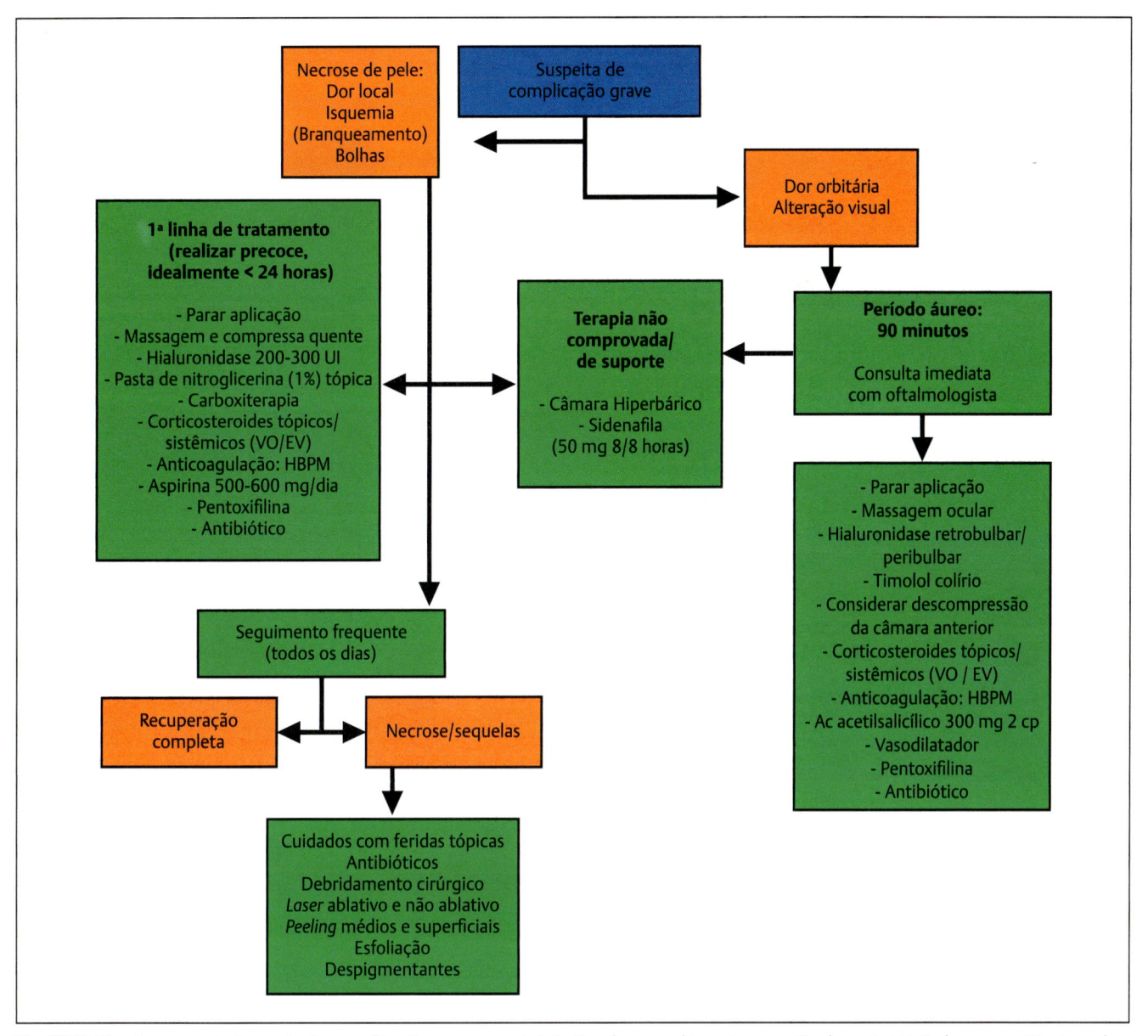

Fig. 25-7. Algoritmo para tratamento de **complicações graves** após injeções de preenchimento na região do nariz. EV: Endovenoso, VO: via oral, IM: intramuscular, HBPM: heparina de baixo peso molecular.

de preenchimento no plano supraperiosteal profundo.[33,35] Os preenchedores de duração relativamente curta, como os produtos de AH, são preferíveis para essas regiões de alto risco. Um benefício adicional do uso de AH nessas áreas é que as irregularidades podem ser revertidas com hialuronidase (15-300 UI). Os tratamentos para preenchimentos semipermanentes incluem excisão direta do preenchedor, ruptura da agulha e descolamento de grumos, além de aguardar a absorção do produto.[36-38] Os nódulos causados por PMMA respondem bem a injeções intralesionais de esteroides, mas os esteroides são menos eficazes para CaHa.[31]

Os **verdadeiros granulomas** aparecem tardiamente, após semanas ou meses, e respondem bem aos esteroides intralesionais ou incisão e drenagem.[30,31,35] A taxa relatada de granuloma é de 0,01 a 1%.[31] A confirmação de um granuloma somente pode ser feita com biópsia.

A **infecção** após o tratamento de preenchimento é incomum.[37] Se ocorrer um único abscesso facial, isto levaria a considerar que a contaminação ocorreu durante o tratamento; no entanto, se um paciente apresentar múltiplos abscessos, é razoável supor que a contaminação ocorreu na seringa antes da injeção. Complicações decorrentes da contaminação microbiana do material podem resultar em casos dramáticos. A infecção deve primeiro ser controlada com incisão e drenagem, seguida pela hialuronidase, se necessário, caso haja celulite ou piora da infecção, deve ser iniciado antibiótico.[32]

Recentemente, tem havido discussão sobre o papel dos **biofilmes** em causar **nódulos com formação tardia**.[26,39,40] Os biofilmes são acumulações de microrganismos dentro de uma matriz autodesenvolvida, que são irreversivelmente aderentes uns aos outros e a uma variedade de superfícies.[41,42] Todos os enchimentos, especialmente os produtos de maior duração,

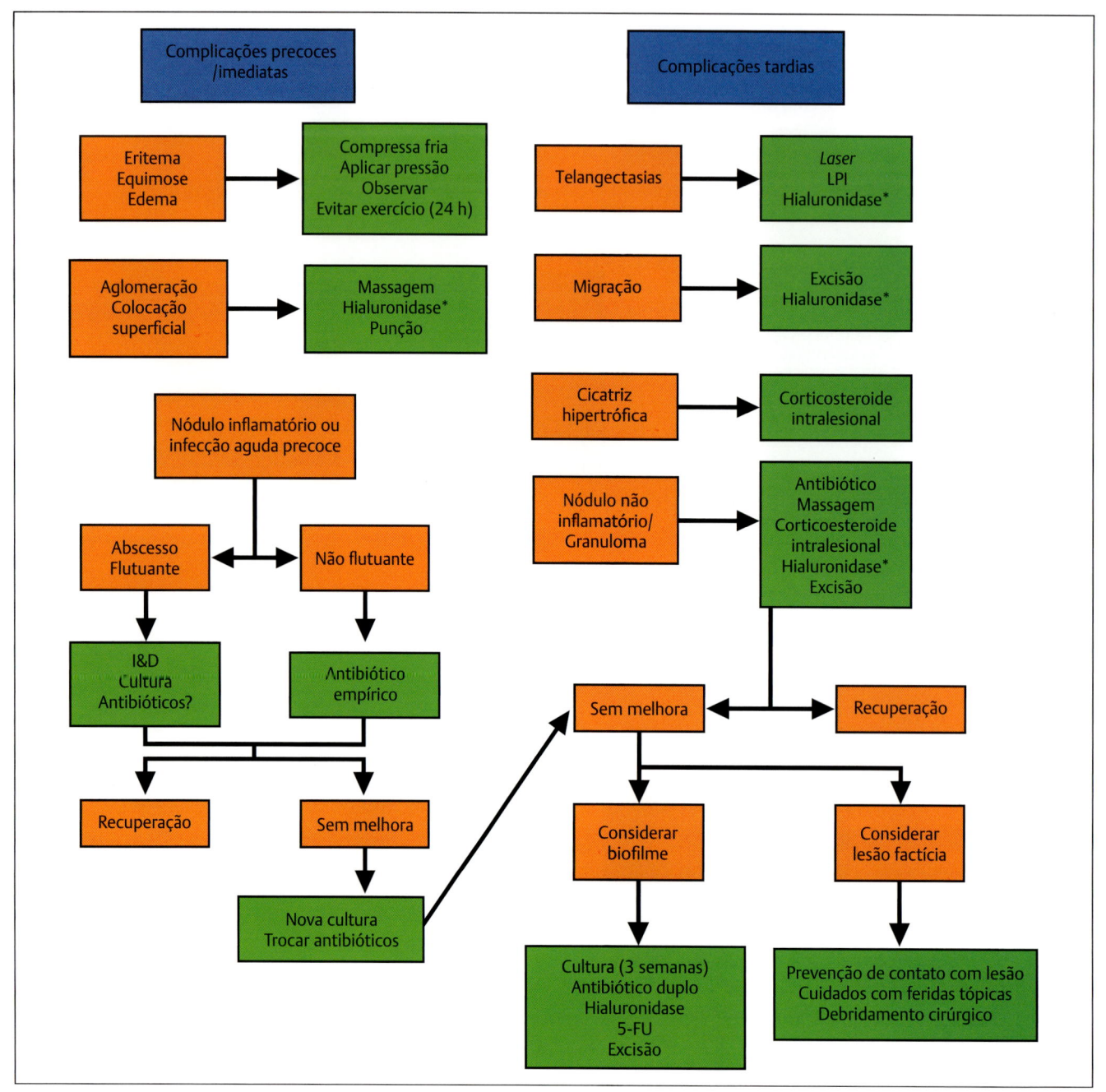

Fig. 25-8. Algoritmo para tratamento de **complicações leves a moderadas** na região do nariz após injeções de preenchimento. 5-FU: 5-Fluoracil, LPI: luz pulsada intensa, I&D: incisão e drenagem. *para Ácido Hialurônico.

são superfícies potenciais para a formação de biofilmes. Como sua taxa de crescimento é lenta, os biofilmes geralmente não são identificáveis pela cultura, e os antibióticos têm dificuldade em alcançar. Podem apresentar-se como abscessos estéreis ou causar uma resposta inflamatória crônica.[41,43-45] Infecções resultantes de biofilmes são notoriamente difíceis de tratar por causa do metabolismo bacteriano lento e da secreção de uma matriz protetora.[44] A hialuronidase tem sido demonstrada para ajudar a quebrar a matriz, diminuindo assim a massa do biofilme.[46,47] Outras opções de tratamento para biofilmes são uso prolongado de antibióticos, administração de 5-fluorouracil intralesional e *laser* intralesional com *laser* de 532-nm ou 808-nm.[46,48,49] Com relação aos antimicrobianos, dupla terapia medicamentosa com quinolona e macrolídeo de terceira geração tem sido recomendada.[43,48]

REFERÊNCIAS BIBLIOGRÁFICAS

1. Surgery C, Data N. Cosmetic Surgery National Data Bank. Am Soc Aesthetic Plast Surg. 2014:5. www.surgery.org.
2. Haneke E. Managing Complications of Fillers: Rare and Not-So-Rare. J Cutan Aesthet Surg. 2015;8(4):198-210.
3. Anvisa esclarece - Anvisa. http://portal.anvisa.gov.br/anvisa-esclarece?p_p_id=baseconhecimentoportlet_WAR_baseconhecimentoportlet&p_p_lifecycle=0&p_p_state=normal&p_p_mode=view&p_p_col_id=column-2&p_p_

col_pos=1&p_p_col_count=2&_baseconhecimentoportlet_WAR_baseconhecimentoportlet_assuntoId=14&_baseconhecimentoportlet_WAR_baseconhecimentoportlet_conteudoId=2476&_baseconhecimentoportlet_WAR_baseconhecimentoportlet_view=detalhamentos. Accessed April 22, 2020.
4. Ozturk CN, Li Y, Tung R, Parker L, Piliang MP, Zins JE. Complications following injection of soft-tissue fillers. Aesthetic Surg J. 2013;33(6):862-877.
5. DeLorenzi C. Complications of Injectable Fillers, Part 2: Vascular Complications. Aesthetic Surg J. 2014;34(4):584-600.
6. Carruthers JDA, Fagien S, Rohrich RJ, Weinkle S, Carruthers A. Blindness caused by cosmetic filler injection: a review of cause and therapy. Plast Reconstr Surg. 2014;134(6):1197-1201.
7. Signorini M, Liew S, Sundaram H et al. Global Aesthetics Consensus: Avoidance and Management of Complications from Hyaluronic Acid Fillers - Evidence- and Opinion-Based Review and Consensus Recommendations. Plast Reconstr Surg. 2016;137(6):961e-971e.
8. Beleznay K, Carruthers JDA, Humphrey S, Jones D. Avoiding and treating blindness from fillers: A review of the world literature. Dermatologic Surg. 2015;41(10):1097-1117.
9. Townshend A. Blindness after facial injection. J Clin Aesthet Dermatol. 2016;9(12):E5-E7.
10. Park SW, Woo SJ, Park KH, Huh JW, Jung C, Kwon OK. Iatrogenic retinal artery occlusion caused by cosmetic facial filler injections. Am J Ophthalmol. 2012;154(4):653-662.e1.
11. Chatrath V, Banerjee PS, Goodman GJ, Rahman E. Soft-tissue Filler-associated Blindness: A Systematic Review of Case Reports and Case Series. Plast Reconstr Surg - Glob Open. 2019;7(4).
12. Sun ZS, Zhu GZ, Wang H Bin et al. Clinical outcomes of impending nasal skin necrosis related to nose and nasolabial fold augmentation with hyaluronic acid fillers. Plast Reconstr Surg. 2015;136(4):e434-e441.
13. Kang MS, Park ES, Shin HS, Jung SG, Kim YB, Kim DW. Skin necrosis of the nasal ala after injection of dermal fillers. Dermatologic Surg. 2011;37(3):375-380.
14. Hirsch RJ, Lupo M, Cohen JL, Duffy D. Delayed presentation of impending necrosis following soft tissue augmentation with hyaluronic acid and successful management with hyaluronidase. J Drugs Dermatol. 2007;6(3):325-328. http://www.ncbi.nlm.nih.gov/pubmed/17373195. Accessed May 20, 2019.
15. Park T-H, Seo S-W, Kim J-K, Chang C-H. Clinical experience with Hyaluronic acid-filler complications. J Plast Reconstr Aesthetic Surg. 2011;64(7):892-896.
16. Kim YJ, Kim SS, Song WK, Lee SY, Yoon JS. Ocular ischemia with hypotony after injection of hyaluronic acid gel. Ophthal Plast Reconstr Surg. 2011;27(6):e152-5.
17. Humphrey CD, Arkins JP, Dayan SH. Soft tissue fillers in the nose. Aesthetic Surg J. 2009;29(6):477-484.
18. Kim D-W, Yoon E-S, Ji Y-H, Park S-H, Lee B-I, Dhong E-S. Vascular complications of hyaluronic acid fillers and the role of hyaluronidase in management. J Plast Reconstr Aesthet Surg. 2011;64(12):1590-1595.
19. Kim P, Ahn J-T. Structured nonsurgical Asian rhinoplasty. Aesthetic Plast Surg. 2012;36(3):698-703.
20. Hirsch RJ, Cohen JL, Carruthers JDA. Successful management of an unusual presentation of impending necrosis following a hyaluronic acid injection embolus and a proposed algorithm for management with hyaluronidase. Dermatol Surg. 2007;33(3):357-360.
21. Park KY, Son IP, Li K, Seo SJ, Hong CK. Reticulated erythema after nasolabial fold injection with hyaluronic acid: the importance of immediate attention. Dermatol Surg. 2011;37(11):1697-1699.
22. Cohen JL, Biesman BS, Dayan SH et al. Treatment of hyaluronic acid filler-induced impending necrosis with hyaluronidase: Consensus recommendations. Aesthetic Surg J. 2015;35(7):844-849.
23. Sung HM, Suh IS, Lee HB, Tak KS, Moon KM, Jung MS. Case reports of adipose-derived stem cell therapy for nasal skin necrosis after filler injection. Arch Plast Surg. 2012;39(1):51-54.
24. Jones D. Volumizing the Face With Soft Tissue Fillers. Clin Plast Surg. 2011;38(3):379-390.
25. De Boulle K. Management of complications after implantation of fillers. J Cosmet Dermatol. 2004;3(1):2-15.
26. Narins RS, Jewell M, Rubin M, Cohen J, Strobos J. Clinical conference: management of rare events following dermal fillers--focal necrosis and angry red bumps. Dermatol Surg. 2006;32(3):426-434.
27. Hirsch RJ, Narurkar V, Carruthers J. Management of injected hyaluronic acid induced Tyndall effects. Lasers Surg Med. 2006;38(3):202-204.
28. Hirsch RJ, Brody HJ, Carruthers JDA. Hyaluronidase in the office: a necessity for every dermasurgeon that injects hyaluronic acid. J Cosmet Laser Ther. 2007;9(3):182-185.
29. Douse-Dean T, Jacob CI. Fast and easy treatment for reduction of the Tyndall effect secondary to cosmetic use of hyaluronic acid. J Drugs Dermatol. 2008;7(3):281-283. http://www.ncbi.nlm.nih.gov/pubmed/18380210. Accessed May 25, 2019.
30. Lemperle G, Duffy DM. Treatment options for dermal filler complications. Aesthetic Surg J. 2006;26(3):356-364.
31. Lemperle G, Rullan PP, Gauthier-Hazan N. Avoiding and treating dermal filler complications. Plast Reconstr Surg. 2006;118(3 Suppl):92S-107S.
32. DeLorenzi C. Complications of Injectable Fillers, Part I. Aesthetic Surg J. 2013;33(4):561-575.
33. Sclafani AP, Fagien S. Treatment of injectable soft tissue filler complications. Dermatol Surg. 2009;35 Suppl 2:1672-1680.
34. Requena L, Requena C, Christensen L, Zimmermann US, Kutzner H, Cerroni L. Adverse reactions to injectable soft tissue fillers. J Am Acad Dermatol. 2011;64(1):1-34; quiz 35-36.
35. Alam M, Dover JS. Management of complications and sequelae with temporary injectable fillers. Plast Reconstr Surg. 2007;120(6 Suppl):98S-105S.
36. Beer KR. Radiesse nodule of the lips from a distant injection site: report of a case and consideration of etiology and management. J Drugs Dermatol. 2007;6(8):846-847. http://www.ncbi.nlm.nih.gov/pubmed/17763619. Accessed May 23, 2019.
37. Cohen JL. Understanding, avoiding, and managing dermal filler complications. Dermatol Surg. 2008;34 Suppl 1(s1):S92-9.
38. Graivier MH, Bass LS, Busso M, Jasin ME, Narins RS, Tzikas TL. Calcium hydroxylapatite (Radiesse) for correction of the mid- and lower face: consensus recommendations. Plast Reconstr Surg. 2007;120(6 Suppl):55S-66S.
39. Christensen L, Breiting V, Janssen M, Vuust J, Hogdall E. Adverse reactions to injectable soft tissue permanent fillers. Aesthetic Plast Surg. 2005;29(1):34-48.
40. Lemperle G, Gauthier-Hazan N, Wolters M, Eisemann-Klein M, Zimmermann U, Duffy DM. Foreign Body Granulomas after All Injectable Dermal Fillers: Part 1. Possible Causes. Plast Reconstr Surg. 2009;123(6):1842-1863.
41. Dayan SH, Arkins JP, Brindise R. Soft tissue fillers and biofilms. Facial Plast Surg. 2011;27(1):23-28.
42. Narins RS, Coleman WP, Glogau RG. Recommendations and treatment options for nodules and other filler complications. Dermatol Surg. 2009;35 Suppl 2:1667-1671.
43. Rohrich RJ, Monheit G, Nguyen AT, Brown SA, Fagien S. Soft Tissue Filler Complications: The important role of biofilms. Plast Reconstr Surg. January 2010:1.

44. Bjarnsholt T, Tolker-Nielsen T, Givskov M, Janssen M, Christensen LH. Detection of bacteria by fluorescence in situ hybridization in culture-negative soft tissue filler lesions. Dermatol Surg. 2009;35 Suppl 2:1620-1624.
45. Marusza W, Mlynarczyk G, Olszanski R et al. Probable biofilm formation in the cheek as a complication of soft tissue filler resulting from improper endodontic treatment of tooth 16. Int J Nanomedicine. 2012;7:1441-1447.
46. Attila C, Ueda A, Wood TK. 5-Fluorouracil reduces biofilm formation in Escherichia coli K-12 through global regulator AriR as an antivirulence compound. Appl Microbiol Biotechnol. 2009;82(3):525-533.
47. Dayan SH, Arkins JP, Brindise R. Soft tissue fillers and biofilms. Facial Plast Surg. 2011;27(1):23-28.
48. Bjarnsholt T, Tolker-Nielsen T, Givskov M, Janssen M, Christensen LH. Detection of Bacteria by Fluorescence in Situ Hybridization in Culture-Negative Soft Tissue Filler Lesions. Dermatologic Surg. 2009;35:1620-1624.
49. Nyhlén A, Ljungberg B, Nilsson-Ehle I, Odenholt I. Bactericidal effect of combinations of antibiotic and antineoplastic agents against Staphylococcus aureus and Escherichia coli. Chemotherapy. 2002;48(2):71-77.

MEDIÇÕES PARA OTIMIZAR A RINOPLASTIA

José Roberto Parisi Jurado • Leila Freire Rego Lima

INTRODUÇÃO

A rinoplastia apresenta uma evolução constante ao longo dos últimos anos.

Estudos fotográficos, medidas e variações de técnicas têm representado o tripé de trabalho do cirurgião para aprimorar e alcançar um resultado estético e funcional da cirurgia nasal.

As decisões subjetivas durante a cirurgia feitas a olho nu podem induzir a erro até mesmo o cirurgião mais experiente, levando a resultados indesejáveis.[1] A oportunidade de consolidar o conhecimento e entender os passos da filosofia de medidas objetivas na cirurgia é a proposta deste capítulo.

ANÁLISE, PLANEJAMENTO E TÉCNICA ATRAVÉS DE DESENHOS E APARELHOS DE MEDIDAS

Em 1978, Sheen desenhou o nariz para ilustrar as áreas a serem estudadas. As denominadas linhas estéticas do dorso nasal e da ponta em forma de diamante.[2]

O diamante são dois triângulos com a base nos dois pontos de definição da ponta que são as margens caudais do *domus*. A porção apical é onde começa a região do *supratip* que é o vértice do primeiro triângulo, e o *infratip* é o ponto de convergência das cartilagens da *crus* intermédia para *crus* medial.

Neste mesmo ano, o projetômetro foi primeiramente relatado por Webster *et al.* como um dispositivo para medir objetivamente as mudanças de perfil durante a rinoplastia.[3]

Em 2006, Toriumi descreveu no seu desenho uma área elíptica de brilho na ponta e na margem alar. A depressão supra-alar é uma área de sombra que atravessa o nariz na sua porção horizontal.[4] Esta sombra não deve atravessar o nariz na direção vertical por estabelecer o chamado isolamento do lóbulo da ponta nasal. O trajeto entre o lóbulo da ponta e o lóbulo alar, na região das margens alares, deve ter luz em toda a extensão. Sendo assim, as margens alares devem ter luz na visão de frente, perfil ou base (Fig. 26-1).

Com esta visão de jogo de luz e sombra, o nariz fica mais delicado, e as paredes laterais devem ser retas ou ligeiramente convexas e nunca côncavas.[4]

Com base nos autores citados anteriormente, em 2016, Jurado desenvolveu um projetômetro que permite ao cirurgião medir quatro pontos anatômicos no perfil nasal. A avaliação pode ser realizada antes, durante e após a cirurgia para verificar o aumento e a redução desses pontos planejados no pré-operatório, permitindo ao cirurgião quantificar objetivamente as alterações estéticas realizadas com a técnica de rinoplastia escolhida.

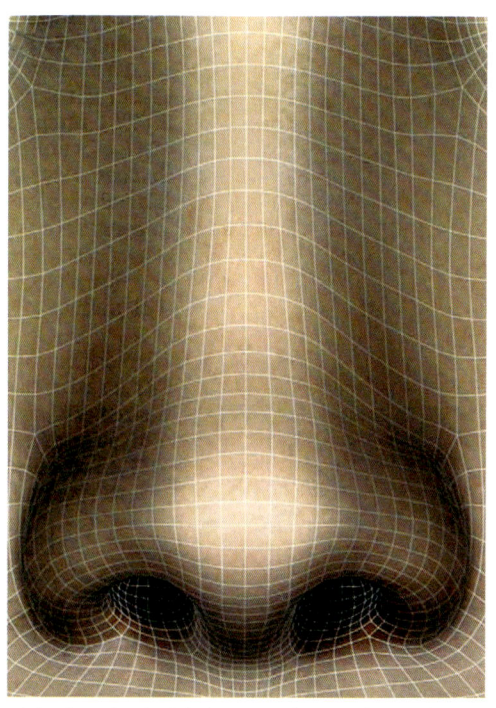

Fig. 26-1. Distribuição ideal de luz e sombra, conforme descrito por Toriumi. (Extraído de: Toriumi DM, Checcone MA. New Concepts in Nasal Tip Contouring. Facial Plast Surg Clin North Am. 2009:17(1);55-90.)

O protocolo para a realização das medidas segue as seguintes etapas:

- Fotografias digitais padrão em 2D na visão frontal, laterais direita e esquerda, oblíquas direita e esquerda e base nasal.
- Visão lateral direita é usada para o planejamento fotográfico, utilizando um programa de edição de imagens. As fotografias com ou sem edição são sobrepostas, sendo uma delas com opacidade reduzida em 50%. São realizadas medições nas fotografias para estimar as modificações a serem realizadas na cirurgia com o auxílio de uma régua.
- Impressão do planejamento para auxiliar na sala cirúrgica.

O projetômetro modificado possui 4 réguas e tem 13,8 cm de comprimento e 7 cm de largura na placa de suporte superior. A parte inferior do dispositivo tem uma placa de suporte com uma pequena ponta redonda de metal de 3 mm que deve ser posicionada tocando a borda inferior dos incisivos centrais superiores e centralizada entre eles. A parte superior do dispositivo tem uma placa de suporte que deve ser colocada na linha média da fronte.

As 4 réguas no eixo longo do dispositivo são estreitadas, e as medições são calibradas em milímetros. Estes podem-se ajustar em altura e profundidade para tocar quatro pontos-chave anatômicos no perfil nasal: *nasion* (N), *rhinion* (R), ponto de definição da ponta (P) e subnasal (Sn). Os parafusos são apertados para fixar as réguas no lugar (Fig. 26-2).

Caso o cirurgião não tenha o projetômetro, as medidas podem ser realizadas com o compasso.

MEDIDAS UTILIZANDO O COMPASSO

Borda do Incisivo Central-Subnasal

Marca a distância que geralmente corresponde ao comprimento do lábio superior. Se quisermos alongar o nariz, a medida final será menor do que a inicial. Sempre se deve prestar atenção à quantidade de exposição dos incisivos em repouso, que deve ser de 1 a 4 mm e também no sorriso; um nariz mais curto levará à maior exposição dentária (Fig. 26-3).

Borda do Incisivo-*Infratip*

Regula o ângulo de rotação. Ao aumentar a rotação, o valor aumenta, e ao diminuir a rotação, o valor diminui (Fig. 26-4).

Comprimento do Dorso (*Radix-Tip*) RT

Valor médio ao redor de 40 mm. Podemos alongar ou encurtar o nariz variando a posição do *radix* ou dos pontos de definição da ponta no eixo craniocaudal (Fig. 26-5).

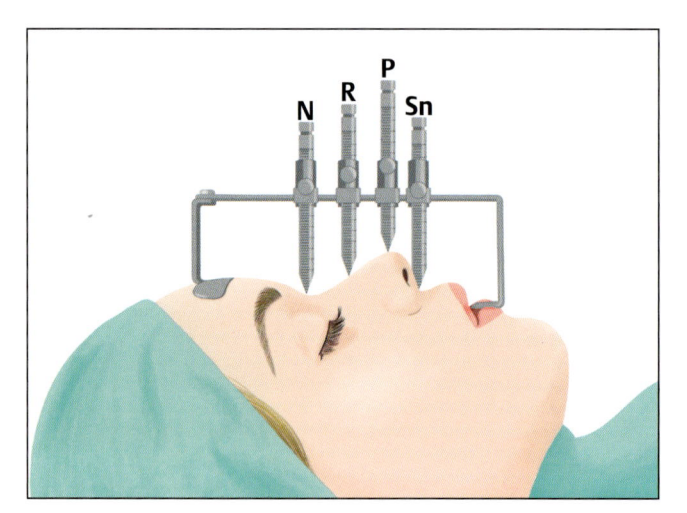

Fig. 26-2. Projetômetro desenvolvido por Jurado, em 2016, na visão lateral direita com quatro pontos anatômicos no eixo craniocaudal: *nasion* (N), *rhinion* (R), ponto de definição da ponta (P) e subnasal (Sn).

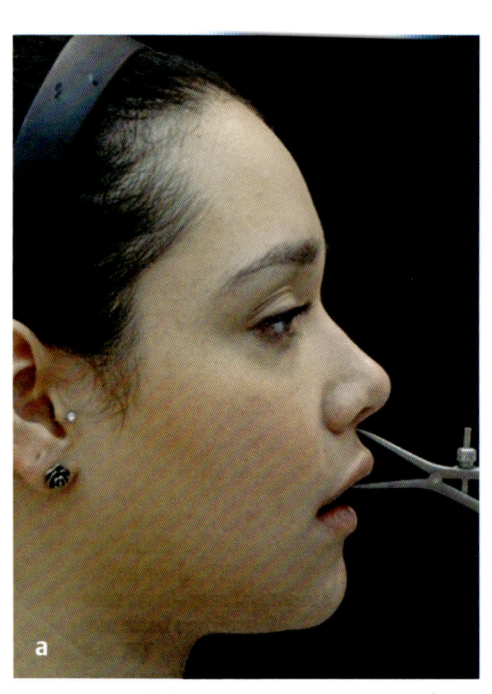

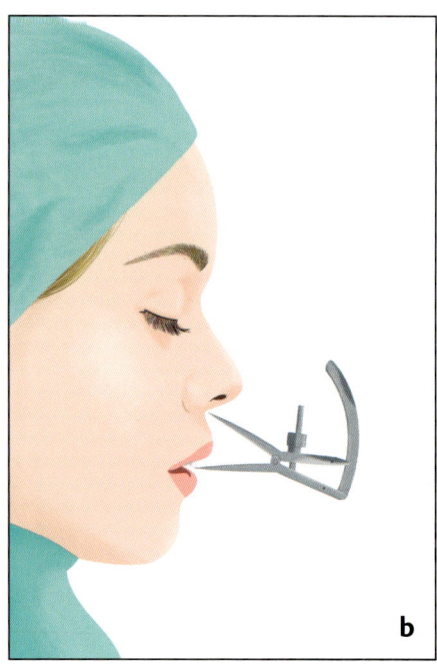

Fig. 26-3. (a, b) Distância da borda do incisivo central ao subnasal.

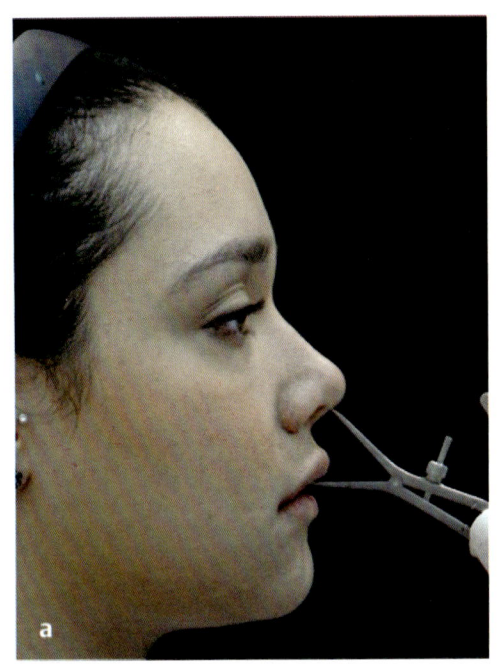

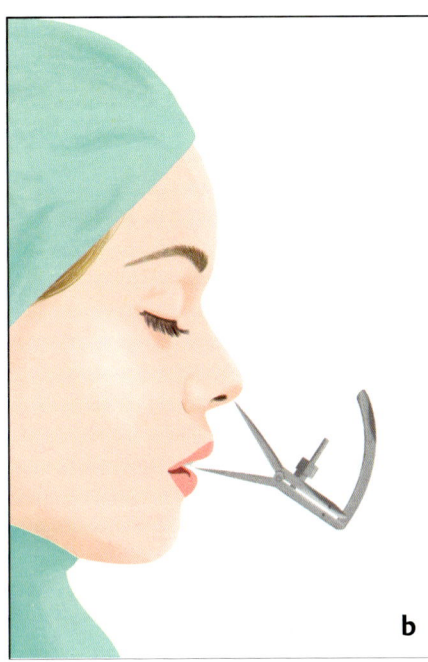

Fig. 26-4. (**a**, **b**) Medida da borda do incisivo central ao *infratip*.

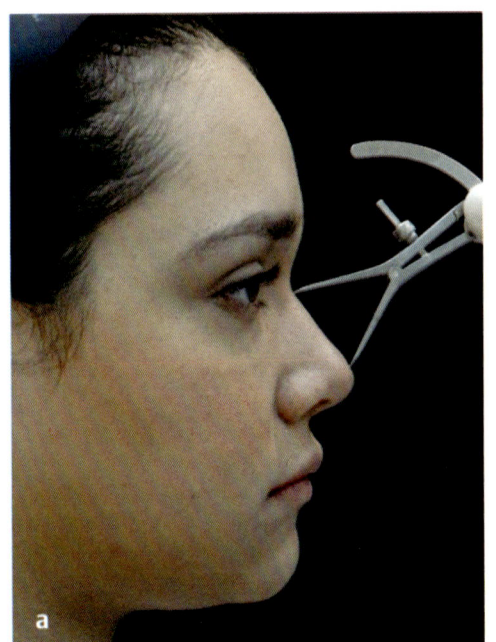

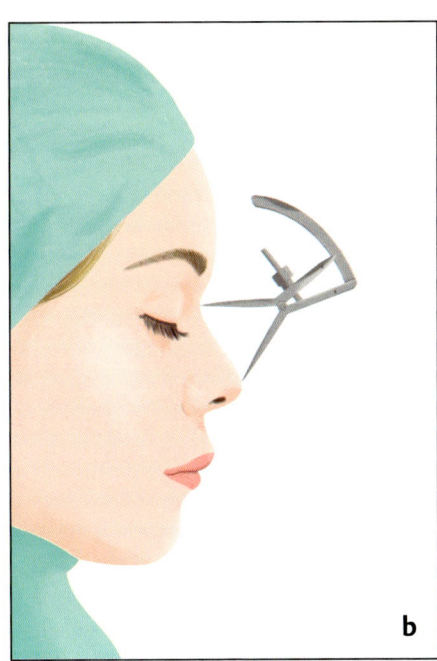

Fig. 26-5. (**a**, **b**) Medida no eixo craniocaudal do *radix* à ponta.

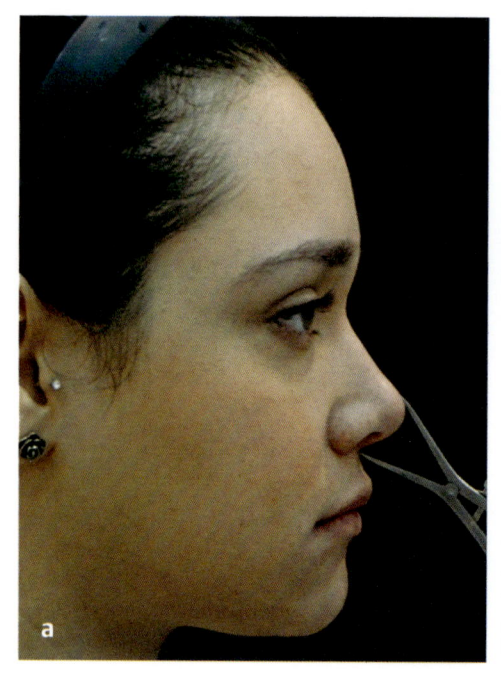

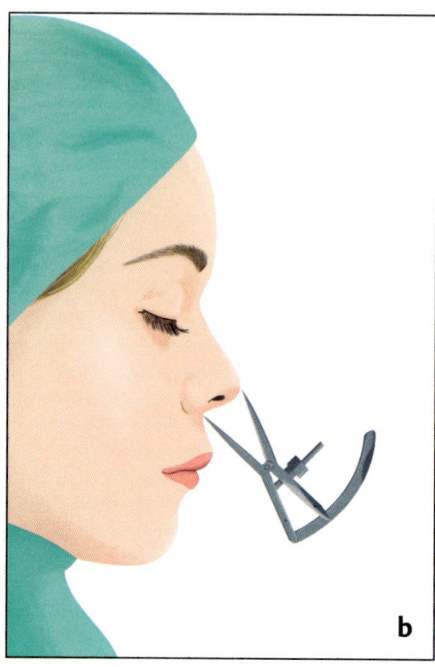

Fig. 26-6. (**a**, **b**) Medida da altura da columela e lóbulo da ponta.

Altura da Base Nasal ou Medida da Altura da Columela e Lóbulo da Ponta
Valor médio ao redor de 21 a 23 mm. Revela a projeção da ponta nasal e ajuda no planejamento cirúrgico a decidir sobre o tipo de sustentação a ser utilizado (Fig. 26-6).

Largura da Base Nasal
Ao redor de 33 a 35 mm. Junto com a medida da altura da base ajuda a planejar o tratamento da base nasal, indicando-se ou não o estreitamento (Fig. 26-7).

Altura do Septo Caudal
Em pacientes caucasianos a borda caudal do septo mede entre 17 e 18 mm na mulher, e 19 a 20 mm no homem. Esta medida ajuda a indicar o quanto se deve remover ou aumentar a projeção do dorso (Fig. 26-8).

Largura do Dorso na Região do *Rhinion*
Mede entre 7,5 e 8 mm no sexo feminino, e entre 8 e 9 mm no sexo masculino (Fig. 26-9).

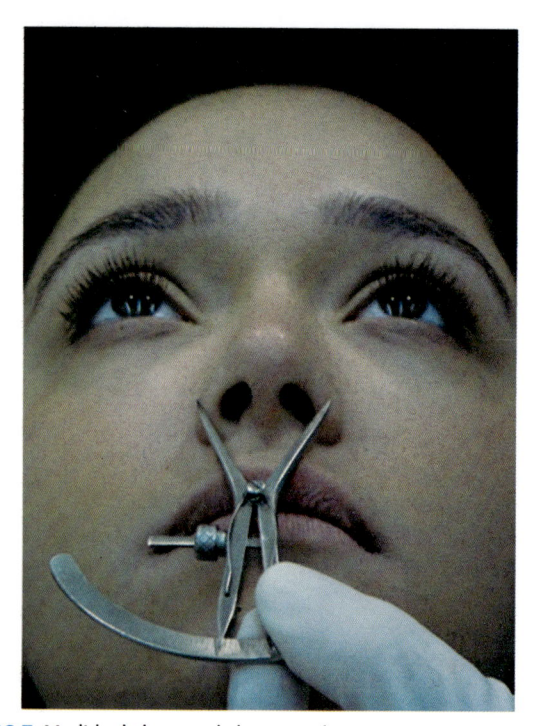

Fig. 26-7. Medida da largura da base nasal.

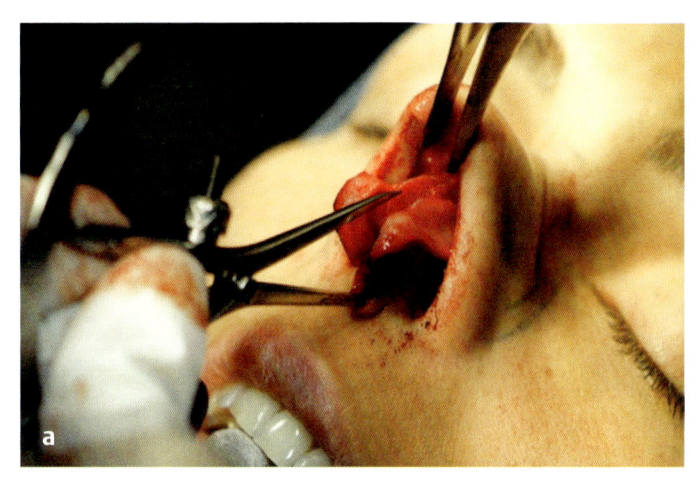

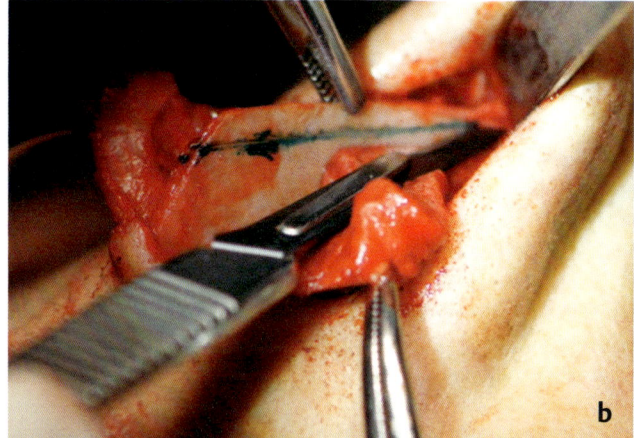

Fig. 26-8. (a) Medida da borda caudal do septo. (b) Remoção da borda cefálica após a marcação.

Supratip Break
Varia de acordo com a espessura da pele do paciente e do sexo. O menor valor em pacientes do sexo masculino com pele fina, em torno de 6 mm, até o máximo em pacientes do sexo feminino com pele espessa, que pode chegar a 10 mm (Fig. 26-10).

Ângulo Nasolabial
Entre 105 e 110º no sexo feminino, e 95 a 100º no masculino (Fig. 26-11).

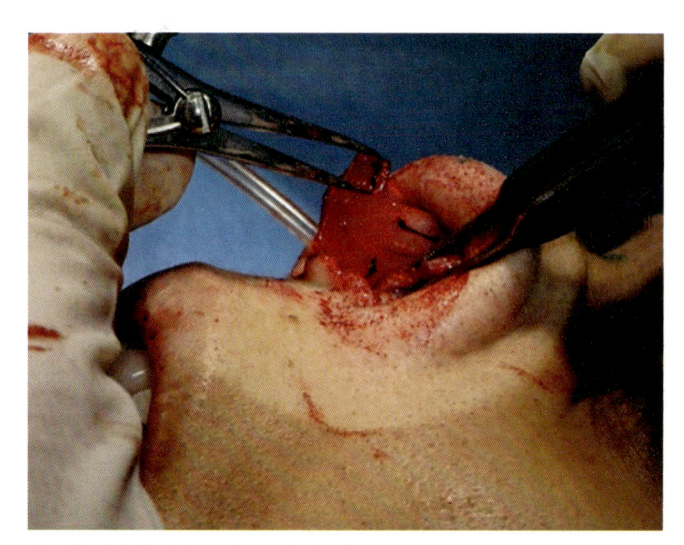

Fig. 26-10. Medida do *Supratip Break*.

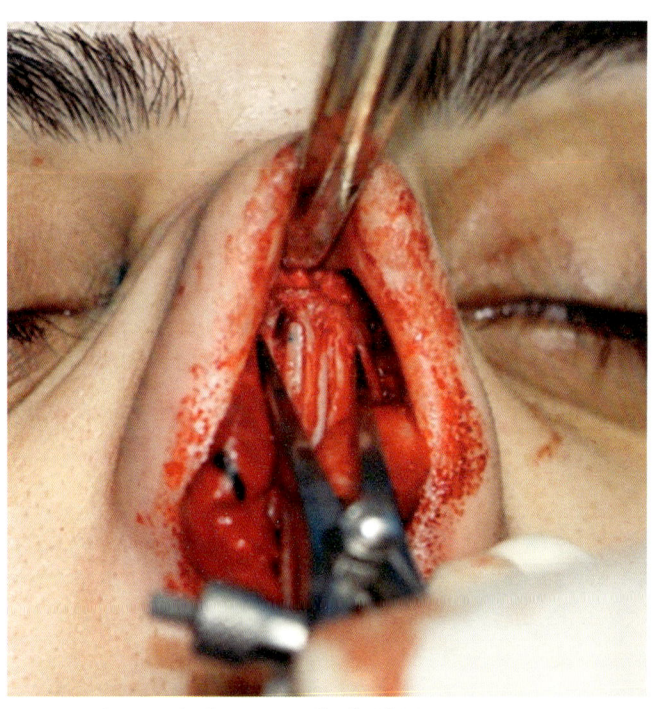

Fig. 26-9. Largura do dorso na região do *Rhinion*.

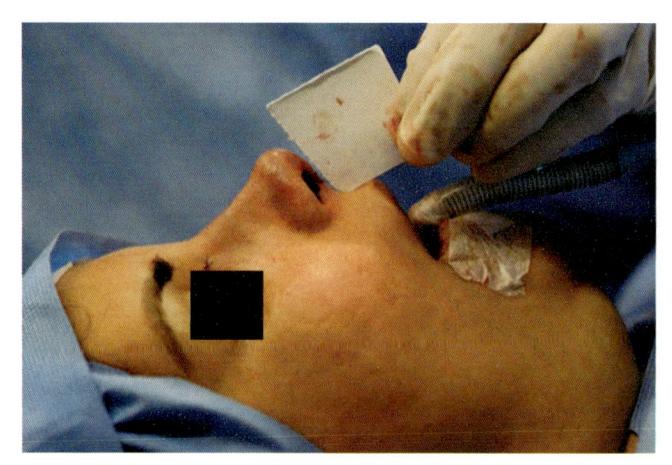

Fig. 26-11. Medida do ângulo nasolabial.

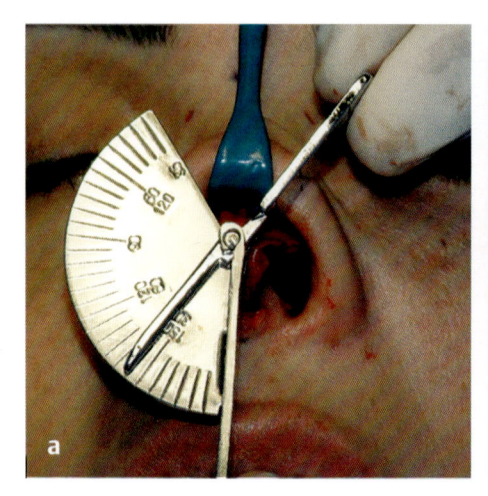

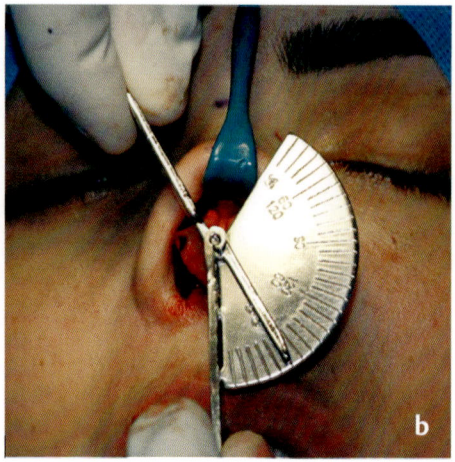

Fig. 26-12. (a, b) Medida do ângulo de divergência do longo eixo da *crus* lateral em relação à linha média.

Longo Eixo da *Crus* Lateral

O ângulo formado entre o longo eixo da *crus* lateral e a linha média é importante para se determinar se a posição da mesma é favorável. Pode variar entre 35 e 55°. Ângulos menores que 30° classificam a *crus* lateral como cefalizada, dando o aspecto característico da "ponta em parênteses". O instrumento para realizar esta medida é o goniômetro (Fig. 26-12).

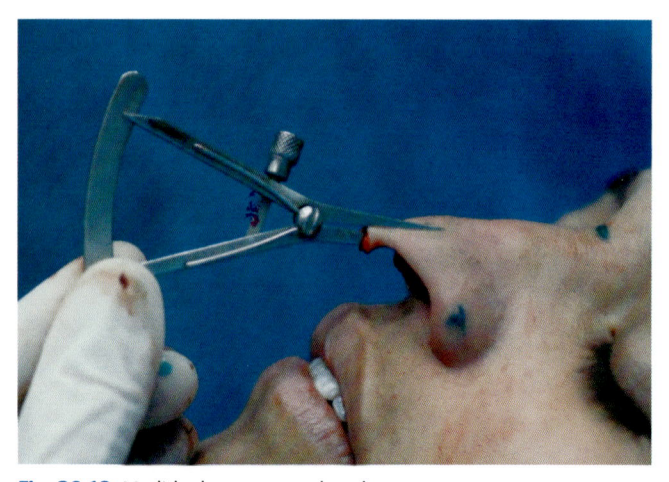

Fig. 26-13. Medida da espessura da pele.

Espessura da Pele

Medidas da espessura da pele maior do que 3 mm no intraoperatório ajudam a classificar os pacientes de pele espessa, indicar o *debulking* e tratamentos, como, por exemplo, a isotretinoína no pós-operatório. Ao longo do eixo craniocaudal, a pele tem três espessuras: mais espessa em *radix*, fina no dorso e espessa em região do *supratip* e ponta nasal (Fig. 26-13).

CONCLUSÃO

A utilização de medidas no pré, intra e pós-operatório aumenta a precisao da execução do planejamento cirúrgico. É, portanto, uma ferramenta que traz benefícios, auxilia o cirurgião a obter resultados mais próximos ao planejamento cirúrgico, levando a uma menor incidência de retoques ou reoperações.

REFERÊNCIAS BIBLIOGRÁFICAS

1. Çerçi Özkan A. Rhinoplasty Setsquare Device: A Novel Instrument to Verify Columellar and Nasal Dorsal Position at the Midsagittal Line. Plast Reconstr Surg Glob Open. 2017 Jul;5(7):e139.
2. Daniel, Rollin K; Pálhazi, Peter. Rhinoplasty – An anatomical and Clinical Atlas. Germany: Springer; 2018. Chapter 1, p. 6.
3. Webster RC, Davidson TM, Rubin FF, Smith RC. Nasal tip projection changes related to cheeks and lip. Arch Otolaryngol Chic Ill 1960. 1978 Jan;104(1):16-21.
4. Toriumi DM, Checcone MA. New Concepts in Nasal Tip Contouring. Facial Plast Surg FPS. 2009;55-90.

ÍNDICE REMISSIVO

Entradas acompanhadas por um *f* ou *t* em itálico indicam figuras e tabelas, respectivamente.

A

Abertura
   narinária, 218
      aumento da columela, 218
         para diminuir, 218
   piriforme, 20*f*
      ligamento da, 20*f*
ABG (*Alar Batten Graft*), 189
   posicionamento do, 189*f*
Abordagem(ns)
   para redução do dorso nasal, 91, 95, 98, 103
      tipo Joseph, 91
         variação da técnica, 95
      tipo SPAR, 98
         variação da técnica, 103
   para rinoplastia, 53-59
      aberta, 53
      acesso cirúrgico, 59
         melhor, 59
      fechada, 55
      delivery, 56
AD (Ângulo Domal)
   influência dos, 28*f*
      no grau de definição, 28*f*
         da ponta, 28*f*
ADN (Ângulo do Dorso Nasal), 23, 24*f*
AH (Ácido Hialurônico)
   complicações, 262
   contraindicações, 262
   realogia, 261
      tipos de produtos, 261
   técnica de aplicação, 261
      locais no nariz, 262
Alar Rim
   articulado, 177
Alar Spanning
   suture de Tebbetts, 163
Alinhando
   a PN, 115-124
      avaliação, 115
      casos, 123
         deformidade do dorso, 123
            em S, 124
            tipo concavidade em C, 123
            tipo concavidade em C-reverso, 124
         dorso nasal reto, 123
            e inclinado, 123
      classificação, 116
      técnica cirúrgica, 118
         adjuvantes, 121
         osteotomias, 118
         rinosseptoplastia extracorpórea, 121
         SN, 120
         spreader grafts, 119
Alteração(ões)
   sensoriais, 71
      na septoplastia, 71
Altura
   do dorso, 76*f*
   do *radix*, 75*f*
Amputação
   de *domus*, 144
      manobras com, 144
         para diminuição da projeção, 144
Análise(s)
   facial, 3-15
      face harmônica, 4*f*
      largura da boca, 6*f*
      plano horizontal, 5*f*
         de Frankfurt, 5*f*
      pontos anatômicos, 3*f*, 4*f*
      quintos faciais, 4*f*
   nasal, 3-15
      ângulos nasais, 7
      base do nariz, 5*f*
      conceitos de contorno, 13
         da ponta nasal, 13
      polígonos nasais, 15
      pontos anatômicos, 3*f*, 4*f*
      proporções nasais, 8
         base nasal, 11
         dorso, 8
         ponta nasal, 10
      referências anatômicas, 7
      pontos de, 7
Anamnese
   para septoplastia, 63
Anatomia
   aspectos práticos da, 30
      das pirâmides, 30
         cartilaginosas, 30
      das PNO, 30
      do lóbulo, 30
   da ponta nasal, 203
Anderson
   tripé de, 129*f*
Ângulo(s)
   interdomal, 28*f*
      influência dos, 28*f*
         na definição da ponta, 28*f*
   lóbulo-columela, 136*f*

nasais, 7
    ADN, 23
  nasolabial, 135*f*
    formação do, 135*f*
      plano vertical e, 135*f*
Arco
  domal, 132*f*
    diminuição do, 133*f*
Área
  de tecido mole, 31
    da parede lateral, 31
    das asas, 32
    faceta, 31
    fenda parasseptal, 31
    trígono mole, 31
      de Converse, 31
    zonas vulneráveis, 31
  do enxerto, 81*f*
    de fáscia temporal, 81*f*
  do *radix*, 75*f*
  K, 30
    visão da, 30*f*
      de Palhazi et al., 30*f*
ARG (*Alar Rim Graft*), 176, 189
  confecção do, 190*f*
  posicionamento do, 190*f*, 191*f*
    articulated, 191*f*
Artéria(s)
  na cavidade nasal, 39*f*
    penetração das, 39*f*
      esfenopalatina, 39*f*
      etmoidais, 39*f*
        anterior, 39*f*
        posterior, 39*f*
Articulação
  frontonasal, 24*f*
Asa(s)
  de Gaivota, 183, 193
    enxerto em, 193*f*
      posicionamento di, 193*f*
  do lóbulo, 26
  tecidos moles da, 32
    área de, 32
Assoalho
  narinário, 218
    ressecção do, 218
Aumento
  do dorso, 85-89
    técnicas para, 85-89
      abordagens cirúrgicas, 86
      autoenxerto, 86
        cartilagem, 86
        osso, 88
      avaliação clínica, 85
      escolha do material, 86
      homoenxerto, 89
        cartilagem costal irradiada, 89
      implantes, 89
      tipos, 86
        de enxerto, 86
        de implante, 86
Autoenxerto
  cartilagem, 86
    costal, 87
    da concha auricular, 86
    do SN, 86
    picada em cubos, 88
  osso, 88

B

Baris Çakir
  conceito de, 164
    dos polígonos nasais, 164
Base
  do nariz, 5*f*
Base Nasal, 215-236
  columeloplastia, 227-236
  correção, 225-226
    dos lóbulos alares, 225-226
  diminuição, 217-223
    da distância interalar, 221-223
    do tamanho das narinas, 217-220
  LBN, 22
  proporções, 11
BNPE (Base Nasal com o Pescoço Parcialmente Estendido), 47
Boca
  largura da, 6*f*
Borda
  alar, 176
    enxerto de, 176

C

C point
  suture, 156
CAE (Conduto Auditivo Externo)
  parte superior do, 5*f*
Camada
  fibromuscular, 19
    SMAS, 19
Camuflagem
  de ponta nasal, 197-200
    cartilagem, 198
      amassada, 198
      picada, 198
    fáscia, 197
    microfat, 198
    tecido mole, 200
Cap graft, 171, 172*f*
Carótida
  sistema da, 38
    externa, 38
    interna, 38
Cartilagem
  autoenxerto de, 86
    costal, 87
    da concha auricular, 86
    do SN, 86
    picada em cubos, 88
  enxerto de, 175, 181*f*
    e pele, 181*f*
      composto, 181*f*
    picada, 175
  fitas verticais de, 65*f*
    remoção de, 65*f*
      na técnica de Goldman, 65*f*
  fragmentada livre, 76
    tratamento com, 76
      do *radix*, 76
  homoenxerto de, 89
    costal, 89
      irradiada, 89
  modelada, 80*f*
    de SN, 80*f*
  morcelizada, 82*f*

na camuflagem, 198
  de ponta nasal, 198
    amassada, 198
    picada, 198
  picada, 77f, 199f
  em pasta, 199f
    para cobrir o lóbulo nasal, 199f
    para dar volume, 199f
  quadrangular, 25
  ralada, 77f
    preenchimento com, 77f
      do *radix*, 77f
        ajustes após, 77f
  septal, 25f, 80f 199f
    amassada, 199f
      nas irregularidades da ponta, 199f
    modelada, 80f
      enxerto de, 80f
    pontos anatômicos, 25f
      de destaque, 25f
Cavidade Nasal
  penetração das artérias na, 39f
    esfenopalatina, 39f
    etmoidais, 39f
      anterior, 39f
      posterior, 39f
CCHI (Cartilagem Costal de Homoenxerto Irradiado), 89
CCLLII (Cartilagens Laterais Inferiores), 26, 130f
  CCLLSS e, 31
    relação entre, 31
  crura, 27
    intermediárias, 27
    mediais, 27
  crus lateral, 28
  domus, 28
  pés das, 27
  ponta, 28
    definição da, 28
    largura da, 28
  subdivisões, 27f
  tensões da, 132f
    dinâmica das, 132f
CCLLSS (Cartilagens Laterais Superiores), 24
  ângulo das, 26f
    aumento do, 26f
      progressivo, 26f
  e CCLLII, 31
    relação entre, 31
  pontos anatômicos, 25f
    de destaque, 25f
Cirurgia
  das conchas nasais, 239-245
    aspectos relacionados com a, 239
      da anatomofisiologia nasal, 239
    inferior, 240
      complicações, 244
      turbinectomia parcial, 240
      turbinoplastia, 240
    média, 243
      bolhosa, 243
      complicações, 244
      não bolhosa, 244
    técnicas cirúrgicas, 239q
CLI (Cartilagem Lateral Inferior)
  anatomia da, 151f
  anatomofisiologia da, 151
  com forma convexo-côncava, 206f

mau posicionamento de, 203f, 206f
  ponta nasal com, 203f
    em parênteses, 203f
  sutura da, 152
    sequências de, 152
      das CLI-*Crura* mediais, 152
  tensionamento das, 168f
CLI-*Crura*
  sutura das, 152
    C point, 156
      columelar breakpoint, 156
    intermédias, 156
      cranial tip, 157f
      interdomais, 158
      lateral crural steal, 159
        de R. Kridel, 159
      transdomal, 156
    laterais, 159
      de Baris Çakir, 164
        conceito dos polígonos nasais, 164
      de E. Tardy, 159
        flip-over flap, 159
        lateral crural flip, 159
      de Gruber, 162
        lateral crural convexity mattress, 162
      de McCollough, 160
        turnover flap, 160, 161f
        turn-under flap, 160
      de R. Davis, 168
        lateral crural tensioning, 168
      de Tebbetts, 163
        alar spanning, 163
        LCSS, 163
    mediais, 152
      de fixação, 154
        medial crural, 154, 155f
      do *footplate*, 152
      TIG, 152, 153f
      de KRIDEL, 152
Columela
  aumento da, 218
    para diminuir, 218
      abertura narinária, 218
  columeloplastia, 229
    técnicas cirúrgicas, 229
      assimétrica, 229
      curta, 233
      embutida, 232
      estreita, 235
      larga, 235
      longa, 234
      pendente, 230
  do lóbulo, 27
  estreitamento da, 218
    para ampliar tamanho, 218
      das narinas, 218
Columelar
  breakpoint, 156
  suture, 156
Columeloplastia, 227-236
  descrição das técnicas cirúrgicas, 229
    columela, 229
      assimétrica, 229
      curta, 233
      embutida, 232
      estreita, 235
      larga, 235

longa, 234
    pendente, 230
Composição(ões)
    fotográficas, 43
        básicas, 43
            obtenção das, 43
Conceito(s) Básico(s), 1-72
    análises, 3-15
        facial, 3-15
        nasal, 3-15
    rinoplastia, 17-40, 43-52
        abordagens para, 53-59
        anatomia aplicada à, 17-40
        documentação para, 43-52
            fotográfica, 43-52
        incisões para, 53-59
    septoplastia, 61-72
Concha
    auricular, 86
        cartilagem de, 86
            autoenxerto de, 86
    média, 36f
        variações da, 36f
            anatômicas, 36f
Concha(s) Nasal(is)
    cirurgia das, 239-245
        aspectos relacionados com a, 239
            da anatomofisiologia nasal, 239
        inferior, 240
            complicações, 244
                turbinectomia parcial, 240
                turbinoplastia, 240
        média, 243
            bolhosa, 243
                complicações, 244
            não bolhosa, 244
        técnicas cirúrgicas, 239q
Condrotomia
    incisões de, 65f
Contorno
    da ponta nasal, 13
        conceitos de, 13
Corpo
    septal, 34
Correção
    de desvio, 67
        pelo acesso externo, 67
            alto, 67
            caudal, 67
            extracorpórea, 69
    dos lóbulos alares, 225-226
        classificação, 225
            tipo 1, 225
            tipo 2, 226
            tipo 3, 226
        complicações, 226
        técnica cirúrgica, 226
    enxerto para, 174
        da região, 174
            do triângulo mole, 174
            infralobular, 174
Cranial Tip
    suture, 157f
        interdomais, 158
Crura
    da CCLLII, 27
        intermediárias, 27
        mediais, 27

Crus
    lateral, 28, 204f
        angulação da, 204f
            correção da, 207f
        convexa, 204f, 207f
        da CCLLII, 28
        formatos da, 29f
            comuns, 29f
        reposicionamento da, 208
            efeito desejado, 208
            técnica cirúrgica, 205
CSN (Cartilagem do Septo Nasal), 25

# D
Deformidade(s)
    em parênteses, 203-212
        correção da, 203-212
            anatomia, 203
            diagnóstico diferencial, 206
            repercussão, 206
                estética-funcional, 206
            reposicionamento da *crus* lateral, 208
            TCL, 211
            técnica cirúrgica, 207
    estéticas, 71
        na septoplastia, 71
Desvio(s)
    septal, 63f
        de convexidade, 63f
            tomografia de, 63f
        tipos de, 63
        para septoplastia, 63
Diced Cartilage
    enxerto de, 175
Diminuição
    da distância interalar, 221-223
        anatomia, 221
        complicações, 223
        tratamento cirúrgico, 222
            sliding flap, 222
            sutura de cerclagem, 223
    do tamanho das narinas, 217-220
        abertura narinária, 218
            aumento da columela para, 218
        anatomia, 217
        assoalho narinário, 218
            ressecção do, 218
        estreitamento da columela, 218
            para ampliar tamanho das narinas, 218
Dinâmica Cirúrgica
    da ponta nasal, 129-134
        anatomia aplicada, 129
            tripé de Anderson, 129f
        modelo M-Arch, 132
        suporte, 129
            mecanismo de, 129
        teoria do tripé, 130
Distância
    interalar, 221-223
        diminuição da, 221-223
            anatomia, 221
            complicações, 223
            tratamento cirúrgico, 222
Dome Truncation
    manobras com, 144
        para diminuição da projeção, 144

Domus
   amputação de, 144
   da CCLLII, 28
   medialização de, 146
Dorso
   altura do, 76*f*
   redução do, 76*f*
      a partir da relação, 76*f*
         com nasion, 76*f*
Dorso Nasal, 73-125
   ADN, 23
   deformidade do, 123
      em S, 124
      tipo concavidade, 123
         em C, 123
         em C-reverso, 124
   enxerto, 75-82
      de *radix*, 75-82
   irrigação do, 40*f*
   nariz em sela, 105-112
      manejo do, 105-112
   PN, 115-124
      alinhando a, 115-124
   proporções, 8
   redução do, 91-103
      descrição das técnicas cirúrgicas, 91
         abordagem tipo, 91, 98
            Joseph, 91
            SPAR, 98
   reto, 123
      nariz com, 123
      e inclinado, 123
   técnicas para aumento do, 85-89
      abordagens cirúrgicas, 86
      autoenxerto, 86
         cartilagem, 86
            costal, 87
            da concha auricular, 86
            do SN, 86
            picada em cubos, 88
         osso, 88
      avaliação clínica, 85
      escolha do material, 86
      homoenxerto, 89
         cartilagem costal irradiada, 89
      implantes, 89
      tipos, 86
         de enxerto, 86
         de implante, 86
Double break, 136*f*

E

E. Tardy
   flip-over flap de, 159
   lateral crural flip de, 159
EES (Enxerto de Extensão Septal), 120, 168*f*, 180
   manobras com, 143
      para aumento da projeção, 143
Efeito
   selfie, 51
Endoscopia
   nasal, 63
      para septoplastia, 63
ENTM (Envelope Nasal de Tecidos Moles)
   camada fibromuscular, 19
      SMAS, 19
   espessura do, 18*f*
      variação da, 18*f*
   organização do, 17*f*
      histológica, 17*f*
   pele, 17
   TAS, 18
   visão do, 17*f*
      macroscópica, 17*f*
Enxerto
   cartilaginoso, 65*f*
      ressecção do, 65*f*
   de cartilagem, 80*f*, 87*f*, 88*f*
      auricular, 87*f*
      costal, 87*f*
      picada em cubos, 88*f*
      septal, 80*f*, 87
         modelada, 80*f*
   de definição, 171-183
      da ponta nasal, 171-183
         alar rim articulado, 176, 177
         ARG, 177
         asa de gaivota, 183
         cap graft, 171, 172*f*
         cartilagem picada, 175
         composto, 181
         de borda alar, 176
         de Gunter, 178, 179*f*
         diced cartilage, 175
         EES, 180
         em região do triângulo mole, 174
         escudo de *Sheen*, 171, 173*f*
         infralobular, 171
         infratip lobule butterfly graft, 174
         lateral crural strut graft, 178, 179*f*
         para correção da região, 174
            do triângulo mole, 174
            infralobular, 174
         ROHRICH, 174
         shield graft, 171
         strut columelar, 182
   de fáscia temporal, 88*f*
   de *radix*, 75-82
      ajustes no, 79*f*
      com fáscia temporal, 81
      tratamento do, 76
         com cartilagem fragmentada livre, 76
         free diced cartilage, 76
      visão, 78*f*
         pós-operatória, 78*f*
         pré-operatória, 78*f*
   expansor, 68*f*
      na septoplastia, 68*f*
   tipos de, 86
Equipamento(s)
   câmeras, 49
   flashes, 50
Escudo
   de *Sheen*, 171, 173*f*
Estreitamento
   da columela, 218
      para ampliar tamanho, 218
   das narinas, 218
Estruturação
   da ponta nasal, 135-148
      técnicas para, 135-148
         manobras, 138, 142
            de rotação, 138
            para aumento da projeção, 142
            para diminuição da projeção, 144
            para o tratamento do nariz curto, 147

Etmoide
  lâmina do, 33
    perpendicular, 33
Exame Físico
  para septoplastia, 63

F

Face
  harmônica, 4f
  tomografia de, 63
    para septoplastia, 63
Faceta, 31
Fáscia
  na camuflagem, 197
    de ponta nasal, 197
  temporal, 81, 197f
    dobrada, 81f
      em camadas, 81f
    enxerto com, 81, 197f
      área do, 81f
      do *radix*, 81
      obtenção de, 197
      posição, 81f
      remoção de, 81f
Fenda
  parasseptal, 31
Fibra(s)
  decussantes, 34
Fístula
  liquórica, 70
    na septoplastia, 70
Fixação
  sutura de, 154
    das CLI-crura mediais, 154
Footplate
  sutura do, 152
    das CLI-crura mediais, 152
Fotografia(s)
  da visão, 44f
    3/4 de perfil, 46f
    BNPE, 47
    cefálica, 46f
    da base nasal, 45f
    de perfil, 46f
      do sorriso, 47f
    frontal, 44f
      do sorriso, 47f
    em *close-up*, 48f
    obtenção das, 51
    observações sobre a, 51
Frankfurt
  plano horizontal de, 5f
Free Diced Cartilage, 76

G

Goldman
  técnica de, 65
    de septoplastia, 65
    remoção na, 65f
      de fitas de cartilagem, 65f
Gruber
  suture de, 162
    lateral crural, 162
      convexity mattress, 162
Gunter
  enxerto de, 178, 179f

H

Hemorragia
  na septoplastia, 70
Homoenxerto
  cartilagem costal, 89
    irradiada, 89

I

Implante(s), 89
  tipos de, 86
Incisão(ões)
  de condrotomia, 65f
  hemitransfixante, 66f
    septocolumelar, 66f
  para rinoplastia, 53-59
    intercartilaginosa, 55
    marginal, 54
      trajetória da, 54f
    transcartilaginosa, 56
      trajeto da, 56f
    transcolumelar, 53
      formatos das, 53f
    transfixante, 55
      do SN, 55
Inervação
  nasal, 38, 40
    externa, 40f
    interna, 40f
Infecção(ões)
  na septoplastia, 70
Infratip Lobule
  butterfly graft, 174
Insuficiência
  da válvula nasal, 185-194
    externa, 185-194
      prevenção da, 185-194
      tratamento da, 185-194
Interdomal(is)
  suturas, 158
    das CLI-crura intermédias, 158
Irrigação
  da ponta nasal, 40
  sanguínea, 39f
    do SN, 39f

J

Jacobson
  órgão de, 35
Joseph
  abordagem tipo, 91
    para redução do dorso nasal, 91
    variação da técnica, 95
Junção(ões)
  membranosas, 25
  laterais, 25

K

K (Keystone)
  área, 30
    visão da, 30f
      de Palhazi et al., 30f
    do arco gótico, 31f
      analogia de Cottle com, 31f
Kridel
  sutura de, 152, 153f
    TIG, 152, 153f

L

Largura
    da boca, 6f
Lateral Crural
    convexity mattress, 162
        suture de Gruber, 162
    flip, 159
        de E. Tardy, 159
    steal, 159f
        de R. Kridel, 159f
    tensioning, 168
        de R. Davis, 168
LBN (Linhas da Base Nasal), 22
LCSG (*Lateral Crural Strut Graft*), 178, 179f, 188
LCSS (*Lateral Crura Spanning Suture*)
    de Tebbetts, 163
LD (Ligamento Dermocartilaginoso)
    segmento do, 130f
    profundo, 130f
LHS (Ligamento Horizontal do Scroll), 21f
LI (Ligamento Interdomal), 130f
Ligamento
    da abertura piriforme, 20f
    importância dos, 29
    interdomal, 30f
    vertical, 20f
        do *scroll*, 20f
Lóbulo(s)
    alares, 225, 226
        correção dos, 225, 226
            classificação, 225
                tipo 1, 225
                tipo 2, 226
                tipo 3, 226
            complicações, 226
            técnica cirúrgica, 226
    anatomia do, 30
        aspectos práticos da, 30
    asas, 26
    columela, 27
    narinas, 27
    ponta, 26
    suporte do, 29
        elementos determinantes, 29
            mecanismos segundo Tardy, 29
    vestíbulo, 27
    visão, 26f
LP (Ligamento Piriforme), 25

M

M-Arch
    modelo, 132
Manejo
    do nariz em sela, 105-112
        anatomia, 105
            do suporte estrutural, 105
        classificação, 105, 106f
        complicações, 112
        contraindicações, 107
        etiologia, 102
        indicações, 107
        materiais para reconstrução, 107
            aloplásticos, 107
            autólogos, 107
            homólogos, 108
            xenólogos, 109
        técnicas para reconstrução, 109
            estrutural, 112
            reparo estético, 111
            restauração da válvula nasal, 111
Manobra(s)
    da projeção, 142, 144
        para aumento, 142
            com SEG, 143
            strut columelar, 142
        para diminuição, 144
            amputação de *domus*, 144
            dome truncation, 144
            medialização de *domus*, 146
            overlapping de *crus*, 145
                lateral, 145
                medial, 145
    de rotação, 138
    de TIG, 136f
    para o tratamento, 147
        do nariz curto, 147
McCollough
    sutura de, 160
        turnover flap, 160, 161f
        turn-under flap, 160
MDS (Músculo Depressor do Septo), 130f
Mecanismo
    de suporte, 129
        da ponta nasal, 129
Medial Crural
    suture, 154, 155f
Medialização
    de *domus*, 146
        manobras com, 146
            para diminuição da projeção, 146
Medição(ões)
    para otimizar a rinoplastia, 275-280
        análise, 275
        através de desenhos, 275
        medidas, 275, 276
            aparelhos de, 275
            com compasso, 276
        planejamento, 275
Mentoplastia, 247-259
    avaliação do mento, 247
        antropométrica, 247
        raios x panorâmicos, 248
            da mandíbula, 248
        tomografia computadorizada, 248
            de face, 248
    bases anatômicas, 247
    conceitos, 247
    opções de tratamento, 248, 249q
        complicações, 253
            imediatas, 253
            tardias, 253
        implantes, 253
            complicações, 255
            materiais utilizados, 254
            técnica cirúrgica, 254
        ósseas, 249
            desvantagens, 249q
            técnica cirúrgica, 251
            tipos de, 250
            vantagens, 249q
Metzenbaum
    técnica de, 65
        de septoplastia, 65

Microfat
    na camuflagem, 198
        de ponta nasal, 198
    obtenção do, 198*f*
        centrífuga para, 198*f*
Modelo
    de estúdio, 48
        para consultório, 48
            configuração, 49*f*
    M-Arch, 132
Musculatura
    nasal, 19*f*
Músculo(s)
    do nariz, 22*q*

N
Narina(s)
    do lóbulo, 27
    tamanho das, 217-220
        ampliar o, 218
            estreitamento da columela para, 218
        diminuição do, 217-220
            abertura narinária, 218
            anatomia, 217
            aumento da columela para, 218
Nariz
    curto, 147
        tratamento do, 147
            manobras para, 147
    em sela, 105-112
        manejo do, 105-112
            anatomia do suporte estrutural, 105
            classificação, 105, 106*f*
            complicações, 112
            contraindicações, 107
            etiologia, 102
            indicações, 107
            reconstrução, 107, 109
                materiais para, 107
                técnicas para, 109
    inervação do, 40*f*
        externa, 40*f*
        interna, 40*f*
    músculos do, 22*q*
    pele do, 18*f*
        características da, 18*q*
            sumário das, 18*q*
        subdivisão em zonas da, 18*f*
            por espessura, 18*f*
Nasion, 75*f*
    projeção a partir do, 76*f*
        vertical, 76*f*
        da ponta, 76*f*
        relação com, 76*f*
        redução a partir da, 76*f*
        do dorso, 76*f*

O
Obstrução
    da válvula nasal, 186*f*
        externa, 186*f*
            anatômica, 186*f*
Órgão
    de Jacobson, 35
    vomeronasal, 35*f*
        situação anatômica do, 35*f*

Osso(s)
    autoenxerto de, 88
    maxilares, 24
        processos frontais dos, 24
    nasais, 23, 24*f*
    vômer, 34
Osteotomia(s)
    da PN, 118
Overlapping
    de *crus*, 145
        manobras com, 145
            para diminuição da projeção, 145
            lateral, 145
            medial, 145
OVN (Órgão Vomeronasal), 35

P
Parede Nasal
    lateral, 31, 35, 37*f*
        anatomia da, 35
        tecidos moles da, 31
            área de, 31
Pé(s)
    das CCLLII, 27
Pele, 17
    cartilagem e, 181*f*
        enxerto composto de, 181*f*
    do nariz, 18*f*
        características da, 18*q*
            sumário das, 18*q*
        subdivisão em zonas da, 18*f*
            por espessura, 18*f*
Perfuração
    septal, 71
        na septoplastia, 71
Pirâmide
    cartilaginosa, 25*f*, 30
        anatomia das, 30
            aspectos práticos da, 30
        relações anatômicas da, 25*f*
Plano
    horizontal, 5*f*
        de Frankfurt, 5*f*
        vertical, 135*f*
            e formação do ângulo, 135*f*
            nasolabial, 135*f*
            facial, 135*f*
PN (Pirâmide Nasal), 22
    alinhando a, 115-124
        avaliação, 115
        casos, 123
            deformidade do dorso, 123
                em S, 124
                tipo concavidade em C, 123
                tipo concavidade em C-reverso, 124
            dorso nasal reto, 123
                e inclinado, 123
        classificação, 116
        técnica cirúrgica, 118
            adjuvantes, 121
            osteotomias, 118
            rinosseptoplastia extracorpórea, 121
            SN, 120
            spreader grafts, 119
    CCLLII, 27
        ligamentos, 29
            importância dos, 29

lóbulo, 26
  suporte do, 29
    elementos para, 29
PNC, 24
PNO, 23
sistema circulatório da 20f
PNC (Pirâmide Nasal Cartilaginosa)
  cartilagem quadrangular, 25
  CCLLSS, 24
  CSN, 25
  junções membranosas, 25
    laterais, 25
  PNO e, 30
    junção entre, 30
PNO (Pirâmide Nasal Óssea)
  anatomia das, 30
    aspectos práticos da, 30
  e PNC, 30
    junção entre, 30
  ossos, 23, 24
    nasais, 23
    maxilares, 24
      processos frontais dos, 24
Polígono(s)
  nasais, 15, 164
    conceito dos, 164
      de Baris Çakir, 164
Ponta Nasal, 127-213
  camuflagem de, 197-200
    cartilagem, 198
      amassada, 198
      picada, 198
    fáscia, 197
    microfat, 198
    tecido mole, 200
  contorno da, 13
    novos conceitos de, 13
  deformidade em parênteses, 203-212
    correção da, 203-212
      anatomia, 203
      diagnóstico diferencial, 206
      repercussão, 206
        estética-funcional, 206
      reposicionamento da *crus* lateral, 208
      TCL, 211
      técnica cirúrgica, 207
  dinâmica cirúrgica da, 129-134
    anatomia aplicada, 129
      tripé de Anderson, 129f
    modelo M-Arch, 132
    suporte, 129
      mecanismo de, 129
    teoria do tripé, 130
  enxertos de definição da, 171-183
    alar rim, 176, 177
      articulado, 177
      graft, 176
    asa de gaivota, 183
    cap graft, 171, 172f
    cartilagem picada, 175
    composto, 181
    de borda alar, 176
    de Gunter, 178
    EES, 180
    em região do triângulo mole, 174
    escudo de *Sheen*, 171, 173f
    infralobular, 171

infratip lobule, 174
    butterfly graft, 174
  LCSG, 178, 179f
  para correção da região, 174
    do triângulo mole, 174
    infralobular, 174
  ROHRICH, 174
  shield graft, 171
  strut columelar, 182
estruturação da, 135-148
  técnicas para, 135-148
    manobras, 138, 142
      de rotação, 138
        para aumento da projeção, 142
        para diminuição da projeção, 144
        para o tratamento do nariz curto, 147
posicionamento da, 135-148
  técnicas para, 135-148
    manobras, 138, 142
      de rotação, 138
        para aumento da projeção, 142
        para diminuição da projeção, 144
        para o tratamento do nariz curto, 147
proporções, 10
  projeção da, 10f
técnicas de sutura, 151-169
  CLI, 151
    anatomofisiologia da, 151
    sequências de, 152
válvula nasal externa, 185-194
  insuficiência da, 185-194
    prevenção da, 185-194
    tratamento da, 185-194
Ponta
  da CCLLII, 28
    definição da, 28
    largura da, 28
  do lóbulo, 26
Ponto(s)
  anatômicos, 3f, 4f
    de superfície, 3f, 4f
      facial, 3f, 4f
      nasal, 3f, 4f
  de referência anatômicas, 7
Posição(ões)
  do enxerto, 81f
    de fáscia temporal, 81f
  fotográficas, 43
    composições básicas, 43
    detalhes, 44
Posicionamento
  da ponta nasal, 135-148
    técnicas para, 135-148
      manobras, 138, 142
        de rotação, 138
          para aumento da projeção, 142
          para diminuição da projeção, 144
          para o tratamento do nariz curto, 147
Preenchedor(es)
  uso de, 261-272
    AH, 261
      reologia, 261
      tipos de produtos, 261
    complicações, 262, 265-272
      alteração visual, 266
      graves, 265
      necrose de pele, 267
      tratamento de, 270

contraindicações, 262
técnica de aplicação, 261
locais no nariz, 262
Processo
anestésico, 64f
em cirurgias de, 64f
de septoplastia, 64f
Projeção
aumento da, 142
manobras para, 142
com SEG, 143
strut columelar, 142
diminuição da, 144
manobras para, 144
amputação de *domus*, 144
dome truncation, 144
medialização de *domus*, 146
overlapping de *crus*, 145
lateral, 145
medial, 145
do *radix*, 75f
nasal, 135f
e plano facial, 135f
vertical, 135f
vertical, 76f
a partir do nasion, 76f
da ponta, 76f
Proporção(ões)
nasais, 8
base nasal, 11
dorso, 8
ponta nasal, 10

# Q
Quinto(s)
faciais, 4f

R
R. Davis
lateral crural tensioning de, 168
R. Kridel
lateral crural steal de, 159
RA (Rinometria Acústica)
para septoplastia, 63
Radix
altura do, 75f
área do, 75f
curativo no, 77f
enxerto de, 75-82
ajustes no, 79f
com fáscia temporal, 81
tratamento do, 76
com cartilagem fragmentada livre, 76
free diced cartilage, 76
visão, 78f
pós-operatória, 78f
pré-operatória, 78f
preenchimento com cartilagem do, 77f
ajustes após, 77f
ralada, 77f
projeção do, 75f
Reconstrução
do nariz em sela, 107, 109
materiais para, 107
aloplásticos, 107
autólogos, 107
homólogos, 108
xenólogos, 109

técnicas para, 109
estrutural, 112
reparo estético, 111
restauração da válvula nasal, 111
Redução
do dorso nasal, 91-103
descrição das técnicas cirúrgicas, 91
abordagem tipo, 91, 98
Joseph, 91
SPAR, 98
Referência(s) Anatômica(s)
pontos de, 7
Região
enxerto em, 174
do triângulo mole, 174
infralobular, 174
Regulagem(ns)
câmeras, 49
flashes, 50
Remoção
de fitas verticais, 65f
de cartilagem, 65f
na técnica de Goldman, 65f
Ressecção
do enxerto cartilaginoso, 65f
do septo, 64
técnica de 64
parcial, 64
total, 64
Rinomanometria
para septoplastia, 63
Rinoplastia
abordagens para, 53-59
aberta, 53
acesso cirúrgico, 59
melhor, 59
fechada, 55
delivery, 56
anatomia aplicada à, 17-40
da parede nasal, 35
lateral, 35
ENTM, 17
inervação nasal, 38
PN, 22
sistema muscular, 22
SN, 32
válvulas nasais, 36
anatomofisiologia das, 36
vascularização nasal, 38
documentação para, 43-52
fotográfica, 43-52
composições fotográficas, 43
comunicação entre paciente, 51
e cirurgião, 51
efeito *selfie*, 51
equipamentos, 49
modelo de estúdio, 48
obtenção das fotografias, 51
observações sobre a, 51
posições, 43
regulagens, 49
incisões para, 53-59
intercartilaginosa, 55
marginal, 54
trajetória da, 54f
transcartilaginosa, 56
trajeto da, 56f
transcolumelar, 53
formatos das, 53f

transfixante, 55
  do SN, 55
medições para otimizar a, 275-280
  análise, 275
    através de desenhos, 275
  medidas, 275, 276
    aparelhos de, 275
    com compasso, 276
  planejamento, 275
primária, 187*f*
  pós-operatório de, 187*f*
  pré-operatório de, 187*f*
procedimentos adjuvantes à, 237-280
  cirurgia, 239-245
    das conchas nasais, 239-245
  mentoplastia, 247-259
  uso de preenchedores, 261-272
    complicações do, 265-272
secundária, 192*f*, 194*f*
  pós-operatório de, 192*f*, 194*f*
  pré-operatório de, 192*f*, 194*f*
Rinosseptoplastia
  extracorpórea, 121
    no alinhamento, 121
      da PN, 121
ROHRICH, 174

S
Scroll
  apresentações do, 31*f*
  ligamento do, 20*f*
    vertical, 20*f*
SEG (Enxerto de Extensão Septal), *ver EES*
Septoplastia, 61-72
  anatomia cirúrgica, 61
  aspectos essenciais da, 61
    histórico, 61
  avaliação, 62
    pré-operatória, 62
      anamnese, 63
      endoscopia nasal, 63
      exame físico, 63
      RA, 63
      rinomanometria, 63
      tipos de desvios, 63
      tomografia de face, 63
  cirurgias de, 64*f*
    processo anestésico em, 64*f*
  complicações, 70
    alterações sensoriais, 71
    deformidades estéticas, 71
    fístula liquórica, 70
    hemorragia, 70
    infecções, 70
    perfuração septal, 71
    sinéquias, 71
  extracorpórea, 69*f*
  técnicas cirúrgicas, 64
    por acesso externo, 67
      correção de desvio, 67
        alto, 67
        caudal, 67
        extracorpórea, 69
    por acesso fechado, 64
      de Goldman, 65
      de Metzenbaum, 65
      eclética, 66
      endoscópica, 67

ressecção do septo, 64
  parcial, 64
  total, 64
setorial, 65
swinging door, 65
Sheen
  escudo de, 171, 173*f*
Shield graft, 171
Sinéquia(s)
  na septoplastia, 71
Sistema
  muscular, 22
  nasal, 22
Sliding flap
  na diminuição, 222
    da distância interalar, 222
SMAS (Sistema Músculo Aponeurótico Superficial), 19, 20*f*, 130*f*
  musculatura nasal, 19*f*
SN (Septo Nasal), 32
  borda caudal do, 130*f*
  cartilagem de, 80*f*, 86
    autoenxerto de, 86
    modelada, 80*f*
  corpo septal, 34
  estruturas do, 33*f*
    principais, 33*f*
  etmoide, 33
    lâmina perpendicular do, 33
  fibras decussantes, 34
  irrigação do, 39*f*
    sanguínea, 39*f*
  no alinhamento, 120
    da PN, 120
  órgão de Jacobson, 35
  osso vômer, 34
  OVN, 35
  região do, 33*f*
    inferoanterior, 33*f*
SPAR (Reposicionamento e Ajuste do Septo Piramidal)
  abordagem tipo, 98
    para redução do dorso nasal, 98
      variação da técnica, 103
Spreader Grafts, 68*f*
  no alinhamento, 119
    da PN, 119
Strut
  columelar, 142, 182
    manobras com, 143
      para aumento da projeção, 143
Subdivisão(ões)
  da CCLLII, 27*f*
Suporte
  da ponta nasal, 129
    mecanismo de, 129
Sutura(s)
  da CLI-*Crura* intermédias, 156
    cranial tip, 157*f*
    interdomais, 158
    lateral crural steal, 159
      de R. Kridel, 159
    transdomal, 156
  da CLI-*crura* laterais, 159
    de Baris Çakir, 164
      conceito dos polígonos nasais, 164
    de E. Tardy, 159
      flip-over flap, 159
      lateral crural flip, 159
    de Gruber, 162
      lateral crural convexity mattress, 162

de McCollough, 160
turnover flap, 160, 161f
turn-under flap, 160
de R. Davis, 168
lateral crural tensioning, 168
de Tebbetts, 163
alar spanning, 163
lateral crura, 163
das CLI-*Crura* mediais, 152
C point, 156
columelar breakpoint, 156
de fixação, 154
do footplate, 152
medial crural, 154, 155f
TIG, 152, 153f
de KRIDEL, 152
de cerclagem, 223
na diminuição, 223
da distância interalar, 223
técnicas de, 151-169
CLI, 151
anatomofisiologia da, 151
sequências de, 152
Swinging Door
técnica, 65
de septoplastia, 65

T

Tardy
mecanismos segundo, 29
de suporte, 29
de sustentação, 29q
TAS (Tecido Adiposo Superficial), 18
distribuição do, 19f
TCL (Tensionamento da *Crus* Lateral)
efeito desejado, 211
técnica cirúrgica, 211
Tebbetts
suture de, 163
alar spanning, 163
LCSS, 163
Tecido Mole
área de, 31
da parede lateral, 31
das asas, 32
faceta, 31
fenda parasseptal, 31
trígono mole, 31
de converse, 31
zonas vulneráveis, 31
na camuflagem, 200
de ponta nasal, 200
Telefone Celular
e a comunicação, 51
entre paciente, 51
e cirurgião, 51
Teoria
do tripé, 130
TIG (*Tongue-in-Groove*)
sutura, 152, 153f
de KRIDEL, 152
Tomografia
de desvio septal, 63f
de convexidade, 63f

de face, 63
para septoplastia, 63
Transdomal
sutura, 156
das CLI-*crura* intermédias, 156
Triângulo Mole
região do, 174
enxerto em, 174
para correção da, 174
Trígono
mole, 31
de Converse, 31
Tripé
de Anderson, 129f
teoria do, 130
TTC (Sutura de Cerclagem Transcutânea), 70
Turbinectomia
parcial, 240
clássica, 240f
da concha inferior, 240
cuidados pós-operatórios, 241
Turbinoplastia, 241f
clássica, 241f
da concha inferior, 240
Turnover flap, 161f
sutura, 160
de McCollough, 160
Turn-Under Flap
sutura, 160
de McCollough, 160

V

Válvula Nasal
externa, 185-194
anatomia, 185
colapso da, 185f
obstrução da, 186f
anatômica, 186f
prevenção da insuficiência, 185-194
repercussões, 186
estético-funcionais, 186
tratamento da insuficiência, 185-194
técnica cirúrgica, 188
Vascularização
nasal, 38
sistema da carótida, 38
externa, 38
interna, 38
Vestíbulo
do lóbulo, 27
nasal, 27f
evertido, 27f
visão do, 27f
Visão
do lóbulo, 26f

Z

Zona(s)
vulneráveis, 31
da parede lateral, 31
das asas, 32
faceta, 31
fenda parasseptal, 31
trígono mole, 31
de Converse, 31